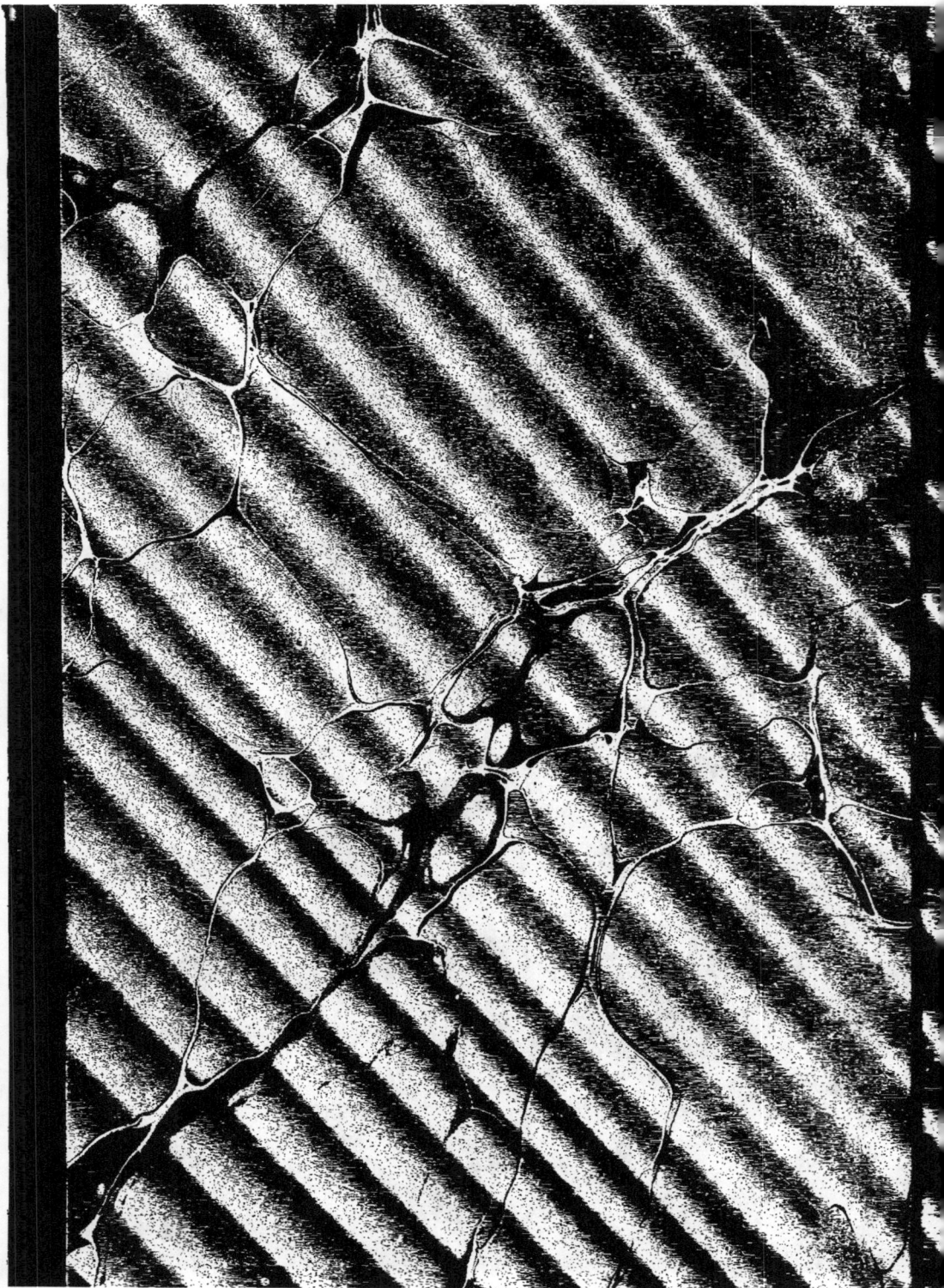

TRAITÉ

D'ANATOMIE GÉNÉRALE

APPLIQUÉE A LA MÉDECINE

I

PARIS. — IMPRIMERIE ÉMILE MARTINET, RUE MIGNON, 2
Imprimeur de l'Académie de Médecine.

TRAITÉ

D'ANATOMIE GÉNÉRALE

APPLIQUÉE A LA MÉDECINE

EMBRYOGÉNIE. — ÉLÉMENTS ANATOMIQUES
TISSUS ET SYSTÈMES

PAR

L.-O. CADIAT

Agrégé de la Faculté de médecine de Paris
Directeur adjoint du laboratoire d'histologie, lauréat de l'Institut et de la Faculté de médecine
Membre des Sociétés anatomique et clinique de Paris
Ex-interne des hôpitaux

AVEC UNE INTRODUCTION DE M. LE PROFESSEUR CH. ROBIN

TOME PREMIER

Avec 210 figures dessinées par l'auteur

PARIS
V. ADRIEN DELAHAYE ET Cie, LIBRAIRES-ÉDITEURS
PLACE DE L'ÉCOLE-DE-MÉDECINE
1879 - 81

INTRODUCTION

La science est une expression du développement que prend l'esprit humain partout où la civilisation, l'acquisition graduelle des conditions d'existence sociale, ont permis le plein usage et par suite le perfectionnement des facultés intellectuelles; car hors de l'homme les sciences n'existent pas, il n'y a que le cours naturel des choses. Les sciences n'existent que là où des hommes déterminent ce qu'est ce cours naturel, ce qu'on nomme les lois de celui-ci ; on a donc raison de dire que la science est cosmopolite; mais partout elle est subordonnée à l'acquisition d'une certaine moyenne de ces conditions d'existence et acquiert un développement général proportionnel à cette acquisition. Elle est, par suite, susceptible d'une culture plus avancée, plus précise, plus rapide, plus parfaite ici qu'ailleurs.

D'autre part, l'esprit met toujours du sien, du subjectif dans l'objectif, dans les faits que lui transmettent les deux modes de la sensibilité. Il le fait aussi de deux manières, par le sentiment et par la raison, l'intelligence, la logique qui est l'esprit de méthode. Ce double lien entre ce qui vient du dehors et ce que la pensée lui retourne par les facultés d'expression fait voir ce qui est de création humaine dans la science, comment les différences s'y introduisent d'un siècle à l'autre et d'un pays à l'autre ; car ici le cosmopolitisme ne supprime pas l'autochthonie, la direction juste ou fausse, progressive ou retardatrice, que ces différences peuvent donner au savoir.

Quelque respectables donc que soient en elles-mêmes ces différences et les causes qui les amènent dans l'état de la science d'un pays à l'autre, elles doivent être appréciées et jugées. La direction qu'elles prennent dans telle ou telle région n'est pas plus indifférente que la détermination de la proportion des fictions qu'on y mêle comparativement aux données réelles de l'observation. Il n'est pas indifférent non plus de bien déterminer les ouvrages auxquels il faut plus ou moins emprunter, dès l'instant où il est impossible de tout mettre du sien dans ses propres écrits.

Cet examen et le jugement auquel il conduit sont même les principaux moyens de faire que la science soit de tous les pays, cosmopolite, qu'elle se répande et s'égalise partout. Ce sont les seuls moyens de rendre justice à ceux qui font réellement de la science et disent le mieux les choses telles qu'elles sont.

La biologie ne fait aucune exception à ce qui précède, et se dit depuis longtemps de la chimie, de la physique, de l'astronomie et de la science mathématique ou mieux méthode universelle des sciences. Celle-ci, en effet, prise en elle-même, est entièrement de création humaine ; elle s'est rapidement dégagée des données objectives ou de l'observation dont originellement elle a surgi avant que le fissent les autres sciences. Dans la biologie, l'Anatomie, tant générale que descriptive, apporte nombre d'exemples à l'appui des données rappelées plus haut. Ce sont, du reste, ceux que renferme le livre de M. Cadiat qui m'ont conduit à faire ces remarques.

L'Anatomie générale est une partie de l'anatomie dont le nom indique à la fois l'objet et le but. Ce dernier est la détermination de la nature intime et réelle des choses dont l'activité, le mouvement, s'appelle la vie. L'étude de l'Anatomie générale n'implique donc pas uniquement une satisfaction donnée à l'esprit de curiosité, allant où bon lui semble, et se prêtant à toutes les diversités des fictions que peuvent susciter les impressions que l'on n'a pas encore eues; elle a sa méthode qui est des plus rigoureuses, parce qu'elle ne fait que continuer directement celles de la physique et de la chimie. Cette méthode la conduit en effet à trouver des procédés d'observation qui sont en rapport avec la constitution même des objets à observer, d'une part, et de l'autre, lorsqu'il s'agit de l'étude du mouvement des corps organisés, de la vie en un mot, à leur donner une extension que l'étude des corps bruts ne pouvait faire prévoir.

A l'aide de cette méthode, le but que l'Anatomie générale parvient à atteindre est la détermination de ce qu'il y a de caractéristique dans l'état d'organisation; des divers degrés que normalement présente cet état; c'est-à-dire de ce qui constitue les conditions d'existence de la vie, de l'équilibre et du mouvement d'ordre organique et non plus simplement chimique, physique ou mécanique. Elle détermine ainsi avec précision dans quel ordre de complication croissante les formes élémentaires, véritables *unités physiologiques*, tant cellulaires que non cellulaires, que constitue la substance organisée, s'associent en tissus, dont les parties similaires forment par leur ensemble les systèmes anatomiques; elle détermine inversement avec autant de netteté comment les organes proprement dits se subdivisent en organes premiers dont la texture et la constitution intime ou élémentaire spécifient la nature et le rôle physiologiques essentiels.

La multiplicité des aspects que prennent les éléments anatomiques, d'une ou de plusieurs espèces, selon les diversités de leur arrangement réciproque, se prête à nombre d'interprétations, et trop souvent à des fictions spécieuses, nuisibles quand on les accepte sans vérification. C'est ici qu'intervient utilement la méthode tracée par Bichat, qui montre comment les parties simples ou élémentaires s'associent en tissus déjà complexes et ceux-ci en organes plus compliqués encore. Dans ce qui paraît d'abord comme un réel dédale elle décèle une ordination régulière de nombreuses variables autour d'un type qui se retrouve toujours le même, là où domine une même espèce de cellules, etc. Mais si l'observation sans méthode conduit à une confusion inextricable, la méthode demeure naturellement inutile sans observation. A cet égard on peut répéter qu'entre croire et savoir il y a un abîme plus grand encore que celui qui sépare toute conception de l'exécution.

La détermination préalable de ce qui est normal, dans les divers degrés de l'état d'organisation, conduit à préciser la nature de l'accident, de l'anormal, du dérangement direct des humeurs et des tissus, aussi bien qu'à voir où, quand et comment les tissus normaux produisent les tissus morbides, à quelles phases et à quels modes de leur développement ceux-ci viennent d'arriver. Car ici sans que les détails évolutifs diffèrent absolument de ce qu'ils sont dans telle ou telle espèce de cellules et de tissus normaux, avec un point de départ ou de génération commun, les produits morbides de même espèce peuvent d'un individu à l'autre offrir des modifications de structure graduelles, diverses, multiples; et cela sans que jamais ce développement conduise les choses ainsi nées vers quoi que ce soit d'analogue à ce qui normalement existe en tant qu'organes sur l'homme ou sur les autres animaux. Et pourtant le pathologique, l'accidentel, au point de vue de sa génération et de sa structure intime, est lié au normal dont il dérive de la manière la plus rigoureuse. Il l'est de façon à déceler nettement la cause des erreurs dans lesquelles tombent à chaque pas, aux points de vue anatomique et physiologique, ceux qui reculant d'un siècle continuent à enseigner, avec les médecins qui ont précédé Bichat, que la pathologie a son autonomie scientifique au même titre que l'anatomie et la physiologie elles-mêmes, la chimie, etc.

D'autre part, logiquement, la nature même des choses impose à la pathologie une nomenclature des dérangements et des accidents qu'elle observe, qui soit liée à celle du normal, qui domine nécessairement ses dérivés, aussi rigoureusement qu'en chimie la nomenclature des composés a sa source dans celle des corps simples. On sait à quel point les anatomo-pathologistes, même les plus modernes, se tiennent ici loin de ce que la science impose, en changeant la valeur historique et la signification étymologique des termes anciens qu'ils réintroduisent; mais, quoi qu'ils fassent, partant de la détermination de la nature réelle des choses, l'intelligence les transformera de plus en plus en signes ou expressions qui représenteront de mieux en mieux ce que sont ces choses mêmes, à ceux qui n'ont pas la réalité sous les yeux.

En se plaçant à un autre point de vue, on saisit aisément encore combien restent superficiellement loin de la réalité ceux qui en anatomie font tout rentrer dans l'étude des formes, des dispositions morphologiques seulement, à quelque période que ce soit de l'existence des êtres observés. Ils laissent alors, derrière ces premières données nécessaires, tout ce que dans l'ordre théorique et scientifique proprement dit apporte l'analyse biologique dont nous venons de parler; analyse qui détermine la nature intime des choses organisées en faisant connaître les espèces d'éléments anatomiques de l'ordination desquelles résultent ces configurations; espèces dont chacune est représentée par un ensemble d'*unités physiologiques* dont les manifestations communes se traduisent à l'extérieur en actes fonctionnels de l'économie. Or, c'est par cette détermination là que se fait essentiellement l'Anatomie générale; c'est par cela qu'elle se constitue comme science et fait prendre corps à toutes les autres branches de l'anatomie, qu'elle en constitue un faisceau bien lié. Elle le fait précisément parce qu'elle donne la raison d'être de ce qui a volume, couleur, consistance et configuration de telle ou telle sorte.

Ce qu'on laisse à faire ou à refaire devient encore plus manifeste et de plus d'importance en embryogénie lorsqu'on se borne à l'indication des formes et des analogies de formes que présentent chacune des phases évolutives du nouvel être, avant, pendant et après la période blastodermique, sans aller jusqu'à la détermination précise des espèces qui constituent ces formes et des cellules qui deviennent particulièrement le point de départ de la génération de tel ou tel organe transitoire ou permanent, qui n'existait pas quelques instants auparavant. Toutes ces *formes* successives ne sont en effet qu'une résultante de groupements cellulaires, servant eux-mêmes d'intermédiaires entre chaque forme antécédente et ce qui en dérivera bientôt comme organe définitif, tant de la vie de nutrition que de celle de la reproduction, de la locomotion et de l'innervation.

Je borne là les remarques sur l'ensemble de l'Anatomie générale que me suggère la nature du livre de M. Cadiat. Il serait facile de les étendre et de multiplier les exemples des applications à la médecine auxquelles mènent directement les études de cet ordre. Mais dès lors ce serait reproduire inutilement ce qui constitue la substance même de ce travail ; on serait bientôt conduit à en exposer les détails descriptifs aussi bien que leurs conséquences physiologiques et pathologiques. La méthode, la rigueur scientifique, la concision et la clarté, qui caractérisent cet ouvrage, n'excluent aucunement la multiplicité des indications de ce genre impliquées par le sujet qu'il traite. Ces qualités sont certainement une des conséquences de la direction donnée par M. Cadiat à ses recherches de laboratoire, déjà couronnées par l'Académie des sciences. Elles sont dues aussi à ce que le contenu de ces pages a antérieurement été exposé dans le Cours qu'il a été appelé à faire en me suppléant à la Faculté de médecine. Ces qualités seront inévitablement la source d'un succès pleinement mérité et qui ne se bornera pas à celui d'une première édition.

CH. ROBIN.

PRÉFACE DE L'AUTEUR

L'anatomie générale a donné une puissante impulsion aux sciences biologiques, non pas seulement par les méthodes analytiques qu'elle a inaugurées, mais surtout parce qu'elle a fait accepter une conception nouvelle des phénomènes de la vie. L'idée dominante de l'œuvre de Bichat, et dont on retrouve partout la trace, peut en effet se résumer dans cette formule. « La vie n'est pas une émanation d'un principe abstrait, indivisible, animant les êtres; mais la résultante d'une multitude de forces distinctes. Chacune de ces forces a son origine dans les propriétés spéciales des parties élémentaires composant les organismes. »

Cette théorie, si simple à démontrer, a renversé pour toujours les hypothèses des vitalistes, en montrant la divisibilité à l'infini des actions vitales, et les raisonnements des physiciens et des chimistes, en les plaçant en face de la cellule vivante.

L'histologie, en effet, isola bientôt les parties simples ou cellules composant les végétaux et les animaux, pour en étudier les propriétés, de telle façon que la vie elle-même, insaisissable quand on envisage ses manifestations complexes, fut séparée effectivement en ses composantes, et livrée à toute la rigueur de l'expérimentation physiologique.

Mais, en même temps que la physiologie générale, s'appuyant sur l'histologie, faisait voir l'origine de chacune des forces combinées dans un organisme supérieur, l'anatomie comparée et l'embryogénie unissant leurs efforts, retrouvaient parmi les échelons les plus inférieurs du règne animal ces forces isolées dans les êtres unicellulaires. Elles montraient comment chaque degré de perfectionnement des espèces a son homologue dans un stade du développement embryonnaire ; alors est née une nouvelle conception du règne animal, pleine de grandeur, mais que les faits et l'expérience n'ont pas suffisamment démontrée pour qu'on puisse encore la considérer autrement que comme une hypothèse rationnelle.

La médecine suivant le mouvement général sortit de l'empirisme, acquit de la méthode et un caractère scientifique. L'étude des tissus a créé l'anatomie pathologique (1). Les divisions du corps humain en systèmes ont introduit des classifications nosologiques nouvelles et ouvert une voie très-large, mais encore peu explorée, à la pathologie générale.

En présence de tant de résultats rapidement obtenus, si l'on cherche parmi les sciences des termes de comparaison à cette formule de la vie, on ne peut les trouver que dans les lois générales qui gouvernent les forces physiques : comme la théorie des interférences lumineuses, celle de la chaleur, ou la gravitation universelle. Ces théories régissent entièrement le monde inorganique et dominent tous les phénomènes naturels ; mais de son côté la formule de Bichat s'applique à tous les êtres vivants dans leur organisation, leur fonctionnement physiologique, leurs maladies, leur formation embryonnaire, leur perfectionnement progressif ; elle offre comme les autres une même simplicité et une égale portée dans ses conséquences.

Si les sciences biologiques ont pris un tel essor depuis le commencement du siècle, si elles sont à la tête du mouvement philosophique, elles le doivent donc en grande partie au génie de Bichat. Or, cette conclusion que personne ne pourra contester, nous prouve assez que l'observation des phénomènes, si précise qu'elle soit, n'est pas tout dans les sciences dites naturelles, pas plus que dans la mécanique ou la physique, et qu'au-dessus des faits de détail se trouvent toujours des lois dont la détermination constitue le but su-

(1) M. Lancereaux, dans son *Traité d'anatomie pathologique*, considère avec raison Bichat comme le véritable fondateur de cette science.

prême de toute recherche scientifique. Pour les atteindre, il faut commencer toujours par l'observation, sans laquelle aucune science ne peut se constituer, et lorsque la constatation des faits mille fois répétés a permis de poser les premiers axiomes, les raisonnements s'enchaînent peu à peu et à la fin s'établissent les formules. Or, les sciences exactes, surtout la mécanique et la géométrie même, ne peuvent pas plus se passer de l'observation que les sciences biologiques des raisonnements et des théories : ce qui n'empêche pas que chaque jour on voit tantôt les physiciens négliger l'observation pour le calcul, tantôt les physiologistes et les anatomistes se borner à rassembler des faits sans chercher à en tirer les déductions légitimes.

Autour de ces lois générales, qui donnent la raison de toute chose, des travailleurs infatigables tournent pendant des siècles comme autour d'une cime inaccessible. Leurs efforts ne sont pas stériles, car chaque jour est marqué par des découvertes nouvelles, mais que rien ne relie et dont on ne peut comprendre la valeur. Alors le flux sans cesse renouvelé des idées philosophiques fait surgir tout à coup des hommes comme Bichat, pouvant unir dans la poursuite de leur but des facultés extraordinaires à une opiniâtreté invincible. A eux seuls est réservé de découvrir les voies nouvelles et de conduire la science assez haut pour qu'elle puisse embrasser d'un coup d'œil, en même temps que tout le passé si péniblement parcouru, l'avenir sans limites qui s'ouvre devant elle.

Or, pour que les sciences arrivent ainsi à la pleine possession d'elles-mêmes et à la connaissance de ces formules, qui paraissent si simples une fois énoncées, il n'a pas suffi aux hommes qui les ont conduites d'une heureuse inspiration. Ainsi, pour passer des anciennes observations astronomiques et même des lois géométriques de Képler à sa conception si grandiose, Newton se créa des instruments nouveaux, comme seule une intelligence supérieure pouvait en concevoir. Il refit l'analyse transcendante déjà commencée par Leibnitz, la plus grande partie de la dynamique fondée par Galilée et Huyghens, et posa les bases de la mécanique céleste. De même Bichat, en se dégageant des anciennes hypothèses sur le principe vital et s'élevant jusqu'à sa théorie matérialiste de la vie, laissa, comme traces de ses efforts dans toutes les branches des sciences médicales, des œuvres considérables : comme les *Recherches sur la vie et la mort*, l'*Anatomie générale*, l'*Anatomie descriptive;* ce qui prouve bien que pour atteindre ces vastes conceptions, et surtout pour leur donner un point d'appui et les faire vivre, il faut joindre à la puissance de l'imagination la force du raisonnement, la rigueur dans la méthode, et cette étonnante facilité à surmonter tous les obstacles que possède seul le génie.

Les sciences biologiques ont donc elles aussi des sortes de formules, qui, souvent établies à priori comme de simples hypothèses, se trouvent ensuite vérifiées par l'ensemble des observations et peuvent alors ouvrir une voie nouvelle de découvertes. Les autres ne procèdent pas autrement; seulement la simplicité des phénomènes dont elles traitent est compatible avec des démonstrations rigoureuses. Mais dans l'étude de la vie, s'il faut dès les premiers pas laisser le raisonnement précis des mathématiques, on doit reconnaître avec A. Comte que c'est seulement la faiblesse de notre intelligence qui nous y oblige. « L'univers, disait de Blainville, ne présente sous le rapport statique que des phénomènes géométriques et sous le rapport dynamique que des phénomènes mécaniques. »

La vie ne crée pas des éléments nouveaux ni des forces différentes, elle ne fait que modifier des mouvements. Il ne peut donc y avoir deux méthodes générales dans les sciences, pas plus qu'il n'y a deux matières, les unes ne consistant que dans la simple accumulation des faits, les autres dans le raisonnement (1).

Si les manifestations de la vie varient à l'infini, et si par cela même le nombre des faits qu'il faut connaître est illimité, néanmoins dans cet ordre de phénomènes les mêmes causes amènent des résul-

(1) Ceux qui font consister la science dans la simple observation des faits n'ont qu'à considérer avec quelque attention l'astronomie pour sentir combien leur pensée est étroite et superficielle.

(A. Comte, p. 18, t. II.)

tats d'une fixité constante et facile à prévoir quand on en connaît la loi. Il n'y a donc rien en physiologie et même en pathologie qui ne s'enchaîne logiquement. Cependant, faute d'une éducation scientifique préliminaire, que de fois nous nous laissons séduire par l'art avec lequel certaines questions médicales sont présentées plutôt que par des démonstrations précises et par le simple énoncé de la vérité.

L'anatomie générale emprunte les procédés d'analyse de l'anatomie descriptive, de l'observation médicale, de l'embryogénie, de la physiologie, etc. Lorsque, suivant une seule direction, elle ne peut atteindre son but qui est essentiellement de déterminer la nature intime et les propriétés des parties constituantes des végétaux et des animaux, ces moyens multiples, dont elle use, lui permettent d'arriver au même résultat par des chemins détournés. En se plaçant sous différents points de vue, elle établit un certain nombre de rapports, véritables équations qui lui donnent la solution des problèmes.

Nous verrons en effet à chaque instant de quels secours seront pour nous l'anatomie comparée, l'embryogénie et même la pathologie, si souvent invoquée par Bichat, pour déterminer les caractères des éléments et des tissus ; mais l'organisme humain est notre véritable objectif ; c'est lui qu'à tous les points de vue il est important de bien connaître, car sa description sera toujours le point de départ de toute étude anatomique.

J'ai voulu résumer pour le médecin ce qu'il doit savoir d'une science qui représente la partie la plus élevée de ses connaissances. Elle doit lui servir de guide non-seulement dans l'étude de l'anatomie et de la pathologie, mais encore dans la pratique médicale. Quand les leçons de l'école seront loin de lui, que les détails sans nombre qu'il faut apprendre s'effaceront de son esprit, et même quand il se trouvera face à face avec l'imprévu, alors l'anatomie générale, qu'on n'oublie pas quand on en a saisi une fois la méthode, inspirera ses résolutions et guidera sa conduite. Elle représente en effet une sorte de philosophie de la médecine trouvant partout son application.

J'ai cherché à être aussi bref et aussi clair que possible, adoptant une forme telle que ce livre pût être lu par tous les étudiants. Or, ce n'est pas en compulsant des auteurs que j'aurais pu espérer obtenir ce résultat, mais par des recherches personnelles dont on retrouvera la trace dans chacun des chapitres.

Les doctrines médicales sont nécessairement dominées par l'anatomie générale, et tel qui croit pouvoir se passer de cette science, à la première difficulté va aussitôt lui demander conseil. Il importe donc que les faits qui servent à l'établir soient sévèrement contrôlés. Aussi n'ai-je pas craint de discuter quelquefois jusqu'aux opinions des auteurs qui ont le plus d'autorité et que j'honore le plus. Là où j'ai cru trouver l'erreur, je l'ai attaquée sans restriction ; mais, dans ces discussions, vives peut-être, que le lecteur ne se méprenne pas et ne voie pas autre chose que le désir ardent d'arriver à la vérité. J'ai toujours été frappé par les conséquences funestes qu'avaient sur la pratique médicale elle-même des théories fausses, perpétuées par la tradition et enracinées par la routine. Alors que le médecin hésite devant l'inconnu, souvent il trouve dans ces sortes de croyances des explications faciles qui le dispensent d'une observation rigoureuse. Que de victimes certaines théories n'ont-elles pas à se reprocher ! Aussi en pareille matière la discussion libre est plus qu'un droit : elle s'impose. Et si ce livre renferme quelques opinions qui m'appartiennent, en les livrant à la publicité je me soumets d'avance à toute la rigueur de la critique.

Au point de vue médical, les divisions de Bichat ont une importance majeure ; néanmoins ces divisions, qui forment la base même de l'anatomie générale, ont été complétement délaissées par les auteurs d'anatomie et par les médecins. On leur a préféré des subtilités histologiques. Cependant un professeur éminent, seul de l'école française, Ch. Robin, n'a cessé de protester contre l'engouement de nos compatriotes qui les poussait à accepter des travaux puériles et éphémères à côté des œuvres de ces auteurs allemands qui ont élevé l'histologie à un si haut degré de perfection. Il a montré dans ses diverses publications, dans ses leçons à la Faculté de médecine de Paris, que les méthodes de l'anatomie générale n'avaient point changé depuis sa fondation. L'histologie ne fait que couronner une œuvre immense et solidement assise.

Malgré l'appui de son autorité et le soin que j'ai eu de tout contrôler par l'observation directe, ce n'est pas sans appréhension que j'entreprends une tâche élevée et pleine d'obstacles. Si j'ose l'aborder, c'est que dans les livres écrits sur la même matière je trouve une philosophie différente de celle qui m'a toujours dirigé. En les lisant j'ai rencontré bien des lacunes et quelquefois des erreurs. J'ai cherché à combler les premières, à corriger les secondes, et le résultat que je crois avoir obtenu me donne un peu de confiance. Mais j'en trouve surtout dans cette idée que les sciences que nous étudions ont, comme les autres, des vérités absolues et des démonstrations qui ne changent pas suivant le caprice du jour. Je puis dire aussi qu'en dehors des preuves directes, les années que j'ai passées à observer les malades n'ont fait qu'affermir mes convictions. J'ai pu voir par cette expérience quels services m'ont rendus ceux qui m'ont guidé au début de ma carrière médicale, et ont placé entre mes mains de si puissants moyens de recherche. C'est au professeur Robin et à son regretté disciple Ch. Legros que je m'adresse, et je leur dédie ce livre comme un témoignage de ma reconnaissance.

Cet ouvrage est divisé en deux parties : la première comprend les éléments anatomiques, la seconde les tissus. Je n'ai pas à parler des liquides de l'organisme, pour lesquels je renvoie aux *Leçons sur les humeurs* (Ch. Robin, Paris, 1871). Ayant à donner le développement de chaque tissu et de chaque élément, j'ai cru devoir placer dans un des premiers chapitres un exposé rapide des phénomènes généraux de la formation embryonnaire. Le lecteur pourra, à propos de chaque cas particulier, se reporter à cette description.

ERRATA

Page 63, *au lieu de :* parmi les méduses, *lisez :* parmi les cténophores.

Page 90, ligne 10, *au lieu de :* puisse se, *lisez :* pût.

Page 105, § 21, ligne 16, *au lieu de :* comme on peut en juger par ceux, *lisez :* comme on peut en juger de ceux.

Page 129, ligne 24, *au lieu de :* qui le rapprocheront, *lisez :* qui le rapprochent. — Ligne 35, *au lieu de :* ne donnera, *lisez :* ne donne.

Page 161, ligne 10, *au lieu de :* une *lisez :* l'une.

Page 176, figure 95, *au lieu de :* cylindres axis, *lisez :* cylindres axes.

Page 192, ligne 3, *au lieu de :* ainsi qu'on l'observe, etc., *lisez :* fait qu'on observe aussi.

Page 286, ligne 26, *au lieu de :* il se développe aussitôt pour, *lisez :* il se développe pour.

Page 320, ligne 16, *au lieu de :* d'un, *lisez :* d'une.

Page 345, ligne 15, *au lieu de :* intra-vasculaire, *lisez :* extra-vasculaire.

Page 373, ligne 36, *au lieu de :* suite, *lisez :* conséquence.

TRAITÉ
D'ANATOMIE GÉNÉRALE
APPLIQUÉE A LA MÉDECINE

CHAPITRE PREMIER

DÉFINITIONS ET DIVISIONS DE L'ANATOMIE GÉNÉRALE. ÉLÉMENTS ET SYSTÈMES ANATOMIQUES.

§ 1. L'analyse anatomique des tissus animaux et végétaux montre qu'ils sont décomposables en parties élémentaires (éléments anatomiques, voy. plus loin), dont les espèces sont en nombre limité. Ces éléments se retrouvent avec des formes et des caractères analogues chez tous les êtres vivants ; combinés entre eux, ils forment des tissus. Les tissus dans lesquels entrent les mêmes éléments, groupés de la même façon, constituent des parties similaires dont l'ensemble représente ce que Bichat et les auteurs d'anatomie générale ont appelé, après lui : *système anatomique*. C'est ainsi que chez l'homme, par exemple, se trouvent les systèmes : nerveux, musculaire, osseux, des séreuses, des muqueuses, épithélial, etc.

L'anatomie générale, telle que Bichat l'avait comprise, pouvait être définie comme : *la science qui a pour but l'étude des tissus du corps humain au point de vue de leur distribution générale et de leurs propriétés, physiques, chimiques et organiques.* Mais il résulte de l'extension qu'elle a prise que la définition adoptée aujourd'hui doit être plus large encore, et celle que nous proposons est la suivante :

La science qui a pour but l'étude des parties composantes des êtres vivants et la recherche des lois de leur organisation.

Divisions de l'anatomie générale. — La découverte de l'élément anatomique (1), ou plutôt de sa valeur physiologique, l'étude des

(1) Bichat n'avait point vu les éléments anatomiques. Leur découverte, ou plutôt la première notion du rôle qu'ils jouent dans l'organisme, remonte seulement à de Mirbel et à

liquides de l'organisme ébauchée par de Blainville, Dutrochet, De Mirbel, Turpin et Schwann, développée par Ch. Robin, font, qu'en outre des tissus et des systèmes, l'anatomie générale doit comprendre :

La description des éléments anatomiques ou *élémentologie* ;

Celle des humeurs ou *hygrologie*; d'où cette division, donnée par Ch. Robin, de l'anatomie générale en trois branches :

I. — Parties simples du corps (mérologie).

II. — Tissus et humeurs.

III. — Systèmes organiques ou homœomérologie.

Pour des raisons que nous exposerons plus loin, nous adoptons une autre classification et nous divisons cette science en quatre parties :

I. — L'élémentologie.

II. — L'étude des tissus ou histologie proprement dite.

III. — L'hygrologie ou étude des humeurs.

IV. — L'homœomérologie ou étude des systèmes organiques.

Les éléments anatomiques étant les mêmes dans toute la série des êtres vivants, les tissus homologues se retrouvant avec des caractères presque identiques, l'étude de ces éléments et des tissus qu'ils constituent s'éclairant par la comparaison de leurs variétés de formes, chez tous les êtres, il en résulte que l'histologie doit s'étendre bien au delà des limites de l'organisme humain, et que l'histologie comparée ne peut pas en être séparée complétement.

Le même raisonnement est applicable aux systèmes anatomiques ; considérés successivement chez les différents animaux, on voit que les dispositions générales qu'ils affectent, dans un groupe déterminé, sont reliées à celles du groupe voisin. Ainsi il existe un enchaînement continu entre les espèces les plus inférieures et l'homme. L'étude des lois suivant les-

Turpin, botanistes français ; et, bien avant eux, Leeuwenhoek, Fontana, Malpighi, avaient décrit la plupart des éléments. De Mirbel, en 1800, créa l'anatomie générale des plantes. Il pressentit le rôle important de la cellule. Après eux vinrent de Blainville et Dutrochet. Ce dernier fit faire un pas immense à la physiologie animale et végétale, en découvrant les phénomènes de l'osmose. Raspail, enfin, ébaucha une théorie cellulaire. La voie était donc bien préparée, lorsqu'en Allemagne, Schleiden et Schwann exposèrent sur la formation des cellules et des éléments anatomiques la première théorie acceptable. Ainsi l'anatomie générale et même l'histologie sont des sciences françaises. Mais il faut rendre justice aux savants de l'Allemagne, et reconnaître qu'ils ont amené à un degré de perfection qu'on ne saurait trop admirer l'étude des tissus, alors qu'en France aucun travail ne paraissait. A leurs découvertes sont attachés des noms illustres comme ceux de Remak, Reicheirt, de Baer, Kölliker. M. Schultze, etc.

L'Allemagne était de vingt années en avance lorsque la première chaire d'histologie fut fondée en France. Le professeur Robin, qui l'occupa le premier en 1862, avait déjà, douze ans auparavant, au prix de tous les sacrifices, fondé le premier laboratoire et formé les premiers élèves.

quelles les systèmes se modifient d'un animal à l'autre forme ce que Geoffroy Saint-Hilaire a appelé l'anatomie philosophique, qui est un chapitre de l'anatomie générale.

L'anatomie générale laisse de côté ce qu'il y a de spécial pour chaque individu ; elle ne se sert des détails cherchés par l'anatomie comparative que pour poser une formule. L'ensemble de ces formules établies sur le système osseux, nerveux, musculaire, etc., lui appartient en propre ; elle fait pour tous les animaux le même travail que pour l'homme, avec les matériaux que met à sa disposition l'anatomie descriptive.

Nous verrons enfin, dans le cours de cet ouvrage, qu'il est impossible de séparer l'histoire des éléments et des tissus de celle de leur formation embryonnaire. L'histogénie rentre donc encore dans la partie de l'anatomie générale qui s'occupe des tissus et des éléments.

De même, la science qu'on appelle anatomie pathologique, pour tout ce qui concerne les altérations des tissus et des éléments en eux-mêmes, n'est qu'une déduction de l'histologie.

En résumé, l'anatomie générale comprend :

1° L'étude des éléments des humeurs et des tissus de l'organisme, de leur formation embryonnaire, de leurs altérations morbides :

C'est-à-dire :

L'élémentologie, l'hygrologie, l'histologie, l'histogénie et l'anatomie pathologique générale.

2° L'étude des systèmes organiques chez l'homme et les animaux.

L'anatomie pathologique des tissus n'étudie pas seulement l'élément ou le tissu tel qu'il se présente sur le cadavre, mais elle doit tendre à faire l'histoire de leurs altérations, ou physiologie pathologique générale ; et c'est sur cette étude que repose ce que l'on doit appeler la pathologie générale, c'est-à-dire, *les lois suivant lesquelles évoluent les altérations de tissus et les maladies des systèmes organiques* (1).

ÉLÉMENTS ANATOMIQUES. — ÉNUMÉRATION. — LEUR IMPORTANCE EN ANATOMIE, PHYSIOLOGIE ET PATHOLOGIE.

§ 2. On appelle éléments anatomiques, les parties les plus simples qui composent les tissus et qu'on peut séparer les unes des autres sans destruction ou décomposition chimique, par simple écartement ou dissociation mécanique.

(1) Broussais puis Henle sont les premiers auteurs qui aient considéré la Pathologie générale comme une science dérivant de l'Anatomie générale.

Au point de vue physiologique l'élément anatomique est un organisme autonome, pouvant vivre isolément tant qu'il est en rapport avec le milieu propre à sa nutrition. Il représente, au point de vue de la vie considérée comme une résultante, une des forces composantes. Ces définitions s'éclaireront par les faits que nous exposerons page 7.

Nous admettrons qu'il existe deux espèces d'éléments : Les premiers ont une forme bien définie, constante à chaque âge de leur développement. Ils sont à l'état de fibres, de cellules, etc. Unis les uns aux autres, ils forment la trame des tissus. Les seconds correspondent à ce qu'on appelle en chimie les substances amorphes, c'est-à-dire des substances n'ayant pas de formes cristallines ; ce sont des liquides comme les humeurs constituantes (voy. Ch. Robin, *Traité des humeurs*, et *Programme du Cours d'histologie*, page 105) et les substances solides et demi-liquides interposées dans les tissus, aux éléments figurés.

M. Robin rapproche peut-être un peu trop les principes immédiats composant les humeurs des éléments anatomiques figurés. Il semble, à voir ses classifications et l'importance qu'il donne aux principes immédiats, qu'il y aurait donc, entre le principe immédiat et l'humeur, la même relation qu'entre l'élément anatomique et le tissu. Quelque imposante que soit cette autorité, nous ne pensons pas qu'on puisse mettre en parallèle un principe immédiat comme la fibrine, l'albumine, des substances cristallines, et un élément comme la fibre musculaire.

En effet, cette fibre est un composé chimique complexe : elle renferme, par exemple, des matières albuminoïdes, des sels, etc., c'est-à-dire plusieurs espèces de principes immédiats ; telle est la myosine et d'autres substances du même ordre qui s'y trouvent au même titre que la fibrine dans le sang. Elle représente une partie vivante fonctionnant individuellement. Le principe immédiat séparé n'est au contraire qu'un produit chimique, produit obtenu au moyen de réactifs ou par les phénomènes de dédoublement qui se passent aussitôt que la vie a cessé (voy. propriétés de la matière organisée). Nous ne considérerons par conséquent que les éléments tels que nous les avons définis plus haut, c'est-à-dire ceux qui peuvent s'isoler les uns des autres sans pour cela cesser de vivre. Ce sont là les raisons pour lesquelles nous faisons deux divisions de l'anatomie générale correspondant : l'une aux tissus, l'autre aux humeurs.

Les éléments figurés qui ont été décrits jusqu'à présent sont en nombre très-limité ; et si on en découvre de nouveaux ou qu'on en supprime parmi ceux qui sont inscrits dans le tableau suivant, ces changements n'auront que très-peu d'importance.

TABLEAU DES ÉLÉMENTS ANATOMIQUES FIGURÉS.

Hématies.			
Leucocytes.			
Éléments de la moelle des os..		Médullocelles.	
		Myéloplaxes.	
Éléments des os...............		Cellules osseuses.	
		Ostéoblastes.	
Éléments du cartilage.........		Cellules du cartilage.	
Éléments du tissu conjonctif...		Noyaux embryoplastiques.	
		Cellules fibro-plastiques.	
		Fibres lamineuses.	
		Vésicules adipeuses.	
Éléments du tissu élastique....		Fibres élastiques.	
		Noyaux des fibres élastiques.	
Éléments du tissu musculaire..		Fibres striées.	
		Fibres lisses.	
Éléments du tissu nerveux.....		Cellules nerveuses.	
		Myélocytes ou noyaux des cellules nerveuses.	
		Tubes nerveux.	
		Fibres de Remak.	
Épithéliums A et leurs dérivés B.	A	Nucléaires.	
		Sphériques.	
		Polyédriques.	
		Prismatiques	ciliés.
			non ciliés.
		Lamellaires.	
	B	Cellules du cristallin.	
		— de l'émail.	
		— des poils.	
		— urticantes.	
		— de l'organe de Corti et des taches auditives.	
Ovule.			
Spermatoblaste.			
Spermatozoïde.			

Nous avons dans ce tableau mis en regard de chaque espèce d'éléments le tissu où elle se trouve généralement, mais il n'y a rien d'absolu dans ces divisions, c'est-à-dire qu'un élément n'est nullement lié à un tissu déterminé.

Quand ils ont la forme de fibre, ces éléments sont associés entre eux de façon à former des réseaux ou des faisceaux; quand ils ont la forme de cellule, ils sont juxtaposés. Lorsque cette juxtaposition n'existe pas ils laissent entre eux des espaces vides remplis par des matières liquides, demi-liquides ou quelquefois complétement dures, comme la *substance* osseuse. Ces substances peuvent aussi être disposées en membranes homogènes continues, comme le seraient des lames de verre coulées à la surface des éléments figurés; ce sont ces différentes matières que nous considérons comme éléments de la seconde catégorie, c'est-à-dire ceux qui n'ont pas de forme arrêtée. Leur nombre est indéterminé ; on ne peut en connaître les variétés que si leur composition chimique est établie. Dans les membranes séreuses, muqueuses, ces substances comblent les vides que laissent les fibres entre elles ; et comme leur nature varie avec chaque membrane, on peut dire par conséquent : autant de membranes que de différences dans les propriétés chimiques de ces substances. Parmi ces éléments disposés en couches continues, formant des enveloppes, comme le myolemme autour des fibres musculaires, les parois propres des glandes, etc., un certain nombre sont constitués par des cellules accolées, ainsi qu'on a pu le démontrer depuis quelques années ; mais il n'en est pas ainsi pour tous.

Des éléments en anatomie descriptive et en anatomie comparée. — En anatomie, la notion de l'élément est fondamentale, et aussi nécessaire que l'est, en chimie, celle des corps simples, car c'est la partie irréductible à laquelle il faut ramener la composition de tout tissu, de tout organe. Elle nous conduit en anatomie comparée à une conception générale et philosophique de la composition des organismes vivants en les ramenant tous aux mêmes parties constituantes, et elle donne un grand intérêt aux questions d'anatomie descriptive, limitées forcément aux formes, aux rapports et aux nomenclatures, et qui ne se rapportent qu'au côté mécanique de la physiologie. Pour comprendre quelle est la nature intime des objets que sépare la dissection, c'est à l'élément qu'il faut recourir. Pourquoi un muscle, au point de vue des usages, des propriétés, des altérations, diffère-t-il d'un tendon ? Est-ce par le mode de circulation sanguine ou de distribution de l'influx nerveux? Non, sans doute, c'est parce qu'il est réductible, en dernière analyse, à une fibre contractile, et le tendon à une fibre inextensible. Connaître les propriétés de l'une et de l'autre, c'est connaître ces deux organes. Disséquer des cadavres sans savoir les éléments qui composent leurs tissus, les attributs de chacun d'eux, serait donc de la part de l'anatomiste un travail aussi inintelligent que celui d'un collectionneur qui rangerait à côté les uns des autres des minéraux dont il ne verrait que la forme et la couleur. Aussi Bichat avait-il déjà raison de dire que l'étude des tissus devait précéder celle de l'anatomie descriptive.

L'habitude du scalpel fait bien vite distinguer, à la simple dissection, les organes les uns des autres, sur l'homme et les animaux supérieurs ; mais comment, sur des êtres visibles à peine à l'œil nu, reconnaître, dans les caractères histologiques, une glande, un muscle, un nerf, etc. ? Dans ces cas difficiles l'analyse anatomique intervient et permet de déterminer rigoureusement la nature de chaque partie de l'organisme. L'étude des protozoaires, de cœlentérés, des vers et de tous les êtres inférieurs, qui a pris une si grande extension avec la théorie transformiste, ne peut être abordée sans la connaissance exacte des éléments et de leur propriétés.

Importance de l'élément en physiologie. — L'idée dominante de l'anatomie générale, qui a tant d'importance en physiologie, est que la vie est une résultante des forces dégagées par la mise en action des propriétés des tissus. Les systèmes de Bichat étaient pour lui des individualités physiologiques ayant leur vie indépendante : or on sait aujourd'hui, grâce aux recherches de l'histologie et à la découverte de l'élément anatomique, que formulée ainsi cette idée n'est pas exacte, qu'il faut appliquer à ce dernier ce que l'auteur de l'anatomie générale attribuait au système; c'est dans ces parties plus simples, dans les éléments isolables les uns des autres, que réside chacune des forces qui, réunies, font la vie de l'ensemble.

Aussi, bien que les divisions de l'anatomie générale aient une valeur considérable, on peut se demander néanmoins, si la partie fondamentale de l'œuvre n'aurait pas été perdue pour la science sans cette découverte des éléments et l'observation de tous les phénomènes de la vie cellulaire. Muni de ces connaissances, que d'arguments décisifs Bichat aurait pu invoquer, s'il n'avait point dédaigné les ressources de l'analyse microscopique dans laquelle s'étaient illustrés des anatomistes comme Malpighi! Cette analyse montre, en effet, chacun des actes physiologiques ramené à ses composantes; la nutrition, le développement se voient dans la segmentation de l'ovule, si simple à observer sur les invertébrés; les contractions musculaires, sur des fibres isolées, séparées du système nerveux. Mais ce qui est plus démonstratif encore, c'est la contemplation de ces cellules douées de mouvement, comme les éléments ciliés de la trachée, les spermatozoïdes, etc. Abandonnées à elles-mêmes, elles s'agitent et se meuvent dans les liquides comme le feraient des infusoires, avec une telle apparence de spontanéité, que les premiers observateurs les ont prises pour des animaux.

Quel argument plus puissant invoquer contre l'hypothèse du principe vital, que cette dissociation d'un organisme en un nombre infini de particules vivantes! Car, dans quel élément le placer, ce principe immatériel qui anime l'animal ou l'homme, puisque la vie réside dans chacune des cellules composantes et même dans des parties qui n'ont pas forme cellulaire? Lors même que toutes les manifestations de la vie sont supprimées chez l'être considéré dans son ensemble, chacune de ses cellules est vivante comme auparavant!

Que deviennent, en présence de ces faits, si faciles à constater qu'ils sont de connaissance vulgaire, les démonstrations de l'existence d'un principe immatériel reposant sur sa prétendue indivisibilité?

La physiologie générale trouve encore à l'appui de la même idée bien d'autres preuves tirées des expériences auxquelles elle soumet les différents tissus. Chacun d'eux a, comme nous le verrons, ses éléments caractéristiques; les autres sont communs à tous. Or, lorsque, sous l'influence d'un agent toxique, un muscle, par exemple, est modifié dans son action, c'est une vérité banale aujourd'hui que c'est la fibre, l'élément contractile du muscle, qui a été impressionnée. De même, quand certaines substances ont agi sur le cerveau, nous savons très-bien que c'est seulement sur les cellules et les tubes nerveux, etc. Ainsi, l'action des différents agents physiques, chimiques, sur l'organisme, est ramenée à celle de ces mêmes agents sur les différents éléments anatomiques. Il est donc facile par le moyen des poisons de supprimer certaines des forces composantes en laissant les autres continuer leur action.

L'alcool, le chloroforme, l'opium, l'éther, la strychnine, se combinent aux éléments nerveux d'une façon aussi bien définie et aussi constante que les acides aux bases; de même, l'Upas antiar, la Vératrine agissent sur la fibre musculaire, l'oxyde de carbone, l'acide sulfhydrique sur les hématies, etc. C'est-à-dire, en résumé, qu'en introduisant des poisons ou des médicaments dans l'organisme, on produit des réactions entre ces substances et ces éléments, réactions absolument déterminées comme celles de la chimie.

La thérapeutique repose sur la certitude que nous avons acquise de les voir se reproduire dans les mêmes conditions; et nous pouvons surtout compter sur son action, lorsqu'elle s'adresse à des éléments en qui résident les attributs les plus élevés de l'animalité. Il n'est point en effet d'effort de volonté qui puisse empêcher les éléments du cerveau d'être modifiés momentanément par l'alcool ou le chloroforme. Du moment que la dose est atteinte, les facultés dites de l'âme sont complétement abolies, et dans l'éthérisation elles sont entre les mains de l'opérateur.

Mais si l'étude des éléments nous montre ces forces organiques isolées, séparées les unes des autres comme les éléments eux-mêmes en qui elles résident, elle nous fait voir en même temps, d'une façon nette, la limite précise où la science positive cesse, pour faire place aux hypothèses. Si, en effet, certaines hypothèses sur la nature des phénomènes intimes de la vie et des cellules peuvent être légitimement faites dans l'état actuel de nos connaissances, il en est d'autres que répudie la science positive, et qu'elle abandonne aux spéculations de l'imagination. L'étude des éléments nous empêche de tomber dans ces errements si funestes à la science qui consistent à vouloir remonter aux causes premières des phénomènes. Déterminer les conditions précises dans lesquelles ils se produisent, tel est le seul problème que nous devons tenter de résoudre; mais si nous voulons chercher à comprendre ce qu'est la contractilité musculaire, la motricité ciliaire, la nutrition, nous voyons bien vite que toutes nos connaissances en mécanique échouent devant le simple mouvement d'une diatomée, et la chimie tout entière devant le développement d'une spore de champignon; en face de ces cellules vivantes, animées de mouvements, nous sentons notre impuissance à pénétrer dans la matière. La mécanique, la chimie, la physique nous semblent à une telle distance de l'interprétation de ces phénomènes intimes, que nous ne pensons pas plus à les expliquer avec elles, que les physiciens ne cherchent à trouver dans la pesanteur la raison des phénomènes électriques.

Ils ont maintenu, malgré les progrès de la science, les divisions de la physique en : cinématique, dynamique, chaleur, optique, électricité, etc. Ils ont laissé à part la chimie; et cependant ces sciences ont toutes pour objet les propriétés de la matière inerte et entre les phénomènes dont elles traitent il existe une commune mesure : le principe de l'équivalence des forces, qui montre tout ce que ces classifications ont forcément d'artificiel. Pourtant les phénomènes sonores et lumineux ont été ramenés à des mouvements vibratoires; pour l'électricité, qui peut affirmer qu'on ne fera pas de même? La rapidité de transmission de ce qui est encore appelé, improprement, le courant électrique; le fait de la superposition de ces courants dans les mêmes conducteurs, comme celle des vibrations sonores sur les membranes; la transformation directe du travail mécanique en électricité, et réciproquement: tout porte à penser que l'électricité n'est qu'une certaine forme du mouvement. Néanmoins, les méthodes des sciences exactes sont trop rigoureuses pour aller au delà de ce qu'on peut déduire de l'expérience; et il n'est encore venu à l'idée d'aucun physicien de supprimer les divisions établies; de même, il faut marquer la distance qui sépare les propriétés physiques, chimiques, et celles d'ordre organique.

La composition chimique des organismes se ramène toujours au carbone, à l'azote, l'hydrogène, oxygène, soufre, etc., et les réactions qu'ils produisent ont tous les caractères des réactions chimiques. Mais ces éléments du règne minéral, en traversant les tissus vivants, se disposent dans un état particulier que les combinaisons chimiques artificielles n'ont pas encore pu reproduire. Les synthèses organiques font bien quelques principes immédiats, mais ce sont encore des produits de désassimilation, et non de la matière organisée. Cet état particulier des éléments composants, de Blainville l'a désigné du nom d'état d'organisation. Bichat, exagérant peut-être un peu la notion très-nette qu'il avait des différences qu'offraient les corps organisés avec les substances inorganiques, a eu néanmoins raison de dire : « Il y a dans la nature deux classes d'êtres, deux classes de propriétés, deux classes de sciences. »

En parlant ainsi, il acceptait la formule même de cette philosophie scientifique qui laisse de côté la recherche stérile des causes premières, pour l'observation des phénomènes et la détermination de leurs lois. Cependant A. Comte reproche à Bichat « son antagonisme fictif entre la matière organisée et la matière inorganique. » Il est certain, à considérer parfois son langage, que la doctrine paraissait vague sur certains points ; si ce n'est dans l'idée, au moins dans l'expression. La contractilité organique, l'irritabilité qu'il admettait encore étaient des restes de son éducation première. Mais si l'on juge l'homme par les faits accomplis et par sa méthode, on trouve que le reproche de vitaliste qui lui est adressé quelquefois est certainement mal fondé. Ce livre écrit à la hâte, sous le coup d'une inspiration de génie, aurait été bientôt corrigé si l'auteur n'était mort à trente-trois ans, et avait eu le temps de le méditer davantage. S'il retombe par moments dans les erreurs des physiologistes qui l'ont précédé, son langage est pourtant bien explicite quand il dit en commençant : « La doctrine générale de cet ouvrage ne porte précisément l'empreinte d'aucune de celles qui règnent en médecine et en physiologie. Opposée à celle de Boerhave elle diffère, et de celle de Stahl et de celle des auteurs qui, comme lui, ont tout rapporté dans l'économie vivante à un principe unique, principe abstrait, idéal et purement imaginaire quel que soit le nom, âme, principe vital, archée, etc., sous lequel on le désigne. »

Et si l'on veut juger maintenant Bichat par les résultats obtenus, il suffit de lire cette phrase, écrite par Gœthe quelques années après sa mort, en 1807. « Tout être vivant n'est pas une unité, mais une pluralité, même lorsqu'il nous apparaît sous la forme d'un individu ; il est une réunion d'êtres vivant et existant par eux-mêmes. » Ces êtres vivants dont parle Gœthe, ce sont les éléments anatomiques. Bichat a donné ainsi à la physiologie une puissante impulsion, en plaçant la recherche des problèmes de la vie non plus sur le terrain des hypothèses vitalistes ou iatro-mécaniciennes, mais sur celui de la méthode expérimentale. A partir de ce moment, la science marche sur la voie tracée, et les découvertes sont innombrables. C'est en la suivant que Cl. Bernard a produit son œuvre si considérable, dont une grande partie n'est qu'une suite de l'anatomie générale.

De l'élément en pathologie. — En pathologie, la notion de l'élément a la même importance que dans les autres sciences dont nous venons de traiter.

Elle a permis de faire une analyse rigoureuse de chacun des produits morbides. Elle a démontré cette proposition si importante, que tous sont formés par les éléments mêmes qui entrent dans la constitution des tissus normaux. Elle a fait rentrer le développement des tumeurs dans les lois générales de l'histogénie, et a montré alors que toutes les affections de cette nature étaient attribuées à des parasites, jusqu'où devaient s'étendre les limites du parasitisme.

Mais, résultat plus important encore, l'histologie, qui nous avait montré l'élément vivant, nous conduit maintenant à cette autre donnée fondamentale, dont nous nous occuperons au chapitre suivant, c'est que deux éléments identiques dans la forme et les caractères extérieurs pouvaient être absolument différents au point de vue pathologique. En un mot, elle nous donne la notion des états isomériques de la matière organisée, comme cause des maladies diathésiques (voy. Ch. Robin, *Traité des humeurs, états virulents*).

TISSUS ET SYSTÈMES ANATOMIQUES.

§ 3. Les tissus animaux présentent au premier examen de très-grandes différences dans leurs propriétés physiques, chimiques et organiques. Sans connaître les éléments entrant dans leur composition, Bichat les avait très-nettement différenciés les uns des autres, avec une précision que la plupart des histologistes n'ont pas encore pu égaler. En effet, l'examen sommaire que l'on peut faire des tissus par la vue, le toucher et quelques réactions chimiques élémentaires, a une très-grande valeur, et on ne doit jamais le négliger. Il est certain, par exemple, qu'il n'est pas nécessaire d'employer le microscope pour voir qu'une aponévrose diffère du tissu conjonctif, qu'elle n'a pas les mêmes usages, et que dans les maladies elle se comporte tout différemment ; de même l'os diffère du cartilage, les muscles de la vie organique de ceux de la vie animale, etc...

Or, lorsqu'on pénètre plus avant dans l'étude des tissus, et qu'on détermine la nature des éléments constituants, on trouve bien souvent le même élément fondamental là où les caractères extérieurs et même la nature intime des tissus, révélés par les altérations morbides, nous montrent des différences absolument tranchées. C'est qu'ici il intervient une autre donnée dont il faut absolument tenir compte, sous peine de commettre les erreurs les plus préjudiciables aux progrès de la science, et surtout de la médecine. Ces erreurs font un grand tort à l'histologie, parce que beaucoup d'anatomistes et de médecins voient, à cause d'elles, les théories en contradiction absolue avec les faits sur lesquels ils pouvaient avoir acquis une certitude complète par l'examen à l'œil nu et la seule dissection. Lorsque par ces moyens ils ont appris à différencier les tissus les uns des autres, que l'observation des maladies suivie pendant de longues années leur a montré que le cartilage, l'os, le tissu conjonctif, les séreuses, etc., n'étaient pas des parties de même nature, et qu'ensuite ils ont entendu dire que l'histologie les identifiait en vertu de certaines cellules qui étaient communes à tous, leur bon sens s'est révolté, et cette histologie a été condamnée pour toujours. Ce n'était pas elle qu'il fallait incriminer, mais l'histologiste.

Certes, il n'est pas nécessaire en effet d'avoir poursuivi bien loin ses études anatomiques pour comprendre que l'ordre, l'arrangement des partiesélémentaires d'un tissu, doit avoir une influence considérable sur ses propriétés. L'industrie fait des tissus, qui servent à nos vêtements et à d'autres usages. Que prend-elle pour cela ? des éléments anatomiques ; ce sont des fils de chanvre, de coton, etc., c'est-à-dire des fibres végétales; ou bien de la laine, des poils, c'est-à-dire des cellules épithéliales. Or, suivant que ces éléments sont groupés de différentes façons, sont plus ou moins serrés, alignés régulièrement à côté les uns des autres ou entre-croisés dans tous les sens et lâchement unis, on obtient des tissus durs, compactes, résistants, pouvant comme la corde transmettre les tractions les plus fortes ; ou des tissus mous, s'imbibant de liquides, se déchirant facilement comme ceux qui servent au pansement des plaies. De même, dans l'économie animale, nous avons le tendon sur lequel s'exercent les efforts musculaires, et le tissu conjonctif formant des coussins sur lesquels reposent les organes.

Dans la détermination de la nature d'un tissu, il faut donc absolument tenir compte de la nature des éléments et de la façon dont ils sont disposés. C'est principalement lorsqu'on envisage les déductions médicales de l'anatomie, qu'il importe au plus haut point de faire ces distinctions. En cela, les auteurs allemands commettent une grave erreur en assimilant deux tissus parce qu'ils possèdent le même élément fondamental.

L'étude d'un tissu comporte, en résumé :

1° La description des *caractères physiques* (couleur, consistance, élasticité), des *caractères chimiques* (action des différents réactifs, énumération des principes immédiats).

2° Les *caractères d'ordre organique* ou l'étude des éléments qui les composent, l'arrangement de ces éléments ou texture;

3° Les *propriétés d'ordre organique ou vital* du tissu, comprenant : sa formation embryonnaire à laquelle est lié son mode de régénération, la formation des tissus pathologiques homologues, le mode de nutrition, la sensibilité, la contractilité pour certains d'entre eux.

Systèmes anatomiques. — On appelle système anatomique l'ensemble des tissus homologues; tel est le système séreux ou l'ensemble des membranes destinées à faciliter le glissement.

Une partie isolée d'un système, servant à des usages définis, porte le nom d'ORGANE PREMIER. Un muscle de l'avant-bras est un *organe premier* du système musculaire.

Les systèmes anatomiques ont été classés par Bichat et par Ch. Robin dans l'ordre suivant (1) :

BICHAT.

Système cellulaire.
— nerveux ... { animal. / organique.
— vasculaire. { à sang rouge. / à sang noir.
— capillaire.. { général. / pulmonaire.
— exhalant.
— absorbant.
— osseux.
— médullaire.
— cartilagineux.
— fibreux.
— fibro-cartilagineux.
— musculaire de la vie animale.
— musculaire de la vie organique.
— muqueux.
— séreux.
— synovial.
— glanduleux.
— dermoïde.
— épidermoïde.
— pileux.

ROBIN.

Système de la notocorde.

Constituants.
— médullaire.
— embryoplastique.
— adipeux.
— lamineux.
— fibreux.
— tendineux.
— élastique.
— tégumentaire.
— séreux.
— irido-choroïdien.
— capillaire.
— artériel.
— veineux.
— lymphatique.
— érectile.
— musculaire { rouge. / viscéral.
— nerveux.
— cartilagineux.
— osseux.
— glandulaire.
— parenchymes non glandulaires.

Produits.
épithéliums { pileux / onguéal / dentaire / cristallin
choroïdien.
tubulo-otolithaire.

(1) Nous pourrions donner aussi les classifications de Henle, Heusinger, Béclard. Mais la

Bichat, nous l'avons vu, considérait les systèmes anatomiques comme de véritables individualités. En cela il s'était trompé : l'individualité c'est la cellule. Néanmoins les systèmes correspondent en physiologie générale, en anatomie descriptive et comparée, en pathologie surtout, à des divisions parfaitement nettes et fondamentales, que les découvertes de l'histologie n'ont pu que modifier dans des limites restreintes.

Des systèmes en anatomie comparée. — En anatomie comparée, la considération du système anatomique est d'une très-grande importance. Si, en effet, on isole par la pensée un système et qu'on en suive les modifications dans toute la série animale, on trouve qu'il représente, au point de vue morphologique, une sorte d'unité qui se rencontre partout avec des caractères à peu près identiques. Elle paraît alors comme une pièce indispensable de l'organisme, se modifiant insensiblement à mesure que l'être se perfectionne, mais sans jamais perdre ses caractères fondamentaux. Pour la connaître, pour en saisir la valeur au point de vue anatomique, il est de toute nécessité de la suivre aussi loin que possible, de voir comment elle se développe ou s'atrophie en passant des invertébrés aux vertébrés et dans les différents groupes de chacune de ces grandes divisions du règne animal. La considération du système rattache ainsi les uns aux autres, plus que les formes des organes, variables à l'infini, des animaux qui semblaient n'avoir entre eux aucun rapport, et elle permet de suivre la loi continue d'évolution et de perfectionnement progressif. Si Gœthe a pu dire, à propos de l'anatomie des organes : «Vouloir » comprendre la structure de l'homme sans avoir recours à l'anatomie » comparée est un plan inexécutable, parce que ses organes ont souvent » des rapports, des connexions qui n'existent que chez lui, et qu'ils sont » en outre tellement serrés les uns contre les autres, que les parties » très-visibles chez les animaux ne le sont pas chez l'homme », à plus forte raison pourrait-on le dire de l'anatomie des systèmes.

Voulons-nous savoir, par exemple, ce que représentent certaines parties de l'épiderme chez l'homme; ce que sont les dents, les poils, les ongles? ne faut-il pas envisager le système épithélial chez tous les animaux? Pour comprendre ce qu'est le système des vaisseaux sanguins et le cœur, les lymphatiques, ne devons-nous pas examiner ces systèmes chez les reptiles et les poissons? C'est par cette étude comparée que nous arrivons à une notion précise, exacte, de la valeur de ces unités mor-

plupart d'entre elles ne reposent pas en réalité sur les mêmes principes que ceux que nous avons admis comme bases de nos divisions.

phologiques, qui sont comme les véritables assises de l'édifice organique.

Mais ces résultats si importants au point de vue de l'anatomie humaine ne sont pas les seuls que nous puissions tirer de cette étude; nous trouvons encore de puissants arguments pour résoudre un problème d'une haute importance philosophique dans ce fait, que les mêmes pièces concourent à la composition de tous les êtres vivants. Reste à savoir s'il est permis de déduire de ces connexions quelque conclusion au point de vue de leur parenté originelle et de leurs destinées.

Déjà au siècle dernier, bien avant Darwin par conséquent, un savant d'un grand mérite, aussi versé dans l'étude de la botanique que de la zoologie, Lamark, émit le premier la théorie de la descendance et la théorie de l'influence des milieux. Il considéra le règne animal non plus comme formé d'ordres séparés les uns des autres, mais comme représenté par une série de branches ramifiées partant du même tronc originel. Cependant, comme le dit avec raison l'auteur de sa biographie, M. Ch. Martins, il eut le tort de ne pas appuyer ses raisonnements sur un assez grand nombre de faits pour entraîner la conviction, et nous pourrions ajouter, sur des considérations anatomiques suffisamment étudiées.

Moins audacieux que Lamark, plus précis dans les preuves anatomiques, Geoffroy Saint-Hilaire, quoique partisan convaincu de la même idée, resta sur le terrain de la science positive, et ne chercha pas à donner, sans preuves solides, des conclusions prématurées. Il démontra, d'une façon indiscutable, l'unité de composition organique des êtres appartenant aux mêmes groupes. L'embryogénie est venue depuis corroborer ses résultats. En même temps que Geoffroy Saint-Hilaire, Gœthe établissait en botanique les rapports entre les différentes pièces de la fleur et la feuille ; en anatomie animale, toujours poussé par ce même besoin de généralisation, il montrait qu'une partie du crâne et la colonne vertébrale étaient formées de pièces analogues; que l'os intermaxillaire, dont on invoquait l'absence chez l'homme pour établir une différence entre lui et les autres animaux, existait pendant le développement embryonnaire.

A notre époque, et surtout en Allemagne, beaucoup de zoologistes et d'anatomistes, à la suite de Darwin, ont ranimé cette dispute de l'origine des espèces ou du transformisme, mais sans avoir apporté encore des preuves absolument démonstratives. Il faut dire cependant que la poursuite de ce problème a fait faire en zoologie un grand nombre de découvertes, au point que la théorie de la descendance, si elle n'est qu'une hypothèse, est au moins une hypothèse utile aux progrès de la science. Malheureusement l'anatomie générale a manqué trop souvent là où il aurait été nécessaire de la faire intervenir pour donner des caractères distinctifs entre les protozoaires, les vers, les molluscoïdes, sur lesquels porte surtout la discussion.

Les recherches de Geoffroy Saint-Hilaire, exposées dans sa philosophie anatomique, et faites alors que l'embryogénie n'existait pas encore, ont une valeur considérable. Mais, ce sont les seules ou à peu près que nous possédions dans ce genre d'idées. Il posa le principe des connexions anatomiques, fit voir comment chacun des grands appareils appartenant au système osseux se modifie progressivement et conserve presque toutes ses pièces en passant des poissons aux reptiles et aux mammifères jusqu'à l'homme ; comment, là où une pièce s'est atrophiée, elle se retrouve dans les cas anormaux, comme le cérato-hyal dans la chaîne hyoïdienne ; ou bien elle est représentée pendant le développement embryonnaire par un point d'ossification séparé. C'est ainsi que les os du crâne, si nombreux chez les poissons et les reptiles, ont leurs analogues dans les points d'ossification du crâne humain. Le cadre du tympan s'isole en passant des mammifères aux oiseaux, pour former l'os carré qui porte la mandibule inférieure.

On comprend tout l'intérêt qu'une étude de ce genre jette sur l'anatomie. Le système osseux, si aride à apprendre quand il faut retenir par un simple effort de mémoire la forme, le nom de chacune des saillies, devient une des plus attrayantes questions de l'anatomie, lorsque la comparaison de ses dispositions dans les différents genres nous fait voir la valeur d'une foule de détails, qui, considérés isolément, ne nous offrent qu'un médiocre intérêt. Il suffit de placer à côté les unes des autres des séries de colonnes vertébrales, de sternums, d'hyoïdes, d'os des membres, pris sur des rongeurs, des ruminants, des carnassiers, pour avoir aussitôt la sensation d'un mouvement de perfectionnement progressif, alors que la considération d'un seul squelette n'éveille en nous que l'idée d'une immobilité éternelle. Cette comparaison nous fait penser de suite qu'une force a agi sur le premier terme de la série et l'a déformé lentement pour lui donner les dispositions qu'affectent successivement tous les autres.

Il semble que chaque être s'efforce de quitter sa forme originelle pour s'adapter à un genre de vie nouveau, à des conditions extérieures différentes : là, ce sont les os de l'avant-bras qui se séparent peu à peu l'un de l'autre en passant des ongulés aux unguiculés et de l'état de pronation presque permanente chez les carnassiers arrivent à cette mobilité si remarquable qui caractérise la main de l'homme; là, ce sont des maxillaires qui se réduisent progressivement, parce que la dent n'est plus l'instrument de combat. Ainsi, l'état sous lequel on considère chaque organe n'apparaît plus que comme le résultat d'un long effort de perfectionnement et d'adaptation au milieu.

Mais, quelque séduisante que soit la théorie transformiste, elle ne peut être admise sans un long examen et elle n'est pas de ces questions qu'il faut aborder avec des doctrines philosophiques préconçues, avec l'idée de soutenir ou de renverser la tradition biblique de la création. Elle rentre actuellement, avec toutes celles d'anatomie et d'embryogénie, dans le domaine scientifique. Or, la science n'a rien à gagner aux luttes passionnées qui ne s'appuient que sur le vide. Les faits acquis par Lamark, Gœthe, Geoffroy Saint-Hilaire, Huxley, etc., les découvertes de l'embryogénie et de la zoologie, demeureront toujours, quelle que soit la théorie qui l'emporte; mais l'opposition systématique faite au nom d'une croyance philosophique quelconque tombera d'elle-même devant l'évidence des faits, de même que tomberont à leur tour les théories ingénieuses construites sur des caractères anatomiques incomplétement étudiés, théories qui ne tiennent compte que de la forme et non de la nature intime des objets.

L'anatomiegénérale doit s'occuper de ces questions, en ce qui concerne l'histoire des systèmes anatomiques, des éléments et du développement embryonnaire, en laissant de côté les organes. Or, pour les systèmes, elle montre leur identité, elle fait voir le même élément, les mêmes tissus, dans toute la série animale, et elle donne, par le développement embryogénique, la raison de cette identité. S'il ne lui est pas permis actuellement d'aller au delà, quelles sont, jusqu'ici, les théories invoquées par les zoologistes, qui peuvent avoir plus de force que ces faits positifs de l'anatomie? Ceux-ci, en effet, ramènent la composition de tous les êtres vivants aux mêmes éléments, naissant d'une cellule originelle identique, l'ovule, et se groupant dans le corps de l'embryon suivant les mêmes lois.

Applications médicales de la notion de système. — Dans le domaine de la médecine proprement dite, l'anatomie générale emploie les mêmes procédés de recherche, applique la même méthode. Elle se sert de tous les faits de l'observation clinique et de l'analyse anatomique, pour déterminer la cause des altérations de tissus, ou plutôt les conditions dans lesquelles ces altérations se produisent; les connaissances qu'elle a acquises par l'ensemble de ses études sur les propriétés des tissus, sur leur mode de développement, sur les conditions physiologiques qui amènent la cessation de leurs propriétés vitales, lui permettent d'aller bien au delà de ce que peut l'observation médicale bornée à ses seules ressources. Beaucoup de médecins considèrent l'histologie, qui pour eux personnifie l'anatomie générale, comme une science accessoire, un instrument nouveau qui n'a pas plus de valeur que chacun des autres considéré isolément. Il suffit de voir cependant l'impulsion que Bichat a donnée à la médecine, les classifications nouvelles qu'il a introduites comme corollaires de ses divisions anatomiques, le langage médical complétement changé, pour comprendre que la science dont nous nous occupons n'est pas une partie accessoire des études médicales, qu'elle doit en être, au contraire, le fondement. Avec une histologie grossière, sans aucune notion d'embryogénie, quelques données vagues acquises par ses propres recherches sur les altérations des tissus, n'ayant pas à son aide toutes les découvertes physiologiques faites depuis le commencement de ce siècle, Bichat a pu préparer le mouvement qui s'est fait depuis, dans toutes les branches de la biologie. Que ne ferait-il pas aujourd'hui, avec tant de matériaux si habilement préparés? C'est par la lecture des versets de ce livre sacré, comme l'appelait dans une leçon de concours mon collègue Farabeuf, que les médecins qui ont inauguré l'ère médicale nouvelle ont formé leurs premières idées, appris à méditer sur les propriétés de la matière vivante, et pris l'habitude de l'analyse rigoureuse. Pourquoi n'en serait-il plus de même aujourd'hui que l'anatomie générale a fait tant de progrès? Est-ce à cause de ses richesses mêmes, à cause de la difficulté qu'on éprouve à les coordonner, qu'on la rejetterait au second plan?

Cependant, si la multiplicité des données acquises par l'observation est bien faite pour effrayer au premier abord, les débutants doivent se rassurer, en songeant que dans les sciences la partie fondamentale, immuable, est représentée par les méthodes et les lois générales, qui ne sont jamais qu'en nombre restreint.

Or l'anatomie générale doit surtout s'occuper de l'ensemble des faits, des grandes lignes; le détail, la spécialité, ne sont pas de son domaine. En physiologie, elle se propose pour objet d'étude la matière vivante, comme une sorte d'abstraction, laissant de côté l'être auquel elle appartient, et comme corollaire obligé elle se pose la question de savoir comment cette matière peut être lésée et se détruire en dehors des conditions physiologiques. En un mot, elle étudie les maladies générales et leurs lois d'évolution. Certains médecins, peu dignes de ce nom, les ont niées, et se sont jetés dans un organicisme étroit, dans des explications banales; d'autres ont eu recours aux théories vitalistes, quand il fallait expliquer ces maladies sans lésion, que l'étude des tissus permettra sans doute de déterminer rigoureusement. Cette absence complète de doctrine tient à ce que jusqu'ici la pathologie n'a pas encore suivi de méthode bien arrêtée, car tantôt les divisions admises reposent sur les classifications de Bichat, et alors les maladies sont divisées en maladies de systèmes : systèmes osseux, nerveux, musculaire, etc. ; tantôt c'est un peu le hasard qui guide les auteurs de pathologie. Ainsi, dans une classification commençant par les systèmes, on verra tout à coup surgir des maladies d'organes ; de même que dans les traités d'histologie allemands on voit un chapitre sur le système nerveux, un second sur les organes de la digestion, et un troisième sur le système musculaire.

Mais si les histologistes dont nous parlons n'ont pas bien compris Bichat, tout en lui adressant des éloges, s'ils emploient indifféremment les expressions de systèmes, organes, appareils, sans paraître comprendre la valeur de ces termes, ils sont certainement plus excusables que les médecins français, n'ayant pas comme eux les mêmes exemples à suivre. Ils n'ont vu dans l'anatomie générale que le commencement d'une nouvelle science : l'histologie ; trop absorbés par l'idée de l'élément, ils ont perdu de vue l'idée du tissu et du système.

Nous devons à Cl. Bernard cette idée dominante en physiologie expérimentale, que les mêmes corps vivants placés dans les mêmes conditions manifestent toujours les mêmes phénomènes. Il serait temps d'introduire cette logique et cette méthode en médecine, et de la considérer comme une science qui a des faits acquis et indiscutables. Or il est étrange de voir que, sur les questions de détail, la nécessité de la pratique a amené les médecins à suivre le mouvement général de la physiologie et à employer des procédés rigoureux d'examen et de raisonnement ; mais sur les questions générales, sur celles qui se retrouvent à chaque instant dans toute maladie, celles qui dominent toutes les autres, il semble qu'il n'y ait rien de démontré ; que chacun peut discuter à sa fantaisie, suivre son inspiration ; et ce sont ces questions que l'on enseigne en dernier lieu dans les écoles. S'agit-il de l'inflammation, de la suppuration, des maladies diathésiques, virulentes, etc., tous les dix ans c'est une théorie nouvelle adoptée avec enthousiasme et bientôt abandonnée.

En un mot, la pathologie générale n'existe pas. Elle est à créer sur les bases fournies par l'anatomie générale.

Cependant, lorsque l'on suit les applications de cette idée de Bichat, de la division de l'organisme en systèmes, on arrive à des résultats d'une bien grande valeur. Considérant chaque organe dans les maladies, Bichat avait observé, comme nous l'avons déjà dit, et toute l'anatomie pathologique depuis l'a prouvé, que la lésion primitive ne portait jamais sur l'organe tout entier, mais toujours sur un de ses tissus composants. Il n'en fallait pas plus pour faire une œuvre de génie.

Nous verrons, en étudiant la façon dont le sang se distribue à chaque système et la nature de ses éléments composants, comment on peut expliquer cette loi fondamentale qui a servi de point de départ à l'anatomie générale; mais déjà on peut admettre comme un fait constant et positif cette première loi : *toutes les maladies spontanées, toutes celles qui ne sont pas engendrées par une action extérieure violente, sont des maladies de systèmes.* Une articulation est-elle enflammée? c'est l'os ou la séreuse, ou le cartilage, ou les ligaments sur lesquels porte la lésion primitive. Le cerveau est-il frappé? c'est ou son enveloppe séreuse ou son tissu propre. L'anatomie pathologique a même dépassé les limites des organes: pour le rein, par exemple, on se demande chaque jour si ce sont les tubes épithéliaux ou le tissu conjonctif intermédiaire.

Mais le tort des histologistes qui ont poursuivi jusque-là l'analyse des lésions a été de ne pas s'élever du détail, du fait particulier à l'idée d'ensemble, et de ne pas pousser la pathologie dans la voie où elle s'était engagée au début. Cependant, le chapitre des séreuses entraînant l'histoire du rhumatisme articulaire, telle qu'elle est écrite aujourd'hui, était un modèle qui méritait d'être imité; on aurait, en suivant la même direction, probablement adopté des classifications toutes différentes et certainement plus heureuses que celles qui ont cours actuellement et qui ne reposent sur aucune base anatomique. L'analogie de lésion dans des maladies qui à priori semblent n'avoir aucun rapport aurait peut-être montré certaines lois qui sont encore à chercher. En faisant la pathologie des systèmes organiques, les médecins en auraient sans doute vu une que je n'hésite pas à formuler en m'appuyant sur des observations que l'on trouvera au cours de cet ouvrage.

Elle consiste en ce que : dans les maladies générales, constitutionnelles, pour préciser davantage, *les déterminations locales ne se produisent pas sur tous les systèmes simultanément. Elles les envahissent successivement et dans un ordre marqué par la période de la maladie.* Ainsi, le rhumatisme se traduit à certaines époques par des fluxions sur les séreuses, intenses, rapides; à d'autres par des douleurs musculaires, des lésions des tissus fibreux, des ostéites ou des congestions cutanées. De même la scrofule a ses périodes, que l'on a divisées à tort en lésions superficielles et profondes ou viscérales; il fallait dire qu'au début les lésions sont épidermiques, et lymphatiques; plus tard elles atteignent les séreuses, les os, en même temps que change leur forme anatomique.

Sur le même tissu, la même membrane, la lésion sera caractérisée à un certain âge de la maladie par une congestion et une exsudation liquide, dix ou vingt ans plus tard par la production d'éléments figurés.

Mais, si les maladies spontanées trouvent dans chacun des systèmes anatomiques un terrain tout préparé sur lequel elles viennent évoluer, et que seules les inflammations, qui ont comme cause déterminante un corps étranger ou une matière septique introduite dans les tissus, envahissent sans aucune sélection ce qui se trouve à leur portée, nous sommes amenés forcément à en conclure que toutes les maladies spontanées ont un caractère qui les rapproche : c'est d'être liées non plus à des organes mais à des systèmes. Ainsi la pleurésie se rattache à une maladie du système séreux ; la pneumonie au système de la petite circulation ; la bronchite aux muqueuses ; la tuberculose au tissu conjonctif ; le cancer aux épithéliums ou au système osseux, etc. Alors un grand nombre d'affections doivent appartenir à des maladies de systèmes, c'est-à-dire à des états généraux dont la lésion locale devient une manifestation. Mais on comprend immédiatement, pour retrouver la lésion du système dans la profondeur des tissus complexes, au milieu des organes, quelle précision il faut apporter dans les caractères anatomiques spécifiques. C'est d'une analyse exacte qu'il faut partir pour établir les signes distinctifs des lésions de systèmes et voir à quelles maladies elles se rapportent.

Si, en effet, l'étude des maladies constitutionnelles a fait si peu de progrès relativement à la détermination des affections organiques, c'est qu'il manquait une base anatomique aux recherches qui devaient être dirigées dans ce sens, ou plutôt c'est que la notion de système avait été complétement oubliée. Malgré les efforts d'un grand pathologiste, Bazin, auquel l'avenir rendra sans doute justice, c'est à peine si l'histoire du rhumatisme et de la scrofule a pu être scientifiquement établie, au point qu'à l'époque même où les affections rénales étaient si bien étudiées en France, en Angleterre, en Allemagne dans leurs manifestations, leurs conséquences immédiates, il n'est venu à l'idée de personne de rattacher ces lésions à des états généraux de l'organisme. Cependant Rayer avait déjà écrit « que presque toutes les néphrites albumineuses avaient comme cause la scrofule ». Il aurait pu dire : la néphrite albumineuse a pour cause neuf fois sur dix la scrofule ou la syphilis, et une fois une maladie indéterminée qui reste à chercher. Pendant plusieurs années que j'ai passées dans les hôpitaux j'ai soigneusement vérifié cette opinion de Rayer et je l'ai trouvée exacte ; j'ai même vu qu'on pouvait lui attribuer des guérisons inespérées ; au lieu que la distinction des affections rénales en parenchymateuses, interstitielles, petit rein, gros rein, etc., qu'on ne rattache à aucune maladie générale, n'ont jamais donné que des résultats pratiques des plus incertains. Il n'en serait certainement pas ainsi, si les histologistes avaient mis en regard de chaque forme anatomique la maladie constitutionnelle à laquelle cette forme correspond. Ce qui prouve une fois de plus que c'est au médecin à être anatomiste, et qu'il ne doit pas sortir de son domaine s'il est obligé d'emprunter les yeux d'un collaborateur.

Si la connaissance exacte des affections organiques est de première nécessité, elle ne représente au point de vue pratique qu'une partie du diagnostic; elle permet d'agir d'une façon brutale là où une manifestation symptomatique violente peut directement être combattue; elle donne le moyen de calmer le système nerveux excité, d'intervenir chirurgicalement comme dans la pleurésie, mais elle ne permet d'aller au delà d'un soulagement momentané, et cette lutte avec les symptômes est bien souvent illusoire. C'est au contraire en s'adressant à l'état général, en cherchant de quel côté l'organisme penche et quel soutien il lui faut, que la thérapeutique devient efficace. Ne voyons-nous pas en effet, que pour toutes les maladies aiguës, la pneumonie, la dothiénentérie, les fièvres éruptives, l'érysipèle, l'infection purulente, la diphthérie, après avoir tout tenté, jusqu'aux médications les plus énergiques, les plus acharnées, sur la lésion locale, on ne cherche plus qu'à soutenir l'organisme par le seul aliment qu'il puisse assimiler, l'alcool?

De même dans les affections chroniques, s'il est indiqué de prime abord de considérer le traitement local comme un adjuvant utile, c'est à l'état général qu'on s'adresse; et quel triomphe pour l'art lorsque le médecin peut découvrir la syphilis sous un ensemble confus de symptômes! Pourquoi n'y aurait-il pas d'autres maladies du même ordre, qui auraient aussi comme celles dont nous parlons leurs médications appropriées?

Les connaître toutes est l'avenir de la médecine, mais son rôle serait encore plus élevé s'il lui était donné d'étudier au moins les moyens de les prévenir. Ici nous touchons à l'hygiène, qui aurait besoin d'être reprise à un tout autre point de vue. Elle repose sur l'idée vitaliste de la perfection idéale de l'homme intellectuel et physique, et, partant de là, elle lui règle sa ration d'azote et de carbone, la quantité d'efforts qu'il doit faire chaque jour. Elle semble ne pas voir les générations de phthisiques qui traversent les hôpitaux, et les trois quarts des habitants des villes naissant avec des prédispositions pathologiques. Elle ne se doute pas que la mortalité est effrayante sur les hommes qui ont traversé certaines écoles, d'après les statistiques que j'ai pu établir et qui se trouvent rapportées dans le *Traité d'hygiène* de A. Proust (1). L'hygiène intellectuelle ne la regarde pas, et les maladies ne sont pas de son domaine. Cependant n'y aurait-il pas lieu d'établir une science qui serait à l'homme ce qu'est l'art de l'élevage aux animaux dont il se sert ; de ne pas fermer les yeux sur tant de maux qui le frappent, mais de chercher au contraire à en bien déterminer la nature et les causes? Alors l'hygiène sortirait du cercle étroit où elle se renferme; il faudrait compter avec elle. Car elle ne s'adresserait pas seulement à l'individu mais à l'espèce tout entière. Il lu appartiendrait d'étudier les conditions de milieu compatibles avec l'état de civilisation dans lesquelles les maladies héréditaires pourraient disparaître ou du moins s'atténuer ; de surveiller avec un soin extrême l'éducation au point de vue physique et intellectuel ; pénétrée de cette idée que la médecine aurait plus à faire en préparant à la société de fortes générations, qu'en luttant bien souvent pour conserver la vie à des malheureux accablés de souffrances.

Si la doctrine transformiste révolte certains esprits, s'il leur répugne d'avoir comme ancêtres ceux que nous sommes forcés de nous attribuer, qu'ils jettent un regard non plus sur le passé, mais sur l'avenir, et alors cette théorie, quand bien même elle ne serait qu'une hypothèse, leur paraîtra au point de vue où nous nous plaçons, celui de l'hygiène, pleine d'espérances et féconde en applications. Elle substitue en effet l'idée de l'espèce à l'idée étroite de l'individualité et nous donne la certitude d'un perfectionnement sans limites.

(1) Alors que la longévité moyenne des hommes de 20 ans est de 42 ans et la vie probable de 46 ans, les promotions civiles de l'École polytechnique donnent au bout de 20 et 30 ans une mortalité de 1 : 2, et les promotions militaires, *en comptant les morts à la guerre*, la proportion déjà considérable de 1 : 4.

CHAPITRE II

DES PROPRIÉTÉS DE LA MATIÈRE ORGANISÉE

§ 4. Lorsqu'on étudie les diverses parties qui composent les organismes vivants, on trouve trois espèces de substances : les *premières*, qui sont toujours en état de rénovation, qui se nourrissent avec activité, qui se développent, engendrent d'autres substances, se détruisent rapidement après la mort; en un mot, qui donnent toutes les manifestations de la vie.

Les *secondes* sont presque inertes; sur le cadavre, elles ont à peu de chose près le même aspect, les mêmes propriétés que sur l'être vivant.

Les *troisièmes*, enfin, dans quelque condition qu'on les étudie, paraissent étrangères à l'organisme ; ce sont de simples produits chimiques.

SUBSTANCES DE LA PREMIÈRE CATÉGORIE.

§ 5. Le type des *substances de la première catégorie* est représenté par le contenu des cellules animales ou végétales en voie de développement. C'est une matière molle, transparente ou légèrement granuleuse, de teinte grisâtre, colorée souvent par des produits tels que les pigments (pigments choroïdiens, biliaires, gouttes d'huile colorées, etc.) ; ces produits ne font pas corps avec elle.

Cette substance est d'autant plus molle, fragile, destructible après la mort, que pendant la vie elle était le sujet de phénomènes de nutrition plus actifs. Ainsi, les éléments nouvellement formés, ceux de l'embryon, s'altèrent spontanément, très-peu de temps après la mort; au contraire, ceux où la vie commence à se ralentir, parce que leur évolution a atteint son summum, comme ceux des animaux adultes, se conservent longtemps sans altération.

Les réactifs agissent aussi avec d'autant plus d'énergie que les éléments sont plus jeunes. Un élément âgé résiste à l'action de l'eau, des acides; celui qui est nouvellement formé est immédiatement gonflé, il éclate, et la substance qui le compose est entraînée dans le liquide.

Les éléments des invertébrés sont, comme ceux des embryons de mammifères, attaqués et détruits avec une facilité extrême, au point que leur préparation offre beaucoup de difficultés. Or il est certain que, chez ces êtres, les éléments n'étant pas assujettis aux limites étroites de température auxquelles sont assujettis ceux des vertébrés supérieurs, et qu'on pourrait mettre en opposition avec eux, l'intime corrélation de toutes les fonctions n'étant pas non plus une condition d'existence aussi essentielle que chez les animaux voisins de l'homme, ces éléments, disons-nous, doivent être le sujet de phénomènes nutritifs plus intenses.

Ainsi les matières organisées semblent donc d'autant plus vivantes qu'elles sont plus molles et plus facilement destructibles; et partout où on les rencontre, aussi bien chez les animaux que chez les végétaux, on leur trouve à peu près les mêmes caractères physiques que nous leur avons décrits plus haut. Le corps cellulaire d'une cellule vegétale en voie de développement est identique à première vue à celui d'une cellule animale prise à la même période.

Mais il n'y a pas que ces masses cellulaires qui soient vivantes : des parties liquides, les plasmas, selon les remarques d'A. Comte (et Ch. Robin, dans son *Traité des humeurs*, a longuement développé cette idée de Comte), sont vivants au même titre que les substances demi-molles qui forment les éléments solides. Ces faits, comme nous le verrons, sont d'une haute importance en pathologie. Ainsi la vie ne réside point dans des caractères de forme, comme l'ont soutenu avec raison Comte, de Blainville, Ch. Robin; elle est dans un état moléculaire particulier, invisible aux grossissements les plus puissants du microscope.

Composition chimique (1). — Étudiées au point de vue chimique, ces substances ne peuvent être définies que d'une seule façon : ce sont des matières albuminoïdes, c'est-à-dire dont la formule se rapproche plus ou moins de celle-ci : $C^{40}H^{31}Az^{5}O^{12}$ et renfermant 15 pour 100 d'azote.

C'est là tout ce que nous pouvons en dire au point de vue chimique. Nous sommes loin en effet d'être édifiés sur la constitution intime de ces matières qui sont le siége de phénomènes chimiques si actifs; mais ce qu'il nous importe de savoir, afin d'établir des divisions naturelles, c'est que la vie n'existe que dans une substance albuminoïde. A mesure que nous nous éloignons de cette formule, nous voyons diminuer l'intensité des phénomènes vitaux, et les parties qui ne renferment point d'azote ne sont plus vivantes; ce sont des produits chimiques fabriqués par les

(1) Nous donnons ici la composition chimique de la matière organisée, sans distinction. On verra plus loin comment se différencie chacune des catégories.

éléments. Elles demeurent inertes dans les tissus, et leurs propriétés ne sont pas modifiées par la mort.

L'analyse chimique des substances organisées donne une proportion d'eau considérable et d'autant plus grande qu'elles sont plus molles et, par conséquent, plus jeunes. Ainsi les tissus nouvellement formés : l'aubier, la fleur, les tissus embryonnaires desséchés ne laissent qu'un très-faible résidu; au contraire, le ligneux, la corne des animaux, la chitine, renferment une quantité d'eau beaucoup moins grande. Mais l'eau qu'on extrait de tout composé organique n'en sort pas toujours dans les mêmes conditions, ce qui prouve, par conséquent, qu'elle peut se trouver à des états différents dans ces corps. Ainsi le sang abandonne par simple dialyse une certaine quantité d'eau. Quand la dialyse aura enlevé tout ce qui peut se séparer par ce procédé, il restera de l'eau qui ne sortira que par évaporation ; et, enfin, la masse de matière albuminoïde restante, en brûlant, donnera encore de l'eau, en même temps que des hydrogènes carbonés, de l'ammoniaque et autres produits de la combustion.

Ainsi la matière organisée fixe une quantité d'eau variable qui peut s'en échapper sans altération. Un tendon desséché représente toujours chimiquement la même substance ; les expériences de Doyère, dont nous parlerons plus loin, montrent même qu'après dessication et hydratation nouvelle cette matière retrouve toutes ses propriétés.

Lorsque cette eau d'hydratation a été enlevée, les substances organiques, mais qui ont cessé, sauf quelques exceptions, d'être organisées, se conservent indéfiniment sous le même état. Telles sont les pièces desséchées que l'on conserve dans les musées d'anatomie, les substances végétales qui sont utilisées par l'industrie.

La déshydratation n'est pas le seul procédé adopté pour rendre les tissus animaux ou végétaux imputrescibles. Certains corps peuvent, en se combinant à eux, former des composés stables, qui restent sans s'altérer pendant de longues années : ainsi le tannin, qui, combiné à la peau, forme le cuir, dont tout le monde connaît la résistance à toutes les causes de destruction, les bichromates alcalins, l'acide chromique, l'alcool, le chlorure de sodium, le chlorure de zinc, toutes substances employées par les anatomistes. D'après Pelouze et Frémy, ces corps agiraient en absorbant l'eau des matières organiques. Il est probable, étant donné ce fait que d'autres corps qui les hydratent, comme l'acide acétique, les conservent de même, que les causes qui empêchent la décomposition de ces substances sont plus complexes, plus difficiles à saisir.

Principes immédiats de la matière organisée. — L'analyse montre dans la matière organisée, quel que soit l'être que l'on considère, animal ou végétal, un certain nombre de principes immédiats, qui peuvent être divisés, d'après Ch. Robin, en principes de la première classe ou sels inorganiques, de la seconde classe ou sels à acides organiques, alcaloïdes, végétaux ou animaux, matières hydrocarbonées, graisses et substances amylacées, et en principes de la troisième classe ou albuminoïdes.

Mais en réalité il n'y a que les principes de la troisième classe qui doivent être considérés comme parties constituantes de la matière organisée. Les autres, comme les sels organiques, les alcaloïdes, sont des produits engendrés par les réactions chimiques de la vie, et qui ne demeurent dans les éléments que jusqu'au moment où ils peuvent être rejetés en dehors de l'organisme. Ils n'entrent pas dans la composition chimique de la matière organisée, ils l'imbibent seulement, à l'état de dissolution. Quant aux matières grasses, ou bien elles ne font pas corps avec elle, ou bien elles sont à l'état de dissolution, combinées aux alcalis, c'est-à-dire à l'état de savons.

S'il est de la plus haute importance en physiologie de connaître les principes cristallisables qui se trouvent, dans certains tissus, mélangés aux albuminoïdes, comme la créatine dans le tissu musculaire, ou qui entrent dans la composition de certains liquides d'excrétion, comme l'urée dans l'urine, au point de vue où nous nous plaçons actuellement, il n'y a pas lieu de les étudier; car ce sont des corps qui non-seulement ne sont pas nécessaires, indispensables à la matière organisée, mais qui, au contraire, gênent les réactions chimiques de la vie, quand elles sont en trop grande quantité. Leur nombre est considérable et pour ainsi dire illimité; ce sont tous les composés salins de la chimie animale et végétale; composés qui peuvent varier suivant que changent dans de faibles limites les réactions chimiques qui leur ont donné naissance. Ainsi la cholestérine ne se trouve pas libre dans la bile ou dans les tissus, à l'état normal, mais elle cristallise dans certaines conditions; de même la xanthine, l'hypoxanthine, la leucine, la tyrosine, le glycocolle, la cystine se rencontrent d'une façon très-irrégulière dans les tissus et les liquides de l'organisme. Nous renvoyons aux auteurs de chimie animale et en particulier au remarquable traité de chimie anatomique de Robin et Verdeil, pour la description de tous ces principes.

Quant aux albuminoïdes, nous allons en donner les caractères généraux, mais en faisant remarquer toutefois que ces matières sont toujours des produits artificiels, quelque procédé de préparation que l'on emploie; car, du moment que la vie cesse, aussitôt la matière organisée se sépare en ses principes immédiats. Or, il est impossible de savoir actuellement à quel état ces principes se trouvent combinés. La fibrine du sang, par exemple, est déjà un produit de dédoublement secondaire, puisque, d'après Denis, elle proviendrait de la séparation de la plasmine en fibrine concrète et en fibrine soluble. Il n'est donc pas nécessaire qu'il y ait intervention d'aucun réactif chimique dans la séparation des principes immédiats albuminoïdes, pour faire que cette séparation soit artificielle. La cessation non de la vie, mais de l'état d'organisation dont nous nous occuperons plus loin, suffit pour créer des composés isolables les uns des autres et qui pendant la vie étaient intimement unis. L'analyse chimique des albuminoïdes ne sépare donc pas, comme l'analyse microscopique, des éléments ayant leur vitalité propre, leur indépendance physiologique : elle détruit un composé d'une complexité extrême, pour obtenir certains corps qui se retrouvent les mêmes dans des conditions déterminées. Si elle ne le détruit pas elle-même, la mort produit un résultat identique. Ce composé, en outre de sa complexité, est très-instable, et les atomes qui le forment sont certainement animés de mouvements bien plus intenses que ceux des atomes composant les corps inorganiques.

Gerhardt, Berthelot, ont émis cette hypothèse, que les albuminoïdes, comme la fibrine, l'albumine, doivent être des amides composés d'acides gras, ou plutôt des acides gras amidés. Comme tout composé défini, de pareils corps sont homogènes. Or, il est facile de comprendre comment ils peuvent se réduire en leurs éléments composants, par un simple phénomène de dédoublement. L'acide gras se sépare, et forme des cristaux ou des matières grasses liquides; de l'autre côté, reste une matière azotée de composition indéterminée. Ce qui semble donner raison à cette théorie, c'est que partout où la substance organisée s'altère, par quelque processus que ce soit, du moment que la vie se ralentit dans l'élément, aussitôt on voit apparaître des gouttes huileuses, constituant ce que les anatomistes ont appelé la dégénérescence graisseuse des éléments. Et même la putréfaction des matières albuminoïdes donne, d'après Würtz, des acides appartenant à la série des acides gras.

Nous renvoyons aux différents articles de cet ouvrage ou du *Traité des humeurs* de Ch. Robin la description des variétés d'albuminoïdes renfermées dans le sang, les hématies, le tissu conjonctif, l'os, le cartilage, etc., et nous ne donnerons ici que les caractères chimiques généraux de ces substances.

Tableau des principes immédiats contenus dans la matière organisée, des trois catégories.

PRINCIPES DE LA PREMIÈRE CLASSE.

Eau.
Chlorure de sodium.
— de potassium.
Carbonates / Phosphates / Sulfates } de soude, de chaux, de magnésie.
Acide carbonique en dissolution.

Ces sels minéraux sont : ou combinés à la matière organisée, ou à l'état de dissolution. Ils se retrouvent dans les produits d'excrétion. Certains d'entre eux, insolubles dans l'eau ou même dans les solutions salines, sont dissous en grande quantité par les matières albuminoïdes. C'est là une propriété remarquable de ces substances, et sur laquelle Ch. Robin a insisté avec raison, car elle explique la nutrition des tissus qui renferment, comme l'os, du phosphate et du carbonate de chaux, etc., la production des testes calcaires des échinodermes, la charpente calcaire ou siliceuse des spongiaires, etc.

PRINCIPES DE LA SECONDE CLASSE.

Première division.

Première tribu. {
Lactate de soude : de chaux (?)
Hippurate de soude.
Inosates.
Oxalates.
Urates de soude.
— de potasse.
— de chaux (?)
— de magnésie quelquefois.
— d'ammoniaque.

A ces sels correspondent, dans le règne végétal, les malates, tartrates, citrates, succinates, etc.

Deuxième tribu. {
Urée.
Créatine.
Créatinine.
Hypoxanthine.
Inosite.
Leucine.
Tyrosine.
Neurine.
Taurine.
Cystine.
Le glycocolle à l'état de combinaison.

Ces principes sont désignés par Robin sous le nom d'alcaloïdes d'origine animale; ils correspondent aux corps si nombreux de même espèce qui existent dans le règne végétal.

La troisième tribu de la même classe renferme des principes analogues aux alcools, tels que : la séroline et la cholestérine.

Deuxième division.

1. Principes hydrocarbonés, graisseux ou savonneux.	Oléate Margarate Stéarate Butyrate	de soude.
	Margarine. Stéarine. Lécithine.	
2. Principes sucrés et amylacés	Glycose. Glycogène.	

Les principes gras sont dissous dans la matière organisée à l'état de savons; ils se séparent souvent, comme nous l'avons déjà dit, en donnant des gouttes de graisse qui s'isolent au milieu des éléments, ou des cristaux de margarine qui cristallisent en aiguilles. Ils ont comme analogues dans le règne végétal les principes huileux et résineux des plantes, en nombre infini et formant des gouttes au milieu des cellules végétales, comme les huiles de lin, de colza, d'amandes, etc.

PRINCIPES DE LA TROISIÈME CLASSE OU ALBUMINOÏDES.

Ces substances sont classées de la façon suivante par Schützenberger.

Solubles dans l'eau.	Coagulables par la chaleur.	Albumine du blanc d'œuf et du sérum. Vitelline. Matière azotée des globules, se change en hémoglobine. Hématocristalline ou hémoglobine cristalline. Hydropisine, insoluble dans l'eau chargée de sulfate de magnésie. Pancréatine, insoluble dans l'eau chargée de magnésie, se colore en rouge avec le chlore.
	Avec le concours de l'acide acétique	Paralbumine. Métalbumine.
	Non coagulables par la chaleur.	Caséine du lait. Ferments solubles. Albuminose diffusible, non précipitable par les acides.

Insolubles dans l'eau.	Albumine coagulée. Fibrine cuite. Fibrine du sang. Fibrine musculaire.

Il faut ajouter les matières entrant dans la composition des différents vitellus : vitelline, icthyne, ichthidine, ichtuline.

Le règne végétal offre comme analogues : le gluten, la caséine végétale, la glutine, l'amandine, la légumine, la protéine, l'albumine, la fibrine.

Enfin il faut rapprocher de ces corps les substances gélatineuses : l'osséine, la gélatine, la chondrine.

Les matières albuminoïdes de l'économie animale, forment un groupe de substances azotées, renfermant du carbone, de l'hydrogène, de l'oxygène, de l'azote, du soufre, se rapprochant les unes des autres par leur composition centésimale,et de l'albumine de l'œuf que l'on peut prendre pour type.

Ces substances sont inodores, amorphes (excepté l'hémoglobine qui cristallise). Elles sont insolubles dans l'alcool, l'éther; les unes sont solubles dans l'eau, et à cet état elles ne sont pas dialysables, sauf l'albuminose ou peptone ; c'est là un caractère d'une très-grande importance et dont nous aurons à chaque instant à tenir compte pour l'interprétation de beaucoup de phénomènes physiologiques ; d'autres sont solubles dans l'eau renfermant certains sels, comme le chlorure de sodium, ou des acides : les acides acétique, chlorhydrique. Les acides nitrique et chlorhydrique concentrés les précipitent s'ils sont très-étendus ; concentrés, ils dissolvent certaines d'entre elles et précipitent les autres.

Leur composition est la suivante :

Carbone	54.3
Hydrogène	7.1
Azote	15.8
Soufre	1.8
Oxygène	21 »
	100 »

Les caractères les plus importants à tirer de cette analyse sont les proportions d'azote et de carbone, qu'on ne retrouve pas dans les substances qui s'en rapprochent, ou substances collagènes.

Ces substances se putréfient avec beaucoup plus de rapidité que les autres matières organiques. La chaleur les décompose rapidement, en donnant des composés très-nombreux, et des ammoniaques composées, de l'acide carbonique, de l'eau, des hydrocarbures, etc.

Les alcalis les dissolvent, les solutions concentrées de potasse et de soude bouillantes donnent avec elles de l'acide formique, du glycocolle, de la leucine, de la tyrosine ; on obtient aussi ces deux derniers corps avec l'acide sulfurique.

L'azotate acide de mercure (réactif de Millon), donne avec des quantités infiniment petites d'albumine une coloration rouge intense.

L'oxydation prolongée de l'albumine sous l'influence du permanganate de potasse donne de l'urée. Le suc gastrique transforme les matières albuminoïdes en albuminoses ou peptones, substances dialysables, et qui ne précipitent pas par les acides.

Albuminose. — Les albuminoses ou peptones représentent les produits obtenus par l'action du suc gastrique sur les différentes albumines; elles n'ont pas toutes les mêmes caractères. Elles varient suivant la nature des albuminoïdes dont elles sont dérivées, par l'action du suc gastrique. Leur caractère principal est de passer au travers des membranes, de ne pas être précipitées par les acides qui coagulent l'albumine, et de l'être par les sels de plomb et de mercure, en particulier par le bichlorure de mercure.

Matières collagènes. — Les substances collagènes, parmi lesquelles il faut compter l'osséine, la gélatine, la chondrine, la kératine, ont une composition centésimale différente des albuminoïdes; elles renferment moins de carbone et plus d'azote. Leur composition est la suivante :

Carbone	50 »
Hydrogène	6.6
Azote	16.8
Oxygène	26.8
	100 »

On obtient ces matières par l'ébullition prolongée des tissus tendineux, osseux, cartilagineux, etc.

Elles se ramollissent au contact de l'eau, se gonflent et se dissolvent avec l'aide de la chaleur; elles sont précipitées par l'alcool, l'acide cyanique, le bichlorure de mercure, l'acide tannique. En présence des acides et des alcalis elles donnent de la leucine, du glycocolle et d'autres corps.

La *mucosine* est encore plus éloignée des albuminoïdes que les substances collagènes ; sa composition centésimale est la suivante :

Carbone	54.41
Hydrogène	6.97
Azote	12.82
Oxygène	27.80

Cette substance est miscible à l'eau en toutes proportions; quand elle a été desséchée, elle ne se dissout plus, elle n'est pas précipitée par la chaleur, mais elle l'est par l'acide acétique. On voit que par sa composition et ses réactions elle diffère absolument de l'albumine; la mucosine se trouve dans les mucus, les épithéliums, dans le tissu conjonctif, la gelée de Warthon, etc.; nous en avons obtenu une assez grande quantité avec le tissu conjonctif gélatineux des plagiostomes.

SUBSTANCES DE LA SECONDE CATÉGORIE.

§ 6. Les substances de la seconde catégorie, c'est-à-dire celles dans lesquelles la vie est moins active que le protoplasma cellulaire, constituent des éléments qui ne jouent dans l'économie qu'un rôle mécanique, et qui sont arrivés à l'état adulte : ainsi les fibres des tendons, les cartilages, les os, etc., les lames élastiques, les couches superficielles de l'épiderme, etc. Ces éléments ne renferment qu'une très-faible proportion de matières albuminoïdes proprement dites, mais des matières collagènes, telles que la gélatine, la chondrine, l'osséine, la kératine, l'élasticine, la mucosine, etc., et dont nous avons donné plus haut la composition chimique. Les matières qui leur correspondent dans le règne végétal sont encore moins organisées, puisque d'après ce que nous avons vu elles ne renferment point d'azote. Ce sont les isomères de la cellulose.

SUBSTANCES DE LA TROISIÈME CATÉGORIE.

§ 7. Les substances de la troisième catégorie sont représentées par les graisses, les alcools polyatomiques et les matières amylacées et sucrées, c'est-à-dire des corps hydrocarbonés. Les matières grasses jouent un rôle mécanique important dans la composition des tissus. Elles servent en outre à la nutrition, bien qu'elles ne soient que de simples produits fabriqués par la matière organisée et qu'elles ne soient pas organisées elles-mêmes. Les unes sont solubles : ce sont celles qui sont à l'état de savons alcalins; les autres insolubles : ce sont les graisses neutres. Ces graisses sont de plusieurs variétés, parmi lesquelles nous citerons : la margarine contenue dans le tissu adipeux, la cérébrine, la lécithine ou matière grasse phosphorée qui se trouve aussi dans le jaune d'œuf, le sperme, etc.

Les substances amylacées sont représentées par le glycogène, la glycose, l'inosite.

Dans le règne végétal, nous trouvons un nombre infini de produits déposés de même dans la matière organisée et qui ne font pas corps avec elle, qui ne participent pas aux actions moléculaires de la vie ; ce sont : l'amidon, l'inuline, les gommes, la dextrine, la mannite, les glycoses.

Tels sont les trois ordres de substances qui entrent dans la composition des tissus vivants ; les unes et les autres ont leur mode d'action spécial ; elles sont nécessaires à la vie. Quant aux principes cristallisables, je ne pense pas qu'il y ait lieu d'en donner la description dans un traité d'anatomie. L'anatomie des tissus, en effet, doit étudier les parties constituantes de ces tissus et des éléments qui les composent, en un mot tout ce qui a un rôle déterminé en physiologie. Or les albuminoïdes, qui sont les principes immédiats essentiels de la matière organisée, bien qu'ils ne se présentent pas pendant la vie sous la forme qu'ils affectent lorsqu'on les décrit, méritent qu'on en donne les caractères généraux. Mais il n'en est pas de même des sels, qui ne sont que des produits fabriqués ; nous renvoyons encore pour l'étude de ces corps au *Traité de chimie anatomique* de Robin et Verdeil.

DE L'ÉTAT D'ORGANISATION.

§ 8. « L'organisation est un état particulier d'association moléculaire » de principes immédiats, appartenant à trois groupes, unis chimiquement » en un système commun, temporairement indissoluble. La faible stabi- » lité de cette composition complexe est à la fois la condition d'exis- » tence de sa rénovation moléculaire nutritive et de sa dissociation » chimique après une durée restreinte. Ce qui a vécu n'est plus doué d'or- » ganisation. » (Littré et Robin, *Dictionnaire de médecine*, 1878.) L'état d'organisation, ainsi défini, est absolument indépendant de la forme ; une substance homogène, un liquide, comme le plasma sanguin, sont organisés.

Mais les auteurs que nous venons de citer n'ont pas assez bien établi la différence entre l'état d'organisation et la vie. Tout corps vivant est organisé, mais la réciproque n'est pas vraie : tout corps organisé n'est pas vivant. L'organisation n'est que la condition nécessaire de la vie, elle ne la fait pas. Un exemple bien simple fera comprendre qu'il y a la même différence entre ces deux états, d'une substance simplement organisée et d'une substance vivante, qu'il y a entre l'équilibre au repos et le mouvement.

La graine, que l'on peut conserver intacte pendant des siècles sans aucune altération, est un corps organisé ; qu'on la place dans des conditions déterminées de chaleur et d'humidité, elle deviendra vivante et germera. Mais si cette graine est altérée, c'est-à-dire si son état d'organisation a disparu, quel que soit le milieu où on la place, elle ne peut pas revivre et se développer.

On pourrait citer bien d'autres faits aussi remarquables, empruntés tant au règne animal qu'au règne végétal : Les expériences de Doyère et de Pouchet père ont montré que l'on pouvait dessécher des tardigrades, les soumettre à une température dépassant 100 degrés, les conserver ensuite quatre-vingt-deux jours dans le vide absolu, et après toutes ces manipulations leur rendre la vie en les replaçant dans une atmosphère humide.

Un autre exemple est fourni par l'œuf des oiseaux. Celui de la poule, au moment où il est pondu, a déjà subi un commencement de développement; sous l'influence du froid le développement s'arrête; l'œuf ainsi refroidi peut se conserver plusieurs semaines, exactement dans l'état où le froid l'a saisi; mais qu'on lui rende une chaleur de 39 à 40 degrés, aussitôt la partie active de l'œuf redeviendra vivante. M. Dareste a montré dernièrement qu'on pouvait, à une période avancée de l'incubation, arrêter le développement pendant un jour ou deux pour le laisser reprendre ensuite sous l'influence de la chaleur.

A la graine, aux tardigrades, que faut-il pour rendre la vie? Un milieu avec lequel ils puissent opérer des combinaisons chimiques; à l'embryon de poulet, il suffit de la chaleur, c'est-à-dire d'une certaine quantité de force vive qui imprime à la matière le mouvement vital. Entre la chaleur et la vie, il y a donc encore cette loi d'équivalence, qui gouverne toutes les forces de la nature.

Cl. Bernard admettait qu'il existe une vie latente dans la graine, et il divisait les êtres suivant qu'ils ont une vie latente, une vie oscillante, c'est-à-dire avec des maximas et des minimas, ou une vie constante. Dans la graine, il y aurait, selon lui, une nutrition réduite à son minimum et l'humidité, le contact de l'air ne feraient pour ainsi dire qu'activer le mouvement. Nous ne pouvons admettre qu'il en soit ainsi, que les grains de blé retrouvés dans les anciens monuments de l'Egypte aient vécu pendant toute cette immense période sans évoluer, sans se détruire. Ce qu'il appelle vie latente, c'est pour nous l'état d'un corps qui est apte à vivre mais qui ne vit pas, qui est simplement organisé. Une preuve incontestable en est fournie par ce fait que le vide ne détruit pas les propriétés de la graine, pas plus que dans les expériences de Doyère il ne détruit celles des tardigrades. Or, là où il n'y a pas d'oxygène, il n'y a point de vie; il y a seulement organisation.

Entre la matière organisée desséchée et la matière organisée hydratée et vivante, il existe une différence absolue. Le rapport entre ces deux états est le même qu'entre un corps inorganique et un corps organisé. Mais, s'il faut admettre que le mouvement est inséparable de la matière, quelle que soit sa nature ; si l'immobilité que nous supposons aux molécules de la substance simplement organisée n'est qu'un repos relatif, on peut représenter les différences entre ces deux états en les comparant à deux corps dont l'un aurait comme loi de son mouvement une certaine courbe, l'ellipse par exemple, l'autre une hyperbole.

Les exemples précédents font assez comprendre la différence entre l'état d'organisation qui est le repos, et la vie qui est le mouvement. L'état d'organisation n'est pas plus la vie que l'état moléculaire du charbon n'est la lumière. Mais qu'on chauffe ce corps combustible, c'est-à-dire qu'on lui imprime une certaine quantité de force vive, sous forme de mouvement, de choc, de frottement ou de chaleur; s'il est placé dans le milieu voulu, aussitôt il deviendra incandescent et les combinaisons chimiques ne cesseront que quand il sera entièrement consumé.

On pourrait pousser la comparaison plus loin. Si rien n'enlève la cendre et les produits de combustion qui s'accumulent, le charbon s'éteint bien avant d'être entièrement brûlé ; de même dans les organismes, les produits engendrés par les parties vivantes restent au milieu d'elles ; ils s'y entassent, les étouffent pour ainsi dire et marquent ainsi le terme où toute vie doit s'éteindre.

Ce n'est pas seulement chez les végétaux, chez les animaux inférieurs que l'on peut trouver des comparaisons, mais chez les mammifères, chez l'homme lui-même. Aussitôt après la décapitation tous les éléments, toutes les parties constituantes de l'être sont aussi vivantes qu'auparavant, et si beaucoup d'entre-elles ne donnent plus aucune manifestation de vitalité, elles ne cessent pas pour cela d'être organisées, et elles restent ainsi dans cet état d'organisation pendant plusieurs heures, jusqu'à ce que s'opèrent les premiers dédoublements chimiques. Brown-Séquard, en effet, a montré qu'en injectant du sang dans les vaisseaux, on pouvait, longtemps après la mort, rendre aux muscles leur contractilité.

Les éléments nerveux continuent de vivre lorsqu'après la décapitation on injecte du sang oxygéné dans les artères. Aussi la mort, telle que le vulgaire la considère, n'est-elle pour le physiologiste que la cessation d'action de l'encéphale, alors que toutes les parties de l'organisme ont conservé les mêmes propriétés. Elles sont toutes dans l'état d'organisation : qu'on leur rende le plasma sanguin, c'est-à-dire leur milieu normal, qu'on leur permette les échanges chimiques indispensables, et la vie reparaîtra.

DES MANIFESTATIONS DE LA VIE DANS LA MATIÈRE ORGANISÉE.

§ 9. La première question, dans l'étude des propriétés d'ordre organique de ces matières, est de savoir comment elles se forment. Peuvent-elles naître spontanément du monde minéral? Telle est la question, dite de la génération spontanée, depuis longtemps discutée, et qui est loin d'avoir reçu une solution définitive.

Les partisans de l'hétérogénie peuvent encore invoquer des arguments à l'appui de leur thèse, bien que les expériences de Pasteur, les recherches des naturalistes qui ont observé la génération des parasites de l'homme et des différents animaux aient fait faire un progrès considérable à la question, et reculé de plus en plus le domaine de l'hétérogénie. Mais, ainsi que l'observe avec raison Ch. Robin, la première question à résoudre, avant de chercher à comprendre la formation d'un animal quelque inférieur qu'il soit, serait celle de la génération d'un simple élément anatomique. Or, il est manifeste que certains éléments se forment spontanément dans un blastème, c'est-à-dire au sein de la matière organisée vivante, comme le noyau vitellin au centre de l'ovule, les cellules végétales au centre d'autres cellules, dans le cas de formation libre intracellulaire ; mais si ces exemples sont rares, car pour la génération même des éléments dans les tissus animaux la doctrine de la genèse a perdu beaucoup de terrain, ils n'en sont pas moins positifs. Pour les espèces animales ou végétales les plus inférieures, il en est peut-être de même, et les cas de génération spontanée peuvent être très-restreints, mais exister néanmoins. Or, étant donné la rapidité avec laquelle les organismes inférieurs sont détruits, pour peu que leur milieu soit modifié, peut-on être assuré que dans les expériences on a réalisé toutes les conditions nécessaires à leur développement. C'est là l'argument derrière lequel peuvent encore longtemps se réfugier les partisans de l'hétérogénie.

En outre, les êtres sur lesquels porte la discussion, champignons ou algues, sont encore très-élevés en organisation, car ils ont une constitution cellulaire bien définie. Si la génération spontanée existe, les végétaux formés de cette façon seraient certainement analogues aux amibes, à des masses de matière azotée, sans forme arrêtée, sans paroi de cellule ni de noyau. Huxley avait cru la voir dans ce qu'il a appelé le *Batybius*, qui a été démontré être du sulfate de chaux. Si des matières de ce genre existent, elles sont encore à démontrer.

Nutrition. — La matière organisée est animée d'un double mouvement continu d'assimilation et de désassimilation. De Blainville définissait la vie par ce double mouvement; on peut, il est vrai, le considérer comme le fait capital qui domine tous les autres.

L'assimilation est un acte en vertu duquel la matière organisée s'imbibe de substances dissoutes et les transforme par son contact de façon à les rendre identiques à ce qu'elle est elle-même. Le protoplasma des cellules végétales transforme ainsi l'acide carbonique, l'ammoniaque en matière organisée réductible après la mort en principes immédiats albuminoïdes. On voit par conséquent quelle est l'énergie de ces phénomènes chimiques qui peuvent amener des corps gazeux et de composition simple à former des composés aussi complexes. L'assimilation n'est donc pas une simple imbibition de matières dissoutes, mais une série de réactions chimiques très-actives et qu'on n'a pas encore pu reproduire expérimentalement.

La désassimilation consiste aussi en transformations chimiques amenant le passage des albuminoïdes à l'état de sels cristallisables et d'alcaloïdes, la formation de matières grasses, de sucre, de glycogène, d'amidon, substances qui se séparent peu à peu de la matière organisée suivant leur degré de solubilité.

Chez les végétaux, les phénomènes d'assimilation sont plus énergiques que chez les animaux. Les premiers, en effet, fabriquent de la matière organisée avec des substances minérales; les seconds ne font cette dernière qu'en transformant des matières albuminoïdes en leurs isomères ou en principes gras et amylacés.

Nous avons dit plus haut que la vie était d'autant plus active dans la matière organisée que celle-ci était plus molle, plus destructible. Le protoplasma des cellules végétales, dans lequel se passent ces phénomènes énergiques d'assimilation, qui se développe avec tant de rapidité surtout chez les cryptogames, n'échappe pas à cette loi générale; à peine exposé à l'air, il se détruit et il n'y a point de réactif qui le conserve. Il se rapproche par conséquent par ces caractères du protoplasma des cellules des invertébrés.

Quant aux actes de la désassimilation, ils offrent encore d'un règne à l'autre des différences sensibles. Dans la matière organisée animale, ils engendrent des produits qui n'ont plus aucun emploi; dans l'autre, au contraire, ce sont des huiles, des gommes, de la cellulose, etc., qui continuent à faire partie de l'organisme. Aussi, tandis que le végétal ne cesse de croître en se désassimilant, l'animal se détruit rapidement en même temps qu'il se nourrit.

L'assimilation l'emportant sur la désassimilation, il en résulte l'accroissement, les phénomènes de développement et par suite de reproduction. La *reproduction* n'est que la séparation d'une certaine portion de la masse totale, possédant par conséquent les mêmes propriétés originelles ou acquises, d'où résulte la *loi d'hérédité*. Toute matière organisée tend d'abord à l'augmentation de sa masse, pendant une certaine période, qui serait représentée sur une courbe par la ligne ascensionnelle. Puis arrive un moment où les composés chimiques, engendrés par le travail de nutrition, s'accumulent, gênent l'action du reste de la masse, et alors commence la période de déclin représentée par la partie descendante de la courbe. Enfin arrive la cessation de la vie, qui n'est pas un retour en arrière, comme le dit avec raison Ch. Robin, mais le dernier point de la courbe d'évolution.

Il n'y a donc pas dans la matière organisée de phénomènes de régression, ainsi que l'écrivent aujourd'hui la plupart des auteurs. Jamais il n'y a de retour en arrière dans quelque phénomène que ce soit. Il est contraire à toute saine philosophie d'accepter une telle idée ; mais il y a évolution, c'est-à-dire changement continu, suivant une loi déterminée.

On trouve encore écrit dans beaucoup de livres le *retour à l'état embryonnaire*. C'est une idée fausse qui repose sur une observation incomplète des phénomènes de génération des éléments. Il n'est pas plus exact de dire qu'un élément revient à l'état embryonnaire, que d'admettre qu'un être flétri par l'âge peut reprendre tout à coup les formes et les attributs de la jeunesse. Depuis l'élément le plus simple jusqu'à l'animal le plus élevé en organisation, nous trouvons toujours la même loi : une période d'accroissement se terminant par les phénomènes de reproduction, après quoi le déclin. La régression, le retour à l'état embryonnaire, sont malheureusement contraires aux lois naturelles.

On appelle retour à l'état embryonnaire d'un tissu une génération nouvelle dans ce tissu, d'éléments ayant les mêmes caractères qu'ils offrent chez l'embryon. L'erreur est manifeste. Chaque tissu renferme des éléments susceptibles de reproduction ; or, dans certaines conditions cette reproduction s'effectuant, il en résulte des cellules nouvelles à côté des anciennes, mais les anciennes n'en sont pas rajeunies pour cela. Une société ne devient pas plus jeune parce qu'il s'y fait beaucoup d'enfants.

Beaucoup d'éléments de l'organisme n'ont que ces propriétés de nutrition. D'autres ont en plus l'excitabilité, propriété qu'il ne faut pas confondre avec l'irritabilité, sur laquelle nous nous expliquerons au chapitre suivant. L'excitabilité est la propriété que possèdent les nerfs et les muscles, de dégager de la force vive sous l'influence de certains agents physiques, chimiques ou organiques, dits excitants. L'excitabilité des nerfs chez les animaux, qui ont atteint un certain degré d'organisation, leur permet de percevoir des sensations. La force vive dégagée établit sous forme de fluide nerveux un courant qui se propage dans tout le cercle formé par les fibres nerveuses; d'où résultent des modifications des centres de perception, ou impressions sensitives. Si le courant revenant de ces centres vers la périphérie influence les muscles, excitables aussi, il produit une contraction et un mouvement. La substance nerveuse possède donc, sous le nom de névrilité (Vulpian), la sensibilité et la motricité.

Chez les animaux supérieurs, la faculté de sentir les impressions périphériques, de les élaborer, de déterminer des réactions motrices, est l'attribut d'éléments spéciaux bien déterminés : les éléments nerveux.

Ces éléments possèdent donc la *névrilité* qui comprend, d'après Ch. Robin :

La sensibilité.

La motricité.

La pensée { instinctive.
intellectuelle.

Ces propriétés des éléments nerveux, qui constituent les attributs les plus élevés et exclusifs de l'animalité, appartiennent bien en propre à la matière organisée, et ne résultent pas de la manifestation d'un principe extra-matériel quelque nom qu'il porte. Elles ne sont pas plus difficiles à comprendre que la germination, que le développement de l'œuf pendant l'incubation artificielle.

Le système nerveux de l'embryon de poulet possède, on ne le contestera pas, une grande partie des attributs que nous venons d'énumérer. Or, si les éléments qui le composent n'étaient que les instruments d'une force préexistante, où serait-elle donc cette force avant l'incubation, et lorsqu'on suspend le développement pendant des journées entières, comme dans les expériences de Dareste ?

Chez les animaux supérieurs, les propriétés des éléments nerveux se manifestent par l'intermédiaire d'autres éléments qui engendrent le mouvement. Ces éléments sont les fibres musculaires, lesquelles possèdent la contractilité; ainsi névrilité et contractilité musculaire, tels sont les attributs de la matière organisée, qui distinguent les êtres les plus élevés du règne animal. La force vive accumulée par la nutrition et dégagée par la fibre musculaire ne se manifeste plus par un courant comme dans le nerf, mais par un changement d'état moléculaire amenant le changement de consistance, et le retrait dans un sens déterminé. Telle est la cause des mouvements.

Mais si la faculté de sentir les impressions extérieures, de réagir par le mouvement volontaire ou instinctif est leur apanage exclusif dans les organismes élevés, il n'en est pas moins vrai que des animaux qui occupent le dernier degré de l'échelle, les infusoires, et même des végétaux, sont influencés par les impressions extérieures, et réagissent par le mouvement. Le mouvement se montre même très-intense, d'une façon continue, sur beaucoup d'éléments dont nous parlerons bientôt. Mais nous verrons, en même temps, qu'on ne peut admettre avec la plupart des auteurs qu'il existe une substance, protoplasma ou sarcode, uniformément répandue chez les animaux et les végétaux et à laquelle il faut rapporter tous les phénomènes de sensibilité et tous ceux de mouvement. La névrilité est un attribut des nerfs, la contractilité un attribut des muscles. Lorsque ces éléments viennent à manquer, nous ne savons pas ce qui remplace ces propriétés correspondantes, si toutefois elles le sont. (Voy. mouvements des cellules.)

De la maladie dans la matière organisée. — Les définitions que nous avons données de l'état d'organisation et de la vie vont nous aider à comprendre comment la matière vivante peut s'altérer et se détruire.

Nous l'avons représentée comme un composé chimique instable, animé d'un mouvement moléculaire d'une activité extrême mais assujetti à des conditions telles qu'il ne peut s'y soustraire quelque peu sans s'arrêter aussitôt. Que représente en effet cette infiniment petite quantité de strychnine qui tue la cellule nerveuse? Quelques bulles d'hydrogène sulfuré, d'oxyde de carbone, qui enlèvent aux globules du sang toutes leurs propriétés. L'élément musculaire cesse de vivre au-dessus de 45 degrés, de même le globule rouge; et privées du sang plusieurs secondes, les cellules des centres nerveux cessent aussitôt de penser et d'agir.

La plus légère influence suffit donc à éteindre le mouvement vital. Il est comme ces vibrations puissantes d'un corps sonore, d'une cloche métallique, qu'on arrête instantanément par le moindre contact; comme ces vibrations lumineuses qui traversent des espaces infinis et se polarisent dans une mince lame tranparente, ou s'y éteignent une fois polarisées. La vie cesse dans la matière organisée sous des influences que nos sens ne peuvent apprécier et l'expérience seule nous permet de distinguer les agents nuisibles et ceux qui nous sont favorables.

L'organisation n'est donc compatible qu'avec certaines conditions de milieu exactement déterminées; mais, que le milieu change dans d'étroites limites et aussitôt elle disparaît. Les parties constituantes des organismes supérieurs sont comparables à ces êtres unicellulaires qui ne résistent pas aux modifications les plus légères de l'eau dans laquelle ils vivent. Comment les animaux supérieurs peuvent-ils traverser tant de milieux différents, supporter des températures extrêmes, absorber des poisons, respirer des gaz délétères? C'est qu'ils se créent un milieu intérieur (1) dans lequel vivent leurs éléments. Aussi, bien que la matière vivante soit toujours dans un état d'équilibre instable, les êtres supérieurs, et surtout l'homme, résistent à mille causes de destruction, par une lutte continuelle, par des artifices admirablement combinés. Du moment que l'influence du milieu extérieur l'emporte, la matière des éléments meurt aussitôt.

L'étude des conditions extérieures nuisibles aux éléments et aux liquides de l'organisme devrait donc appeler toute la sollicitude du médecin.

Mais la médecine n'en est pas encore venue à professer comme vérités démontrées, que la plupart des lésions d'organes ont comme causes primitives des maladies générales (totius substantiæ), que ces états généraux morbides peuvent être déterminés dans leurs manifestations, qu'ils ont leur loi de développement et d'évolution.

Faute de connaître les propriétés de la matière organisée, les relations étroites qui l'unissent au milieu extérieur, de voir que tous les phénomènes vitaux résident dans des réactions chimiques, et surtout d'avoir acquis par l'étude de la chimie organique la notion des états isomériques; les uns considèrent la maladie générale comme une entité qu'il faut repousser; les autres comme une hypothèse inutile pour les progrès de la science et de la pratique.

Cependant, pour quiconque a pénétré tant soit peu dans l'étude de la vie unicellulaire; qui a vu tant d'états différents, tant de manifestations diverses de la vie sur la matière organisée, sous la même forme extérieure; qui s'est bien pénétré de cette idée que là où existaient les maladies virulentes les plus manifestes, l'analyse microscopique des éléments poussée aussi loin que possible les montrait toujours avec les mêmes caractères morphologiques; s'impose comme vérité incontestable la notion des états moléculaires et des changements d'états isomériques, comme cause des altérations de toute la substance des organismes vivants; et la maladie générale n'est plus une entité.

Si nous n'avions pour lutter contre les causes de destruction venant de l'extérieur que les faibles ressources que possèdent les animaux à sang froid, notre existence serait de courte durée; ceux-ci, en effet, peuvent à

(1) Ch. Robin, Cl. Bernard.

peine changer de milieu sans en souffrir. Les poissons, les crustacés, les mollusques, placés dans de larges bassins en communication avec la mer supportent très-difficilement ces conditions nouvelles, et cependant en quoi diffèrent-elles des conditions normales? Ils s'étiolent, ne se reproduisent pas et meurent rapidement. Or, si nous cherchons anatomiquement la cause de leur mort, tous leurs organes paraissent intacts, la maladie n'est écrite nulle part. De même où trouverons-nous dans des lieux humides, mal éclairés, la cause saisissable du rhumatisme ou de la scrofule, dans l'air des salles de blessés celles de l'érysipèle et de l'infection purulente? Où trouver aussi la lésion dans la période d'incubation des maladies infectieuses? Mais, si à une période plus avancée les maladies générales se traduisent chez les animaux supérieurs par des désordres multipliés, c'est que chez eux l'organisme lutte jusqu'au bout et qu'il ne succombe que quand toutes ses ressources sont épuisées, que tous les organes ont été lésés les uns après les autres et ont cessé peu à peu d'agir.

Mais, plus on s'éloigne des animaux à température constante et plus on trouve des êtres étroitement liés à leur milieu, qui meurent pour ainsi dire en masse et sans lésions pour peu que celui-ci vienne à changer.

Il faut reconnaître cependant, que si ces maladies chez l'homme n'ont pas été étudiées avec tout le soin qu'elles méritaient, la médecine et surtout la chirurgie tendent néanmoins de plus en plus à prendre une heureuse direction. On voit moins de malades tués par l'acharnement avec lequel on a voulu extirper la lésion locale; le praticien cherche les conditions extérieures favorables pour l'organisme souffrant, il emploie tous les moyens pour lui rendre sa vitalité; et l'idée de maladie *par excès de forces* perd du terrain chaque jour. Mais que de temps gagné, que de discussions inutiles évitées, que de progrès accomplis, si la question avait été prise de haut dès le début, comme elle devait l'être, et traitée scientifiquement!

Combien de médecins ont dédaigné les lumières de l'anatomie générale, et cependant voici comment elle s'exprime par la bouche de son représentant le plus autorisé. Voilà les leçons qu'elle donne depuis de longues années, et qui devraient être écrites en tête de tout traité de médecine :

« On donne le nom de maladies générales aux maladies dans lesquelles toutes les parties de l'économie offrent des troubles de la nutrition et, par suite, de tous les autres actes qu'elles accomplissent. Ce sont les affections qu'on a nommées maladies du sang, etc., soit parce qu'on a supposé qu'il était primitivement lésé, soit parce que seul il présente des changements appréciables.

» Ces maladies sont remarquables souvent par l'intensité, la rapidité ou l'étendue des troubles qui se manifestent. Par contre, elles ne laissent souvent pas de lésions, ou des lésions peu importantes, cela est vrai, à l'égard des organes considérés quant à leur forme, leur couleur et leur consistance. Mais les lésions ne sont pas cherchées où elles existent réellement, c'est-à-dire dans la composition chimique, dans l'état moléculaire des substances organiques.

» C'est qu'en effet, ces substances sont modifiées dans leur arrangement moléculaire, et nous savons combien par leur instabilité elles se prêtent à ces décompositions.

» Modifiées par des causes peu étudiées, soit dans la quantité, soit dans la qualité des matériaux qui ont servi à leur formation, elles acquièrent d'autres propriétés que celles qu'elles doivent avoir normalement ; il y a donc perturbation dans les actes qu'elles accomplissent. De cette perturbation naît l'état pathologique qui peut rester borné à une humeur ou, selon sa nature, se transmettre aux tissus qui entourent la partie malade, et de là étendre son influence sur toute l'économie.

» Nous voyons par ces considérations combien sont nombreuses les maladies qui viendront se ranger dans le cadre des affections dépendant de modifications isomériques, ou de la composition intime des substances organiques.

» Les fièvres typhoïde, variolique, scarlatineuse, le choléra, la peste de charbon, la syphilis, etc., peuvent être cités comme exemple.

» Dans l'étude de ces affections et pour se rendre compte de leur nature, pour distinguer les phénomènes fondamentaux des épiphénomènes, les lésions caractéristiques de celles qui ne sont que secondaires, il faut pouvoir remonter de ces lésions complexes, mais peu marquées, jusqu'aux modifications de l'état moléculaire des substances organiques, modifications qui dominent les autres altérations, et existent souvent en l'absence de tout changement physique et de structure intime.

» Faute d'une éducation expérimentale physique et chimique, les médecins accueillent avec empressement toutes les théories qui consistent à attribuer les maladies miasmatiques et virulentes à l'introduction dans l'organisme d'animaux ou de végétaux invisibles, mais doués d'une action d'une merveilleuse énergie, à regarder comme cause primitive et essentielle des phénomènes observés les êtres de cet ordre, dont le développement n'est qu'un épiphénomène de l'altération primordiale. Ces vues sont séduisantes, mais malheureusement elles suppriment la nécessité de connaître les faits relatifs à la constitution de la substance organisée, de sa naissance, de son évolution, de ses propriétés spéciales et de ses altérations. Il n'y a plus, en effet, à se préoccuper de ces questions, puisque la matière organisée est alors considérée comme passive devant les attaques des corps étrangers qui s'y implantent, et comme n'ayant pu se modifier par le fait de ses actions propres et de ses relations moléculaires avec les milieux ambiants. » (Ch. Robin, *Traité des humeurs.*)

On appelle *état virulent*, d'après M. Robin, une disposition particulière de la matière organisée, susceptible de se transmettre par simple contact. Le type de l'état virulent s'observe dans la variole, la vaccine et surtout dans la syphilis.

La transmission de ces maladies se produit par le contact de quantités infiniment petites de substances atteintes de la même altération, et dans l'état d'organisation. Quand l'état d'organisation a cessé, la contagion n'est plus possible. Aussi les piqûres anatomiques sont-elles beaucoup plus dangereuses lorsque la matière septique provient d'un cadavre frais que d'un cadavre en putréfaction. Si les accidents de ce genre tenaient à l'introduction dans l'organisme d'algues, de champignons ou de monères, ce serait l'inverse, car, après la mort, ces êtres se multiplient de plus en plus à mesure que les tissus animaux entrent en fermentation.

Le vaccin desséché, encore actif, est dans le même état que les tardigrades reviviscents par l'action de l'humidité. Il lui suffit d'un peu d'eau pour reprendre ses propriétés. Dès que ce virus vaccinal ou le virus syphilitique a été mis en présence d'un organisme sain, celui-ci est modifié moléculairement dans toute sa substance, et cette modification persiste toute la vie. L'exemple de la syphilis est absolument démonstratif, et si, pour certaines maladies dont nous allons nous occuper bientôt, il est possible d'invoquer l'action des ferments figurés, il n'en est plus de même pour elle.

La syphilis, en effet, est transmissible par la fécondation, elle peut se transmettre du père à l'enfant, de la mère à l'enfant. Or les ferments figurés ne résident pas dans le spermatozoïde, pas davantage dans l'ovule. Dans le cas où la transmission de la syphilis du père à la mère se fait par l'intermédiaire du fœtus, on peut encore moins invoquer la théorie des ferments. Force est donc d'admettre une véritable action catalytique, un état moléculaire particulier qui se propage d'une quantité infiniment petite de matière à une masse relativement considérable. L'état syphilitique n'est pas du reste le seul qui se transmette de cette façon par le spermatozoïde ; celui-ci ne représente guère que la cent millième partie de l'ovule, et dans la fécondation il lui communique tous les vices héréditaires dont le père est entaché. Les diathèses tuberculeuse, cancéreuse, certaines dispositions organiques passent d'une génération à l'autre. Or, il ne viendrait à l'idée de personne d'invoquer ici l'action des ferments. Les auteurs qui expliquent la contagion par l'introduction de ferments figurés ne tiennent en outre aucun compte de la nature des maladies. La syphilis, que nous avons prise pour exemple, offre de nombreux points de ressemblance avec la vaccine; elle présente aussi, dans son évolution, ses accidents, une telle analogie avec la scrofule, que bien des médecins s'y trompent; or, pour la scrofule, il est bien certain que ce ne sont pas des ferments qui l'engendrent, qu'elle est une manière d'être des organismes qui en sont atteints, naissant avec eux et se perpétuant par l'hérédité.

A côté de ces exemples de contagion parfaitement définis et qui ne trouvent qu'une seule explication, il en est d'autres moins nets sur lesquels les pathologistes sont loin de s'entendre.

Ce sont les cas de maladies virulentes aiguës, telles que : la fièvre typhoïde, la variole, la scarlatine, etc., et, en dernier lieu, la morve, le charbon, la maladie du sang de rate. Deux théories se trouvent en présence, ou même trois : la première qui attribue ces maladies à un état virulent transmissible; la deuxième, à un ferment soluble, comme la diastase; la troisième, à un ferment figuré.

Il est certain, ralativement aux deux derniers agents, qu'en introduisant dans le sang d'un animal un ferment, on détermine des accidents rapidement mortels, ressemblant à ceux du sang de rate. Mais, malgré la rapidité de ces accidents, existe-t-il entre ceux qu'on produit artificiellement et ceux qui se développent spontanément une simple analogie ou une identité? De même les abcès métastatiques de l'infection purulente et ceux qu'on produit au moyen des injections de poussières ont bien la même forme anatomique; mais cela ne prouve nullement que la cause première de l'infection purulente réside dans un obstacle mécanique à la circulation. L'identité de lésion n'implique pas toujours l'identité de cause; or, pour l'infection purulente, il faut être bien peu médecin pour ne pas sentir que la véritable cause est une sorte d'empoisonnement, de modification de toute la substance de l'individu.

Dans cette question de la contagion, il entre un grand nombre de données dont il faut absolument tenir compte, sous peine de commettre de graves erreurs. Il faut connaître la nature de la maladie contagieuse, son évolution, ses symptômes, son mode de contagion; en outre, il est nécessaire de savoir exactement quels sont les organismes inférieurs auxquels on pourrait l'attribuer. Or ces êtres sont à peine classés; c'est tout au plus si l'on sait à quel règne appartiennent les Schizomycètes ou Bactéridiens; et Claus, qui les rattache aux Protistes d'Hœckel, ne craint pas de dire : « La division des Bactéries en genre et en espèces est d'autant plus impossible, que jusqu'ici on n'a pas observé chez elles de reproductién sexuelle; il faut se contenter d'établir artificiellement des formes spécifiques et des espèces physiologiques ou variétés, sans pouvoir toujours prouver lèur autonomie... La classification des Bactéries est une des questions les plus obscures et les plus embrouillées. Cohn, qui a étudié pendant de longues années les Bactéries, et qui a *essayé* de se reconnaître au miliéu de la confusion presque inextricable qui a régné dans la synonymie de ces petits êtres, les considère comme des algues. » Mais le même auteur, par une singulière contradiction, reconnaît ailleurs l'existence de plusieurs espèces *pathogènes :* le *Micrococcus vaccinæ*, le *M. septicus* ou ferment de la pyohémie ; le *M. diphthericus* ou ferment de la diphthérie...

On voit, en résumé, combien il faut être réservé sur de pareilles questions quand on veut tenter de les résoudre; c'est non-seulement la médecine tout entière qu'il faut connaître, car la considération d'une seule maladie, et surtout de celles que l'on fait artificiellement dans un laboratoire, ne peut donner que des idées très-fausses; mais, il faudrait avoir débrouillé la partie la plus obscure de la botanique. Qui peut se flatter d'en être là ? Néanmoins, les exemples qe nous venons de citer montrent assez que les auteurs ne craignent pas de classer chaque maladie d'après le protozoaire qui pour eux en est la cause. La vaccine a le sien, de même la variole, la fièvre typhoïde, la diphthérie. On cherche celui de la syphilis.

Les auteurs qui ont donné ainsi l'explication de toutes ces maladies ne voient pas qu'un lien étroit relie la plupart d'entre elles, et que depuis la scrofule jusqu'aux maladies virulentes qui évoluent en quelques heures, il y a une analogie évidente dans ce fait, que toutes ne frappent l'organisme qu'une seule fois. La variole, comme la syphilis, la vaccine, la scarlatine, la rougeole, la fièvre typhoïde, atteignent rarement le même sujet à deux reprises ; il faut donc admettre qu'elles impriment à la matière organisée des dispositions particulières et comparables entre elles. Or, si nous suivons la série de ces maladies, nous retombons sur les premiers termes pour lesquels les ferments figurés ne peuvent jamais être mis en cause. Comment expliquer, en admettant leur influence, qu'un organisme qui a subi une première atteinte de la variole puisse traverser ensuite impunément des foyers de contagion ? Comment admettre la guérison spontanée de ces maladies? Quelle est donc la cause qui empêcherait les bactéries d'achever leur œuvre de destruction, quand une fois elles ont pénétré dans l'organisme? Pourquoi cette fermentation commencée s'arrêterait-elle tout à coup, alors qu'au début d'une maladie, n'étant alors qu'en petit nombre, elles ont troublé toutes les fonctions, et qu'à la fin elles ont dû se multiplier par millions? En quoi, enfin, ces modifications de l'organisme, qui font la diphthérie ou la variole, ressemblent-elles à une fermentation? Quand on introduit des ferments bien déterminés dans le sang d'un animal, on le tue rapidement; mais l'analogie n'est qu'apparente: on fait artificiellement une fermentation, mais non une maladie.

§ 10. **Cessation de la vie et de l'état d'organisation.** — Les exemples que nous avons cités plus haut, de l'œuf d'oiseau, de la graine, des tardigrades, nous ont montré comment la vie pouvait s'arrêter momentanément dans la matière organisée, sans que pour cela l'arrangement moléculaire ou l'état d'organisation fût changé. Une foule de conditions peuvent ainsi la suspendre; tels sont : le froid, la chaleur, le changement de milieu, les réactifs chimiques, etc.

Lorsqu'elle a été arrêtée un certain temps par l'action de ces agents extérieurs, elle peut reprendre avec la même intensité, à la condition qu'on replace la matière organisée dans son milieu normal; mais, d'une façon générale, la mort définitive survient avec d'autant plus de rapidité que les manifestations de la vie sont plus complexes sur l'animal en expérience et que l'élément appartient à un être plus élevé en organisation.

Ainsi les éléments nerveux chez les mammifères ne sont excitables que pendant un temps très-court, après que le sang a cessé de leur arriver. Le cœur s'arrête-t-il quelques secondes dans une syncope, aussitôt la vie cesse dans les cellules nerveuses de l'encéphale. Mais tant que l'état d'organisation persiste dans ces éléments, il est possible de les faire revivre en rendant au cœur ses battements.

Dans les organismes inférieurs ou embryonnaires, où les éléments ne sont plus dans cette intime corrélation les uns avec les autres, où leur vie est plus indépendante parce que celle de l'ensemble est moins complexe, dans ceux surtout qui n'ont guère que les propriétés de nutrition, la vie peut s'arrêter pendant de longues périodes, puis reprendre comme auparavant.

Sur la plupart des êtres, après que la vie s'est arrêtée un certain temps dans la matière organisée, l'état d'organisation disparaît à son tour, en vertu de phénomènes chimiques qui amènent la séparation des principes immédiats. Alors toute résurrection est impossible; de ces réactions chimiques, la plus remarquable et la plus évidente est la coagulation des substances liquides ou molles qui composent les éléments : telle est la coagulation du sang, la coagulation de la myosine amenant la rigidité cadavérique, etc. Or, ainsi que je l'ai remarqué avec M. Bochefontaine sur un supplicié, il n'y a pas d'intervalle entre le moment où cesse la contractilité musculaire et celui où commence la rigidité cadavérique. C'est la coagulation du muscle qui supprime ses propriétés vitales. Mais l'état d'organisation peut disparaître peu à peu sans qu'il y ait cessation brusque de la vie.

Sur les êtres vivants, il disparaît des tissus, en vertu de modifications lentes qui sont une conséquence de la loi d'évolution. La matière organisée, au lieu de se dédoubler brusquement en ses principes immédiats, se résorbe peu à peu et se trouve remplacée par des matières grasses. Chez les végétaux, c'est exactement le même phénomène qui se produit lorsque le protoplasma des cellules est remplacé par des gouttes d'huile ou des grains d'amidon. Mais la plante formant toujours des éléments nouveaux, les anciens persistant comme une sorte de squelette, ne cesse pas pour cela de se développer. L'animal au contraire étant limité, assujetti à une forme déterminée ; dans la masse de substances qui le composent, les produits chimiques prennent la place des parties vivantes. Ainsi la matière organisée de leurs tissus diminue peu à peu à mesure qu'ils passent à l'état sénile. Cette substitution graisseuse se fait d'abord sur les éléments qui ne jouent qu'un rôle physique : les parois des vaisseaux, les os, les cartilages. La nutrition se ralentit progressivement jusque dans les parties les plus essentielles à la vie de l'ensemble, et enfin survient la mort naturelle marquant l'avant-dernier terme de la courbe d'évolution.

Après la mort, lorsque la matière organisée, séparée en ses principes immédiats, est abandonnée à elle même, elle subit la fermentation dans les conditions habituelles où elle se trouve placée. La fermentation transforme ces principes en ammoniaque, hydrogène sulfuré, acide carbonique, eau, etc., et ainsi la matière organisée retourne au monde inorganique. Or, certaines substances, ainsi que nous l'avons déjà dit, empêchent la fermentation. Ce sont les matières qui se combinent, comme le tannin, les sels de chrome, l'alcool, à la matière organique ; certains milieux ou bien une température assez basse agissent de même. Ainsi les viandes se conservent dans une atmosphère à une température constante de 2 ou 3 degrés au-dessus de zéro, et ces corps de mammouths qu'on a trouvés dans les glaces du pôle nord étaient tels que leur chair a pu encore servir à l'alimentation.

La théorie des ferments de M. Pasteur explique ces faits en disant que les matières organiques n'ont aucune raison de se détruire si elles ne deviennent pas la proie des organismes inférieurs, végétaux ou animaux, qui déterminent leur décomposition en se nourrissant à leurs dépens; l'ensemble des phénomènes produits par la nutrition de ces êtres formerait la fermentation.

Cette théorie semble répondre à la plupart des faits. Il est certain, ainsi que l'ont démontré les expériences de Pasteur, et celles de Tyndall, dans ces dernières années, que toutes les conditions qui empêchent la pénétration des germes, des ferments figurés empêchent aussi la fermentation.

Néanmoins, on ne peut pas dire que le développement des ferments figurés soit la seule cause de la putréfaction des matières organiques, car il existe des ferments azotés solubles, ou zymazes, admis même par Pasteur et qui amènent le dédoublement des matières albuminoïdes. Mais en outre il existe un grand nombre de liquides très-favorables à la formation des moisissures, comme les solutions étendues d'acide chlorhydrique, d'acide chromique, les bichromates alcalins; et les mêmes solutions s'opposent cependant à la putréfaction des matières animales. Cette question de la fermentation à laquelle est liée celle de la virulence, de la contagion des maladies infectieuses, est donc loin d'avoir reçu une solution définitive.

CHAPITRE III

DE LA CELLULE

§ 11. On appelle *cellule*, en anatomie végétale et animale, un élément figuré limité dans ses dimensions. Ces dimensions varient, en général, de $0^{m},005$ à $0^{m},3$.

Dans les végétaux on trouve des cellules prodigieusement allongées et qui atteignent jusqu'à plusieurs millimètres et même quelques centimètres dans le sens de leur plus grande dimension.

Le nom de cellule, qui suppose une cavité, est appliqué à beaucoup d'éléments pleins. Il a été donné d'abord aux parties constituantes des tissus végétaux; ceux-ci, en effet, étant représentés pour la plupart par des agglomérations de petites cellules creuses, avec des parois qui les séparent les unes des autres, Malpighi, Leeuwenhoek, leur donnèrent le nom d'utricules, de vésicules. De Mirbel, en 1800, et Turpin, ainsi que nous l'avons dit plus haut, les regardaient comme des individualités physiologiques. La découverte, dans les tissus animaux, d'éléments de forme différente mais jouant le même rôle, fit qu'à ces derniers on donna la même désignation, en vertu de cette tendance malheureuse des anatomistes, parce qu'elle amène toujours la confusion des termes, à donner des dénominations d'après les usages physiologiques, alors surtout que ces usages ne sont pas bien déterminés.

§ 12. La **cellule végétale** offre les mêmes caractères que la cellule animale, mais ces caractères sont plus accusés. C'est donc elle que nous prendrons tout d'abord pour sujet d'étude.

Cette cellule est formée des parties suivantes :

1° Une paroi;

2° Un corps cellulaire avec des produits de sécrétion renfermés dans le corps cellulaire;

3° Un noyau.

La **paroi** est en général limitée par un double contour net qui manque si elle est très-mince; souvent elle est formée par des séries de couches concentriques engendrées, suivant Hugo Mohl, par l'utricule azoté et de dehors en dedans. Elle est plus résistante que tout le reste de la cellule. Ses formes sont géométriques.

Au point de vue chimique elle est composée de cellulose, substance ayant comme formule $(C^{10}H^{10}O^{10})^m$. D'après Berthelot, on pourrait en effet classer les diverses substances ayant cette même formule $(C^{10}H^{10}O^{10})$ suivant une série continue, en faisant varier l'exposant. Il considère comme appartenant à la même série un grand nombre de substances dont les premières seraient les gommes, la dextrine, le glycogène, ayant pour formule $(C^{10}H^{10}O^{10})^2$; les secondes $(C^{10}H^{10}O^{10})^3$ seraient les fécules, mucilages, inulines, etc. Enfin, celles qui ont pour formule $(C^{10}H^{10}O^{10})^3$, bleuies par l'iode après l'action des alcalis faibles, dissoutes par l'oxyde de cuivre ammoniacal, et auxquelles appartient la cellulose proprement dite.

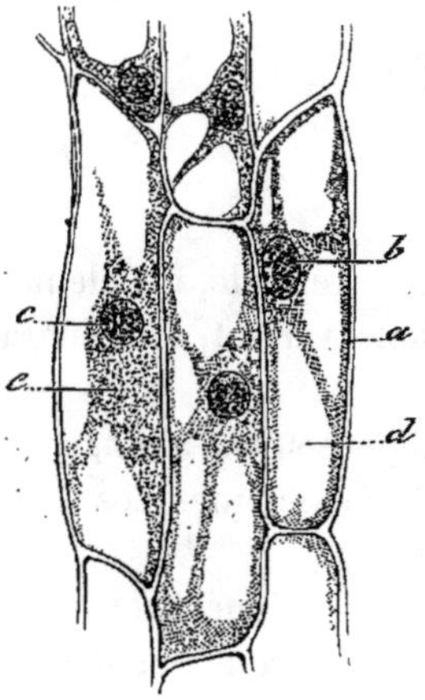

FIG. 1. — Cellules végétales de l'épiderme d'une tige de liliacée. — *a*, paroi; *b*, noyau; *c*, utricule azoté; *d*, contenu liquide de la cellule.

Ensuite viennent les corps ayant $(C^{10}H^{10}O^{10})$ avec 5, 6, 7, comme exposant, et qui représentent la tunicine ou cellulose animale; les principes incrustants, insolubles dans l'acide sulfurique, comme le lignin, le xylogène, la fibrose, la vasculose, etc. la cutose ou substance de la cuticule de l'épiderme végétale (Braconnot), la fungine des champignons, etc. (1).

Ces substances ne renferment point d'azote, elles rentrent donc dans la troisième catégorie des matières organisées, dont nous avons parlé au chapitre précédent, c'est-à-dire que leur vitalité est extrêmement obscure si toutefois elles vivent, et qu'elles se bornent très-probablement à des actions physiques.

La paroi des cellules végétales agit surtout comme intermédiaire pour les échanges endosmo-exosmotiques. Sa présence indique un développement assez avancé de l'élément, mais non pas la fin de la période d'activité. La segmentation se fait encore (*voyez plus loin*) sur des cellules douées de parois, quand ces parois n'ont pas acquis une trop grande

(1) Voy. Ch. Robin, *Anatomie et physiologie cellulaires*. Paris, 1873.

épaisseur : c'est un fait commun sur les végétaux de voir les phénomènes de segmentation alors qu'elles existent encore.

Dans l'intérieur de la paroi sont renfermées deux parties importantes : l'*utricule azoté* et le *noyau*.

L'**utricule azoté** est la partie fondamentale de la cellule ; c'est dans son épaisseur et dans le noyau que se passent tous les phénomènes vitaux. Tantôt il remplit toute la cellule au début de sa formation ; tantôt il est représenté par une couche plus ou moins épaisse, collée sur la face interne de la paroi, avec des filaments qui traversent la cavité centrale (fig. 1).

Ces dispositions variables de l'utricule azoté tiennent à ce qu'il commence par être une masse pleine, et qu'ensuite se déposent dans son intérieur des liquides, des produits de désassimilation intra-cellulaires, qui tendent à le rejeter peu à peu sur la paroi de cellulose. La plupart du temps l'utricule azoté forme une simple couche régulière, mince, appliquée sur cette enveloppe. Il est difficile de savoir au juste si ces vacuoles ou dispositions variables qu'il affecte sont normales, ou si elles ne résultent pas de modifications qui se produisent presque instantanément quand les cellules végétales sont exposées à l'air. La substance de l'utricule azoté est en effet éminemment altérable.

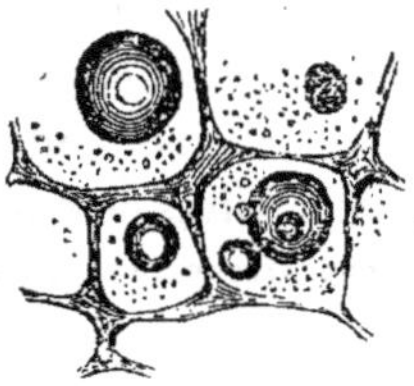

FIG. 2. — Cellules végétales du zeste de citron. Dans les cavités du protoplasma contenant lui-même des grains de chlorophylle on voit des gouttes d'huile aromatique.

L'utricule azoté se colore en jaune avec l'acide nitrique, comme tous les composés albuminoïdes; il est dissous par les acides acétique et chlorhydrique ; l'eau le gonfle rapidement, les chromates alcalins le coagulent. Il renferme le noyau, soit dans sa partie centrale, quand il est lui-même disposé en masse continue ; soit dans une sorte de membrane d'enveloppe qu'il lui fournit, quand il est séparé en filaments et n'occupe qu'une partie de la cavité cellulaire.

Dans l'intérieur de l'utricule azoté se trouvent des vacuoles remplies de liquides de composition très-variables. Ces liquides, nous l'avons dit, sont les produits de désassimilation.

Ils sont, d'après Ch. Robin, aqueux, mucilagineux, avec des gouttes d'huiles aromatiques colorées; ou bien ce sont des huiles, des résines comme le caoutchouc, la gutta-percha, etc. Ils tiennent en suspension des parties solides, comme les grains de chlorophylle, d'amidon, des cristaux, etc. C'est ce liquide remplissant les cavités de l'utricule azoté, qui a reçu de Hugo Mohl le nom de *protoplasma* (protoplasma ou premier liquide formateur). Hugo Mohl confondait ainsi le rôle de ce liquide avec celui de l'utricule azoté. Remak a donné à tort ce nom à l'utricule azoté. Si la désignation de Hugo Mohl n'était pas exacte, car il attribuait au liquide le rôle de la partie solide, il était encore plus irrationnel de donner à une partie solide un nom employé jusque-là à désigner une partie liquide. Néanmoins ce nom de protoplasma est maintenant adopté par la plupart des auteurs, et il signifie pour eux toute matière organisée. C'est évidemment un abus de langage, mais on peut très-bien accepter ce terme pour désigner l'utricule azoté ou le corps cellulaire des éléments ayant forme de cellule.

Certains corps cellulaires, ou protoplasmas végétaux ou animaux, sont le siége de mouvements de nature spéciale : les mouvements amiboïdes. Ce sont des mouvements lents d'expansion suivis de retrait de la masse azotée. Ils peuvent amener le déplacement de la cellule lorsque la partie qui forme expansion vient à rencontrer un corps étranger auquel elle adhère momentanément. Ils sont faciles à observer sur des êtres unicellulaires de constitution très-inférieure, par exemple sur les amibes, les zoospores des saprolégniées (Cornu), sur les plasmodies des myxomycètes, alors qu'ils n'ont pas encore leur membrane d'enveloppe, sur les grégarines à certaines phases de leur développement, etc.

Dujardin, en 1838, a donné le nom de *sarcode* à la substance qui pourrait être le siége de ces phénomènes.

Or, nous avons vu précédemment que le nom de protoplasma avait été mal à propos appliqué au corps cellulaire; Mac Schültze, en 1863, fit du protoplasma et du sarcode deux termes identiques. Mais la confusion devint plus grave, quand, en 1864, Allmann et Kühne employèrent le mot de sarcode pour désigner le corps cellulaire des infusoires, des hydraires et même la substance musculaire; en un mot, toute substance animale ou végétale susceptible d'engendrer le mouvement.

Alors la *contractilité musculaire*, ce que nous avons appelé *motilité ciliaire*, et enfin la propriété de la matière organisée qui donne des mouvement amiboïdes ou sarcodiques, furent considérées comme propriétés identiques (1).

Or, rien absolument n'autorise à faire une semblable assimilation. Ni la nature des mouvements, ni la nature des substances, car les unes appartiennent au règne végétal, les autres au règne animal, ne permettent de regarder toutes les matières douées de motilité comme étant les mêmes.

Il est bien certain qu'en se plaçant au point de vue mécanique pur et

(1) Voy. *Eléments musculaires* et *Contractilité musculaire*.

simple, il n'y a aucune analogie entre le mouvement des cils vibratiles et la contraction d'un muscle. En outre des preuves que nous donnerons plus loin et qui sont tirées du mode d'action de l'électricité, les propriétés de ces diverses substances montreront les différences qui les séparent. Cette assimilation est d'autant moins autorisée que les mouvements sarcodiques ou amiboïdes de certains éléments sont peut-être des phénomènes cadavériques.

Quand on admet une entité comme le principe vital, on peut, sans crainte d'être gêné par les preuves contraires tirées de la chimie ou de l'observation physiologique, le supposer présidant aux fonctions d'êtres très-éloignés les uns des autres; mais lorsqu'on se refuse à admettre ces hypothèses, il faut des preuves matérielles pour démontrer que deux mouvements différents ont la même cause. Cette théorie du sarcode, celle aussi de l'irritabilité cellulaire, dont nous nous occuperons bientôt, ne sont qu'une résurrection du vitalisme de Stahl sous une autre forme. En résumé, ces mouvements d'expansion et de retrait du protoplasma se produisent sur des cellules qui n'ont pas encore de paroi ou dont la paroi est très-mince. Ils sont dus à une propriété de la matière organisée, qui est très-mal définie.

Le **noyau** est une partie constituante de la cellule, se présentant comme une masse sphérique ou ovoïde granuleuse, incluse dans le corps cellulaire ou utricule azoté. Le noyau offre une consistance plus considérable que l'utricule azoté. Il résiste plus énergiquement à l'action des différents réactifs, des acides qui en particulier dissolvent le corps cellulaire. Il se colore fortement avec la teinture d'iode. Son existence est liée à celle de ce dernier (Ch. Robin), c'est-à-dire qu'il n'y a pas de noyau sans utricule azoté, mais il peut exister un utricule sans noyau.

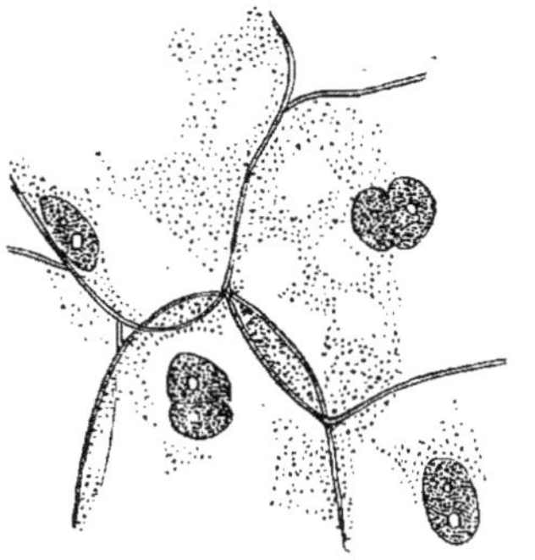

FIG. 3. — Cellules végétales. Partie centrale d'un bulbe d'oignon. — Noyaux et nucléoles. Segmentation du noyau autour du nucléole.

Le noyau n'est pas toujours aussi évident sur les cellules végétales que sur les cellules animales. Dans les bulbes des liliacées, dans l'épiderme des monocotylédonées, dans les spores de certains champignons, les cellules d'un grand nombre d'algues, de fucus, on trouve des noyaux très-nets et qui deviennent surtout évidents avec la solution d'iode iodurée.

Le noyau renferme quelquefois dans sa partie centrale un petit corps sphérique : c'est le *nucléole.* Il est facile à voir sur les cellules à une période assez avancée de leur développement. On rencontre souvent, ainsi que je l'ai figuré, deux ou trois nucléoles dans le même noyau, et chacun de ces nucléoles est un centre de segmentation.

CELLULE ANIMALE.

§ 13. La cellule animale est constituée sur le même plan que la cellule végétale. L'analogie n'est pas seulement dans la forme, elle se poursuit dans les réactions chimiques des parties constituantes. Ainsi, les parois cellulaires sont formées de substances renfermant une proportion d'azote beaucoup moindre que les albuminoïdes, et qui se rapprochent manifestement de la cellulose, quelquefois c'est même de la cellulose, comme dans l'enveloppe des tuniciers.

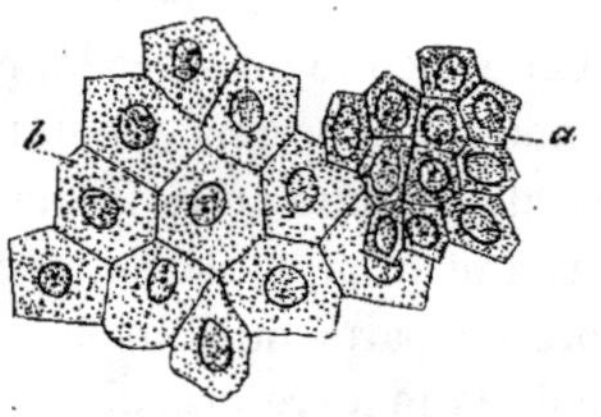

FIG. 4. — Cellules de l'épiderme d'un embryon humain. — *a*, petites cellules de la couche profonde ; *b*, cellules plus larges de la couche superficielle.

Il n'en est pas moins vrai qu'il y a des différences importantes à connaître et à déterminer avec précision, avant d'affirmer que les deux règnes se confondent à la limite, comme le prétend Hœckel. Tant que ces caractères ne seront pas bien connus, il sera toujours permis d'affirmer qu'il n'y a pas plus identité entre les deux qu'entre la courbe et son asymptote. On peut dire, en effet, qu'il n'y a aucun moyen rigoureux pour distinguer une cellule végétale d'une cellule animale et beaucoup de protozoaires peuvent être rangés tantôt dans un règne, tantôt dans l'autre ; mais de ce que nous ne connaissions pas de caractères différentiels absolus, il ne faut pas en conclure qu'ils n'existent pas, étant donné surtout que nous n'avons encore que des notions incertaines sur la nature de ces êtres.

Paroi.—La paroi des cellules animales est une formation secondaire. Ce qui prouve que ce n'est pas la partie active de la cellule, c'est qu'elle persiste sur les éléments qui n'ont plus qu'un rôle mécanique, et qu'après la mort elle n'est pas altérée. Alors que le corps cellulaire a disparu, qu'il est remplacé par un liquide, des matières grasses, comme dans les vésicules adipeuses, la paroi ne sert plus que d'enveloppe. Ses réactions ne sont pas celles des substances douées d'une vie énergique ; elle résiste aux réactifs qui dissolvent rapidement le corps cellulaire, et se colore difficilement avec les substances qui teignent fortement les matières azotées.

Dans les végétaux, nous avions vu que la paroi avait une composition chimique différente du corps azoté, et rentrait dans le groupe des substances cellulosiques. De même les parois des cellules animales sont formées de principes immédiats de composition différente : les substances collagènes.

Certains éléments anatomiques animaux n'ont pas de paroi, tout au moins pendant une longue période de leur existence ; d'autres en possèdent une très-mince, difficile à mettre en évidence. Il est rare qu'elle soit jamais nette comme dans les cellules végétales. La plupart du temps on ne peut la reconnaître que lorsque le protoplasma se remplit de liquide, qu'il se forme des gouttes sarcodiques la soulevant comme une sorte d'ampoule à la surface de l'élément. En général, elle est beaucoup trop mince pour qu'on puisse la distinguer au microscope par un double contour comme celui qu'elle donne sur les cellules végétales.

Corps cellulaire ou protoplasma. — Le corps cellulaire correspond à l'utricule azoté de Hugo Mohl : c'est la partie la plus importante. Quand il disparaît l'évolution de l'élément est terminée, et celui-ci ne se borne plus qu'à un rôle physique.

Le corps cellulaire des cellules animales représente bien le type de la matière organisée, telle que nous l'avons décrite dans le chapitre précédent (voy. *Matière organisée*). Il possède à peu près les mêmes propriétés chez les végétaux que chez les animaux. Il offre, en face des acides, les mêmes réactions que celles que nous avons données pour les cellules végétales ; mais il est en général moins altérable que le protoplasma de ces dernières, surtout chez les vertébrés supérieurs. Ces analogies ont fait que Hœckel, reprenant la théorie de Bory Saint-Vincent, a pu supposer un règne intermédiaire ; celui des protistes. Mais il tranche peut-être la question d'une façon trop affirmative, sans donner, cemme nous le disions, des preuves précises tirées de la constitution de ces êtres.

Dans le corps cellulaire se déposent des substances variables, correspondant à celles que nous avons rencontrées dans les vacuoles de l'utricule azoté des cellules végétales.

Ce sont des gouttes de graisse, des cristaux d'acides gras, des matières colorantes, telles que les pigments : le pigment noir de la choroïde, les granules jaunes des cellules de l'ovisac ; les produits de sécrétion des épithéliums glandulaires, comme les gouttes de lait, de la matière sébacée, de la bile, de la pancréatine, etc. Ce sont ces différentes matières qui donnent aux cellules leur coloration, alors que la substance organisée est à peu près incolore. Ces matières colorées peuvent être considérées comme des produits de formation secondaire et n'ayant plus que des actions chimiques.

Ce protoplasma des cellules animales est, comme celui des cellules végétales, doué de mouvements amiboïdes lorsque la paroi est très-mince ou n'existe pas. On comprend par conséquent que celle-ci étant plus rare ou, la plupart du temps, d'une minceur extrême, il y ait beaucoup plus de

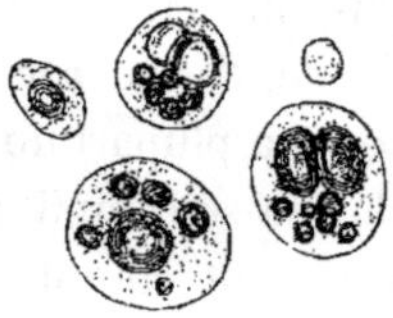

FIG. 5. — Cellules du foie d'un mollusque avec des gouttes de matière colorante biliaire dans le corps azoté.

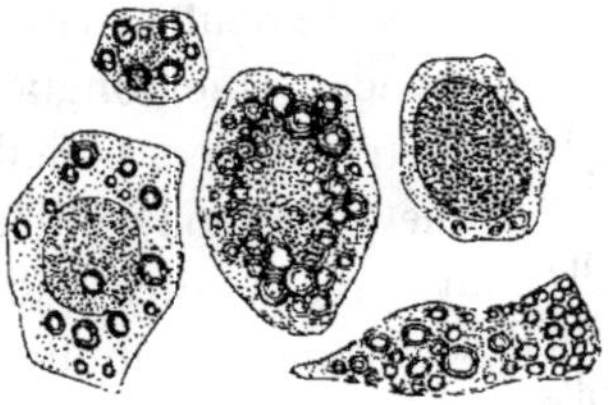

FIG. 6. — Cellules épithéliales du jabot du pigeon remplies de concrétions azotées. Préparation de MM. Ficatier et Desfosses. Gross. $\frac{1}{350}$.

corps cellulaires animaux doués de mouvements de ce genre. Ils sont faciles à observer sur les leucocytes, les éléments de la moelle des os, les hématies des embryons.

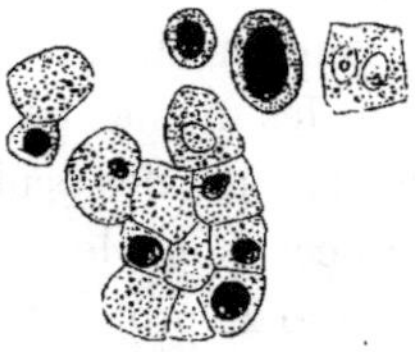

FIG. 7. — Épithélium de la glande mammaire pendant la lactation. Les gouttes de matières grasses colorées par l'acide osmique se voient au centre des cellules.

Noyau. — Le noyau existe d'une façon à peu près constante dans les cellules animales, mais à une époque variable du développement.

C'est une partie importante, ce que prouve bien l'histoire de la formation des éléments. Il est doué par conséquent d'une vie active comme le corps cellulaire. Tantôt il se forme un peu après celui-ci : tel est le noyau vitellin qui apparaît au centre du vitellus après la fécondation, et dans le cas d'individualisation des cellules par gemmation lors de la constitution des feuillets blastodermiques chez beaucoup d'invertébrés (voy. *Blastoderme*) ; d'autres fois il apparaît avant la cellule, d'après Ch. Robin. La cellule se forme alors autour du noyau qui sert de centre de génération.

Les cellules animales possèdent un noyau tant qu'elles n'ont pas dépassé une certaine période. La disparition du noyau marque la fin de l'activité cellulaire.

Les cellules à noyau sont extrêmement communes dans le règne animal, car c'est l'état normal de l'élément pendant sa période d'activité ; au contraire, dans les cellules végétales, la présence du noyau n'est pas aussi fréquente. On voit donc que s'il y a identité au premier abord entre la cellule animale et végétale typiques, néanmoins certains caractères établissent des différences notables.

Le noyau n'a pas la même composition que le corps cellulaire; les réactifs qui attaquent le corps cellulaire le laissent la plupart du temps intact. Il n'est donc pas exact de le considérer comme une cellule primaire. Ses contours sont nets; quelquefois il a un aspect framboisé très-singulier; il est souvent plus volumineux que le reste de la cellule. Les noyaux de certaines cellules peuvent être plus gros que d'autres cellules considérées dans leur ensemble.

Généralement, la forme du noyau est sphérique ou ovoïde, mais elle peut se modifier d'une foule de façons. Dans les éléments des tumeurs

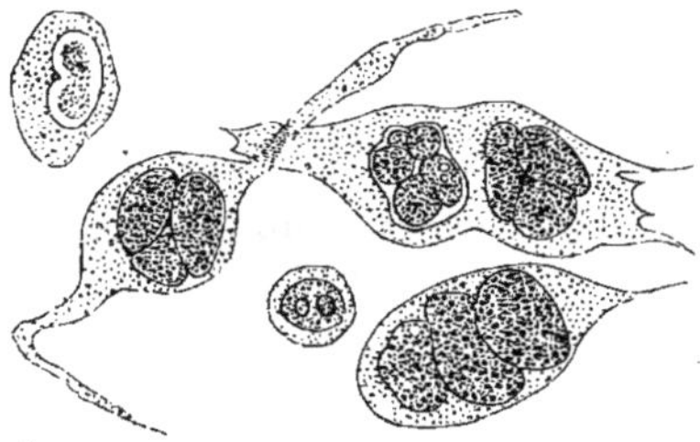

FIG. 8. — Noyaux multiples se formant par segmentation dans des cellules d'une tumeur du diploé.

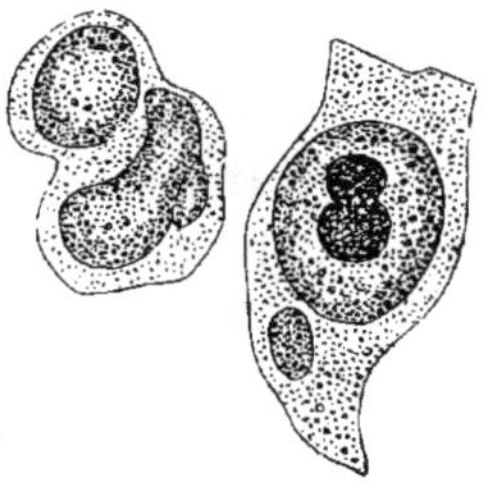

FIG. 9. — Cellules avec des noyaux hypertrophiés et irréguliers dans une tumeur épithéliale, d'après Ch. Robin.

épithéliales on trouve des noyaux ovoïdes, en bissac; d'autres tellement irréguliers, qu'ils échappent à toute description. Ch. Robin figure dans les cellules des tubes séricifères des chenilles, des noyaux ramifiés, avec un grand nombre de prolongements volumineux (1).

Souvent le noyau se remplit de liquide : ce sont des gouttes de matière grasse ou d'autres liquides, par exemple dans les cellules du cartilage à une période avancée de la vie, surtout dans les conditions pathologiques. Alors on distingue une mince paroi à la surface du noyau et celui-ci prend un aspect vésiculeux.

Le noyau disparaît à peu près en même temps que le corps azoté. Quelquefois il reste adhérent à la paroi sous forme d'un petit corps pendant un temps plus ou moins long. Dans les cellules de l'épiderme il disparaît complétement lorsqu'elles passent à l'état corné; il en est de même pour la plupart des vésicules adipeuses.

Une cellule peut renfermer plusieurs noyaux : 1° dans les phases diverses de son développement; 2° à l'état adulte : telles sont les cellules de certaines glandes, les myéloplaxes, les cellules du foie, etc.; 3° dans les

(1) Voy. *Anat. et physiologie cellulaires.*

altérations pathologiques, dans les tumeurs qui sont le siége d'une génération active d'éléments, on rencontre fréquemment des cellules à plusieurs noyaux. La présence de plusieurs noyaux dans une même cellule montre donc qu'elle est en voie de développement. Mais ce fait n'est pas caractéristique des tumeurs cancéreuses ou autres lésions du même ordre, car entre les deux feuillets de la caduque utérine, Ch. Robin a montré que les cellules épithéliales de la muqueuse se présentaient avec des formes très-irrégulières et des noyaux multiples.

Le *nucléole* est un petit corps en général très-réfringent situé au centre du noyau; il ne se forme qu'après celui-ci. A l'état normal, la plupart des cellules n'en possèdent pas; sa présence est le signe d'un développement très-avancé. L'ovule renferme un nucléole : c'est la tache germinative; de même les cellules nerveuses, les éléments volumineux des tumeurs dites cancéreuses.

Lesnoyaux peuvent exister isolément dans plusieurs circonstances : 1° avant la formation des cellules dont ils vont servir de centres de génération; 2° lorsqu'une cellule à plusieurs noyaux s'est rompue comme le font les cellules blastodermiques pour donner naissance aux noyaux des cellules nerveuses ou myélocytes (Robin). (Voy. *Développement des éléments nerveux.*)

De même dans les tissus morbides on rencontre des noyaux libres.

Les *noyaux libres* ne sont pas de petites cellules; il ont identiquement les caractères de ceux qui sont renfermés dans les cellules. Les acides, qui dissolvent les corps cellulaires, l'acide acétique en particulier, laissent les noyaux intacts, les rendent même plus évidents. Cette réaction, qui dans certains cas peut ne pas avoir toute l'importance qu'on lui a attribuée, ici est démonstrative pour la raison suivante : c'est que les noyaux, s'ils étaient assimilables à des cellules, ne représenteraient que des cellules jeunes, incomplétement développées, par conséquent beaucoup plus attaquables par l'eau, les acides, etc., que les corps cellulaires des éléments adultes; or, la substance de ces noyaux est très-résistante par rapport aux utricules azotés. Donc il faut admettre qu'elle est de nature différente.

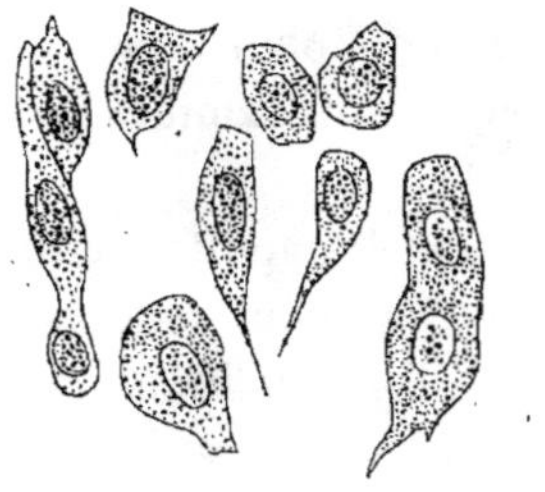

FIG. 10. — Cellules épithéliales prises sur une tumeur papillaire du trigone vésical. Noyaux multiples.

Cependant il faut reconnaître que le nombre des éléments, qui se présentent sous forme de noyaux libres est beaucoup plus restreint qu'on ne le supposait, et que dans la plupart des cas où l'on admettait l'existence de noyaux libres, on peut retrouver le corps cellulaire enveloppant : ainsi dans la partie la plus profonde des couches épithéliales.

Pour donner une description de la cellule animale, nous avons supposé qu'elle était complète, comme la cellule végétale que nous avons prise pour type ; mais les histologistes, reconnaissant que des éléments plus ou moins voisins de cette forme possèdent néanmoins les mêmes propriétés, ont étendu cette désignation à des éléments dans lesquels manquait ou la paroi, ou le noyau. Schwann pensait qu'un élément anatomique ne pouvait représenter une individualité physiologique qu'à la condition de posséder toutes les parties que nous avons énumérées ; il avait construit pour chacun d'eux une sorte de type idéal que beaucoup d'auteurs cherchent encore malgré eux à réaliser. Or, il est bien démontré que toute masse de matière organisée, limitée dans ses dimensions, peut être considérée comme analogue à la cellule au point de vue physiologique. Mais on voit quelle confusion dans le langage scientifique apportent toujours ces désignations fondées sur des hypothèses probables mais non démontrées. C'est ainsi que toujours l'introduction des données physiologiques dans les dénominations anatomiques cause des erreurs à l'infini. Le langage de l'anatomie ne devrait se baser que sur la forme, si l'ensemble des caractères ne permet pas de donner des noms indiquant la nature même des objets.

Kölliker distingue les vraies cellules, celles qui ont leur paroi ; les protoblastes sans noyaux ; les protoblastes avec noyaux. Ces désignations ont encore le tort de préjuger de la fonction de l'élément, néanmoins elles sont préférables pour le moment à celles de cellules.

Mais quelque nom qu'on leur donne, on doit considérer comme ayant les propriétés de la cellule les divers éléments que nous avons énumérés, et ce qui prouve bien ce que nous disions précédemment qu'une masse limitée de matière organisée peut, au point de vue de ses attributs physiologiques, être assimilée à une cellule, c'est ce fait que certains animaux unicellulaires (monères, grégarines) passent par cet état.

Il en est de même des cellules blastodermiques nées par gemmation (Robin) et dans lesquelles le noyau n'apparaît que consécutivement.

PHYSIOLOGIE DE LA CELLULE.

§ 14. **Évolution de la cellule.** — Lorsque la cellule commence à paraître, quelle que soit son origine que nous aurons à étudier plus loin, elle offre une forme incomplète plus ou moins éloignée du type que nous avons décrit. C'est ou bien un noyau, ou un noyau entouré d'un mince corps cellulaire sans paroi ; ou bien une simple masse de matière organisée sans aucune autre formation à la surface ou au centre (cytodes d'Hæckel). Cette cellule primordiale acquiert peu à peu toutes les parties que nous avons énumérées ; d'abord un noyau si celui-ci n'en présentait pas, une paroi, un nucléole. A ce moment la nutrition est encore très active dans cet organisme élémentaire ; un courant endosmo-exosmotique règne constamment au travers de la paroi, amenant des principes nutritifs et emportant les produits de désassimilation ; mais peu à peu le protoplasma subissant la loi d'évolution de toute matière organisée disparaît lorsque la cellule a atteint son maximum de développement. Il est remplacé par des liquides, des principes cristallisables, des matières grasses, de l'amidon, substances qui ne vivent plus ; et il vient un moment où la cellule est alors réduite à sa paroi, son noyau et des composés chimiques variables qui ont pris la place du protoplasma. Alors l'évolution de l'élément est terminée ; il n'agit plus que mécaniquement, remplissant les vides dans les tissus, ou bien il est expulsé au dehors. Le noyau lui-même peut disparaître comme dans les cellules de la couche cornée de l'épiderme, et alors la cellule n'est certainement plus susceptible d'aucun phénomène de reproduction ; la reproduction, en effet, n'est possible que là où existe encore de la matière organisée sous forme de protoplasma cellulaire ou de noyau.

Telle est l'évolution de la cellule quand elle conserve sa forme primitive. Mais elle peut se transformer d'une foule de façons différentes, donner naissance à des fibres, des tubes, des lames, etc., et comme précédemment, à mesure qu'elle évolue en revêtant ces dispositions variables, la paroi ou le protoplasma disparaît pour être remplacé par des substances de composition différente, et il ne reste plus de la cellule originelle que le noyau. Tels sont les noyaux de la gaîne des tubes nerveux, ceux qui restent au centre des faisceaux striés des muscles, etc.

Les noyaux qui ne sont pas atrophiés représentent les agents de la reproduction ultérieure, dans le cas de destruction accidentelle des éléments.

Propriétés physiologiques. — Certaines cellules ne font que naître, se développer et se nourrir, se reproduire suivant les cas ; d'autres ont en plus la contractilité et la névrilité. Ces deux propriétés, chez les êtres où elles sont le plus développées, n'appartiennent plus, pour la majorité, à des éléments ayant forme de cellule, mais à la *fibre musculaire*, au *cylinder axis du tube nerveux* (voy. ces mots) ; ce qui prouve assez que les propriétés vitales ne sont pas l'apanage exclusif des éléments à forme cellulaire. La forme cellulaire est au contraire celle sous laquelle les phénomènes de nutrition se montrent avec le plus d'intensité et presque à l'exclusion des autres. Les cellules proprement dites sont les éléments qui vivent surtout pour eux-mêmes. Leur forme change quand elles doivent représenter des parties destinées à accomplir les actes qui mettent l'être en relation avec le monde extérieur.

En pénétrant dans l'étude des éléments et des cellules qui composent un organisme supérieur, nous verrons que chacun d'eux a ses propriétés spéciales, son rôle déterminé : les uns agissent mécaniquement, les autres chimiquement, certains engendrent le mouvement ou les phénomènes d'innervation.

Ainsi certaines fibres n'ont de raison d'être que dans leur élasticité, d'autres dans leur inextensibilité ; celles des muscles ont exclusivement la contractilité, celles du système nerveux la faculté de sentir les impressions périphériques et de déterminer les contractions musculaires. Chez les animaux supérieurs, en effet, aucun changement de forme, aucun déplacement d'une partie quelconque de l'organisme, ne peut se faire sans l'intervention des muscles. Néanmoins, ainsi que nous avons déjà eu l'occasion de le dire, le mouvement existe dans des éléments différents des éléments musculaires. Ce sont ceux dont nous allons nous occuper.

Mouvements des cellules. — Indépendamment des mouvements sarcodiques, (1) sur la nature desquels on est très-peu fixé, beaucoup de cellules animales ou végétales se meuvent et se déplacent dans les liquides : les unes, par le moyen d'un filament, d'un style, de cils qui s'agitent d'une façon continuelle à leur surface ; les autres se meuvent en masse, comme le font les diatomées, sans l'intervention d'aucun appendice de ce genre. Chez les animaux, les spermatozoïdes, les cellules à cils vibratiles ont le premier mode de mouvement. Chez les végétaux, de même les zoospores se déplacent au moyen d'un ou deux filaments sans cesse agités, ou d'une couronne de cils. Certains auteurs (Ch. Robin) ont bien vu que pour les cils vibratiles le mouvement résidait dans les cils eux-mêmes, car séparés du corps cellulaire ils s'agitaient néanmoins. Parmi les méduses, les béroès possèdent

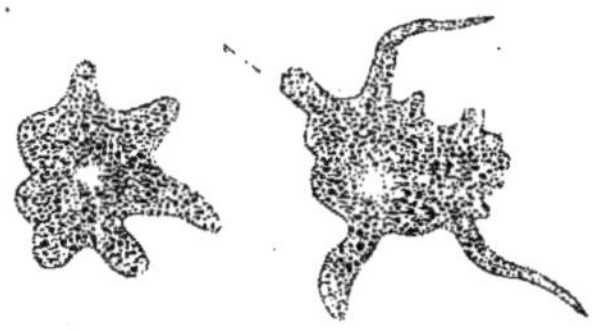

FIG. 11. — Amibes.

(1) Voy *Cellule végétale* et l'article *Leucocyte*.

des rangées de longues lames de plusieurs millimètres de long offrant exactement le mouvement ciliaire qu'on ne peut attribuer à des fibres musculaires ou à d'autres éléments sous-jacents.

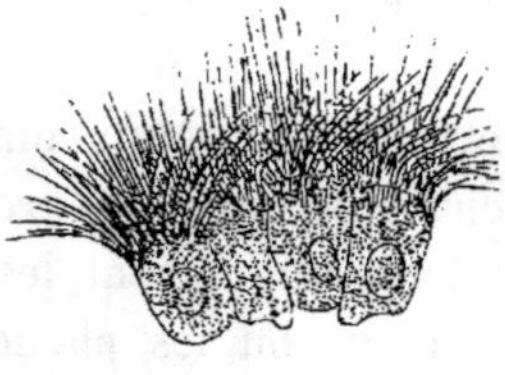

FIG. 12. — Cellules à cils vibratiles des branchies de la moule commune.

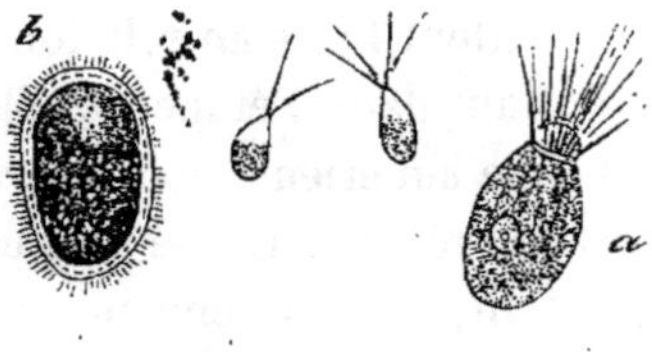

FIG. 13. — Zoospores de différentes variétés, d'après Duchartre.

Ces mouvements donnent aux éléments qui en sont le siége une apparence de spontanéité, au point que pour beaucoup d'entre eux on a même discuté s'ils n'étaient pas volontaires; pendant longtemps on a cru que les spermatozoïdes étaient des animaux. Lorsqu'il s'agit de protozoaires, la question est aussi difficile à résoudre. Beaucoup peuvent passer actuellement pour des êtres complexes, alors que des recherches ultérieures montreront peut-être qu'ils représentent simplement les analogues des éléments anatomiques animaux ou même végétaux.

Aussi, lorsqu'on descend vers les êtres moins élevés en organisation que les vertébrés et qu'on arrive jusqu'aux derniers degrés, aux infusoires mêmes, il faut se montrer très-réservé pour affirmer si l'on doit attribuer à ces animaux quelques propriétés de ceux qui leur sont de beaucoup supérieurs, et dont ils ne représentent, en somme, la plupart du temps, qu'une partie composante. Il ne faut pas se presser d'affirmer que sur ces êtres sont confondues toutes les fonctions des animaux supérieurs; de même qu'avant les travaux de Dujardin, en 1837, on croyait y voir tous les organes de la digestion et de la circulation.

Le principe du mouvement dans les éléments anatomiques et dans les animaux unicellulaires résulte encore de propriétés de la matière organisée, mais propriétés différentes de la contractilité musculaire. Ainsi que je me suis appliqué à le démontrer, l'électricité d'induction, qui est un si puissant réactif de la contractilité musculaire, n'influence pas ces mouvements (1). Sur le cadavre, longtemps après que les

(1) J'ai montré qu'un faisant passer un courant d'induction dans un liquide où se trouvaient des embryons ciliés de mollusques, on voyait le manteau se contracter lentement, le cœur s'arrêter en diastole, et les cils continuer à se mouvoir sans aucun changement. Si en même temps on avait introduit des sagittas dans le liquide, ces petits ani-

muscles ne sont plus contractiles, les cils vibratiles, les spermatozoïdes, continuent à se mouvoir. Les poisons musculaires, ceux du système nerveux, excepté le chloroforme qui suspend tous les phénomènes de la vie, ne les modifient en rien. Ils résultent donc d'une propriété de la matière, propriété très-répandue et qui, par cela même, mériterait d'avoir une désignation spéciale : la *motilité ciliaire*. Est-il possible maintenant d'admettre que les mouvements ciliaires, à quelque animal qu'ils appartiennent, soient volontaires? Car la volonté se manifeste par la substance nerveuse et la substance musculaire, l'une et l'autre influencées par l'électricité et les poisons.

Resterait à définir cette prétendue sensibilité absolument différente de la sensibilité animale s'exerçant sans éléments nerveux, et qui correspond à la motilité ciliaire.

Beaucoup de physiologistes tranchent ces questions d'une façon trop simple. Après avoir constaté sur un animal toutes les propriétés des éléments musculaires, nerveux, etc., on observe les mouvements d'un infusoire. Or, comme sur ce dernier force est bien de reconnaître que la motricité et la faculté d'être impressionné par les agents extérieurs ne résident pas dans des éléments de même nature que l'infusoire ne possède pas, alors on attribue à la masse de son corps chacune des propriétés qu'avait chaque élément de l'animal élevé en organisation, et le problème est ainsi résolu. Mais ce que nous avons dit plus haut prouve que cette solution n'est pas acceptable. Il y a lieu d'hésiter, d'autant plus, que le fait d'attribuer à un organisme unicellulaire tant de facultés nous conduit fatalement à considérer tous les éléments composant les tissus animaux comme ayant aussi leur sensibilité (voy. *Irritabilité cellulaire*).

La confusion des actes est plutôt apparente que réelle ; pour connaître ceux qui se trouvent réunis sur un même être, il faudrait savoir exactement en quoi ils consistent.

Si les protozoaires ont un mode de sensibilité, cette sensibilité n'a évidemment aucun rapport avec la nôtre, pas plus que leurs mouvements ne dépendent d'une propriété identique à la contractilité musculaire. — Il est vrai que dans bien des cas la fonction existe avant que l'élément ait acquis sa forme définitive. Ainsi le cœur bat chez l'embryon alors qu'il n'a pas encore de fibres musculaires, et son mouvement est réglé par des nerfs alors que ces nerfs ne sont encore que des amas de cel-

maux, qui possèdent des fibres striées très-nettes, subissaient une secousse à chaque étincelle ; le courant passait donc bien dans la préparation. Or ce courant n'a aucune action sur les mouvements des Vorticelles, des Eugléniens ; il fait contracter le muscle rétracteur des bryozoaires et n'agit pas sur les cils de leurs tentacules.

lules ; mais ces cellules sont déjà différenciées par leur nature intime, si ce n'est par leur forme : elles sont musculaires avant d'avoir les attributs morphologiques des muscles. Ces faits n'autorisent donc pas à admettre que toutes les fonctions qui sont l'apanage des animaux supérieurs, et qu'ils exécutent grâce à des éléments et des organes compliqués, se retrouvent intégralement chez l'être où ces organes n'existent pas.

Il est beaucoup plus probable que la plupart de ces êtres inférieurs sont absolument passifs même à l'égard des mouvements ciliaires, et qu'ils les produisent sans aucune détermination volontaire. Ces animaux absorbent en effet sans aucun choix les corps étrangers, les poussières, avec lesquels ils sont en contact ; ainsi les Noctiluques, qui seraient déjà assez élevés en organisation relativement à beaucoup d'autres genres, prennent indifféremment, ainsi que Ch. Robin l'a observé, toutes les matières qui se trouvent dans l'eau où ils vivent. De même que la plupart des animaux unicellulaires possèdent des mouvements qui ont un caractère de fatalité évident, de même ils sont invinciblement liés à leur milieu ; ils n'ont aucune sensation qui les avertisse d'un danger et ne peuvent que le subir. Ils sont comme les cellules à cils vibratiles de la trachée, les spermatozoïdes qui se meuvent dans certains liquides, s'arrêtent dans d'autres, et subissent fatalement l'influence des corps avec lesquels ils sont en contact.

Au lieu de chercher à trouver dans un infusoire notre propre organisation, il faudrait, au contraire, s'appliquer à connaître d'une façon précise les conditions de la vie unicellulaire, et voir, en remontant l'échelle animale, comment se fait le perfectionnement progressif des êtres par l'adjonction de nouvelles parties et, par suite, de nouvelles fonctions.

§ 15. **Formation des cellules**. — Les cellules peuvent naître de plusieurs façons différentes :

1° *Par genèse* ou génération spontanée au sein de la matière organisée vivante ;

2° *Par segmentation* de cellules préexistantes ;

3° *Par gemmation* sur d'autres cellules.

1° *Formation par genèse*. — Ce mode de formation était admis par Schwann pour tous les éléments. Ch. Robin a soutenu la même théorie qui n'est plus acceptable dans la généralité des cas. Néanmoins, il existe des exemples incontestables de génération spontanée.

Le premier mode est admis par tous les observateurs, aussi bien en Allemagne qu'en France, pour la génération du noyau vitellin au centre de l'ovule, après la fécondation.

La formation libre intra-cellulaire des spores dans les thèques des champignons, celle des cellules dans le sac embryonnaire admise par les botanistes, sont aussi de la génération spontanée au même titre et se faisant dans les mêmes conditions, c'est-à-dire en commençant par le noyau. On peut aussi constater la genèse d'un noyau au centre de certains infusoires, en particulier des Grégarines, pendant les premières phases de leur développement (Ch. Robin). Étant donné d'ailleurs qu'un noyau se développe au centre d'une masse organisée, qu'elle soit intra- ou extra-cellulaire, la formation des cellules en dérive naturellement.

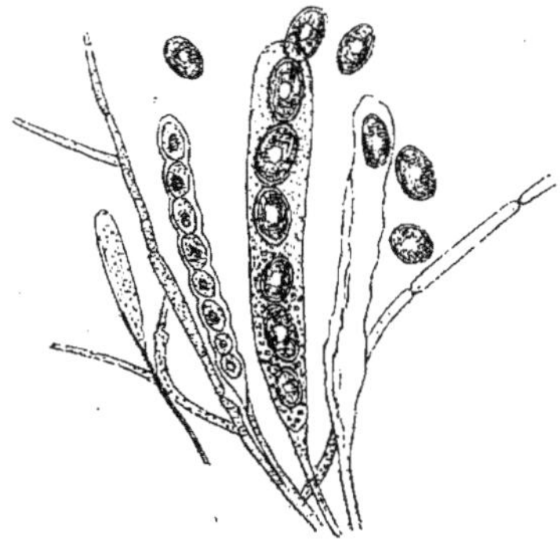

FIG. 14. — Spores de champignons (*Peziza*) munies de noyaux, se formant dans les thèques.

M. Robin admet d'ailleurs que des noyaux peuvent naître spontanément en dehors des cellules : tels sont les noyaux de certaines couches profondes des épithéliums glandulaires ou autres, les noyaux du tissu lamineux (voy. *ces mots*). De même les leucocytes (voy. *Leucocytes*) se formeraient par genèse quand ils apparaissent dans des liquides ou dans l'intérieur d'autres cellules, les cellules épithéliales par exemple.

Mais d'après ce que nous avons vu sur la formation des épithéliums, nous pensons, avec la plupart des auteurs, qu'ils se développent plutôt par segmentation.

Quant aux leucocytes, s'il faut en croire les auteurs qui se sont depuis peu occupés de cette question, entre autres Pouchet et Hayem, on pourrait assigner une origine différente à ceux qui font partie du sang. On voit par conséquent que la génération spontanée des éléments ne se rencontre que dans des cas très-limités. Mais il est important de bien remarquer que ce mode de développement des éléments anatomiques n'implique nullement l'hétérogénie, car les nouveaux éléments qu'on suppose développés ici par genèse se forment dans de la matière déjà organisée et vivante.

2° *Formation des cellules par segmentation.* — La segmentation cellulaire débute par le noyau, ainsi qu'on peut le voir facilement en suivant la segmentation de l'ovule.

Le noyau commence par s'allonger; il s'étire, s'étrangle au milieu de sa longueur, et finit par se séparer en deux sphères un peu plus petites que la première. La séparation de ces deux noyaux étant effectuée, une ligne obscure se dessine dans le corps cellulaire, indiquant un plan de séparation qui s'accuse de plus en plus dans sa profondeur et passe entre les deux noyaux nouvellement formés.

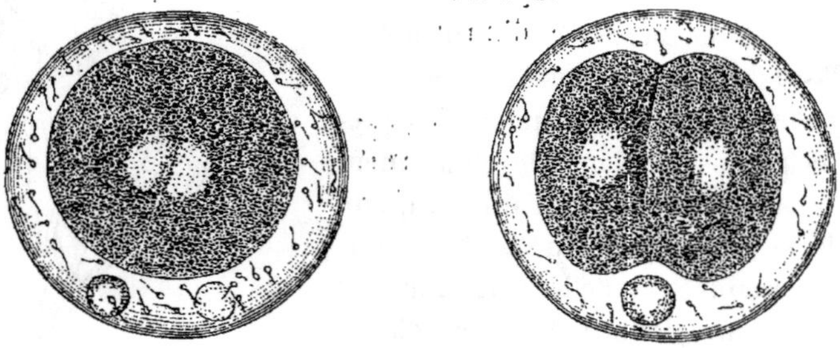

FIG. 15. — Segmentation de l'ovule de néphélis, d'après Ch. Robin.

Ceux-ci tendant à toujours s'éloigner, il en résulte que bientôt on a, à la place d'une seule cellule, deux cellules accolées munies chacune de leur noyau qui occupe d'abord une partie voisine du plan de segmentation et se trouve ensuite reporté vers la partie centrale. Le même phénomène se reproduit sur chacune des deux cellules ainsi formées, ce qui engendre quatre, puis seize cellules, etc...

L'ovule se segmente de cette façon, quand il a été fécondé, pour donner cet amas de cellules désigné sous le nom de blastoderme et duquel dérivent tous les éléments de l'organisme.

Les autres éléments suivent d'une façon générale le mode de segmentation de l'ovule. Mais il arrive que, dans certains cas, le noyau se segmente seul sans entraîner la segmentation du corps cellulaire. C'est pour cela que dans les cas pathologiques on rencontre si souvent des cellules avec plusieurs noyaux : tels sont les corps fibro-plastiques et les cellules épithéliales. Quelquefois aussi le plan de segmentation passe à côté du noyau, laissant ainsi d'un côté une cellule incomplète.

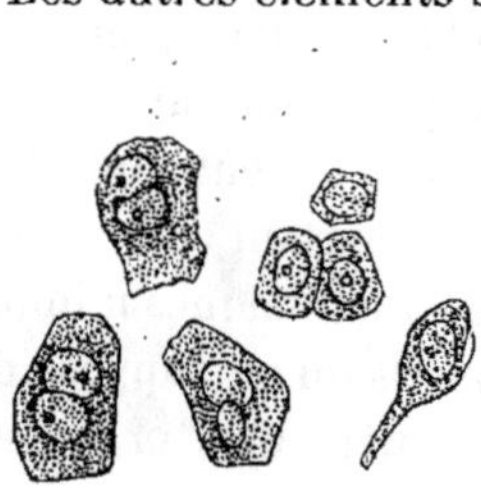

FIG. 16. — Cellules épithéliales de la vessie d'un embryon de mouton de 20 centimètres. Segmentation des noyaux autour des nucléoles.

C'est par segmentation que se forment beaucoup de protozoaires, même les plus volumineux, comme les Noctiluques (voy. le mémoire de Ch. Robin, *Journal d'anatomie*, octobre 1878). Il est démontré depuis longtemps que ce mode de multiplication est celui des cellules végétales. Parmi ces cellules il en est qui appartiennent aux organismes les plus inférieurs et ne possèdent pas de noyau. Néanmoins, la segmentation se fait sur elles de la même façon, mais seulement aux dépens du corps cellulaire.

Les noyaux qui sont libres se segmentent comme ceux qui sont inclus dans les cellules ; ainsi font les noyaux embryoplastiques, les noyaux des faisceaux musculaires. Le nucléole joue, dans ce cas, par rapport au noyau le rôle que celui-ci jouait dans la segmentation par rapport à la cellule.

Un fait de la plus haute importance et dont il faut absolument tenir compte dans l'interprétation des phénomènes pathologiques, c'est que *la segmentation ne se produit jamais qu'à une certaine période du développement, et sur les éléments ayant la forme cellulaire, ou complète, ou simplifiée* ; en un mot, sur des noyaux ou des cellules telles que nous les avons définies. Les phénomènes de reproduction ne se montrent absolument que sur les éléments qui ont forme cellulaire, et à une période suffisamment avancée de leur développement.

La même loi s'applique à tous les êtres quels qu'ils soient, la reproduction n'étant possible qu'à une période déterminée de la vie. Aussi un élément ayant forme de fibre ne se segmente pas ; il a dépassé l'âge de reproduction. Nous verrons, en traitant des tissus, comment peuvent se produire les éléments nouveaux dans le cas de régénération ou de production morbides.

Reproduction par gemmation. — Dans la reproduction par gemmation, les phénomènes se passent suivant un ordre inverse : c'est le corps cellulaire qui commence le travail de formation.

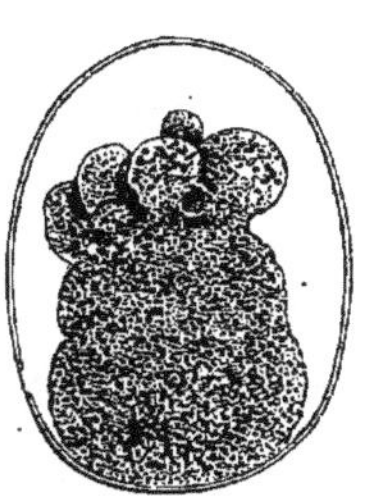

FIG. 17. — Cellules du feuillet externe se formant par gemmation. Œuf du Doris.

En un point de la surface de la cellule se montre une saillie. Cette saillie augmente peu à peu, s'allonge, s'étire, s'étrangle à sa base, finit par se séparer de la première, et constitue ainsi un élément nouveau. Dans certains cas, la cellule développée par gemmation reste sans noyau : tels sont les globules polaires de l'ovule, les cellules du feuillet externe du blastoderme (voy. *Blastoderme*), chez les Tipulaires culiciformes, insectes voisins des mouches (Ch. Robin). D'autres fois, dans le bourgeon ainsi formé naît un noyau par genèse, comme le noyau vitellin, par exemple chez les mollusques et les hirudinées. Dans les cellules blastodermiques formées de la même façon, on voit apparaître par genèse un noyau qui en occupe la partie centrale. C'est surtout sur l'ovule des invertébrés (insectes, hirudinées, mollusques) qu'on assiste à ces phénomènes de gemmation, car chez certains de ces animaux le feuillet externe du blastoderme se forme par gemmation aux dépens des premières sphères de segmentation qui représentent, ou bien le feuillet interne seul, ou bien ce feuillet et une masse utilisée plus tard pour la nutrition de l'embryon.

Coalescence des cellules. — Les cellules peuvent, en se développant, s'unir les unes aux autres pour former des tubes, ou des cylindres, ou des masses sphériques, suivant la façon dont la soudure s'opère. C'est ainsi que les globules polaires se fondent en un seul globe chez certains mollusques et annélides. La réunion bout à bout de certaines cellules du feuillet moyen donne les premiers faisceaux musculaires (Ch. Robin, *Anat. cellulaire*). Les tubes nerveux se forment de la même façon.

Transformation des cellules. — Parmi les cellules qui apparaissent au début du développement embryonnaire, les unes conservent indéfiniment leur forme primitive, d'autres la perdent bientôt et ne servent qu'à engendrer des fibres, des tubes, des membranes, etc.

Les fibres qui naissent des cellules se développent comme des formations tantôt extra-cellulaires, tantôt intra-cellulaires. Parmi les premières il faut compter les fibres conjonctives produites par une sorte d'allongement des cellules primitives, par un dépôt molécule à molécule de la substance de la fibre à l'extrémité de la cellule. Les cylindres d'axe, les fibrilles striées des muscles, sont des formations intra-cellulaires et néanmoins elles représentent des parties complexes.

Dans le règne végétal nous voyons de même la cellule donner naissance aux fibres spirales des trachées, à des réseaux sur la surface de la paroi cellulaire, aux épaississements des vaisseaux ponctués, scalariformes, etc.

Lorsque les cellules conservent leur forme primitive, deux ordres de phénomènes peuvent se produire : ou bien le protoplasma, ou utricule azoté, persiste, et alors l'élément est encore doué de propriétés nutritives énergiques ; ou bien il disparaît et il ne reste plus que la paroi qui prend, dans ces conditions, toute l'importance. L'élément réduit à son enveloppe devient dur, résistant, forme tantôt une lamelle aplatie comme les cellules cornées de l'épiderme, qui se soudant entre elles constituent des membranes résistantes. Les enveloppes tubuleuses des nerfs, des tubes testiculaires, des canalicules respirateurs du poumon, sont formées de cellules aplaties, si intimement accolées par leurs bords, qu'il faut des artifices de préparation pour délimiter chacune d'elles.

De même que les cellules végétales, placées bout à bout, s'unissent les unes aux autres et se confondent en un tube continu, de même les parois des cellules primitives des nerfs (Ranvier) se soudent en formant la gaîne de Schwann des tubes nerveux. Une seule cellule peut encore donner, par allongement progressif, un tube ou un cylindre. Ainsi se développent les longs prismes du cristallin. Dans certains cas l'élément s'éloigne complétement de la forme cellulaire : tels sont les piliers de l'organe de Corti, les cellules urticantes des cœlentérés, les cellules irisantes du tapis choroïdien et de la vessie natatoire des poissons. Lorsque la cellule se conserve avec son protoplasma et sa forme originelle, elle peut pendant toute la vie engendrer des éléments identiques ; elle représente alors un véritable organisme reproducteur, servant à réparer les pertes, à combler les vides produits accidentellement au sein des tissus. Un grand nombre de cellules restent à cet état, ainsi que nous le verrons en étudiant chaque groupe d'éléments anatomiques.

Nutrition de la cellule. — La cellule représente, dans les tissus ou les plasmas, un organisme élémentaire, vivant dans les milieux de l'économie comme les animaux unicellulaires dans l'eau où ils ont pris naissance. Elle absorbe certains principes qui pénètrent par endosmose à travers sa paroi, quand elle en possède, à travers la couche la plus superficielle du corps cellulaire, dans le cas contraire.

Ces principes sont en partie assimilés, c'est-à-dire transformés en matière identique à celle du corps cellulaire. L'assimilation, ainsi que nous l'avons dit plus haut, ne consiste pas dans un simple phénomène d'imbibition de l'élément, mais dans une série de modifications chimiques. Les substances assimilées remplacent dans la cellule les parties qui ont été transformées par les actes chimiques de la nutrition, et sont devenues inertes, en un mot les produits de désassimilation.

Ces produits de désassimilation sont très-nombreux et très-variés. Tantôt ils sont solubles et traversent le corps cellulaire et la paroi par simple dialyse, comme les solutions des sels organiques ou inorganiques ; ou bien ce sont des matières albuminoïdes transformées, solubles aussi, constituant les produits des sécrétions glandulaires, telles que la caséine, la pancréatine, la pepsine, etc. ; ou bien des matières grasses qui, n'étant pas dialysables, restent au milieu du corps cellulaire, et font éclater la paroi une fois qu'elles se sont accumulées en masse suffisante. La cellule se trouve alors détruite après qu'elle a fourni une certaine quantité de matière grasse. C'est ainsi que se fait la sécrétion de la matière sébacée. La paroi cellulaire vidée est entraînée avec le liquide et rejetée au dehors.

Altérations cadavériques des cellules. — La plupart des cellules examinées dans les liquides où elles vivent normalement, se présentent avec un aspect homogène et transparent; mais peu à peu, par le fait de la coagulation de la substance qui les compose, elles deviennent granuleuses et prennent plus de consistance. C'est ce phénomène qui dans les fibres musculaires de la vie animale et de la vie organique engendre la rigidité cadavérique.

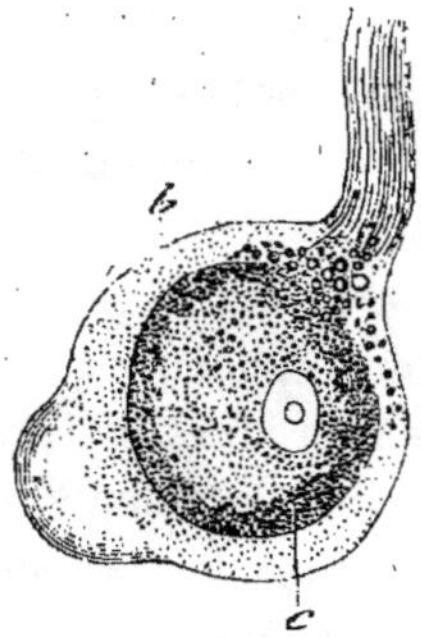

FIG. 18. — Goutte sarcodique dans une cellule nerveuse d'un ganglion de l'escargot. — *b*, corps cellulaire; *c*, noyau.

En même temps que ce phénomène se produit, on voit apparaître au milieu de l'élément et à sa surface, des gouttes d'une matière visqueuse qui se forment avec d'autant plus de rapidité que l'élément est plus altérable. Ainsi les cellules des invertébrés, les cellules nerveuses des crustacés ou des mollusques, sont à peine séparées de l'animal qu'elles se creusent de cavités dans lesquelles se trouve cette matière liquide, et qu'une exsudation de même nature forme des bosselures à la surface de l'élément.

Ces gouttes qui exsudent ainsi du corps cellulaire ont reçu le nom impropre de gouttes sarcodiques. Nous avons déjà dit en effet qu'on avait désigné du nom de sarcode une substance contractile.

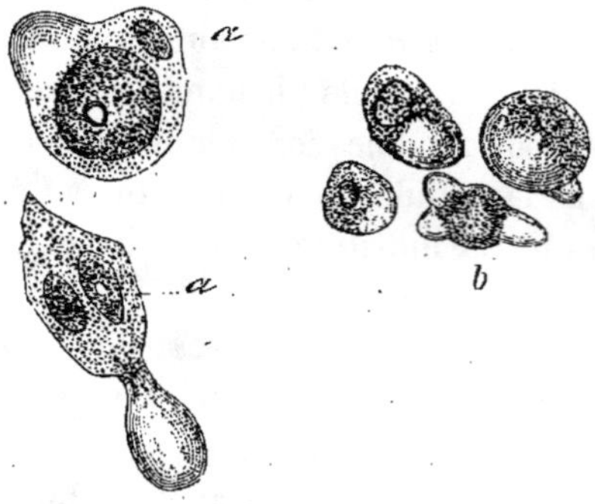

FIG. 19. — *a*, Gouttes sarcodiques dans des cellules épithéliales d'une tumeur du sein; *b*, cellules de la moelle des os d'un jeune chien avec les mêmes gouttes.

Plus les éléments se rapprochent de l'état embryonnaire, et plus ils manifestent ces altérations après la mort. Ces gouttes en exsudant de l'élément peuvent le briser, le détruire, ou soulever simplement la paroi cellulaire qui n'était pas visible auparavant, ou bien encore former une sorte d'auréole tout autour de lui, ainsi qu'on le voit fréquemment sur les globules du sang humain. Sur les éléments volumineux qui composent les tumeurs dites cancéreuses on trouve souvent aussi de ces exsudations sarcodiques.

Sur les cellules des invertébrés, des crustacés et des mollusques en particulier, ces phénomènes cadavériques se produisent avec une rapidité telle que leur étude en est rendue très-difficile. Ces faits montrent avec quelle facilité s'opèrent des dédoublements chimiques dans la matière organisée aussitôt après la mort. Le corps cellulaire seul en est le siége, alors que la paroi des éléments est à peine modifiée. Il est important de les connaître pour ne pas confondre ces altérations avec des dégénérescences pathologiques.

§ 16. **Pathologie de la cellule.** — L'animal unicellulaire est aussi simple dans ses altérations que dans sa composition organique. Si le milieu change tant soit peu autour de lui, la nutrition cesse et il meurt. Là se borne toute sa pathologie.

Lorsqu'on observe en effet la vie des organismes inférieurs, des algues, des infusoires, on reconnaît bien vite que des modifications insignifiantes en apparence, dans l'eau ou l'atmosphère qui les environne, amènent instantanément leur destruction. Ainsi les Noctiluques disparaissent de la surface de la mer dès que tombent quelques gouttes de pluie. Les Eugléniens, les Vorticelles meurent rapidement, pour peu que l'eau qui les renferme commence à se putréfier. Les champignons n'ont qu'un milieu bien déterminé où ils puissent fructifier. Tous ces faits prouvent que plus l'être est imparfait, plus il est difficile de réaliser les conditions exactes de lumière, de chaleur, de combinaisons chimiques, indispensables à son existence.

De même les éléments anatomiques qui composent les tissus des animaux supérieurs, considérés isolément, ont une vie très-restreinte et enfermée dans d'étroites limites. Le plasma qui les nourrit est pour eux ce qu'est l'eau pour l'infusoire. Que ce plasma varie de composition, aussitôt ils meurent. Que les conditions de milieu soient plus favorables, leur multiplication se fait avec une rapidité excessive, comme les champignons dont on sème les spores dans le liquide approprié. La vie de l'élément est donc tout entière subordonnée aux conditions chimiques ou physiques extérieures. Nous avons déjà vu, du reste, en étudiant les propriétés générales de la matière organisée, quelle était leur influence.

Par contre, un animal élevé en organisation représentant une association d'éléments divers, résiste aux causes de destruction, grâce au concours de toutes les forces dégagées par eux. Si la cellule nerveuse sous l'influence d'un agent toxique perd momentanément ses propriétés et les recouvre ensuite, c'est que le milieu n'est pas toujours le même autour d'elle. Sinon, elle serait comme l'infusoire qui meurt dès que son eau s'altère. Mais grâce à un nouvel afflux de plasma sanguin elle peut éliminer son poison pourvu que la dose ne soit pas trop forte. C'est ainsi que les expériences de Cl. Bernard montrent, alors même que la mort est survenue dans les empoisonnements par la strychnine et le curare, qu'on rappelle la vie par la respiration artificielle.

Lors donc que la cellule n'a pas absorbé une trop grande quantité de poison, si un sang dépourvu de principes toxiques afflue de nouveau, elle reprend ses propriétés.

Reproduction plus intense, hypertrophie ou mort plus rapide, tels sont les seuls phénomènes très-peu différents de l'évolution normale qui caractérisent la pathologie de la cellule. Ajoutons encore ces états isomériques, dits états virulents, dont nous avons parlé à propos de la matière organisée. Mais pour un être complexe formé d'éléments divers il n'en est pas de même. Il est lésé d'autant de façons qu'il y a de combinaisons possibles entre les états différents des éléments qui le composent.

Dans les altérations de tissus, l'élément peut être intact, être absolument le même qu'à l'état de santé. Souvent même ses propriétés d'ordre organique sont augmentées. Ce qui fait la lésion, c'est donc : ou la multiplication d'éléments qui, bien que normaux, gênent le jeu des organes par leur masse; ou bien leur destruction, leur mort rapide entraînant des pertes de substances.

Il n'y a pas autre chose dans l'anatomie pathologique cellulaire.

Aussi Virchow s'est-il complétement mépris en ne tenant pas compte de ce qu'était en réalité la maladie de la cellule, et en lui attribuant par contre tout ce qui revenait aux organes; de même que certains physiologistes veulent trouver dans un infusoire la place de toutes nos fonctions, et ont pris, à une certaine époque, les spermatozoïdes pour des animaux en miniature.

Faute de connaître la véritable physiologie des éléments, Virchow les a doués de fonctions qu'ils n'ont pas, pour élargir le cadre des maladies qu'il voulait leur créer. Il n'a pas vu que la maladie de la cellule est toute moléculaire, que le trouble des réactions chimiques constitue la pathologie cellulaire; tandis que le trouble des fonctions des organes fait la pathologie de l'organisme. Vouloir appliquer à l'élément ce qui appartient à l'être collectif, est une entreprise qui peut paraître hardie pour ceux qui ne connaissent point les propriétés des cellules, mais qui dès le début est frappée d'impuissance. Aussi n'est-il sorti de ce livre de la pathologie cellulaire (1), à cause précisément du crédit de son auteur, qu'un boule-

(1) Les idées les plus originales de ce livre ont été prises à Goodsir. — Voy. Ch. Robin, *Anat. et phys. cellulaires.*

versement des idées médicales fondées sur l'observation clinique. Je pourrais citer des articles comme celui de l'inflammation, dont nous aurons à reparler dans le cours de ces leçons. Et cherche-t-on dans ce livre une pathologie de la cellule? On ne la rencontre nulle part et pour une bonne raison, c'est qu'au point de vue où se plaçait Virchow, elle était impossible à établir. Il traite des affections organiques, des tumeurs, mais nullement de la pathologie de l'élément. Il semble, à lire le titre de l'ouvrage, qu'on doive y trouver au moins quelques idées générales sur la médecine. Or, c'est en vain qu'on les cherche au milieu d'une foule d'hypothèses qui n'ont aucun caractère scientifique.

La pathologie cellulaire, dans ce qu'elle a de fondamental, se ramène aux altérations de la matière organisée qui sont les maladies générales. Nous en avons traité dans le chapitre précédent. Ces altérations sont insaisissables au microscope; étant, nous l'avons dit, d'ordre moléculaire, elles ne sont pas spéciales aux cellules, mais à toutes les parties vivantes des tissus et des humeurs.

La seconde catégorie d'altérations est marquée par les différents aspects que peut prendre la cellule quand sa nutrition se fait en dehors des conditions normales, soit dans le cours de l'hypertrophie ou d'une dégénérescence rapide.

Lorsque la nutrition est accrue dans les cellules, celles-ci augmentent de nombre et de volume; partout on rencontre les signes d'une formation rapide d'éléments. Tantôt ce sont des agglomérations de cellules, en dehors des limites qui leur sont normalement assignées; mais ces cellules n'ont que le volume et la forme qu'elles possèdent habituellement. Tantôt les éléments sont individuellement hypertrophiés : ils renferment alors deux, trois, ou un plus grand nombre de noyaux volumineux avec des nucléoles; leurs formes sont irrégulières; le travail de segmentation est accusé partout, mais sans ordre. En même temps on aperçoit un grand nombre de cellules remplies par des gouttes de matières graisseuses qui amènent leur destruction.

Dans d'autres conditions, les éléments d'un tissu se multiplient de façon à augmenter le volume de la masse. C'est ainsi que certaines tumeurs ne sont formées que par une accumulation d'éléments normaux. Chacune des cellules composantes considérée individuellement conserve ses caractères habituels : elle devient plus volumineuse, atteint le dernier terme de son évolution plus ou moins vite, mais ne subit jamais de transformation complète. L'élément épithélial, dans quelque maladie que ce soit, ne cessera pas d'offrir les caractères propres aux cellules de ce groupe et de sécréter les mêmes produits.

Quand du tissu conjonctif de nouvelle formation se développe dans le foie, étouffe pour ainsi dire les cellules propres de l'organe, comme on le voit dans la cirrhose, les éléments de ce tissu nouveau ne sont pas malades, bien au contraire ; ils sont pleins de vitalité. Ce qui est malade, c'est le foie. Ainsi, entre la maladie de l'organe et celle de la cellule il n'y a aucune commune mesure. Seules les maladies générales, les maladies virulentes, celles qui ne se traduisent par aucun changement de forme, frappent à la fois la cellule et toutes les parties de l'organisme. Virchow, qui ne tient pas compte de ces états virulents, aurait dû arriver à une conclusion tout opposée à celle qu'il semble poursuivre, et dire que la cause de l'état de souffrance de tout l'organisme n'est souvent que la *trop bonne santé* de certains éléments.

La pathologie de la cellule est tellement limitée, en effet, que les actions vitales qui s'y passent ne peuvent jamais être modifiées qu'en plus ou en moins. Ainsi, les éléments qui fabriquent les produits de sécrétion des glandes ne feront jamais d'autres produits à l'état pathologique. La glande mammaire sécrétera toujours du lait, les glandes à venin, du venin, etc., et si l'inflammation ou quelque altération les atteint, leur sécrétion pourra être tarie ou augmentée, mais ne changera jamais de caractère.

Irritabilité. — Pour donner à la pathologie de la cellule une si grande importance, Virchow a été conduit à reconnaître la théorie de l'irritabilité de Broussais, que ce dernier appliquait aux tissus. Il a imaginé pour la cellule plusieurs modes d'irritabilité : l'irritabilité nutritive, formative, l'irritabilité musculaire, etc. « L'irritabilité est la faculté qu'a » un corps vivant d'acquérir, sous l'influence de certains agents, un état » qui est l'irritation par lequel l'activité de ce corps est en jeu. »

L'irritabilité nutritive correspond à la propriété que possède l'élément de se nourrir ; l'irritabilité musculaire correspond à la propriété du muscle de se contracter, et ainsi de suite. Autant dire simplement que le muscle se contracte, que la cellule se nourrit, se développe. Cette théorie de Virchow est une sorte de restauration du principe vital : c'est la conséquence forcée de l'idée qui domine sa pathologie cellulaire, de ramener les maladies de l'organisme à la cellule. Pour en arriver là, il fallait commencer par condenser pour ainsi dire sur l'élément les fonctions de l'animal tout entier; il fallait attribuer à la cellule cette réaction vive, essentiellement variable, d'un être doué d'un système nerveux, en face d'un irritant, d'une excitation des nerfs sensitifs.

Pour l'être unicellulaire, pour la cellule vivant dans nos tissus, il n'y a pas tant de manières d'être et de réagir : l'un et l'autre sont intimement liés à leur milieu ; ils font corps avec lui. Que la température de ce milieu vienne à changer, que des agents chimiques y soient introduits, aussitôt le mouvement vital s'arrête parce que les combinaisons chimiques ne peuvent plus se produire. En quoi ces propriétés ressemblent-elles à ce qu'on pourrait appeler l'irritabilité? Or, si nous voulions entrer dans l'examen des faits, nous leur trouverions bien d'autres explications que celles qui servent de base à cette théorie. Ainsi, une expérience qui passe pour démonstrative est la suivante :

On introduit un corps étranger, un fil, dans un cartilage qui ne possède ni nerfs ni vaisseaux. Aussitôt on voit les éléments se multiplier autour de la blessure : donc l'irritabilité formative a été mise en jeu ! Mais que d'interprétations il serait facile de donner de ces phénomènes ! Ne pourrait-on pas répondre, par exemple : un grand nombre d'éléments qui composent les tissus sont incomplétement formés, ils ont, par suite, une grande tendance au développement ; s'ils restent inactifs, c'est par une sorte d'antagonisme établissant l'équilibre entre des forces de même nature ; mais que dans un tissu on supprime quelques parties, l'équilibre sera rompu et la tendance au développement des éléments jeunes se montrera aussitôt.

On peut dire encore : vous avez changé le milieu où vit l'élément par la plaie que vous avez faite, les cellules du cartilage se mettent en contact avec d'autres liquides, elles sont dans des conditions meilleures de nutrition, alors elles se développent ; l'élément qui se reproduit en effet a une nutrition plus active, partant se trouve dans un milieu plus favorable.

CHAPITRE IV

NOTIONS PRÉLIMINAIRES D'EMBRYOGÉNIE POUR SERVIR A L'HISTOIRE DU DÉVELOPPEMENT DES SYSTÈMES ANATOMIQUES.

§ 17. L'histoire du développement des éléments et des tissus est, nous l'avons dit en commençant, inséparable de l'histologie. Nous serons dans la nécessité, à propos de chaque question d'anatomie normale ou pathologique, d'entrer dans l'exposé des phénomènes histogénétiques. Or, les notions d'embryogénie ne sont pas encore assez vulgarisées pour que nous puissions faire l'histogenèse sans donner, au préalable, le développement de l'embryon dans son ensemble, c'est-à-dire pendant les premiers jours qui suivent la fécondation.

Ces phénomènes étant pour la plupart les mêmes chez les mammifères, les oiseaux et les poissons, il est indifférent de choisir l'une ou l'autre de ces trois classes d'animaux. Nous suivrons donc pendant les trois premiers jours le développement de l'oiseau comme étant le plus facile à vérifier. A partir de cette époque, la forme générale de l'animal est déterminée, il ne lui reste plus qu'à se perfectionner par l'acquisition de certains organes, par l'accroissement de ceux qui existent.

Ces premiers phénomènes étant décrits, on trouvera, à propos de chacun des tissus, la suite du chapitre d'embryogénie que nous plaçons en tête de cet ouvrage. C'est ainsi que dans les articles qui traitent des glandes, des muqueuses nous verrons aux articles correspondants comment se fait leur développement.

L'ordre logique d'un traité d'histologie serait d'arriver à la description de chaque élément en partant de la cellule primitive, l'ovule ; mais dans l'histogénie il reste encore bien des lacunes à combler. Autant néanmoins que l'étendue de nos connaissances nous a permis de le faire, nous nous sommes efforcé de suivre cette méthode.

Nous renvoyons pour les détails et les discussions relatives à chacune des questions aux traités spéciaux d'embryogénie, voulant exposer seulement dans ce chapitre les faits qui nous sont indispensables pour comprendre le développement des systèmes anatomiques.

Œuf des mammifères. (La description complète de l'œuf est donnée à l'article *Ovule*.)

L'œuf des mammifères est plus simple dans sa composition que celui des autres animaux. C'est une cellule sphérique possédant comme toute cellule complète :

Une paroi appelée *membrane vitelline ;*

Un corps cellulaire ou *vitellus ;*

Un noyau ou *vésicule germinative ;*

Un nucléole ou *tache germinative.*

Le *vitellus* est la partie fondamentale de la cellule. Il se segmente après la fécondation pour donner les cellules du blastoderme (voy. ce mot) desquelles dérive l'embryon.

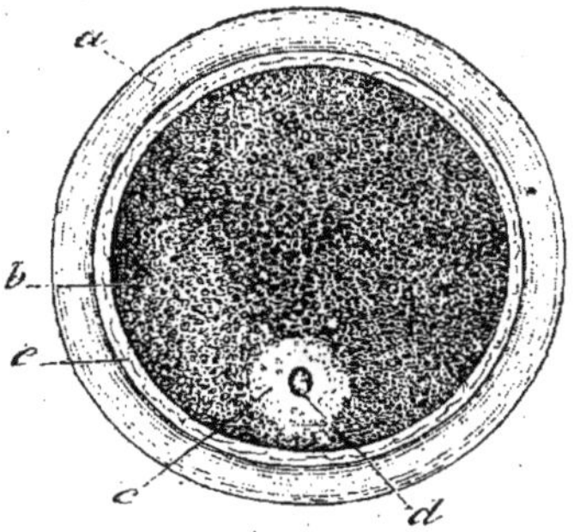

FIG. 20. — Ovule de femme (d'après Ch. Robin).—*a*, membrane vitelline ; *b*, vitellus ; *c*, vésicule germinative ; *d*, tache germinative ; *e*, espace laissé par le retrait du vitellus.

Œuf d'oiseau. — Pour suivre le développement de l'embryon d'oiseau, il est de toute nécessité de connaître d'abord la constitution générale de l'œuf de poule.

Cet œuf est un peu plus compliqué que celui des mammifères. Mais dans son étude, nous considérerons seulement le jaune, qui est la partie intéressante, le blanc, la coquille, ne représentant que des enveloppes accessoires.

Le *jaune* se compose : 1° de la membrane vitelline qui devient l'enveloppe du jaune ; 2° d'une vésicule germinative entourée d'un amas de vitellus susceptible de se segmenter ; cette vésicule et cet amas de vitellus forment ensemble une petite tache blanche circulaire, située sur l'équateur de l'œuf et sous la membrane vitelline : on lui donne le nom de *cicatricule ;* 3° d'une masse de matière nutritive azotée, dite vitellus

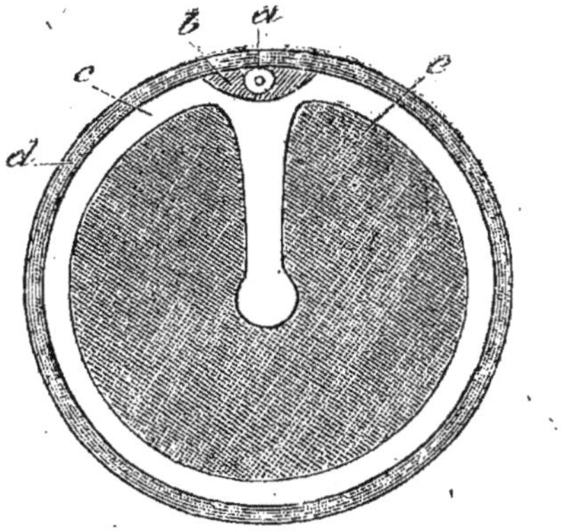

FIG. 21.—Schéma de l'œuf d'oiseau.— *a*, vésicule germinative ; *b*, vitellus de segmentation ; *c*, vitellus blanc ; *e*, vitellus de nutrition ou jaune ; *d*, membrane vitelline.

jaune ou vitellus de nutrition, formant presque tout le contenu de la membrane vitelline. C'est par la présence de cette masse nutritive qui se dépose peu à peu dans le vitellus que l'œuf des vertébrés anallantoïdiens et des oiseaux diffère de l'œuf des mammifères.

En outre, on trouve immédiatement au-dessous de la membrane du jaune une couche mince de substance blanche enveloppant la cicatricule et descendant au-dessous d'elle en formant une sorte de prolongement qui atteint le centre de l'œuf. C'est encore une partie accessoire connue sous le nom de *vitellus blanc*.

Segmentation du vitellus. Formation du blastoderme. — La segmentation du vitellus peut être facilement suivie sur les œufs de mollusques, d'hirudinées et d'insectes. Les premiers phénomènes qui se produisent chez ces animaux sont, d'une façon générale, identiques à ceux que l'on observe chez les mammifères; mais à une époque plus ou moins tardive, s'établissent des différences caractérisant tel ou tel animal.

Lorsque l'œuf est à maturité, la vésicule germinative disparaît par rupture ou liquéfaction de sa paroi (Ch. Robin). Après la disparition de la vésicule germinative, que la fécondation ait lieu ou non, on voit apparaître les *globules polaires*.

Les globules polaires sont des cellules sans noyau qui se forment par gemmation à la surface du vitellus, et sous la membrane vitelline. — Ils débutent sous forme d'une saillie transparente qui augmente peu à peu de hauteur, s'étrangle à la base, et finalement se sépare en une petite masse sphérique. Suivant les animaux, on voit apparaître un nombre variable de globules polaires. En général il s'en forme deux chez les mollusques : chacun met de vingt-cinq à quarante minutes à se former. Chez tous les vertébrés et beaucoup d'invertébrés, le globule polaire reste comme un corps étranger à l'évolution embryonnaire, mais chez les insectes et les arachnides, toutes les cellules du blastoderme sont ainsi formées par gemmation (Ch. Robin, *Anat. cellul.*). Le globule polaire semble donc analogue à un de ces organes très-développés dans une espèce, atrophiés dans l'autre, et qui marquent les traits d'union qui les unissent entre elles.

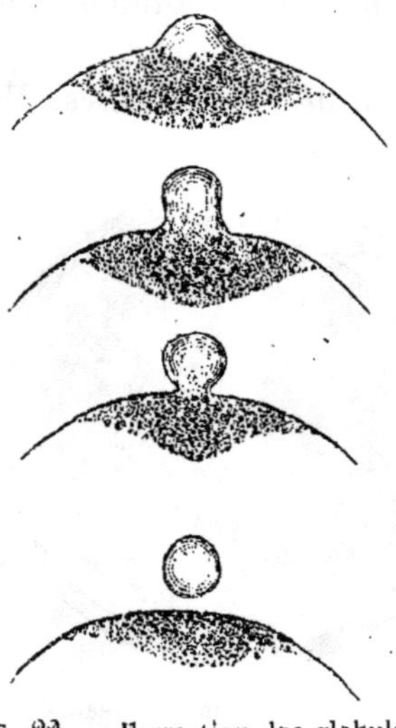

FIG. 22. — Formation des globules polaires par gemmation (d'après Ch. Robin).

Lorsque l'œuf n'est pas fécondé, le travail formateur ne va pas plus loin. Mais si les spermatozoïdes ont pénétré et se sont dissous dans la substance du vitellus, on voit naître, plusieurs heures après la disparition de la vésicule germinative, le noyau vitellin sur lequel va commencer la segmentation.

Noyau vitellin (1). — Celui-ci se forme par genèse, ainsi que nous avons eu l'occasion de le dire, et un quart d'heure ou vingt minutes après la formation du dernier globule polaire.

Il apparaît d'abord au centre du vitellus comme un espace clair de $0^{mm},01$, et atteint un diamètre de $0^{mm},05$. C'est un corps solide, isolable du reste du vitellus, albuminoïde et non graisseux, sans paroi propre comme celle de la vésicule germinative. Quelques heures après sa formation il présente un nucléole (Ch. Robin, *Anat. cellul.*).

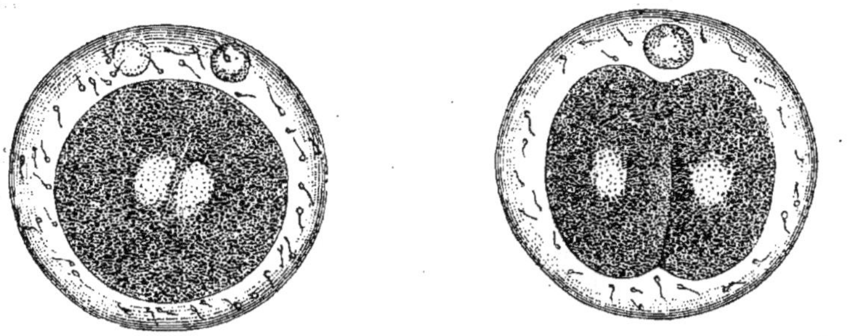

FIG. 23 et 24. — Segmentation de l'œuf des néphélis (Ch. Robin, *Mémoire sur le développement des Hirudinées*).

Fig. 23. La segmentation du noyau vitellin est achevée, celle du vitellus commence.

Fig. 24. Les deux sphères de segmentation vitelline sont à peu près achevées.

Ce globule, qui représente dorénavant, au point de vue des phénomènes de segmentation (voy. *Cellule*), le noyau de l'ovule, s'allonge bientôt, s'étire et se sépare en deux globes accolés. En même temps apparaît dans le vitellus une ligne claire qui rencontre la surface de l'ovule au point où se sont formés les globules polaires. Sur cette ligne, marquée par un retrait de toute la masse vitelline de part et d'autre, passe un plan de séparation qui décompose l'ovule en deux sphères. Ce premier phénomène peut s'observer chez le lapin, un peu au-dessus du milieu de la trompe, douze heures après le coït fécondant.

Sur les deux sphères de segmentation ainsi formées et munies chacune de leur noyau, se produit un phénomène semblable, d'où quatre sphères

(1) Ce mode de génération du noyau vitellin n'est pas accepté par Van Beneden. Cet embryologiste le fait provenir de deux autres noyaux, le protonucléus central et le protonucléus périphérique. Mais il manque à cette théorie une donnée fondamentale, la détermination de l'origine de ces deux noyaux.

qui se diviseront de même et ainsi de suite, de sorte qu'au bout d'un temps variable, suivant l'espèce, le vitellus sera décomposé en une infinité de cellules formant par leur réunion une masse inégale, d'aspect mûriforme, auquel on donne le nom de *blastoderme.*

Le blastoderme est l'ensemble des cellules produites par la segmentation du vitellus.

Nous pouvons dès à présent comprendre les analogies qui rapprochent l'œuf des mammifères de l'œuf de l'oiseau. Chez les mammifères, une fois le blastoderme constitué et même pendant sa formation, un liquide venant de la mère pénètre pour faire les frais du travail qui se poursuit au centre de l'ovule, et rejette toutes les cellules blastodermiques sur la surface. Chez l'oiseau, le liquide (vitellus jaune ou de nutrition) préexiste à la constitution du blastoderme. De sorte qu'après ces premiers phénomènes de développement, *dans l'un et l'autre cas, le blastoderme est représenté par une sorte de disque étalé* sous la membrane vitelline, et en rapport par sa face interne avec les matières nutritives. La cicatricule de l'oiseau, quand l'œuf est fécondé, représente déjà un blastoderme, la segmentation du vitellus s'étant opérée pendant la descente à travers l'oviducte. D'après Kölliker, ce blastoderme est même décomposé déjà en deux couches ou feuillets.

Formation des deux premiers feuillets du blastoderme. — Dès sa formation, et par des procédés variables suivant les différentes classes d'animaux, le disque blastodermique se sépare en deux couches d'éléments différents les uns des autres.

Sur l'œuf d'oiseau, dès que la cicatricule a commencé à s'étaler sous la membrane vitelline, elle est donc séparable en deux feuillets : l'un en rapport avec le jaune, c'est le feuillet interne ; l'autre collé à la membrane vitelline, c'est le feuillet externe. L'externe est formé de cellules prismatiques régulières, allongées ; l'interne, de cellules plus volumineuses, sphériques, avec un noyau transparent. Chez les invertébrés, de même nous verrons que les cellules du feuillet interne sont au début plus volumineuses que les autres. (Voy. fig. 45, la forme des premières cellules du feuillet interne.)

Chacun de ces feuillets se contourne, se reploie de différentes façons et donne naissance à des organes spéciaux. Mais, quelque simple ou compliqué que soit l'animal, l'interne forme, pour la grande majorité des êtres, si ce n'est pour tous, la cavité digestive ou la couche au travers de laquelle les matières nutritives pénètrent dans l'organisme ; l'externe, ses moyens de défense, de protection, c'est-à-dire son enveloppe épidermique avec toutes ses dépendances.

Cette théorie est vraie pour tous les vertébrés. Ch. Robin l'a entièrement vérifiée pour les hirudinées et certains mollusques.

Les feuillets blastodermiques primitifs se constituent en deux couches distinctes par deux procédés que l'on a pu observer sur les animaux inférieurs, mais pas encore entièrement sur les vertébrés : la *segmentation inégale* et la *gemmation*.

La segmentation inégale, découverte par Remak, se voit sur les invertébrés, chez les mollusques gastéropodes et bivalves, les échinodermes, les

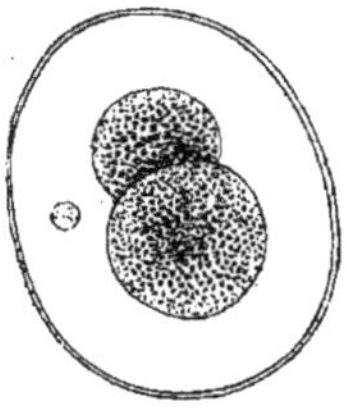

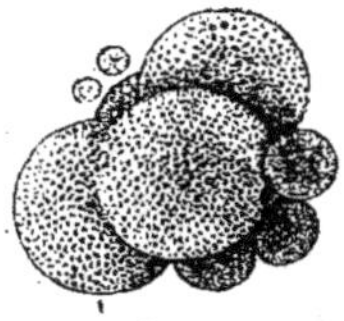

FIG. 25 et 26. — Segmentation inégale. Œuf d'Aplisie.
FIG. 25. Segmentation en deux sphères.
FIG. 26. Le vitellus a été décomposé en quatre grosses sphères destinées au feuillet interne, et quatre petites pour le feuillet externe. Au-dessus des quatre grosses on voit deux globules polaires.

annélides. Elle consiste simplement en ce que les deux premières sphères de segmentation sont inégales. La conséquence de ce fait est que les quatre suivantes qui dérivent des premières le sont aussi, et ainsi de suite. L'ovule se sépare donc en deux groupes de cellules : un groupe de petites, un groupe de grosses. Les petites forment le feuillet externe ; les grosses le feuillet interne.

Chez beaucoup de mollusques, les premières sphères de segmentation, jusqu'à quatre, sont égales entre elles ; après leur formation commence la segmentation inégale.

Sur d'autres, après la séparation de ces quatre sphères, naissent par gemmation des cellules beaucoup plus petites. Les premières, volumineuses, forment encore le feuillet interne ; les secondes, le feuillet externe. Sur les embryons des mollusques et d'hirudinées, on aperçoit les petites cellules qui s'étendent peu à peu et forment l'ectoderme au-dessus de la masse des grosses cellules qui se soudent pour constituer la cavité digestive. Enfin, nous avons vu précédemment que le blasto-

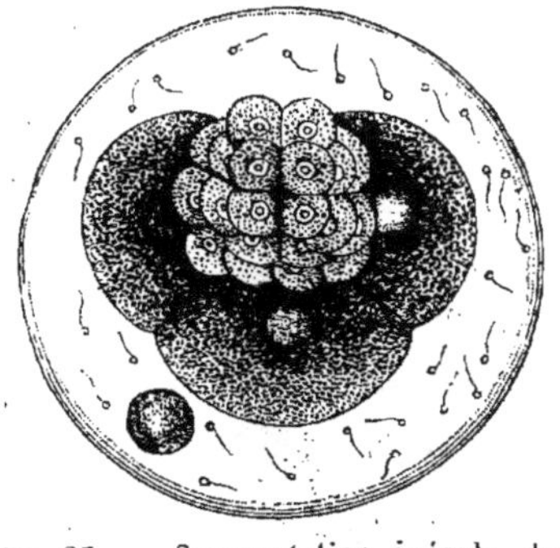

FIG. 27. — Segmentation inégale du vitellus. Œuf de Néphélis, d'après Ch. Robin. L'endoderme est représenté par les grosses sphères, l'ectoderme par les petites.

derme tout entier pouvait être un produit de gemmation du vitellus (tels sont les insectes). (Voy. *Globules polaires.*)

Ces exemples montrent les différents procédés suivant lesquels peuvent se constituer les feuillets du blastoderme, comment s'établit dès les premiers moments de la segmentation une différenciation entre les cellules qui dérivent du vitellus. Il est probable, d'après les recherches de Van Beneden sur la segmentation de l'ovule du lapin, et aussi en considérant la forme des cellules nouvellement formées à la périphérie des deux premiers feuillets, que ceux-ci se différencient par la segmentation inégale.

DÉVELOPPEMENT DE L'EMBRYON.

La segmentation de l'ovule ne peut se suivre sur les vertébrés que jusqu'à une certaine limite, tant que le nombre des cellules n'est pas devenu trop considérable. A un certain moment elles sont pour ainsi dire en nombre infini ; alors le blastoderme a pris la forme d'un disque étalé sous la membrane vitelline, formant la cicatricule telle qu'elle se présente sur les œufs fécondés. Nous étudierons successivement les différents aspects et la structure de cette cicatricule après 24, 36, 40, 50 heures, etc.

Les auteurs d'embryogénie n'ont pas encore adopté de méthode de description, celle qui m'a paru la plus logique consiste à décrire l'aspect extérieur de l'embryon à des époques déterminées, puis les coupes correspondantes à ces époques. On pourrait l'appeler la méthode des projections et des coupes.

En suivant la série des dessins représentant les différents aspects de l'embryon, le lecteur pourra se faire déjà une idée des principaux phénomènes du développement.

EMBRYON DE 24 HEURES.

PROJECTIONS HORIZONTALES.

Le blastoderme, ou la cicatricule, a, dès le début, une forme circulaire; la partie centrale du cercle est transparente; la zone périphérique est opaque.

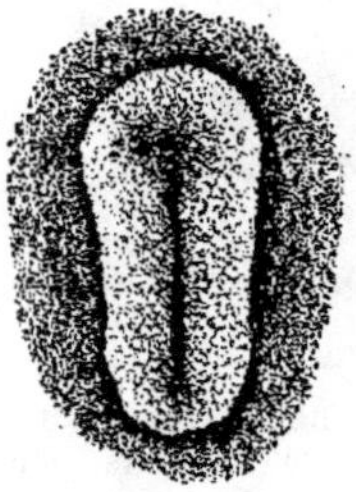

FIG. 28.—Ligne primitive au centre de l'aire transparente et une portion de l'aire opaque.

Dès que la première ébauche de l'embryon apparaît, la cicatricule devient elliptique, et l'on peut alors lui reconnaître quatre parties. Une partie centrale, légèrement obscure et allongée, c'est le corps même de l'embryon ; son axe est perpendiculaire au grand axe de l'œuf. En dehors de cette ligne obscure est une zone appelée *zone transparente*, autour de laquelle se trouve une zone plus large, nettement limitée du côté du centre et sans ligne de démarcation précise à la périphérie, c'est l'*aire opaque* qui est décomposable elle-même en deux parties : la zone opaque proprement dite, qui deviendra plus tard l'aire vasculaire (Kölliker) limitée en dehors par une ligne très-nette, et la *zone vitelline*, laquelle se perd insensiblement sur la surface ovulaire.

L'embryon se montre au milieu de l'aire transparente sous la forme d'une sorte de talus, de saillie, qui occupe la ligne médiane de l'aire transparente. Dès son apparition, on voit se dessiner sur son axe, et plus près de ce qui sera l'extrémité caudale, une ligne longitudinale occupant toute sa longueur et de teinte plus foncée que le reste. Cette ligne, appelée *ligne primitive*, ne tarde pas à être remplacée par un sillon qui occupe la même place : c'est le *sillon primitif*.

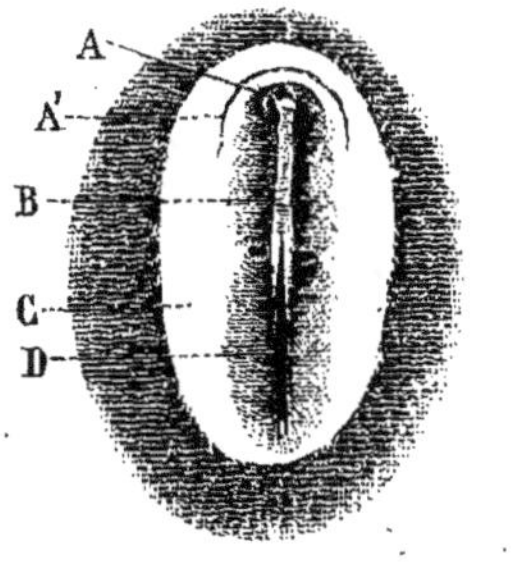

FIG. 29. — A, repli céphalique formé par l'incurvation de la partie correspondante de l'embryon en avant; B, sillon médullaire; C, aire transparente; D, ligne primitive. Sur le milieu on voit les deux premières protovertèbres.

Peu de temps après, un sillon analogue, mais à bords plus larges et plus élevés, part de ce qui sera l'extrémité céphalique et descend peu à peu au-devant du sillon primitif, en le comprenant dans l'écartement de ses deux bords : c'est là le *sillon médullaire*, la première ébauche du système nerveux central. Ces phénomènes se produisent en vingt ou vingt-quatre heures.

COUPES TRANSVERSALES.

Les coupes transversales faites pendant les premières heures de l'incubation montrent la constitution du blastoderme que nous avons décrit plus haut. Il est facile de voir qu'il est alors séparé en deux couches : l'externe, ou *ectoderme*, formée de cellules légèrement prismatiques ; l'interne, ou *endoderme*, de grosses cellules semblables à des sphères de segmentation vitelline, ainsi que nous l'avons déjà dit en parlant de la segmentation du vitellus. Kölliker, Förster et Balfour ont remarqué que le diamètre des cellules du feuillet interne est au début plus considérable que celui des cellules de l'autre feuillet. C'est la même loi pour les invertébrés, mais les cellules endodermiques ne tardent pas à devenir minces et allongées (voy. fig. 30 et 45).

Ces coupes montrent le feuillet interne et le feuillet externe accolés l'un à l'autre. Chacun d'eux est formé d'une couche régulière de cellules, ayant à peu près la même épaisseur dans tous les points de l'aire transparente; mais à la limite de l'aire opaque, le feuillet interne subit un épaississement considérable auquel on a donné le nom d'*épaississement germinatif* (voy. fig. 31). Il est dû à des accumulations irrégulières de cellules semblables à celles que nous trouvons dans toute l'étendue du feuillet interne, tout à fait au début de sa formation ; elles sont sphériques et plus volumineuses que celles de la partie centrale. Cette augmentation d'épaisseur du feuillet interne détermine l'opacité de la seconde zone de l'aire embryonnaire.

Lorsque apparaît la saillie médiane qui représente le corps de l'embryon au centre de l'aire transparente, on peut constater l'existence d'un troisième feuillet. Celui-ci est, dès le début, intermédiaire aux deux autres, aussi l'appelle-t-on *feuillet moyen* ou *mésoderme*. Sa formation correspond à l'apparition de la ligne primitive. Mais on ne sait pas

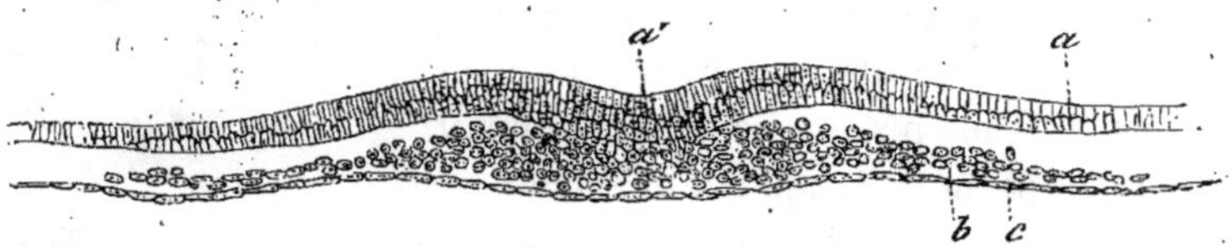

Fig. 30. — Coupe transversale d'embryon de 24 heures sur la ligne primitive. — *a*, feuillet externe; *a'*, sillon médullaire : on voit en ce point les cellules du feuillet externe se confondre avec celles du feuillet moyen; *b*, feuillet moyen; *c*, feuillet interne formé de cellules aplaties. L'épaississement germinatif est représenté sur la coupe suivante où il offre la même disposition.

encore bien quels rapports existent entre l'apparition du mésoderme et l'existence de cette ligne. D'après Kölliker, les éléments du mésoderme naissent le long de la ligne primitive aux dépens des cellules du feuillet externe. Il en résulte un épaississement auquel sont dus probablement la ligne et le sillon primitifs; car dans le point où commence ce troisième feuillet, les cellules du feuillet externe, en se multipliant, forment une saillie du côté de la face dorsale de l'embryon.

La nouvelle couche ainsi formée s'insinue entre les deux autres en s'étendant du centre à la circonférence et s'arrête à la ligne qui sépare la zone opaque proprement dite de la zone vitelline. La portion de zone opaque qui est limitée par une ligne nette à la périphérie, et qui se termine en dedans à la zone transparente, est donc représentée par trois couches de cellules. C'est la circonférence limitante du troisième feuillet qui détermine la ligne de démarcation nette entre la zone opaque proprement dite et la zone vitelline. Sur la zone vitelline il n'y a donc plus que l'ectoderme et l'endoderme qui tendent à s'étendre peu à peu à la surface du jaune.

D'après certains auteurs, le feuillet moyen proviendrait du feuillet interne. Disse (*Archives* de Mac Schultze 1878) contredit l'opinion de Kölliker et fait provenir le feuillet moyen du feuillet interne. Mathias Duval (*Société de biologie*, juillet 1878) le fait naître tantôt du feuillet interne, tantôt du feuillet externe, suivant les points de la cicatricule (1). — Relati-

(1) C'est aussi l'opinion de His et Hensen.

vement au premier de ces auteurs, je dois dire que ses figures ne sont nullement concluantes et qu'elles semblent prouver le contraire de ce qu'il avance. Quant à l'opinion de Mathias Duval, je ne la crois pas non plus

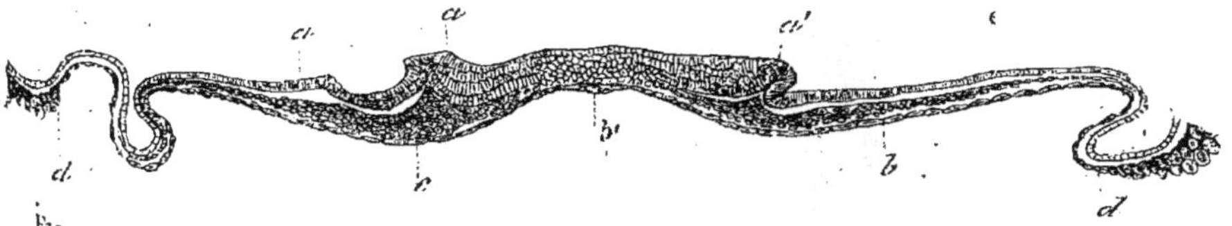

Fig. 31. — Coupe transversale d'un embryon de 26 à 28 heures, pour montrer les trois feuillets du blastoderme au début de leur formation. Le sillon médullaire est largement ouvert. De *d* en *d* se trouve la coupe de l'aire transparente, en dehors de *d* commence l'épaississement germinatif. — *a a'*, sillon médullaire formé par l'involution du feuillet externe; *a*, feuillet externe; *b*, feuillet interne épaissi en *b'* là où se formera probablement la corde dorsale; *c*, feuillet moyen.

acceptable. Tout prouve en effet, ainsi que nous l'avons déjà dit, que dès la segmentation, et ce fait est encore plus évident sur les invertébrés, il s'établit une différenciation des plus nettes entre les deux premiers feuillets du blastoderme. Ils suivent dans leur développement deux lignes divergentes à partir d'un point commun qui est marqué par le début de la segmentation vitelline, et plus on s'éloigne de ce point, plus l'écart augmente. Comment donc admettre, par conséquent, qu'à une époque où les éléments des deux feuillets se présentent avec des caractères morphologiques tellement différents qu'on les reconnaît à première vue, ils puissent donner naissance à la même couche intermédiaire? Il est évidemment plus conforme aux lois générales du développement d'admettre que cette couche provient de l'un ou de l'autre, et non des deux à la fois.

Les recherches que j'ai faites sur cette question, m'ont permis de retrouver exactement les dispositions figurées par Kölliker et depuis par MM. Pouchet et Tourneux (1). Des coupes pratiquées sur l'embryon de poulet au bout de 24 heures d'incubation, à peu près à l'époque de la formation de la ligne primitive, m'ont donné la figure 30 dans laquelle on voit manifestement le feuillet moyen se continuer sans interruption avec les cellules du feuillet externe. Si plus loin, dans une autre partie de l'aire embryonnaire, le feuillet externe passe au-dessus du feuillet moyen sans contracter avec lui les mêmes adhérences, ce qui pourrait faire croire qu'il en est indépendant, c'est que le mésoderme s'est insinué dans le sens longitudinal en rayonnant à partir du point central où il a fait son apparition, et que dès le début il tend à s'accoler au feuillet interne.

(1) Malgré cela, je n'oserais prendre encore un parti définitif dans la discussion.

Sillon médullaire. — Les coupes faites sur la région céphalique montrent que le sillon ou la gouttière médullaire est formée par une sorte de reploiement longitudinal du feuillet externe qui pénètre ainsi dans le mésoderme. En comparant des coupes correspondant à des époques différentes, on peut voir que cette gouttière se ferme peu à peu de façon à constituer un canal (fig. 32). Au moment où existent les capuchons céphaliques, la gouttière est fermée dans la partie supérieure de l'embryon; mais plus bas elle reste encore ouverte; enfin, tout à fait à l'extrémité, les coupes montrent au-dessous d'elle un amas de cellules (*d*) qui s'étendent jusqu'au feuillet interne. Ces cellules ont pu être considérées comme appartenant au feuillet moyen; mais il est certain qu'elles doivent appartenir au feuillet externe. Elles font suite à une partie de la gouttière médullaire plus développée et dont les éléments tendent, en se multipliant, à donner un prolongement plein qui descend à travers le mésoderme vers l'extrémité caudale.

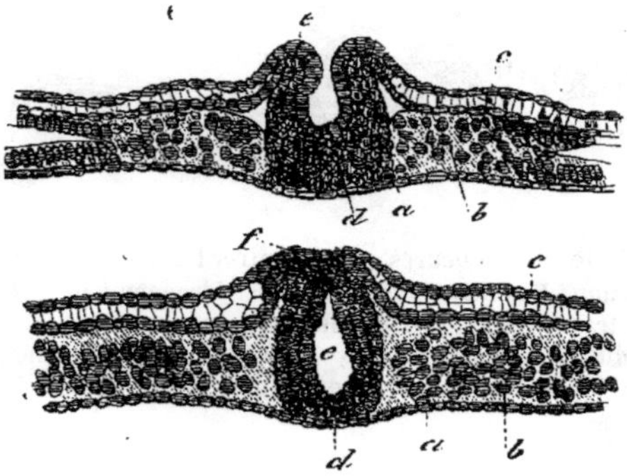

Fig. 32. — Sillon médullaire à une époque plus avancée, à 48 heures. — Les dispositions générales sont les mêmes.

La gouttière médullaire, avec les éléments qui la tapissent, ou plutôt qui en forment les parois, donnera naissance au système nerveux central. Les parois épaissies de ce canal donneront la moelle, et la cavité centrale l'épendyme.

Nous aurons à étudier plus tard les transformations de ces cellules.

EMBRYON DE 24 A 30 HEURES.

PROJECTIONS HORIZONTALES.

Dès la fin du premier jour et au commencement du second, l'extrémité céphalique commence à se dessiner. Elle s'épaissit et s'incurve en avant. Il en résulte : qu'elle se détache peu à peu de la membrane vitelline, entraînant avec elle toute la partie de l'aire transparente correspondante. Si l'on examine alors l'embryon par la face postérieure, il est placé au fond d'une sorte de cuvette plus profonde du côté de la tête (fig. 33 et 34). Les bords de cette cuvette s'appliquent sur le plan de la membrane vitelline. La ligne suivant laquelle se fait la jonction de l'aire transparente et de la membrane vitelline apparaît comme un arc entourant toute l'extrémité céphalique à une distance variable, et se perdant insensiblement sur les parties latérales (pli antéro-externe de His) (A', fig. 33 et 34).

Un autre phénomène facile à constater est la formation de deux croissants qui ne tardent pas à prendre la forme de deux capuchons, du côté de l'extrémité céphalique. L'examen de cette extrémité, toujours par la

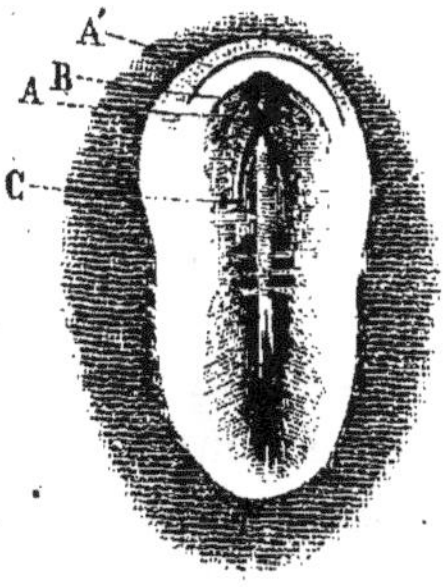

FIG. 33. — Embryon de 28 à 30 heures. L'extrémité céphalique a augmenté de volume et s'est divisée en deux couches, ce qui donne les deux croissants superposés. — A, arc céphalique formé par le reploiement de la lame fibro-intestinale, B, repli de la lame fibro-cutanée; A', pli circulaire de l'aire transparente soulevée par la saillie de l'embryon; C, sillon médullaire.

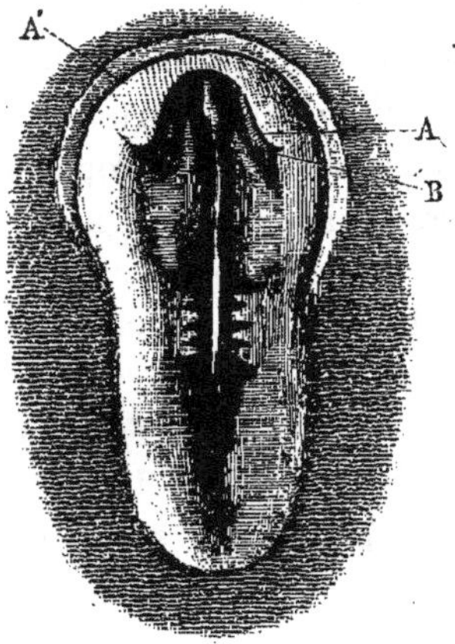

FIG. 34. — Embryon de 30 à 32 heures. L'aire transparente est déprimée tout autour de lui en forme de cuvette et elle rejoint la membrane vitelline à une certaine hauteur au-dessus de lui, ce qui donne l'arc A'. On voit que l'extrémité céphalique est constituée par deux capuchons superposés, entre lesquels est un vide (fente pleuro-péritonéale). — A, capuchon de la lame fibro-cutanée; B, capuchon de la lame fibro-intestinale. La moelle est déjà assez bien dessinée et il existe au milieu du corps trois à quatre protovertèbres de chaque côté.

face postérieure, montre encore, sans aucun artifice de préparation, que le corps de l'embryon s'est à ce niveau divisé en deux couches qui se sont séparées l'une de l'autre dans le mouvement d'incurvation en avant. C'est là ce qui donne la sensation visuelle de deux croissants superposés. Il est manifeste qu'à ce moment, dans l'aire transparente qui environne l'extrémité céphalique, les feuillets interne et externe se sont séparés. On peut voir en effet à ce niveau, en abaissant et relevant le microscope, successivement deux membranes séparées par un espace angulaire, correspondant à la partie épaissie du corps de l'embryon entre

A et B, fig. 33 et 34. Cet espace angulaire, c'est la **fente pleuro-péritonéale** dont nous allons parler à propos des coupes transversales.

Il n'est pas nécessaire d'employer aucune coupe pour voir que cette fente existe et qu'elle commence au niveau du point où va se développer la tête. C'est là un fait important, et dont les auteurs d'embryogénie ne parlent pas. Il nous servira à comprendre les phénomènes ultérieurs.

Le corps de l'embryon étant formé presque en entier par le mésoderme qui s'insinue pour ainsi dire entre les feuillets interne et externe, il serait difficile de comprendre que cette couche intermédiaire, en augmentant d'épaisseur et de longueur, ce qui la force à s'incurver en avant, puisse se développer ainsi sans écarter ces deux feuillets l'un de l'autre. L'angle dièdre qui les sépare est proportionnel au volume de la partie de l'embryon correspondante (voy. les dessins schématiques, fig. 49).

Les deux capuchons superposés qui terminent l'embryon augmentent peu à peu de hauteur, par suite de l'incurvation de plus en plus prononcée de l'extrémité céphalique. En examinant l'embryon par la face ventrale ou vitelline (car dès à présent, d'après la situation du sillon médullaire et la forme générale des différentes parties, nous pouvons voir qu'il est couché à plat ventre sur le jaune, et que son dos est collé à la membrane vitelline), on peut reconnaître que le capuchon le plus inférieur est formé à la fois par un reploiement de l'extrémité céphalique et par un rapprochement des bords de la plaque embryonnaire qui tend à prendre

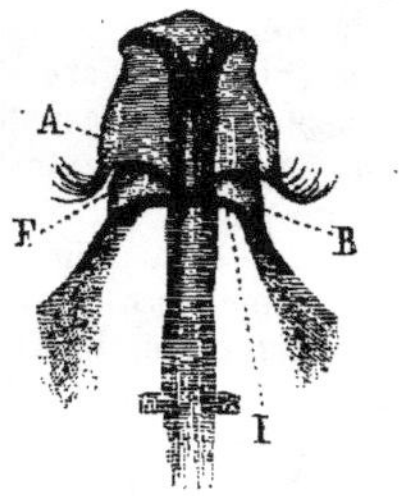

Fig. 35. — Extrémité céphalique d'un embryon de 30 à 35 heures avant l'apparition du cœur (face antérieure). — A, capuchon de la lame fibro-cutanée, se reployant pour former l'amnios ; B, capuchon de la lame fibro-intestinale ; F, fente pleuropéritonéale. Sur la ligne médiane, on voit la cloison mésodermique représentant la partie qui n'a pas été divisée par cette fente.

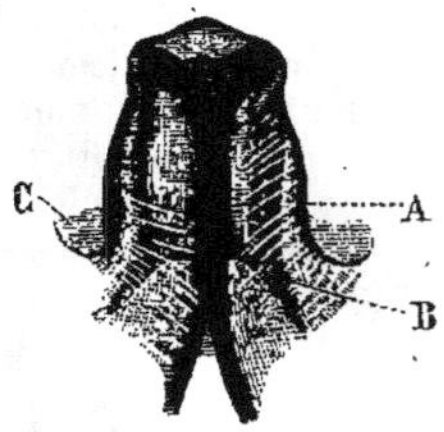

Fig. 36. — Le même vu par la face postérieure.

A, capuchon de la lame fibro-cutanée se repliant sur son bord inférieur. On aperçoit par transparence, B, le cul-de-sac de la lame fibro-intestinale. Au milieu, la gouttière médullaire ; C, pli du feuillet externe.

la forme d'une gouttière ouverte sur le jaune. Cette gouttière, peu accusée à l'extrémité caudale, est plus profonde du côté de la tête et se termine là par une sorte de petit capuchon en forme de dé à coudre renversé (B, fig. 35 et 36). Le feuillet interne pénètre dans ce capuchon, en ressort et, se reployant horizontalement sur les bords, va s'appliquer sur le plan de l'aire transparente. En regardant toujours par la face vitelline, on aperçoit au travers du feuillet interne qui couvre tout l'embryon un deuxième capuchon superposé à celui que nous venons de décrire (A, fig. 35 et 36). Il est moins prononcé et moins haut : c'est le feuillet externe, qui, entraîné d'abord en avant par la saillie de l'extrémité céphalique, et se rejetant en arrière sous la membrane vitelline, produit un pli : ce pli forme le croissant supérieur. Entre les deux on aperçoit encore cette même fente pleuro-péritonéale (F, mêmes figures). La ligne supérieure représentera la ligne d'insertion du *capuchon amniotique*, ainsi que nous le verrons dans la suite ; la ligne inférieure, la base du *capuchon céphalique* proprement dit.

Protovertèbres. — Pour achever la description des phénomènes qui se sont produits à cette époque (26 à 30 heures), il faut signaler l'apparition des *protovertèbres*. Ce sont de petites masses foncées, cubiques, régulières, naissant au milieu de la longueur de l'embryon, et symétriquement par rapport au sillon médullaire. Peu à peu elles augmentent de nombre et s'étendent dans toute la hauteur et de chaque côté de la gouttière médullaire (fig. 29, 33 et 34).

COUPES TRANSVERSALES ET LONGITUDINALES.

Fente pleuro-péritonéale. — Nous avons vu par le simple examen de la forme extérieure de l'embryon, que son corps, au niveau de l'extrémité céphalique, s'était divisé en deux lames qui s'incurvant en

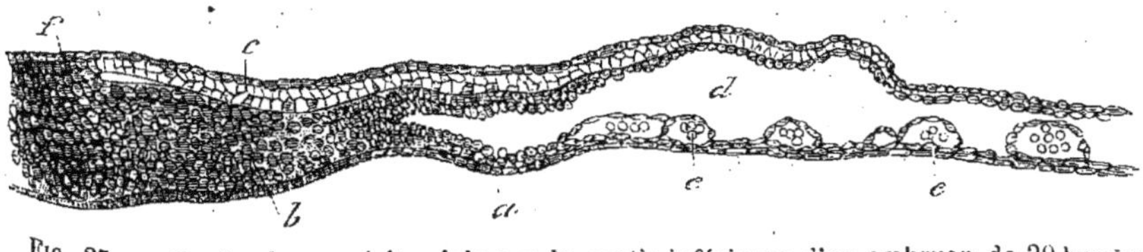

FIG. 37. — Fente pleuro-péritonéale sur la partie inférieure d'un embryon de 30 heures. Le dessin ne représente que la moitié de la coupe, la partie gauche. — *a*, feuillet interne; *b*, feuillet moyen, portion non divisée par la fente pleuro-péritonéale ; *c*, feuillet externe ; *d*, fente pleuro-péritonéale ; *e*, premiers vaisseaux se formant dans la couche de mésoderme qui est en rapport avec le feuillet interne ; *f*, partie médiane du corps où les cellules du feuillet externe se confondent avec celles du feuillet moyen.

même temps constituent deux capuchons superposés ; examinons par des coupes quelle est sa structure dans les points où cette division s'est effectuée. Les coupes faites à la même époque nous donnent l'explication des phénomènes que nous venons de voir. Le plus important, celui qui domine tous les autres, est la production de la fente *pleuro-péritonéale.*

Les coupes transversales au niveau de l'extrémité céphalique montrent que le mésoderme s'est divisé en deux couches par une sorte de fissure qui est d'autant plus accusée que l'embryon, au point que l'on considère, occupe un plus grand volume. L'une de ces couches reste adhérente au feuillet interne, l'autre au feuillet externe : elles ne les quitteront plus désormais (fig. 37). Quand le feuillet interne aura formé l'intestin, la première sera devenue la lame *fibro-intestinale,* plus tard la couche musculaire de l'intestin. C'est aussi dans son épaisseur que se développeront tous les vaisseaux, y compris le cœur.

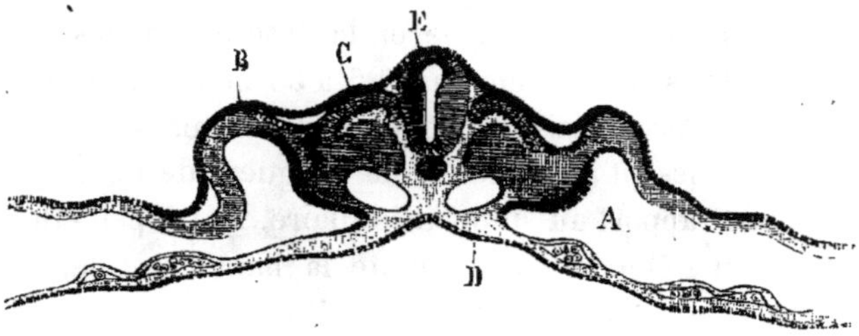

FIG. 38. — Coupe d'embryon au troisième jour pour montrer la fente pleuro-péritonéale A, plus avancée dans son développement.

La deuxième couche représentera les parois de l'abdomen et du thorax, c'est la *lame fibro-cutanée.* La fente pleuro-péritonéale dont on a suivi le développement chez les vertébrés, sépare donc le corps de l'animal en deux parties bien distinctes : une exclusivement végétative, intestinale ; l'autre destinée à donner naissance à tous les organes de la vie de relation.

La lame fibro-cutanée accompagnée de l'ectoderme, comme nous le verrons plus loin, se recourbe en arrière pour former l'amnios. Nous donnerons à la partie recourbée qui fait suite à celle qui appartient en propre au corps de l'embryon, le nom de *fibro-amniotique.*

Le croissant supérieur de l'extrémité céphalique marque la ligne de séparation de la lame fibro-cutanée et de la lame fibro-amniotique. L'espace qui sépare les deux lames formera les cavités péritonéales, pleurales, péricardiques, d'où son nom de fente pleuro-péritonéale.

La fente pleuro-péritonéale ne s'étend pas jusqu'à la ligne médiane du

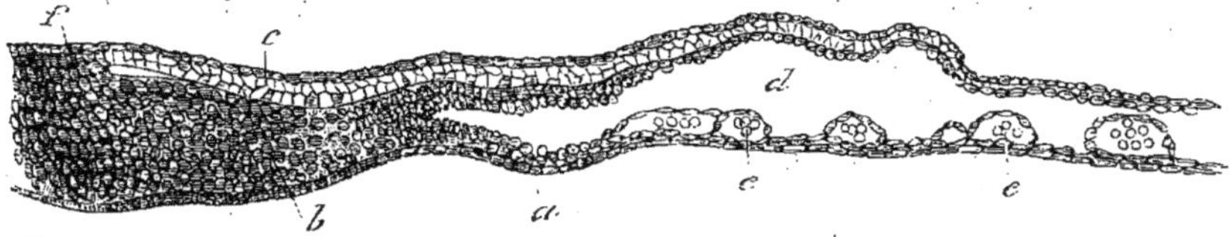

corps de l'embryon; elle s'arrête de chaque côté à la limite externe des protovertèbres. Cette portion indivise du feuillet moyen sera représentée plus tard par le mésentère.

Les coupes de l'embryon nous donnent une nouvelle démonstration de la séparation des deux feuillets primitifs, et nous indiquent dans quelle couche la fente pleuro-péritonéale s'est produite et ses limites exactes. Néanmoins nous avons vu qu'on pouvait en grande partie la décrire sans se servir de ces coupes.

Il est important de remarquer que la fente pleuro-péritonéale ne tient pas à la formation d'éléments spéciaux, mais à un simple écartement mécanique se produisant nécessairement au milieu de l'endoderme par le fait de l'augmentation de volume de l'embryon.

Nous n'avons pas de coupes longitudinales correspondant à cette époque, mais la forme de l'embryon est assez simple pour qu'on puisse, d'après ce que nous avons vu, les représenter facilement d'une façon schématique (voy. fig. 49).

Résumé. — Nous pouvons maintenant par le raisonnement reconstruire pour ainsi dire tout l'embryon tel qu'il s'est présenté à nous au commencement de la seconde journée.

Considérons, en effet, la figure 39. L'espace rempli par des hachures représente la partie occupée par la fente pleuro-péritonéale, fente très-avancée du côté de l'extrémité céphalique, débutant à peine de l'autre côté.

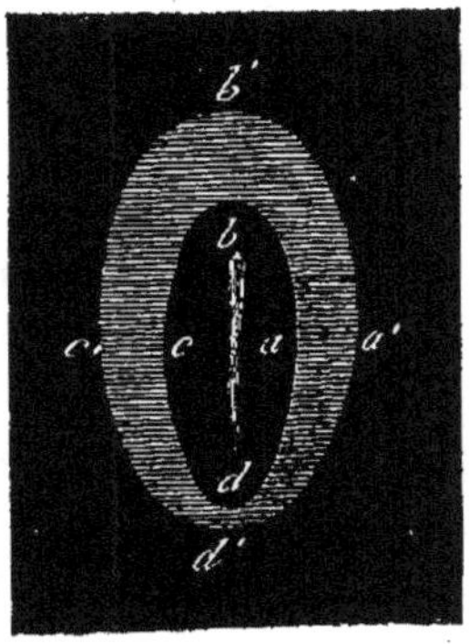

FIG. 39. — Dessin schématique pour représenter sur une projection horizontale la profondeur de la fente pleuro-péritonéale sur tout le pourtour de l'aire transparente.

On peut ainsi se figurer l'embryon avec les aires transparentes et opaques qui l'entourent, comme formé de deux sortes de plaques elliptiques entre lesquelles serait un espace angulaire qui offre aux différents points du pourtour la profondeur que nous avons donnée dans cette figure.

La partie centrale épaissie, divisée aussi par la fente pleuro-péritonéale, et qui constitue le corps même de l'embryon, s'incurve suivant ses bords pour former une gouttière, en même temps que l'extrémité où sera la tête se ploie en avant pour plonger dans le jaune.

On voit immédiatement, en suivant bien ce double mouvement, qu'il en résulte la formation, du côté céphalique, de deux capuchons superposés (voy. fig. 40, le *schéma des deux capuchons*), entre lesquels règne un espace angulaire contournant l'extrémité céphalique.

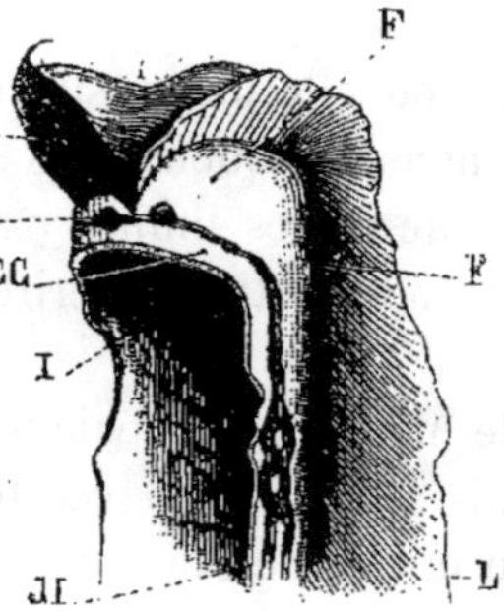

Fig. 40. — Cette figure schématique représente, un peu amplifiées, les dispositions de l'extrémité céphalique. Les deux lames fibro-cutanées et fibro-intestinales sont reployées en forme de capuchon; entre elles règne la fente pleuro-péritonéale. — Elles sont coupées sur les bords des capuchons pour la commodité de la figure (1).

Le capuchon supérieur est le capuchon de la lame fibro-cutanée. Sur toute l'étendue de son bord s'insère la lame fibro-amniotique. Le capuchon inférieur est celui de la lame fibro-intestinale.

Sur les figures 35 et 36, faites d'après nature, et sur le dessin schématique, on peut voir la forme et le trajet que suit cette fente en allant des parties latérales du corps de l'embryon jusque sur la partie antérieure du capuchon céphalique. Il est très-important de bien se figurer ces dispositions pour comprendre plus tard la formation de la tête, du cou et du thorax.

Mais sur ces dessins on ne voit pas ce que deviennent les feuillets interne et externe dans ce reploiement de toute la plaque embryonnaire. On les a supposés coupés, avec la couche mésodermique qui correspond à chacun d'eux, à une certaine distance de la ligne médiane pour la commodité de la figure. Or, nous l'avons vu (fig. 37 et 38), ces feuillets s'écartent l'un de l'autre : l'externe, avec la lame fibro-cutanée du mésoderme qui ne s'en sépare plus ; l'interne, avec la lame fibro-intestinale. Au fur et à mesure que le capuchon céphalique prend plus de profondeur et que la gouttière s'accuse davantage, l'écartement des deux feuillets est plus prononcé. Or, l'interne a une position absolument fixe. Il tapisse la gouttière que lui forme l'embryon, s'enfonce dans le capuchon céphalique, et, au delà, s'applique sur le jaune, auquel il est intimement lié.

Au contraire, l'ectoderme et la lame fibro-amniotique réunis, augmentant toujours en surface, se soulèvent, se replient en arrière, sur le dos de l'embryon, et tendent de plus en plus à l'envelopper. C'est ainsi que se forme l'*amnios*, dont nous suivrons en détail le développement.

(1) CA, capuchon de la lame fibro-cutanée coupée suivant la ligne où elle se reploie en arrière pour former la lame fibro-amniotique de l'amnios ; CC, capuchon céphalique proprement dit ou de la lame fibro-intestinale ; C, les deux points nodaux du cœur ; JI, vaisseaux accolés à la lame fibro-intestinale convergeant vers le cœur ; I, gouttière du feuillet interne s'enfonçant dans le capuchon céphalique pour former le cul-de-sac supérieur de l'intestin (*aditus anterior*) ; F, fente pleuro-péritonéale ; LC, lame fibro-cutanée.

EMBRYON DE 40 A 50 HEURES.

PROJECTIONS HORIZONTALES.

§ 18. — Lorsqu'on a enlevé l'aire transparente qui cache l'embryon et forme de chaque côté de l'extrémité céphalique une sorte de sac bilobé,

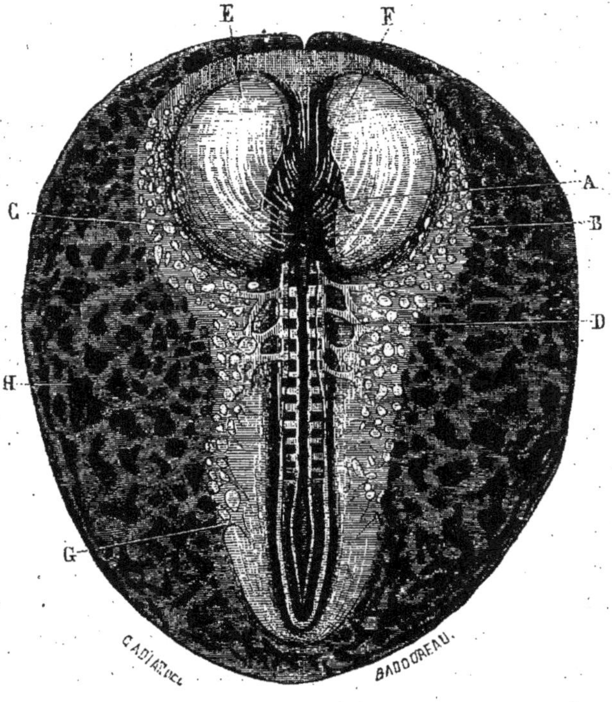

FIG. 41. — Aspect général de l'embryon de poulet de 45 heures, au moment où le cœur est formé et où la circulation est établie dans l'aire vasculaire. L'extrémité céphalique est recouverte par le feuillet interne et la lame fibro-intestinale soulevés par les replis de l'amnios. Il en résulte une sorte de sac bilobé sur les bords duquel s'arrêtent les vaisseaux de l'aire vasculaire. — A, insertion de l'amnios sur l'extrémité céphalique; B, capuchon céphalique proprement dit : entre A et B se trouve la fente pleuropéritonéale; C, cœur, se continuant par sa base avec les deux veines omphalo-mésentériques; D, branches de l'aorte se jetant dans l'aire vasculaire; E, saillie de l'aire transparente repoussée par les plis de l'amnios; F, plis formés par l'aire transparente au niveau de l'extrémité céphalique; G, aire transparente; H, zone interne de l'aire opaque, la circonférence qui la limite représente la circonférence suivant laquelle se termine le feuillet moyen. Les taches noires représentent les îlots sanguins.

tel qu'il est représenté sur la figure 41, déjà certains organes se dessinent d'une façon assez nette. L'embryon n'a pas encore de tête, mais cependant le côté où elle se formera est facile à distinguer. On aperçoit les renflements de la gouttière médullaire destinés aux différentes parties de l'encéphale. La partie céphalique occupe plus d'un tiers de la longueur de l'embryon. Elle est symétrique par rapport à la ligne médiane, et elle est formée de deux capuchons superposés, comme ceux dont nous avons déjà parlé, fig. 35 et 36, mais plus hauts et mieux dessinés, et entre eux s'est placé le cœur. Au-dessous du plus inférieur, le feuillet interne pénètre profondément et se termine par un cul-de-sac auquel on donne, depuis de Baer, le nom d'*aditus anterior ad intestinum*. C'est le cul-de-sac supérieur de l'intestin, le feuillet interne étant destiné, ainsi que nous l'avons dit, à former l'intestin.

Les bords du capuchon supérieur se rejettent en dehors et se continuent par une fine membrane enveloppant l'extrémité céphalique : la lame fibro-amniotique. Ce capuchon représente l'amnios, c'est lui qu'on voit immédiatement appliqué sur l'extrémité supérieure de l'embryon en A, fig. 42. Sur la paroi antérieure du capuchon inférieur, qu'on devrait, par contre, désigner du nom de capuchon de la lame fibro-intestinale, on aperçoit le cœur, qui a une forme pyramidale et qui occupe exactement la ligne médiane. Sa base se continue par deux vaisseaux qui se dirigent transversalement en dehors (*veines omphalo-mésentériques*), et se ramifient dans un réseau capillaire volumineux qui couvre presque toute l'aire transparente et la zone interne de l'aire opaque.

Cœur et aire vasculaire. — L'extrémité supérieure du cœur se continue par un vaisseau légèrement renflé (*bulbe aortique*), qui se divise rapidement sous la vésicule cérébrale antérieure (*voy.* plus loin) en deux branches descendantes (les *deux aortes*) très-faciles à voir quelques heures plus tard (fig. 52). Celles-ci suivent deux lignes parallèles de chaque côté de la gouttière médullaire et donnent trois à quatre branches qui sortent perpendiculairement à leur direction pour se jeter dans le réseau de l'aire vasculaire.

Formation des premiers vaisseaux. — C'est de la quarantième à la quarante-huitième heure qu'apparaissent les premiers vaisseaux et le cœur. Ceux-ci, d'après Kölliker, se forment dans le dernier quart du premier jour ou au commencement du deuxième ; ils se montrent d'abord, sous forme d'îlots ou de petites taches rougeâtres, à la partie postérieure de l'aire transparente, et surtout dans la zone interne de l'aire opaque à une distance assez grande du corps de l'embryon. Sur des coupes nous verrons dans quelle couche. Les îlots sanguins, en augmentant de volume, s'unissent entre eux et forment ainsi un réseau qui n'a d'abord point de connexion avec le corps même de l'embryon : ces vaisseaux sont donc formés en dehors de lui. Au moment où le segment inférieur du cercle occupé par l'aire opaque et l'aire transparente est couvert d'arborisations vasculaires, leur réseau converge sur la ligne médiane, sur deux petits renflements qui donnent naissance au cœur, ainsi que Dareste l'a montré. Il est fort probable que ces points nodaux ne sont au début que des vaisseaux plus volumineux que les autres, deux dilatations des confluents de l'aire vasculaire. Tels sont les phénomènes qui précèdent de quelques heures l'époque où nous en sommes.

L'aire vasculaire est actuellement représentée par un réseau de capillaires volumineux, irréguliers, couvrant toute l'aire opaque et toute l'aire transparente, sauf la partie qui est soulevée au niveau de l'extrémité céphalique par les plis de l'amnios. L'aire opaque est limitée en dehors par un vaisseau volumineux, le *sinus terminal*, qui un peu plus tard va s'aboucher avec la veine vitelline, affluent de la veine omphalo-mésentérique gauche.

Première circulation embryonnaire. — Dès que les connexions entre le cœur et l'aire vasculaire sont établies, il existe une circulation embryonnaire et le cœur bat régulièrement.

Les premiers vaisseaux que nous avons vus, ceux qui sont venus s'unir à la base du cœur en formant les points nodaux, sont les veines de l'aire vasculaire, ou *veines omphalo-mésentériques*. Le cœur est donc constitué par la soudure de deux renflements veineux. Quant aux artères aortes et omphalo-mésentériques, il est probable qu'elles naissent après le cœur, par allongement progressif. Quoi qu'il en soit, à cette époque il existe en dehors du corps de l'embryon une circulation très-active, se faisant par le moyen des différents organes que nous venons de décrire ; mais les vaisseaux propres de l'embryon sont imperceptibles.

L'aire vasculaire représente donc un réseau dans lequel le courant marche des artères aux veines omphalo-mésentériques, et qui se trouve en rapport, par l'intermédiaire du feuillet interne, avec la masse du jaune, ou vitellus nutritif. Supposons qu'on change la forme de ce feuillet interne, qu'on en fasse un tube, au lieu d'une sphère pleine de matière nutritive on a la disposition des parties qui servent à l'alimentation de l'animal adulte. Ce tube c'est l'intestin ; le vitellus, ce sont les aliments introduits par la bouche ; les artères omphalo-mésentériques deviennent les artères mésentériques, et les veines omphalo-mésentériques, la veine porte. Telles sont là, en effet, les transformations qui vont s'opérer dans la suite du développement.

Système nerveux central. — A la même époque le système nerveux central a subi un développement considérable. La gouttière médullaire s'est fermée dans la portion la plus élevée et transformée ainsi en canal. Ce canal, renflé en certains endroits, rétréci dans d'autres, est symétrique par rapport à l'axe; il représente le névraxe, la colonne du système nerveux central destinée à former la moelle et l'encéphale.

Au moment où existe le capuchon céphalique, tel qu'il est figuré ici, et le cœur, on peut apercevoir dans le névraxe une série de renflements superposés. Ces renflements constituent les VÉSICULES CÉRÉBRALES (fig. 42).

Les vésicules sont au nombre de trois principales : Une supérieure, volumineuse, qui dès sa formation a donné immédiatement deux prolongements latéraux : c'est la *vésicule cérébrale antérieure*, avec les deux vésicules optiques; elle formera les hémisphères cérébraux, le nerf optique et la rétine (voy. *Syst. nerveux*).

La *seconde* est la vésicule moyenne qui donne naissance à l'aqueduc de Sylvius avec les parties qui l'entourent.

La *troisième*, la vésicule cérébrale postérieure ou bulbaire. On aperçoit bientôt en rapport avec cette dernière et dès le deuxième jour la première trace de l'oreille.

Du côté de l'extrémité inférieure de l'embryon le travail est moins actif, la gouttière médullaire reste toujours ouverte au niveau du point qui sera la région lombaire.

Protovertèbres (voy. page 91). — Dès le commencement du second jour nous avons vu apparaître les premières protovertèbres. A mesure que l'embryon se développe, ces protovertèbres deviennent plus nombreuses, et à l'époque où les capuchons sont complétement constitués on aperçoit de chaque côté du névraxe une rangée de douze à quatorze protovertèbres.

Nous pouvons dire tout de suite que les protovertèbres sont des masses de cellules appartenant au feuillet moyen, et qu'elles donnent naissance à des organes divers en rapport avec la colonne vertébrale : aux ganglions rachidiens, aux vertèbres, aux muscles des gouttières rachidiennes, etc.

Amnios. — Lorsqu'on examine l'embryon de quarante heures par la face antérieure, on aperçoit de chaque côté de l'extrémité céphalique une membrane transparente formant des replis sous le feuillet interne. Cette membrane se continue manifestement avec les bords retournés en dehors du capuchon supérieur auquel nous avons donné le nom de capuchon de la lame fibro-cutanée. Quelques heures plus tard, et toute la partie supérieure de l'embryon disparaît dans un véritable sac.

En examinant l'embryon de cette époque par la face postérieure, ces replis apparaissent avec une disposition assez compliquée (fig. 42).

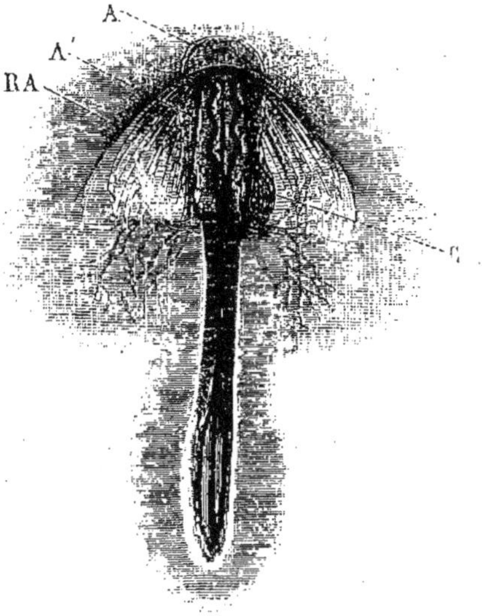

Fig. 42. — Embryon de 45 à 48 heures, vu par la face postérieure. — A, Amnios enveloppant l'extrémité céphalique ; A' ligne courbe limitant inférieurement le sac amniotique ; RA, ligne de jonction de la lame amniotique et de la membrane vitelline.

Une membrane mince, A, partant au-dessus de la fente pleuropéritonéale, de cette ligne que nous avons désignée comme l'insertion de la lame fibro-amniotique (voy. fig. 35), coiffe le sommet de l'extrémité céphalique, descend sur les parties latérales où elle se perd insensiblement et laisse le dos découvert, en s'arrêtant à une ligne courbe à concavité inférieure qui la limite très-exactement, A'. Il semble qu'elle soit bridée sur cette ligne par une sorte de tige rigide pliée en fer à cheval, au delà de laquelle elle s'étale en formant un entonnoir très-évasé jusqu'à une autre courbe plus large qui marque sa ligne de rencontre avec la membrane vitelline, RA.

Cette membrane si compliquée dans ses dispositions c'est le feuillet externe uni à la lame fibro-amniotique.

Si on la regarde par la face antérieure on voit que cette membrane s'insère sur l'extrémité céphalique tout le long de la fente pleuropéritonéale. Elle part donc du bord inférieur du capuchon supérieur ou capuchon de la lame fibro-cutanée (CA, fig. 40).

De cette insertion elle se reploie en arrière et recouvre successivement la partie de l'extrémité céphalique qui est au-dessus du cœur, la face supérieure de cette même extrémité, les côtés de l'embryon jusqu'à cette ligne courbe, A', que nous avons indiquée en arrière. Cette première partie de la membrane fibro-amniotique forme donc un sac fermé en avant et en haut, ouvert en bas et en arrière, couvrant une partie du dos de l'embryon. Son ouverture est marquée par la ligne AA'. C'est ce sac qui va descendre peu à peu sur la partie postérieure de l'embryon et finir par l'envelopper en entier : il porte alors le nom d'amnios.

On peut suivre le développement de ces différents replis en examinant par la face postérieure des embryons âgés de quelques heures de moins.

Au commencement de la deuxième journée, en regardant l'embryon par la face postérieure, on distingue, comme nous l'avons dit plus haut, le feuillet externe séparé de l'interne par la fente pleuropéritonéale. La lame fibro-amniotique rejoignait la membrane vitelline à une certaine distance sur la courbe A' (fig. 29, 33 et 34). Mais bientôt de cette première figure nous passons à la figure 42 dans laquelle la lame fibro-amniotique coiffe une partie de l'extrémité céphalique ; le pli supérieur qui représente la ligne de jonction du feuillet externe et de la membrane vitelline a considérablement descendu. On voit donc ainsi ce pli, situé d'abord en dehors de l'embryon en A', (fig. 34) s'abaisser peu à peu et passer en arrière de lui. Des deux lames qui le forment, l'une s'accole dans une étendue de plus en plus grande à la face interne de la membrane vitelline, l'autre couvre peu à peu l'embryon. En considérant une série d'embryons de 30 à 45 heures, il est très-facile de suivre le capuchon formé par la seconde de ces lames. Il couvre d'abord le dessus de l'extrémité céphalique et s'étale enfin complétement sur le dos.

Les coupes schématiques (fig. 49) font comprendre aisément ces différents aspects; mais pour avoir l'explication complète des phénomènes que nous venons d'exposer, il est nécessaire de considérer des coupes transversales et longitudinales de l'embryon, ce que nous ferons au paragraphe suivant.

Au deuxième jour il n'y a rien d'intéressant à noter du côté de l'extrémité caudale, elle ne se développe que le jour suivant.

Pendant cette journée et même dès la première on distingue en avant de la gouttière médullaire une ligne opaque très-nette située exactement sur la ligne médiane. Cette ligne représente la corde dorsale dont nous étudierons le développement avec les disques intervertébraux (1).

COUPES LONGITUDINALES.

§ 19. *Coupe longitudinale passant par l'axe et antéro-postérieure.* — Cette coupe correspond exactement à l'embryon de la figure 41, alors que l'ex-

(1) La corde dorsale est une tige provisoire qui se forme en avant du système nerveux central, qui persiste chez l'adulte au centre des disques intervertébraux, et qui s'atrophie en raison directe du degré de développement du vertébré auquel elle appartient.

trémité céphalique dans son ensemble a la forme d'un capuchon dans lequel s'enfonce le feuillet interne.

On peut voir sur la coupe (fig. 43) les parois antérieures et postérieures de l'*aditus anterior* et le feuillet interne représenté par une couche épithéliale qui s'enfonce dans cette cavité et en suit tous les contours.

Le cœur est en avant du capuchon et collé sur sa paroi antérieure. Il est séparé de l'aditus anterior par la couche épithéliale du feuillet interne et une couche de mésoderme qui formera le diaphragme, ainsi que nous le verrons plus tard. Au-dessus du cœur s'insère une membrane formée d'une couche mésodermique et de l'épithélium du feuillet externe : c'est la lame fibro-amniotique qui se rejette en arrière pour couvrir l'extrémité céphalique.

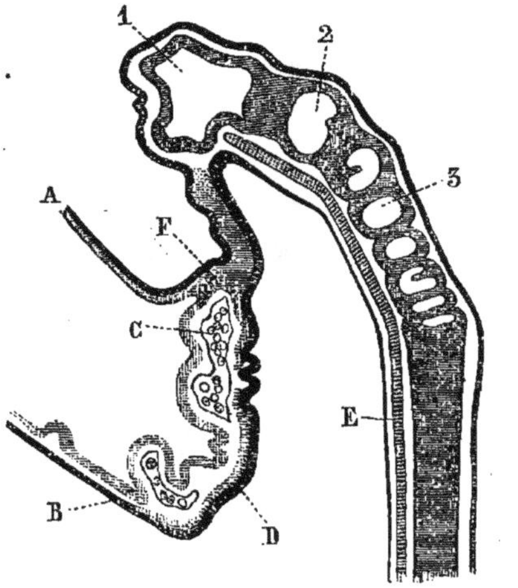

FIG. 43. — Coupe de l'extrémité céphalique d'un embryon de 44 heures, à peu près le même que celui de la figure 41. — A, feuillet externe uni à la lame fibro-cutanée, se repliant en arrière pour constituer l'amnios ; B, feuillet interne se continuant au fond du capuchon céphalique ; C, cœur ; D, lame fibro-intestinale formant avec l'épithélium du feuillet interne la paroi antérieure du capuchon céphalique ; E, corde dorsale ; F, couche mésodermique appartenant à la lame fibro-intestinale qui se dédouble pour former les parois du cœur.

Cette figure, on le voit, nous montre exactement la constitution des différentes parties dont jusqu'ici nous n'avions pu voir que la forme extérieure.

Le cœur est donc dans l'angle que forment les deux lames fibro-intestinale et fibro-cutanée ou fibro-amniotique, en s'écartant l'une de l'autre.

On ne verrait que cette coupe sans savoir ce que nous avons dit précédemment sur la situation de la fente pleuropéritonéale, qu'on aurait déjà lieu de penser que la cavité qui renferme le cœur n'est que la suite de la fente pleuropéritonéale. Elle est en effet formée par un écartement du mésoderme. Cette cavité est largement ouverte au début ; par conséquent elle communique avec ce vaste espace qui se prolonge sous la membrane vitelline et que les auteurs allemands désignent du nom de *cœlome* (voy. plus loin).

Cette coupe montre encore les trois vésicules cérébrales. La plus antérieure est immédiatement au-dessus du cul-de-sac de l'aditus anterior ; elle n'en est séparée que par une masse de mésoderme très-mince qui augmentera peu à peu pour former le cou et le thorax.

COUPES TRANSVERSALES.

§ 20. La coupe horizontale faite sur un embryon identique montre sur la ligne médiane et de haut en bas, successivement le canal médullaire

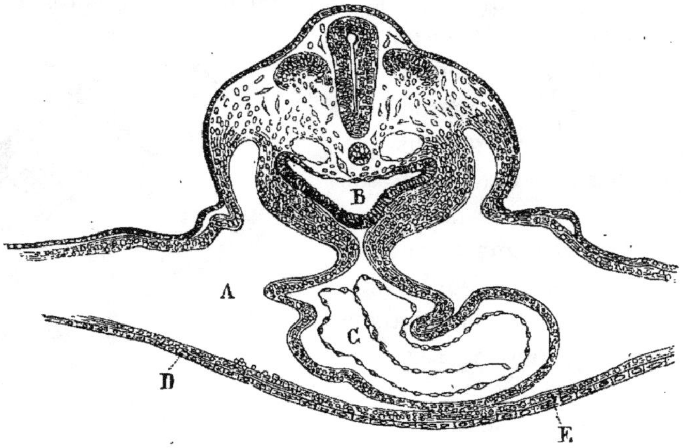

FIG. 44. — Coupe transversale faite au niveau du cœur d'un embryon de 44 heures; le même qui est figuré sur la coupe longitudinale (fig. 43) et en projection (fig. 41), avant la séparation de la fente pleuropéritonéale. — A, fente pleuropéritonéale; B, aditus anterior; C, cœur avec la cloison médiane montrant la dualité primitive; D, feuillet interne coupé alors qu'il se replie et se rejette en arrière en sortant du capuchon céphalique : cette lame est figurée en D, fig. 43; E, lame fibro-intestinale. Le reste de la figure montre la moelle avec les protovertèbres de chaque côté, puis la corde dorsale avec les deux aortes.

ou la moelle fermée à ce niveau, et dont les parois sont très-épaissies; la corde dorsale qui se présente sous la forme d'un cylindre avec une paroi assez épaisse très-nette et rempli de cellules polyédriques, puis l'aditus anterior qui prend déjà la forme d'une section de tube, et enfin le cœur, C, avec la cloison médiane indiquant sa duplicité primitive. Au-dessous du cœur on aperçoit la coupe de la lame fibro-intestinale unie au feuillet interne. C'est elle qui est représentée au-dessus du point B sur la figure 43.

Le mésoderme double les couches épithéliales de l'aditus anterior et du cœur, et s'étale à droite et à gauche, sous forme de lames qui se suivent à une très-grande distance. Entre ces lames est une cavité, A, renfermant l'aditus et le cœur. C'est encore la fente pleuropéritonéale. Mais comment cette fente peut-elle affecter une semblable disposition sur une coupe transversale? C'est ce que nous verrons dans le paragraphe suivant.

Coupes sur l'aire vasculaire. — Les coupes qui intéressent l'aire transparente ou opaque en dehors de l'embryon, montrent immédiatement en rapport avec le feuillet interne une lame mésodermique mince qui lui est accolée dans toute son étendue. Cette lame se dédouble en certains points pour envelopper des amas volumineux de cellules sphériques légèrement teintées en rouge (voy. fig. 38, D) : ce sont là les premiers vaisseaux. Nous étudierons plus loin leur formation ; mais pour le moment, le fait important à remarquer, c'est que *ces vaisseaux naissent toujours dans la lame qui est accolée au feuillet interne :* on peut l'appeler lame fibro-vasculaire. Elle ne quitte pas ce feuillet, quelles que soient les dispositions plus ou moins compliquées qu'il prenne. Les coupes que nous avons vues plus haut nous ont fait voir que le cœur était de même immédiatement accolé à la paroi de l'aditus anterior qui n'est autre chose que le feuillet interne enfoncé dans le capuchon céphalique. *Le système cardio-vasculaire est donc intimement lié dans son ensemble, et dès le début, au feuillet interne.*

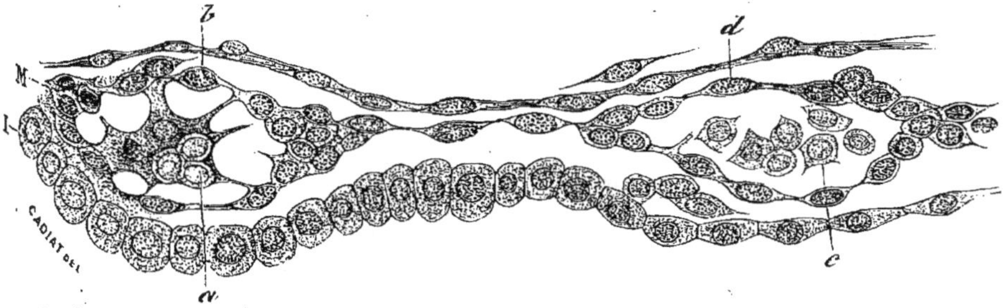

FIG. 45. — Coupe sur l'aire vasculaire. Formation des premiers vaisseaux. — I, feuillet interne formé de grosses cellules à la périphérie et de cellules aplaties près du centre ; M, feuillet moyen ; *a*, *b*, *c*, îlots sanguins.

Développement du névraxe. — Les coupes du névraxe faites à un niveau assez élevé, nous le montrent comme un canal aplati à parois très-épaisses à ouverture très-étroite, presque linéaire.

Les parois de ce canal sont formées par des couches de cellules dirigées suivant des lignes normales à la surface du cylindre. Elles ont un noyau ovoïde et un corps cellulaire difficile à délimiter. Ce sont ces cellules qui donnent naissance aux cellules nerveuses des centres encéphalo-rachidiens.

Sur les coupes faites plus près de la queue, la gouttière médullaire n'est pas encore fermée. On obtient en effet successivement les coupes d'un cylindre encore en communication avec l'extérieur, et plus bas celles d'une gouttière largement ouverte; mais on aurait constaté surtout ces dispositions en prenant successivement une série d'embryons de plus en plus jeunes. Nous voyons donc immédiatement, par ce simple exposé, comment se forme le névraxe aux dépens du feuillet externe : c'est par une involution de ce feuillet dans le mésoderme. De chaque côté de la ligne médiane l'ectoderme s'épaissit et se soulève, il forme ainsi une gouttière; les bords de la gouttière se rapprochant peu à peu, elle devient un canal en communication quelque temps avec l'extérieur. Mais le mésoderme s'étendant toujours finit par fermer toute communication en passant entre le canal médullaire et le feuillet externe. Ainsi le canal médullaire se trouve isolé au centre du corps de l'embryon. Cette fermeture de la gouttière médullaire ne se fait pas à la même époque dans tous les points de son étendue; elle est plus précoce, comme tous les phénomènes de développement, à l'extrémité céphalique.

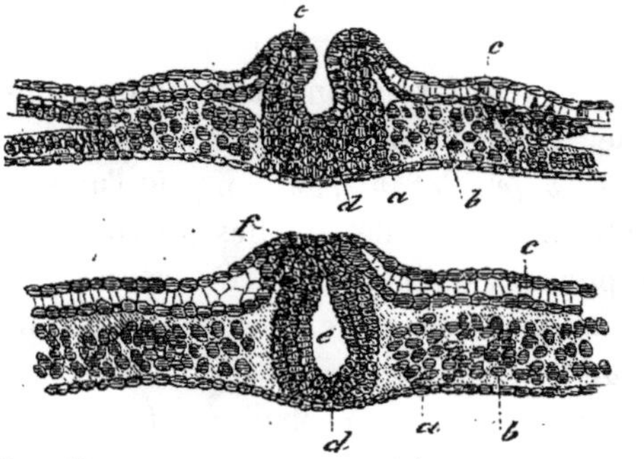

FIG. 46 et 47. — FIG. 46 : — Coupes sur l'extrémité inférieure d'un embryon de 44 heures. Elles donnent les mêmes dispositions que des coupes faites à un niveau plus élevé sur des embryons âgés d'un jour de moins. — *a*, feuillet interne; *b*, feuillet moyen; *c*, feuillet externe se repliant dans la profondeur du feuillet moyen pour former la gouttière médullaire; *d*, masse de cellules appartenant à l'involution médullaire.
FIG. 47 : *a*, *b*, *c*, *d*, mêmes significations; *e*, canal médullaire fermé; *f*, feuillet externe passant au-dessus de ce canal, l'involution étant achevée.

En même temps que les cellules ectodermiques renfermées par l'involution se constituent en canal, elles se multiplient de façon à prolonger le canal bien au-dessous des limites où ce premier phénomène s'est accompli. Ce qui donne une masse pleine descendant au milieu du mésoderme et occupant presque toute la hauteur qui sépare les deux feuillets (voy. fig. 46).

Protovertèbres. — Les protovertèbres se montrent sur les coupes transversales comme des amas de cellules situées de chaque côté de la moelle. Ces amas ont d'abord une forme d'arc de cercle ouvert en avant (C, fig. 38), la convexité de l'arc étant immédiatement en rapport avec l'épithélium du feuillet externe qui tapisse la région dorsale. Sa concavité n'est pas délimitée d'une façon aussi nette. Plus tard, les protovertèbres forment des masses cubiques. Les cellules qui les constituent appartiennent au feuillet moyen; elles sont prismatiques, serrées les unes contre les autres, et leur grand axe est toujours parallèle au rayon de la protovertèbre. Ces cellules se continuent sans démarcation nette avec les autres éléments du feuillet moyen qui environnent la corde dorsale et les aortes ; elles fournissent les divers éléments qui se forment à ce niveau et dont la généalogie n'a pas encore été bien suivie.

RÉSUMÉ DU DÉVELOPPEMENT PENDANT LA SECONDE JOURNÉE

§ 21. Reprenons maintenant l'histoire complète du développement du capuchon céphalique, en suivant pas à pas les phénomènes jusqu'à la période que nous venons de considérer. Nous avons déjà étudié la façon dont se constituent les capuchons céphaliques, en particulier celui de la lame fibro-cutanée. Cette étude nous servira à faire voir comment le cœur arrive à occuper la position que nous lui avons assignée dans un prolongement de la fente pleuropéritonéale ; nous suivrons aussi complétement la formation de l'amnios. Ce sont là les faits les plus difficiles à saisir des premiers phénomènes du développement, mais ils ont une importance capitale ; ils nous permettent de comprendre tout le reste sans difficulté.

Nous avons montré précédemment, page 93, comment se constituaient les deux capuchons qui terminent l'extrémité céphalique. Un dessin schématique très-peu différent, comme on peut en juger, de ceux qui ont été faits d'après nature, permet de suivre la fente pleuropéritonéale entre ces deux capuchons superposés. Elle règne longitudinalement sur les parties latérales de l'embryon, contourne les parois latérales de l'aditus anterior et se termine en avant de cette cavité de chaque côté d'une cloison médiane qui cesse brusquement à la limite des capuchons ; de sorte que la lame fibro-cutanée qui forme le capuchon supérieur et la lame fibro-intestinale qui forme le capuchon inférieur se trouvent complétement séparées l'une de l'autre à une certaine distance de l'extrémité céphalique. Ces deux lames se prolongent ainsi à une grande distance du corps de l'embryon : la plus inférieure enveloppant le jaune, la plus élevée formant les replis de l'amnios. Partout où nous rencontrons ces deux

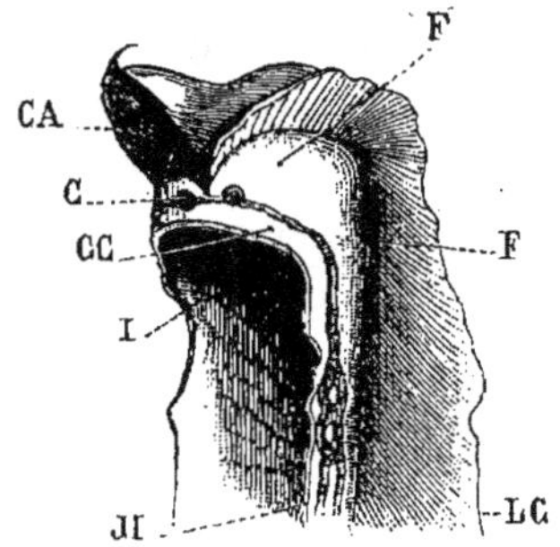

FIG. 48. — CA, capuchon de la lame fibro-cutanée ; CC, capuchon de la lame fibro-intestinale ; I, aditus anterior ; C, cœur ; F, fente pleuropéritonéale ; JI, vaisseaux sanguins.

lames, nous trouvons entre elles un espace : c'est la fente pleuropéritonéale prolongée.

Formation du cœur. — D'après les coupes de l'aire vasculaire, les vaisseaux et le cœur sont toujours dans la lame fibro-intestinale adhérente au feuillet interne. Si donc nous nous reportons au dessin schématique, nous voyons que les vaisseaux, en quelque point qu'ils se forment, doivent toujours se continuer avec la lame inférieure qui délimite d'un côté la fente pleuropéritonéale. Connaissant le trajet de cette fente, sa forme, la disposition du capuchon céphalique, rien n'est plus simple maintenant que de tracer le trajet des branches de l'aire vasculaire de la périphérie jusqu'au cœur.

Comme ces vaisseaux naissent dans tous les points de l'aire vasculaire, on peut supposer qu'ils se développent en suivant toujours cette lame fibro-intestinale, qu'ils gagnent le corps de l'embryon en serpentant sur cette paroi inférieure de la fente pleuropéritonéale à laquelle ils sont toujours liés intimement et dans la direction marquée par la ligne JJ, jusqu'à ce qu'ils atteignent la cloison qui se trouve en avant du capuchon céphalique. On voit par conséquent qu'ils ont quitté le plan de l'aire vasculaire pour gagner un niveau plus inférieur, l'embryon ayant le dos en l'air. De chaque côté de la cloison médiane ils forment un bourgeon, ou point nodal, décrit par M. Dareste. Ces points nodaux finissent par s'unir, la cloison de séparation ayant disparu, et le renflement cardiaque est constitué.

Ce prolongement de la cavité pleuropéritonéale qui entoure le cœur en avant du capuchon est donc ouvert de tous côtés au début ; mais peu à peu il se sépare de cette cavité, et se ferme en avant et sur les côtés pour former le péricarde. Sur les embryons de poulet de 48 heures, on voit par conséquent que le cœur et l'intestin représenté par l'aditus anterior sont logés dans une même cavité séreuse ; seulement le cœur se trouve plus bas, par rapport au plan de l'aire vasculaire.

Développement de l'amnios. — Nous avons représenté fig. 39 l'embryon comme formé de deux lames accolées avec une fente régnant suivant les lignes *a b c d*, *a' b' c' d'*. Supposons que nous fassions une coupe longitudinale passant par l'axe sur cette sorte de plaque double, nous aurons la coupe *a*, fig. 49. Telle est la forme qu'offre une coupe longitudinale de l'embryon alors que l'extrémité céphalique est peu développée et n'est pas encore incurvée sur le jaune. La fente pleuropéritonéale sépare les deux couches du feuillet moyen ; le feuillet externe est accolé à la membrane vitelline à partir de A′. Sur la figure *b*, l'extrémité céphalique s'incurve et augmente de volume. Le feuillet interne restant adhérent au jaune se sépare de plus en plus du feuillet externe. Ce dernier s'écarte un peu de la membrane vitelline et la rejoint plus haut en A′. Il en résulte un pli circulaire, figuré en A′ fig. 29, 33, 34 et 42. L'incurvation de l'extrémité supérieure de l'embryon produit l'effet d'une sorte de petit croissant dessiné en A, fig. 29, 33 et 34, quand on le regarde couché à plat et par lumière transmise. C'est la première trace du capuchon céphalique.

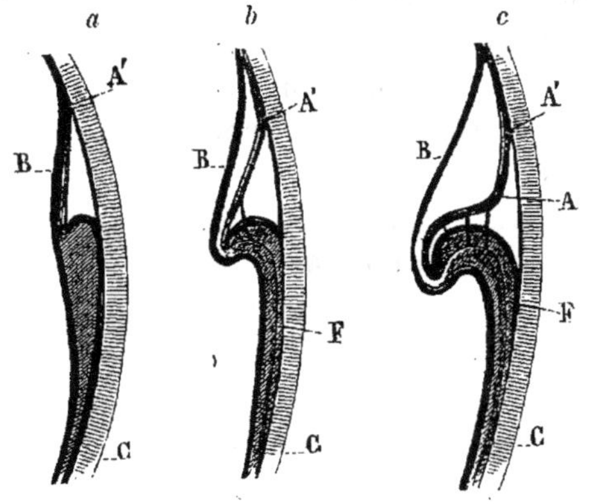

FIG. 49 : *a*, *b*, *c*. — Coupe schématique longitudinale de l'embryon à différents âges, pour montrer comment se forment les capuchons céphaliques et amniotiques, et la fente pleuro-péritonéale.

a. A′ coupe du pli représenté en A′ fig. 29, et fig. 34; B, feuillet interne; C, membrane vitelline. *b*. A′, B, C, mêmes désignations; F, fond de la fente péritonéale. *c*. A′, B, C, F, mêmes désignations; A, coupe du pli dessiné en A, fig. 34.

Sur la figure *c*, l'extrémité céphalique a encore grossi et s'est incurvée davantage. Il en résulte qu'elle plonge encore plus dans le jaune en entraînant avec elle les feuillets de l'aire transparente. C'est à ce moment que l'embryon se trouve, comme nous l'avons fait remarquer, au centre d'une sorte de cuvette (voy. fig. 34). Le feuillet fibro-intestinal ne quitte toujours pas le vitellus ; quant au feuillet fibro-amniotique, il reste à peu près dans la même position. L'extrémité céphalique s'en enveloppe pour ainsi dire en le tenant toujours éloigné de la membrane vitelline, qu'il rejoint sur l'arc de cercle A′. La lame fibro-amniotique entraînée en avant a déterminé à ce moment la formation du capuchon supérieur, superposé au capuchon céphalique A, B, fig. 35 et fig. 36.

Au fur et à mesure que l'extrémité céphalique s'enveloppe en se projetant en avant dans la lame fibro-amniotique, cette lame étant insérée sur tout le pourtour du capuchon supérieur, et augmentant de superficie juste de la quantité nécessaire pour suffire à cet enveloppement, il en résulte la formation d'un sac dont nous avons déjà parlé page 99, qui commence tout à fait à l'extrémité supérieure de l'embryon, et qui descend peu à peu sur la face postérieure. C'est ce sac dont l'ouverture est figurée en A′, fig. 42.

La coupe schématique *c* correspond à la figure 42.

On voit que la membrane tendue entre les deux lignes courbes A' et RA correspond à la ligne AA' de la figure schématique *c*; c'est la lame fibro-amniotique et le feuillet externe allant rejoindre la membrane vitelline après avoir formé le sac amniotique.

Si nous examinons maintenant la figure 41, nous voyons une sorte de sac transparent soulevant le feuillet interne de part et d'autre de l'extrémité céphalique. Ce n'est point l'amnios; celui-ci est, au contraire, exactement appliqué sur l'embryon. C'est la membrane s'étendant entre les deux courbes A et RA. L'aire vasculaire s'arrête quelque temps sur la base de cette sorte d'élévation; les vaisseaux ne s'y développent que plus tard.

Amnios. — D'après des coupes transversales faites à la même époque sur l'extrémité céphalique, on peut encore se rendre compte du développement de l'amnios, et c'est d'après elles que les auteurs ont fait leurs descriptions.

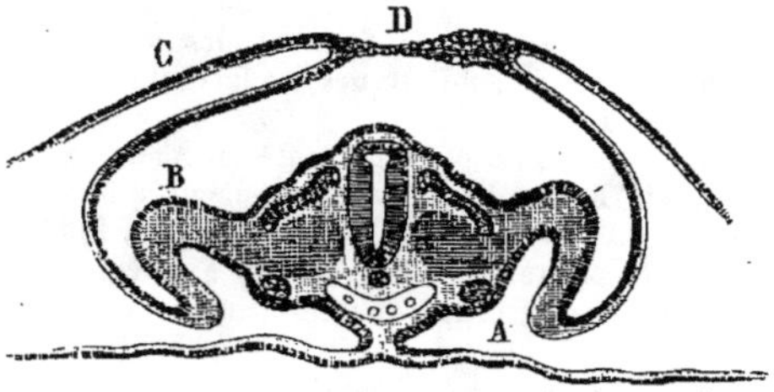

FIG. 50. — Coupe d'embryon de 48 heures. — A, fente pleuropéritonéale commençant à se diviser en cavité péritonéale et en cavité innominée; B, lame fibro-cutanée se soulevant pour former l'amnios; C, feuillet réfléchi allant former le chorion; D, union des deux plis des lames fibro-cutanées.

Une coupe transversale montre de part et d'autre du corps de l'embryon la fente pleuropéritonéale, s'étendant dans la couche du mésoderme jusqu'à une distance indéterminée.

A mesure que l'embryon descend dans le jaune par le fait de son augmentation de volume, la lame fibro-cutanée et le feuillet externe réunis se soulèvent de part et d'autre de son corps pour former deux replis qui augmentent progressivement et finissent par se joindre sur la ligne médiane postérieure. L'union se fait de telle façon que les feuillets internes de chacun des replis s'accolent entre eux; les feuillets externes font de même. Les premiers réunis forment donc un sac fermé sur le dos de l'embryon: c'est l'amnios; les seconds, une membrane qui se sépare de l'amnios et va s'appliquer sur la membrane vitelline. Elle s'atrophie chez les ovipares, forme le chorion placentaire chez les mammifères.

Cette manière de décrire l'amnios, généralement adoptée, ne montre que l'ensemble du phénomène, mais ne fait pas voir d'une façon précise comment il se produit.

Nous voyons, en somme, que la formation amniotique est, dans tous les points de l'aire embryonnaire, une conséquence de la production de la fente pleuropéritonéale ; le second phénomène est la condition indispensable du premier. On peut donc poser cette loi que *l'existence d'un pli amniotique en quelque point que ce soit révèle l'existence de la fente pleuropéritonéale au même endroit.* De plus, la membrane qui forme l'amnios étant le prolongement de la lame fibro-cutanée qui s'arrête au fond de la cavité péritonéale, on peut encore dire que *le trajet de la fente pleuropéritonéale est, à toutes les époques des deux premiers jours du développement, marqué par les insertions du sac amniotique* (1). Or, si nous avons longuement insisté sur l'amnios dont nous aurions pu nous passer pour l'exposé des questions d'histologie qui vont suivre, c'était afin d'être bien fixé sur les dispositions de la fente pleuropéritonéale qui est d'une importance majeure dans l'histoire du développement.

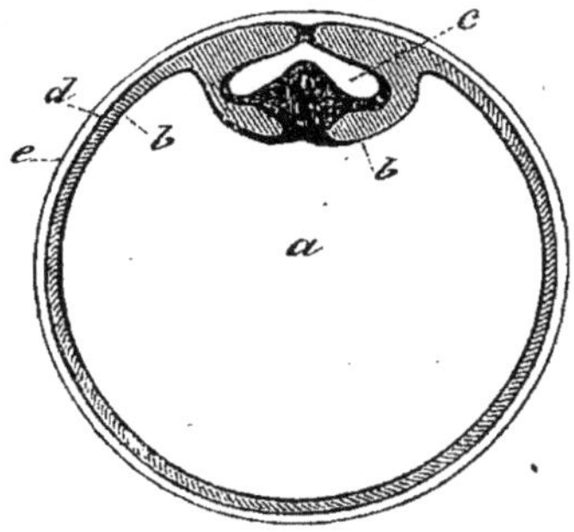

FIG. 51. — Figure schématique représentant le développement de l'amnios et la cavité du cœlome. *a*, vitellus enveloppé par le feuillet interne; *b*, feuillet interne; *c*, sac amniotique : la séparation d'avec le feuillet chorial n'est pas encore effectuée; *d*, feuillet chorial; *e*, membrane vitelline.

En suivant le développement de l'amnios sur des coupes transversales, on voit que la fente pleuropéritonéale tend toujours à s'accroître à mesure que les replis amniotiques s'étendent sur le dos de l'embryon, et qu'elle n'a pas en dehors de limites arrêtées.

On peut, dès que ces replis ont atteint une certaine dimension, la partager en deux portions : l'une, embryonnaire, s'étend jusqu'au point où la lame fibro-amniotique qui la limite supérieurement se recourbe en arrière ; l'autre est située en dehors de ce pli.

La première partie formera la *cavité péritonéale;* l'autre, ce que G. Pouchet a désigné sous le nom de *cavité innominée.*

Ces deux cavités confondues primitivement se séparent de plus en plus, à mesure que les lames ventrales se rapprochent de la ligne médiane, et que le sac amniotique se constitue en arrière.

Quand la séparation est complète entre le feuillet direct et le feuillet réfléchi de l'amnios, séparés l'un de l'autre, la cavité innominée forme une cavité spacieuse dans laquelle se développe l'*allantoïde* (voy. p. 124).

(1) Voy. Cadiat, *Du développement de l'extrémité céphalo-thoracique de l'embryon* (*Journal d'anatomie*, septembre 1878).

On voit, d'après ce que nous venons de dire, les relations de la cavité innominée avec la séreuse péritonéale. L'embryon, une fois que le feuillet réfléchi de l'amnios s'est séparé du feuillet direct et s'est accolé à la membrane vitelline pour constituer le chorion, se trouve donc en entier avec son sac amniotique dans la cavité innominée.

Il est donc permis de dire qu'il s'est logé avec l'amnios dans l'espace formé par l'écartement des deux lames du feuillet moyen prolongées bien en dehors de lui, ou dans la fente pleuropéritonéale par une sorte d'invagination.

Développement des vaisseaux. — Sur les coupes de l'aire vasculaire que nous avons étudiées précédemment à la page 97, nous n'avions cherché qu'à déterminer la position occupée par les vaisseaux ; actuellement nous allons voir comment ils se forment.

Nous avons dit que l'aire vasculaire prenait naissance aux dépens de l'aire opaque et de la partie postérieure de l'aire transparente. Il est indispensable, pour comprendre la formation des vaisseaux, de commencer par suivre les phénomènes qui se produisent auparavant dans les parties où ils vont apparaître, c'est-à-dire d'étudier le développement de ces différentes zones qui entourent l'embryon.

Dès le début on peut distinguer deux zones très-nettes : une zone opaque, une zone transparente. La zone opaque est elle-même divisée en deux parties : l'une interne, large au début de 0mm,5 à 0mm,8, et à laquelle Kölliker réserve le nom d'aire vasculaire, parce que c'est d'elle que partiront les premiers vaisseaux ; l'autre externe que nous appellerons avec lui aire vitelline.

L'opacité de ces deuxparties est due, d'après cet auteur, à un épaississement du feuillet interne, qui aurait 0mm,061 à 0mm,118, et seulement 0mm,015 à 0mm,030 sur l'aire transparente. Il lui donne le nom d'épaississement germinatif.

Le feuillet moyen s'insinue entre les deux feuillets, interne et externe, jusqu'à une limite marquée par la circonférence qui sépare les deux zones de l'aire opaque, de telle sorte qu'en somme on trouve sur l'aire vitelline les deux premiers feuillets seulement, le troisième ne s'étendant que dans l'aire transparente et la zone interne de l'aire opaque.

Les vaisseaux sanguins se forment, comme nous l'avons vu, dans la couche du feuillet moyen qui est en rapport avec le feuillet interne, ou lame fibro-intestinale. Leur situation est déterminée exactement par des coupes portant sur l'aire vasculaire.

Ils apparaissent d'abord sous forme d'amas irréguliers de cellules, unis les uns aux autres par des prolongements. Dans ces amas cellulaires se trouvent deux sortes d'éléments : les uns qui occupent le centre de la masse, circulaires ou ovales, de teinte rouge avec un noyau, représentant les premières hématies ; les autres, phériphériques, polyédriques : les premières cellules épithéliales des parois vasculaires (voy. fig. 45).

Ces cellules épithéliales unies entre elles forment sur les capillaires un peu avancés dans leur développement une paroi continue. Ainsi se développent en même temps le contenu des vaisseaux et leurs parois. Les premiers capillaires sont donc revêtus d'une couche de cellules polygonales faisant saillie dans la cavité.

L'embryon ne prend aucune part à la formation des éléments du sang, et, ainsi que de Baer l'avait remarqué, le cœur, quand il commence à battre, ne renferme qu'un liquide incolore. Les premières hématies, d'après Kölliker, apparaissent dans la première moitié du second jour.

Remak fait observer avec raison qu'une partie du capuchon céphalique est dépourvue de vaisseaux ; c'est la région qui correspond au tronc de la veine omphalo-mésentérique ou au bord de l'aditus anterior ; autrement dit, c'est sur la partie qui correspond à cette membrane réfléchie de la lame fibro-amniotique dont nous avons parlé plus haut à propos de l'amnios.

Toute la partie de l'aire transparente qui est en rapport avec cette région seule est dépourvue de vaisseaux pendant quelque temps.

EMBRYON AU COMMENCEMENT DU TROISIÈME JOUR.

§ 22. A l'époque où nous sommes restés il n'y avait pour représenter la tête que les vésicules cérébrales. L'embryon était donc composé de trois parties : du névraxe avec ses renflements supérieurs devant former le cerveau, la protubérance, le bulbe du cœur et de l'intestin.

Entre ces trois parties accolées les unes aux autres, le feuillet moyen va s'épaissir de façon à les écarter et à les amener peu à peu à la position qu'elles doivent occuper chez l'animal complétement développé.

La vésicule cérébrale antérieure qui touchait au cul-de-sac supérieur de l'intestin s'éloignera de ce dernier par le fait de l'interposition de tout le mésoderme destiné à la face, au cou, au thorax. En même temps le cœur, reporté en avant, va se séparer aussi de l'intestin. Pour voir comment ces phénomènes se produisent, étudions l'extrémité céphalique, alors qu'ils sont en partie accomplis, c'est-à-dire au commencement de la troisième journée.

PROJECTIONS HORIZONTALES (voy. fig. 53).

L'extrémité céphalique n'a plus la forme d'un capuchon ; elle présente une saillie supérieure logeant la vésicule cérébrale antérieure. Cette saillie est uniformément arrondie, sa direction est perpendiculaire au plan de l'aire embryonnaire. Elle s'avance en avant du cœur; et au-dessous, entre elle et cet organe, se trouve une dépression où pénètre le feuillet externe ; c'est l'enfoncement buccal ou bucco-nasal. De chaque côté de cet enfoncement se trouvent des bourgeons latéraux qui se perdent en arrière dans le corps de l'embryon (bourgeons ou arcs branchiaux). D'abord on n'en voit qu'un de chaque côté, puis successivement deux, trois et quatre. Les plus supérieurs dépassent le cœur ; les plus inférieurs s'arrêtent de chaque côté de cet organe.

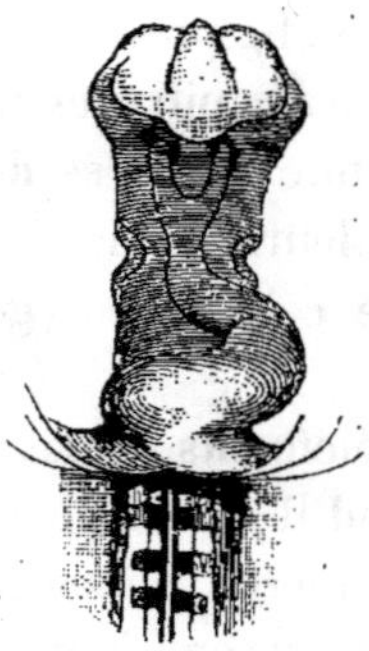

FIG. 52. — Embryon de 50 heures, l'extrémité céphalique est encore dans le même plan que le reste du corps. Le cœur a été figuré par erreur dévié du côté gauche. On aperçoit dans la vésicule cérébrale antérieure le bulbe aortique et les deux aortes; de chaque côté, les dépressions acoustiques; au-dessous du cœur, l'aditus anterior.

Entre eux se trouvent des fentes (**Fentes branchiales**) qui ont une importance très-grande dans le développement de l'extrémité céphalique.

Le cœur est contourné sur lui-même et rejeté à droite; il est couvert par l'amnios, qui s'insère immédiatement au-dessous de l'enfoncement bucco-nasal, descend jusqu'à l'orifice de l'aditus anterior, pour se replier, se relever et se rejeter en arrière au-dessus de l'extrémité céphalique (voy. fig. 55).

Au-dessous du cœur on voit l'orifice de l'aditus anterior, qui pénètre profondément derrière cet organe et monte jusque sous la vésicule cérébrale antérieure. Il s'ouvre extérieurement par des sortes de fenêtres au nombre de deux ou trois : ce sont les fentes branchiales.

Enfin, sur les parties latérales de l'extrémité céphalique on distingue successivement trois petites dépressions circulaires, la médiane plus accusée que les deux autres. La première, correspondant à la vésicule cérébrale antérieure, est la vésicule olfactive; la deuxième, la vésicule optique; enfin la troisième, située entre les deux premières fentes branchiales, est la première ébauche du sens de l'ouïe.

L'extrémité caudale commence à s'épaissir et à s'incurver légèrement en avant; il en résulte la formation d'un pli circulaire un peu au-dessous d'elle; pli identique à celui que nous avons vu au-dessus de l'extrémité céphalique et qui marque la rencontre de la membrane vitelline avec l'aire transparente soulevée sur l'embryon.

Les branches des aortes se sont réduites à deux : les artères omphalo-mésentériques, qui se jettent perpendiculairement dans l'aire vasculaire; au delà, les aortes continuent leur trajet dans le corps de l'embryon, où elles se perdent insensiblement.

Enfin l'amnios enveloppe à ce moment toute l'extrémité céphalique et une portion de la région dorsale. Il s'arrête à peu près au niveau du milieu de cette région, limité par une courbe ou pli parabolique à concavité inférieure.

Bientôt un pli semblable monte de l'extrémité caudale vers la tête à la rencontre du premier, d'où résulte la formation d'une circonférence qui se rétrécit peu à peu et se ferme au niveau de la partie qui sera plus tard la région lombaire.

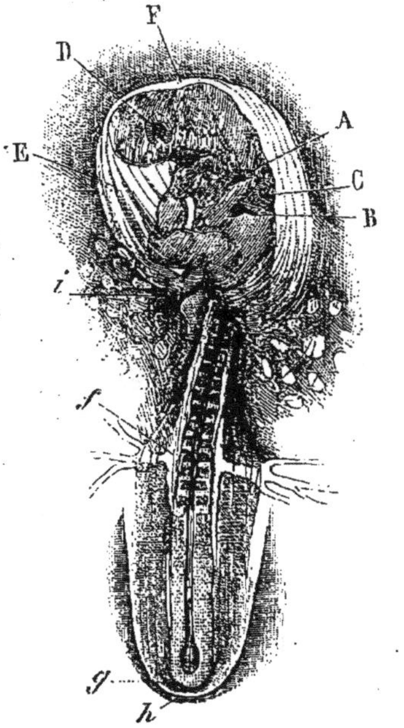

FIG. 53. — Aspect général de l'embryon au commencement du troisième jour; l'extrémité céphalique a exécuté sa rotation à droite; elle est entièrement enveloppée par l'amnios. — A, B, 1re et 2e fente branchiale; C, organe de l'ouïe; D, organe de la vue; E, cœur; F, amnios; *i*, aditus anterior sous l'angle formé par les deux veines omphalo-mésentériques; *f*, veines omphalo-mésentériques; *g*, extrémité caudale commençant à s'épaissir; *h*, repli postérieur de l'aire transparente.

COUPES LONGITUDINALES (fig. 55).

La tête ayant exécuté son mouvement de rotation à droite, la coupe longitudinale rencontre cette partie suivant son plan diamétral antéro-postérieur et la région dorsale obliquement.

Le cœur, sur la coupe, paraît compris entre deux lames dont l'inférieure s'étale sur le jaune, la supérieure forme l'amnios. Déjà la cavité qui renferme cet organe commence à se fermer en avant pour donner le péricarde. L'insertion de l'amnios est séparée maintenant de la vésicule cérébrale antérieure par deux bourgeons ou arcs viscéraux (fig. 55). L'extrémité céphalique s'est donc allongée de toute la hauteur de ces arcs, qui vont former la face et la région cervico-thoracique. Nous verrons tout à l'heure les conclusions à tirer de ces faits.

Le tube digestif, contourné comme le corps de l'embryon, est coupé en différentes parties qui se font suite, bien qu'elles soient séparées dans cette figure. Au-dessus du cœur, là où sera plus tard la portion pharyngienne, les deux épithéliums, celui de l'intestin et celui du feuillet externe (actuellement l'épiderme cutané), soit en continuité par le moyen des fentes branchiales figurées en $f\ f'\ f''$.

Immédiatement au-dessous de la vésicule cérébrale antérieure ou du feuillet externe, on peut suivre les cellules épithéliales, qui forment une couche continue tapissant la partie inférieure de l'extrémité céphalique et se continuant sur le premier arc branchial. C'est là l'enfoncement bucco-nasal qui ne tardera pas à se mettre en communication avec la cavité pharyngienne. Enfin, pour achever la description de cette coupe, on voit le névraxe, la moelle coupée obliquement entre les protovertèbres à la région dorsale, puis successivement les trois vésicules cérébrales V' V'' V'''.

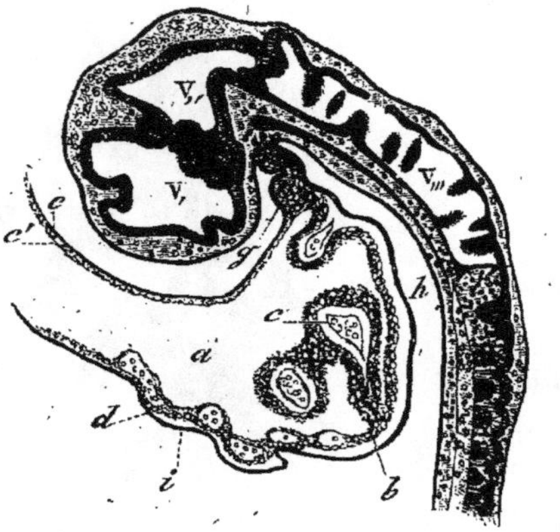

FIG. 54. — Coupe longitudinale de l'embryon de la figure 52. — Cavité du péricarde commençant à se fermer ; de *b* en *g*, portion de la lame fibro-intestinale destinée à former le diaphragme ; *c*, cœur ; *d*, lame fibro-intestinale se continuant avec *b* et renfermant le cœur et les vaisseaux ; *e*, feuillet interne formant l'épithélium de l'amnios ; *e'*, lame fibro-amniotique ; *g*, arc branchial ; *h*, aditus anterior ; *i*, feuillet interne ; V' V'' V''', 1er, 2e, 3e vésicule cérébrale.

En prenant maintenant une coupe longitudinale faite à une période plus avancée, et en la comparant à celles que nous venons de décrire, nous aurons les données suffisantes pour comprendre le développement de la région céphalo-thoracique.

En regardant en effet la figure 57, faite sur un embryon de mammifère, un mouton de 8 millimètres de long, si nous cherchons à retrouver les deux lames mésodermiques entre lesquelles était le cœur, nous voyons que la supérieure s'est seulement courbée en avant et soudée à d'autres parties du mésoderme pour former la cavité du péricarde. L'insertion amniotique, qui était tout en haut du capuchon céphalique, est descendue progressivement et se retrouve maintenant au voisinage du point où sera l'ombilic. Mais en réalité elle n'a point changé de place, c'est toujours un mouvement de descente relatif, le cœur restant à peu près fixe. Au-dessus de lui, l'extrémité céphalique s'allonge de toute la hauteur du thorax et du cou, et c'est ainsi que l'amnios paraît reporté sur l'ombilic. La lame amniotique a peu augmenté d'épaisseur ; elle ne formera jamais en effet que le péricarde, et elle sera recouverte par les lames ventrales qui fermeront le thorax.

Il n'en est pas de même de la lame postérieure. Cette cloison séparant le cœur de l'aditus anterior (D, fig. 43 et *b*, fig. 54), cloison qui était verticale dans toute son étendue, se plie en deux au milieu

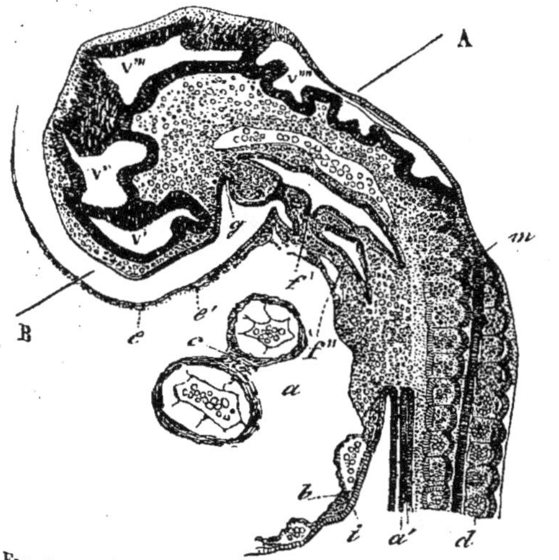

FIG. 55. — Coupe longitudinale après la rotation de la tête correspondant à la figure 53. Les deux lames fibro-amniotique et fibro-intestinale se sont écartées l'une de l'autre à leur insertion, et l'extrémité céphalique s'est allongée au-dessus de la première de la hauteur des arcs branchiaux.— *a*, cavité du péricarde ; *a'*, séreuse péritonéale ; *b*, lame fibro-intestinale ; *c*, cœur ; *d*, protovertèbres ; *e*, *e'*, amnios ; *f'*, *f''*, fentes branchiales. On peut voir sur d'autres coupes longitudinales et horizontales qu'au niveau de ces fentes les deux épithéliums communiquent, celui de l'aditus et celui de l'ectoderme ; *g*, enfoncement buccal ; *i*, feuillet interne ; *m*, moelle ; V', V'', V''', 1e, 2e, 3e, vésicule cérébrale.

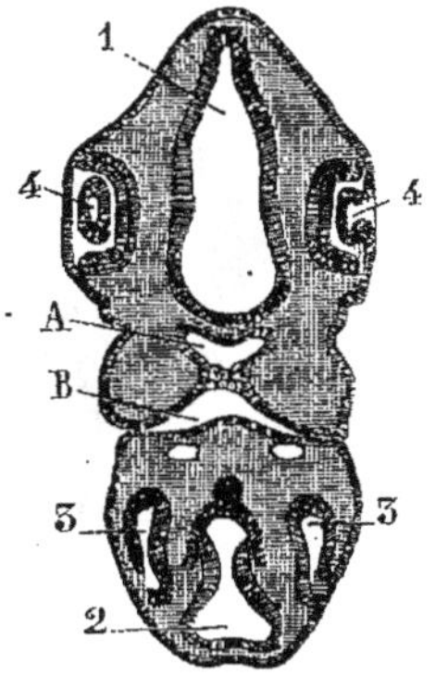

FIG. 56. — Coupe horizontale suivant A. B, de l'extrémité céphalique d'un même embryon de deux jours. — A, dépression buccale ; B, aditus anterior communiquant avec l'épiderme par la première fente branchiale et séparé de la dépression buccale par une mince couche d'épiderme ; 1, vésicule cérébrale antérieure ; 2, V. postérieure ; 3, fossette auditive ; 4, cristallin.

de sa hauteur, ainsi qu'on peut le voir en considérant successivement les figures 43, 54, 55 et 57. La portion restée verticale s'épaissit de toute la distance qui sépare la cavité du péricarde de celle du tube digestif. La portion horizontale se redressant de plus en plus à mesure que le foie augmente de volume, forme au-dessous du cœur une cloison transversale dans laquelle se développe le muscle diaphragme.

On voit par conséquent que comme entre le foie et le cœur il ne s'interpose jamais rien d'autre que cette couche de mésoderme, dont on peut suivre l'épaississement progressif et l'incurvation jusqu'à ce qu'elle ait pris la forme de cette large cloison séparant le cœur du foie et figurée en *b*, fig. 57, on peut en conclure que le diaphragme est formé aux dépens de cette couche qui sur le capuchon céphalique sépare le cœur de l'aditus anterior. Elle n'est autre, au début, que la lame fibro-intestinale.

Sur l'embryon de quarante-huit heures elle rencontre la lame fibro-amniotique au-dessus du cœur, en une ligne horizontale qui est située immédiatement sous la vésicule cérébrale antérieure (F, fig. 43). Or, dans le développement cette ligne ne change pas de place; elle est pour ainsi dire fixée au cœur, puisqu'elle est déterminée par la rencontre des deux cloisons entre lesquelles cet organe est renfermé.

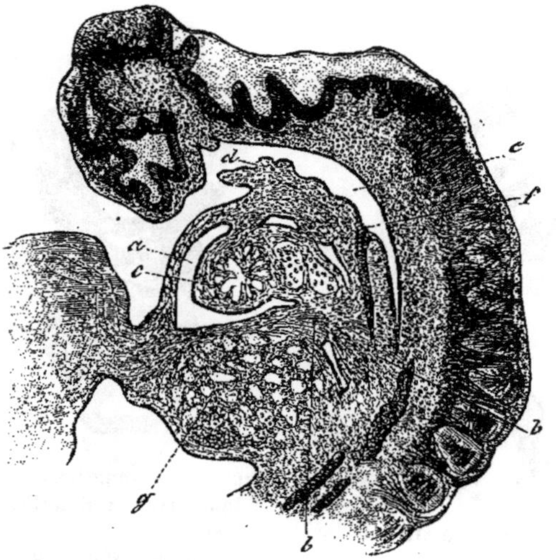

FIG. 57. — Coupe longitudinale d'embryon de mouton de 8 millimètres. — *a*, péricarde; *b*, couche mésodermique formant le diaphragme et le médiastin; *c*, cœur; *d*, arcs branchiaux; *e*, pharynx; *f*, bourgeon pulmonaire; *g*, foie.

Au contraire, la tête et le cou en se développant s'élèvent au-dessus de cette ligne au fur et à mesure que se forment les arcs branchiaux, et ainsi se constituent la face, le cou, le thorax, par une sorte de bourgeonnement au-dessus de l'insertion de la lame fibro-amniotique (1).

Sur la coupe de la figure 55 on peut voir que trois arcs viscéraux se sont formés au-dessus d'elle et ont augmenté d'autant la longueur de la région cervicale.

La tête proémine donc de plus en plus dans la cavité de l'amnios, en s'avançant au-dessus de la ligne d'insertion de cette membrane. Mais sur cette même ligne venait s'insérer aussi une cloison qui verticale d'abord devient ensuite horizontale pour donner le diaphragme. De sorte qu'au début on peut dire que la tête ou ce qui la représente, c'est-à-dire la vésicule cérébrale antérieure, est d'abord au niveau du diaphragme. C'est pour cela que le nerf phrénique part de la portion cervicale de la moelle. La tête monte peu à peu au-dessus de cette cloison, et entre elles deux se forment le cou et le thorax.

Les deux plans formant un angle ouvert en avant, dans lequel était compris le cœur, se transportent en même temps parallèlement à eux-mêmes à une certaine distance l'un de l'autre, de sorte que chez l'animal complétement développé ils ne se rencontrent plus exactement

(1) On voit en passant que la paroi antérieure du péricarde est formée par la lame fibro-amniotique.

en arrière du cœur; ils s'écartent de toute la distance qui sépare la paroi inférieure du péricarde de l'insertion supérieure du ligament cervico-péricardique lequel n'est autre que la lame fibro-amniotique. On comprend maintenant que, suivant que la tête s'avance plus ou moins, les bourgeons branchiaux ont plus de hauteur et écartent davantage la tête de la paroi péricardique inférieure. Ainsi se forment des animaux chez lesquels le cou et la région thoracique ne font qu'un, comme les poissons; d'autres où ces deux parties sont distinctes, quelque court que soit le cou, comme les cétacés; ou des animaux enfin chez qui toutes ces parties sont séparés, avec un cou de longueur variable.

La fente branchiale la plus inférieure se produit au niveau de la ligne où se réunissent la lame fibro-amniotique et la lame fibro-intestinale (voy. fig. 52, *g*). Mais à mesure que l'embryon grandit, cette ligne s'élargit comme nous venons de le dire, de sorte que la position de la fente branchiale la plus inférieure n'est pas exactement déterminée. En général, elle correspond au niveau de la lame mésodermique qui forme le diaphragme.

C'est donc à la hauteur du diaphragme comme niveau le plus inférieur que s'établit la communication entre l'épithélium de la cavité du tube digestif et l'épithélium cutané, par le moyen de cette fente. Plus tard, quand nous aurons à étudier les muqueuses, nous verrons quelles déductions importantes on pourra tirer de ces faits d'embryogénie.

Résumé. — On peut exposer ainsi tout le développement de la région céphalo-thoracique en partant du capuchon céphalique tel que nous l'avons vu à quarante-quatre heures d'incubation.

Ce capuchon a la forme d'un casque sur la visière duquel se trouve le cœur. Une membrane insérée un peu au-dessus du cœur descend sur cet organe, le recouvre en partie, se replie et se rejette en arrière pour former l'amnios. L'intestin pénètre jusqu'au fond du casque. Ceci étant, le thorax, le cou, la face se développent en se soulevant comme un cimier au-dessus du cœur et de la membrane amniotique. La paroi antérieure du casque devient la paroi postérieure du péricarde, avec le centre phrénique qui lui est plus ou moins lié. La visière se redresse, devient horizontale et forme le diaphragme. On peut donc dire que ces trois parties, face, cou, thorax, se forment au commencement du troisième jour; à la fin du second elles n'existent pas encore. L'embryon est réduit alors au système nerveux central, au cœur et à l'intestin; ces trois organes sont presque accolés l'un à l'autre, mais peu à peu le mésoderme s'hypertrophiant dans les cloisons de séparation les écarte et leur donne les positions relatives qu'ils ont chez l'adulte.

COUPES TRANSVERSALES.

Les coupes transversales faites à cette époque montrent la formation de l'intestin, que nous exposerons au paragraphe suivant ; puis la séparation de la cavité péritonéale en péricarde qui se ferme entièrement, et en séreuse péritonéale. Nous ne faisons que signaler aussi ce phénomène dont on peut suivre l'évolution par des séries de coupes horizontales faites à des niveaux différents ; sa description complète trouvera sa place à l'article *Séreuses*.

EMBRYON A LA FIN DU TROISIÈME JOUR.

§ 23. **Extrémité céphalique, arcs branchiaux.** — A la fin du troisième jour les bourgeons branchiaux dont nous avons parlé précédemment se sont assez accusés pour que nous puissions maintenant en donner une description plus détaillée.

On peut les représenter comme des bourgeonnements du mésoderme qui progressent d'arrière en avant dans toute l'étendue de l'extrémité céphalique. Ceux qui se forment sur la tête délimiteront les différentes cavités de la face ; ceux qui naissent plus bas formeront le cou ; enfin les plus inférieurs passent par-dessus la lame fibro-amniotique pour fermer la paroi thoracique ; la portion de cette lame qui reste ainsi renfermée devient la paroi antérieure du péricarde.

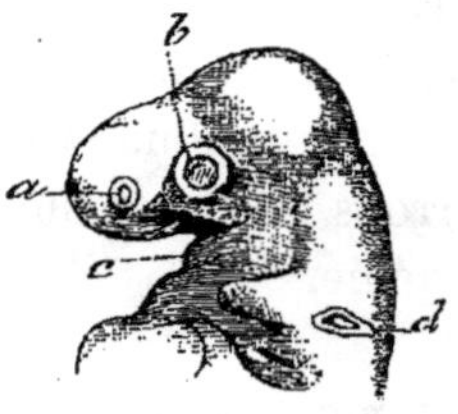

Fig. 58. — Embryon au 3ᵉ jour. — *a*, dépression olfactive ; *b*, optique ; *d*, auditive ; *c*, premier arc branchial.

Pour comprendre le développement du premier arc que j'ai eu déjà l'occasion d'exposer dans la thèse d'agrégation de M. Rémy, il faut se rappeler les dispositions des organes des sens dont les premières traces existent déjà sous la forme de vésicules olfactives, optiques et auditives (voy. page 112). Ces vésicules formées, voici pour moi comment se fait le développement des arcs.

Autour de ces vésicules le feuillet moyen subit une sorte d'hypertrophie. Arrêté pour ainsi dire dans son expansion au niveau des dépressions oculaire et olfactives, il les déborde d'abord par la partie supérieure où il forme un sourcil ; puis les extrémités de ce sourcil s'allongent et descendent, mais sans se réunir en dessous. On voit donc ainsi une série de bourrelets descendant de la partie antérieure de l'extrémité céphalique. Le bourrelet le plus antérieur forme un bourgeon, ou bourgeon incisif, où se développe l'os du même nom et qui est limité en arrière par la tache olfactive. Un second bourgeon est produit entre la dépression oculaire et la dépression olfactive par la réunion de deux bourrelets voisins. Le dernier bourrelet qui est en arrière de la vésicule oculaire va se souder à l'arc maxillaire.

Entre tous ces bourgeons, se trouvent des dépressions ou fentes qui convergent toutes vers un enfoncement du feuillet externe, situé sous la vésicule cérébrale antérieure en avant de l'extrémité supérieure de l'aditus anterior, et séparé de cette cavité par la paroi antérieure du capuchon céphalique. Ces dépressions ébauchent déjà la cavité naso-buccale avec les différents conduits qui viennent y aboutir.

La dépression olfactive par suite du développement du bourgeon placé entre elle et l'œil, se trouve être bientôt au fond d'une cavité en forme de fente ouverte inférieurement et à direction oblique en dedans et en arrière, ainsi qu'on le voit sur la fig. 59. Cette fente s'unit à celle qui lui correspond de l'autre côté, délimitant ainsi à elles deux le bourgeon incisif. Telle est la première ébauche de la cavité nasale, représentée par ces deux fentes obliques, d'avant en arrière et de dehors en dedans. Entre les extrémités antérieures des bourrelets qui entourent la vésicule oculaire se trouve une deuxième fente qui va rejoindre obliquement les premières au-dessous de la tête : elle représente le commencement du canal nasal.

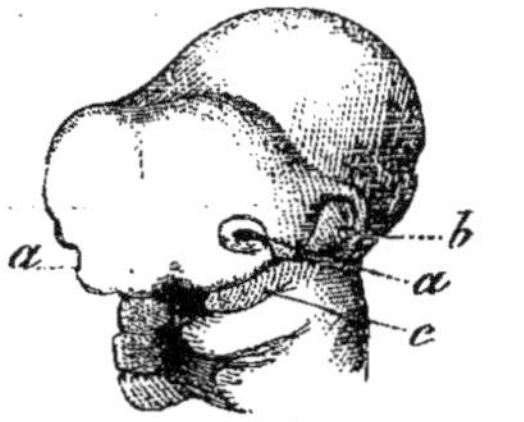

FIG. 59. — Tête d'embryon de mouton, après la formation du bourgeon incisif. *a*, fente olfactive marquant le début de la fosse nasale correspondante; *b*, sens de la vue; *c*, bourgeon maxillaire.

Ces fentes ainsi établies se ferment peu à peu dans leur partie la plus externe par le rapprochement des extrémités inférieures des bourrelets dont nous avons parlé, de telle sorte que les fosses nasales sont bientôt représentées par deux canaux s'ouvrant au dehors par deux orifices circulaires. Plus en arrière ce sont de simples gouttières renversées. De même la fente qui partait de la partie inférieure de la vésicule oculaire se ferme progressivement de dehors en dedans, et finit par former un canal qui rejoignant en dessous la *gouttière olfactive* devient le canal nasal.

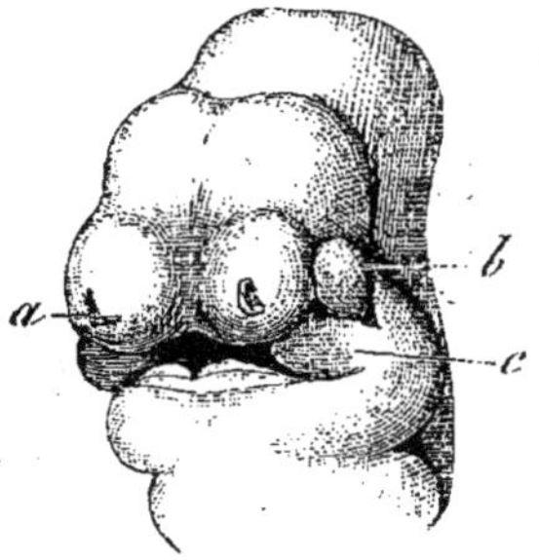

FIG. 60. — Tête d'embryon de mouton, alors que la bouche est formée. — *a*, fente olfactive transformée en canal ; *b*, cristallin ; *c*, bourgeon maxillaire supérieur.

En arrière de la vésicule olfactive le bourrelet descendant va contribuer de même à former le premier arc branchial proprement dit, qui ne tarde pas à se diviser en deux pour former chacune des mâchoires.

Ainsi se forment successivement de haut en bas une série de bourgeons qui partent des parties latérales de l'embryon et tendent à s'unir sur la ligne médiane. Je ne sais pas encore quel rapport doit exister entre la vésicule auditive et le développement de la première fente branchiale qui lui correspond.

On désigne généralement du nom d'arc branchial les bourgeons qui naissent au-dessous de la vésicule optique. Ainsi se trouvent à droite et à gauche successivement les quatre arcs branchiaux.

Dans cette série de bourgeons ou d'arcs superposés se produisent des organes importants dont voici l'énumération :

Dans le deuxième arc branchial.	Petites cornes de l'hyoïde et corps de cet os. Étrier. Ligament stylo-hyoïdien.
Fente entre le deuxième et le troisième..................	Conduit auditif externe. Caisse du tympan. Trompe d'Eustache. Évents de certains squales et des cétacés.
Troisième arc......	Grandes cornes de l'hyoïde.
Quatrième arc..............	Pièces du larynx.

EXTRÉMITÉ CAUDALE.

§ 24. La seconde moitié du troisième jour est caractérisée surtout par des phénomènes importants qui se produisent sur l'extrémité caudale : la formation de l'allantoïde, de l'intestin postérieur, l'enfoncement anal, etc., le capuchon amniotique postérieur.

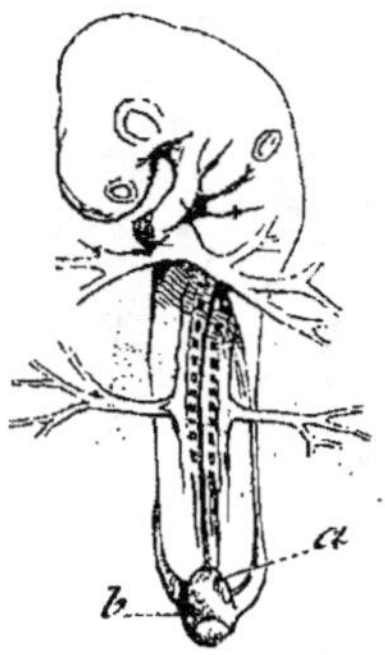

FIG. 61. — Embryon de la fin du 3e jour. — *a*, début de la vésicule allantoïdienne; *b*, dépression sous-caudale.

De même que l'extrémité céphalique s'était formée par une sorte d'épaississement et d'incurvation de toute la partie supérieure de l'embryon, de même l'extrémité caudale se renfle, se courbe en avant, en même temps que les parties latérales se rapprochent de façon à former une sorte de sabot ouvert en haut et logeant le cul-de-sac inférieur du feuillet interne, ou intestin inférieur. La portion d'intestin avoisinant ce cul-de-sac est, comme dans toute la hauteur de l'embryon, adhérente en arrière au mésoderme non divisé par la fente pleuropéritonéale, et libre en avant et sur les côtés dans cette cavité.

Au moment où l'extrémité postérieure prend cette forme, on aperçoit en arrière d'elle un arc de cercle, produit par l'amnios et semblable au repli amniotique, qui surmontait l'embryon du côté de la tête au commencement de la deuxième journée.

Peu à peu ce repli enveloppe l'extrémité caudale et s'étend sur le dos, comme l'avait fait le capuchon céphalique. A la fin de la troisième journée, ces deux amnios se rejoignent en un point qui, nous l'avons vu, correspond à la région lombaire, et ainsi l'embryon se trouve renfermé dans un sac qui, s'insérant un peu au-dessus et en avant du cœur, passe sur la tête et enveloppe tout le dos et la région caudale.

Sur la région ventrale, l'embryon étant encore largement ouvert, l'amnios s'insère sur les bords de la gouttière qu'il présente en avant.

Allantoïde. — Sur la partie antérieure de cette sorte de sabot renversé, qui constitue l'extrémité inférieure de l'embryon, on voit apparaître une saillie dont nous expliquerons plus loin la formation. Cette saillie, grosse d'abord comme une petite tête d'épingle, grandit rapidement, se couvre d'arborisations vasculaires et devient vésiculeuse. C'est l'allantoïde (*a*, fig. 61). Dans les heures qui suivent, au commencement du quatrième jour, elle est grosse comme un pois et se rejette sur le côté. Son développement est rapide, et les jours suivants elle remplit une grande partie de la cavité de l'œuf. On aperçoit à sa surface des artères volumineuses qui naissent de la partie inférieure des aortes descendantes et des veines qui vont se jeter dans les renflements de la base du cœur. Il y a donc sur l'allantoïde une circulation extra-embryonnaire comparable à la circulation omphalo-mésentérique. Cette seconde circulation n'a point de rapport avec le vitellus nutritif, comme la première. Elle sert chez l'oiseau à la respiration de l'embryon. Chez les mammifères, la vésicule allantoïde subit des modifications que nous aurons à étudier à propos du placenta, et par le moyen desquelles elle peut servir à mettre en contact le sang maternel avec le sang du fœtus.

ÉTUDES DES COUPES FAITES AU TROISIÈME JOUR.

COUPES TRANSVERSALES.

§ 25. **Formation de l'intestin**. — Nous laissons de côté pour le moment les coupes qui se rapportent à l'extrémité céphalique ; nous les étudierons dans le cours de cet ouvrage à propos des questions spéciales d'histologie.

Les coupes faites sur l'extrémité caudale permettent de voir comment se forme l'**intestin**. Au niveau de la partie médiane de l'embryon, elles montrent la fente pleuro-péritonéale divisant le corps en deux couches, ainsi que nous l'avons déjà dit. La lame fibro-intestinale unie au feuillet

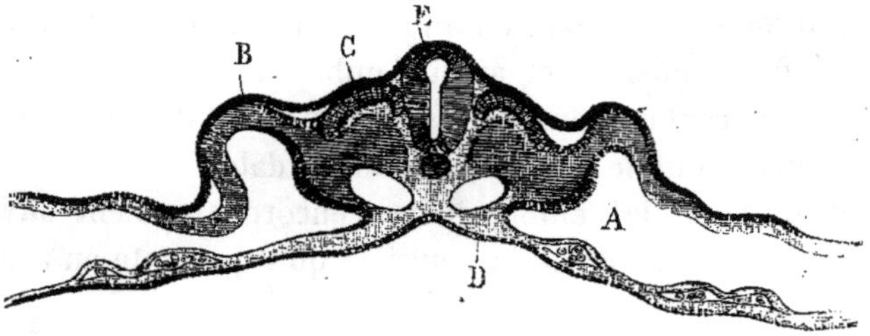

FIG. 62. — Coupe transversale d'un embryon de deux jours, le feuillet interne largement étalé sur le jaune. A, fente pleuro-péritonéale; B, ectoderme; C, protovertèbres; D, endoderme; E, moelle.

interne est encore largement étalée sur le jaune. Rien n'accuse ici l'existence d'un tube digestif; mais un peu plus bas on voit que la lame fibro-intestinale se resserre en restant ouverte sur le vitellus; près de l'extrémité enfin, cette gouttière s'est fermée complétement et transformée en un canal qui représente l'intestin. Cette partie du tube digestif est donc formée par une sorte de pincement longitudinal du feuillet interne séparant d'abord une gouttière, puis un canal qui se trouve en communication pendant un certain temps avec le jaune. Le feuillet interne constitue à ce canal la couche épithéliale. La lame mésodermique qui était appliquée sur le feuillet interne deviendra son enveloppe musculaire. C'est pourquoi nous avons appelé cette couche dès le début lame fibro-intestinale.

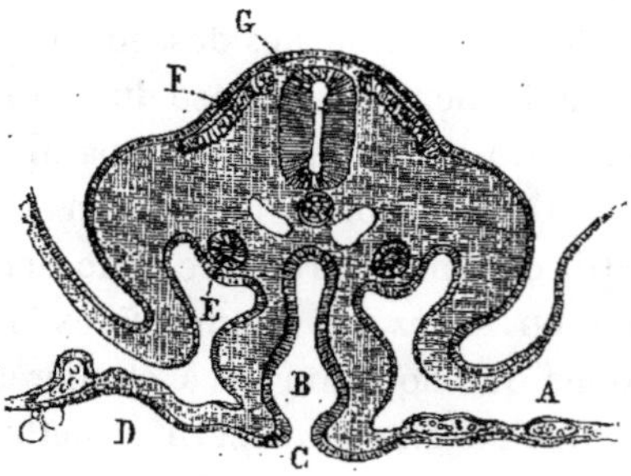

FIG. 63. — Coupe transversale d'un embryon de 3 jours, au même niveau que le précédent. Les lames fibro-cutanées se rapprochent et le feuillet interne se divise par un étranglement en intestin et vésicule ombilicale. — A, fente pleuropéritonéale; B, intestin; C, communication entre le jaune et l'intestin; D, feuillet interne; E, conduit de Wolff; F, protovertèbre; G, moelle.

En arrière de l'intestin se trouve la portion non divisée du mésoderme par la fente pleuropéritonéale: c'est elle qui forme le mésentère.

L'intestin a donc d'abord la forme d'une gouttière, puis d'un tube rectiligne régnant dans toute la hauteur de l'embryon; cette dernière disposition est celle qu'il conserve chez les squales à l'âge adulte.

Il se termine supérieurement par un cul-de-sac (aditus anterior) qui, nous l'avons vu, s'ouvre à l'extérieur sur ses faces latérales, par le moyen des fentes branchiales, au commencement du troisième jour. Inférieurement, il se termine aussi par un cul-de-sac logé au fond de cette sorte de sabot qui représente l'extrémité caudale de l'embryon à la fin de la même journée. En étudiant sur des coupes le développement de l'anus et de l'allantoïde, nous verrons comment cette partie de l'intestin s'ouvre aussi au dehors.

Chez les animaux qui ont un intestin plus long que leur corps, à mesure que cette partie se développe, comme les deux extrémités sont fixes, la partie médiane se plie et se contourne en tous sens. Elle entraîne ainsi la couche de mésoderme intermédiaire au tube digestif et à la corde dorsale. Il en résulte la formation d'une lame tendue comme une cloison verticale antéro-postérieure entre la colonne vertébrale et l'intestin. Telle est la disposition du mésentère, qui dérive, comme on le voit, d'un allongement du mésoderme non divisé par la fente pleuropéritonéale.

COUPES LONGITUDINALES.

§ 26. En examinant des coupes longitudinales portant sur l'extrémité caudale, dans les heures qui précèdent la formation de l'allantoïde, voici les différentes formes qu'elles présentent.

Formation de l'allantoïde. — La partie inférieure de l'embryon qui était aplatie et effilée, offrant à peu près la forme d'une lame d'épée, se courbe en avant comme l'extrémité céphalique. Or, du côté de la tête, avant le mouvement de flexion qui déterminait la formation des capuchons, on voyait se produire une fente dans le mésoderme, ce qui séparait le corps de l'embryon en lame fibro-intestinale et lame fibro-amniotique. Le même phénomène se produit à l'extrémité caudale. De telle sorte qu'ici les coupes présentent deux lignes divergentes s'écartant en faisant un angle très-prononcé : l'une continue la direction générale du feuillet interne; l'autre se recourbe en arrière pour former l'amnios (*b* et *c*, A, fig. 64). Au delà de la partie renflée qui termine inférieurement l'embryon se trouve donc une fente produite par l'écartement des deux lames (*d*, A, fig. 64), et qui se continue sur les parties latérales avec la fente pleuropéritonéale entourant circulairement l'embryon.

Un peu au-dessus du point où la lame fibro-intestinale se sépare de la lame fibro-cutanée, on aperçoit un enfoncement du feuillet interne figuré en *a*, qui traverse presque toute l'épaisseur du mésoderme. Cette sorte de cul-de-sac représente la première trace de l'allantoïde. Sur une coupe

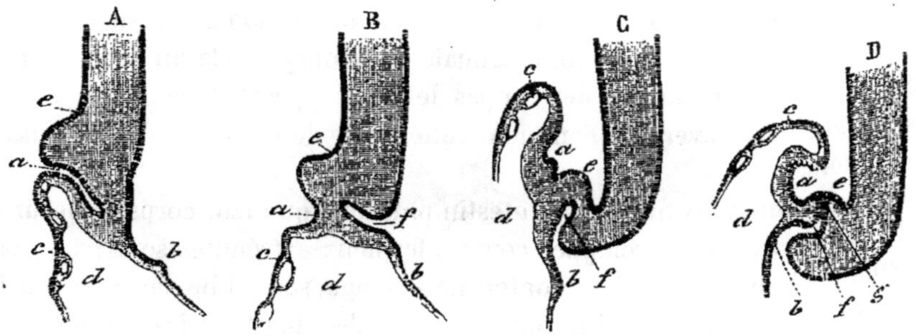

FIG. 64. — Développement de l'allantoïde. Coupes longitudinales d'embryons de plus en plus âgés, de A en D. — *a*, dépression du feuillet interne destiné à former l'allantoïde; *e*, dépression intestinale ou rectale; *b*, lame fibro-amniotique; *c*, lame fibro-intestinale; *d*. fente pleuropéritonéale. De A en C, on voit le reploiement progressif de l'extrémité inférieure: *f*, dépression sous-caudale devant donner, *g*, l'épithélium cloacal ou anal, qui s'unit à l'épithélium intestinal sur la figure D.

d'embryon un peu plus âgé, B, l'extrémité caudale tout entière s'est incurvée en avant, et elle présente du côté de la face interne deux dépressions et une saillie intermédiaire, du côté dorsal une seule dépression. Le feuillet interne sur cette coupe décrit donc une courbe compliquée qui a à peu près la forme de la lettre ω renversée. Le cul-de-sac supérieur correspond au point où se formera l'intestin postérieur ou rectum; le cul-de-sac inférieur à la cavité allantoïdienne. Quant à la saillie intermédiaire, elle correspond à l'enfoncement dorsal; elle augmente peu à peu de profondeur, et tend à séparer ainsi de plus en plus l'un de l'autre les deux culs-de-sac formés par le feuillet interne.

Le feuillet interne continuant à se ployer en avant, la dépression antérieure se transforme en une cavité sphérique donnant un cercle sur la coupe, et en communication par un canal plus ou moins large avec l'intestin.

Au-dessus de cette cavité, la lame fibro-intestinale et le feuillet interne se recourbent en dehors pour aller s'appliquer sur le jaune.

On peut conclure de là que la couche des cellules qui tapisse la cavité allantoïdienne au début est en continuité directe avec le feuillet interne.

Si nous comparons la première figure avec la dernière, nous voyons que les deux lames coupées suivant les lignes *b* et *c* dans la figure D, et qui représentent les deux feuillets qui limitent la fente pleuro-péritonéale, se sont l'une et l'autre portées en avant dans ce mouvement de reploiement de l'extrémité caudale qui a donné naissance à la vésicule allantoïdienne. En même temps, la distance qui séparait leurs points d'insertion a augmenté ; mais leurs rapports n'ont point changé et l'intervalle qui les sépare représente toujours la fente pleuropéritonéale. On voit par conséquent que la saillie que fait en avant la vésicule allantoïdienne sur la figure D, se produit dans cette fente : l'allantoïde se développe donc dans la cavité pleuro-péritonéale. Lorsque le rapprochement des lames ventrales de l'embryon aura divisé cette fente en deux cavités, une située entre les parois abdominales et l'intestin, l'autre en dehors et limitée seulement par le feuillet chorial appliqué sur la membrane vitelline d'une part, et la lame fibro-intestinale appliquée sur le jaune de l'autre, la vésicule allantoïde continuera à s'étaler dans l'espace qui existe entre ces deux membranes.

Mais cette cavité est virtuelle comme une cavité séreuse. L'allantoïde glisse donc peu à peu en s'étalant à la surface de la lame fibro-intestinale qui enveloppe le jaune et écarte peu à peu cette couche de la lame fibro-amniotique.

Enfin, il vient un moment où la membrane vitelline finit par disparaître, et comme chez l'oiseau, ainsi que nous l'avons vu à propos du développement de l'amnios, le feuillet chorial de la lame fibro-amniotique s'atrophie, la vésicule allantoïde sort des limites qui lui sont primitivement assignées, et se rapproche de plus en plus de la surface de l'œuf, de telle façon que les vaisseaux qui la tapissent peuvent se mettre en rapport avec l'oxygène qui pénètre au travers de la coquille.

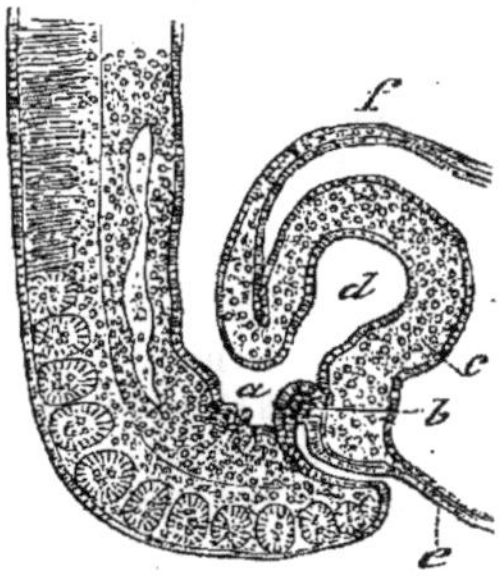

Fig. 65. — Union de l'ectoderme et de l'endoderme au niveau du cloaque sur un embryon de poulet ; première moitié du 3e jour. — *a*, cavité commune à l'intestin et à l'allantoïde ; *b*, bourgeon cloacal du feuillet externe ; *c*, parois de l'allantoïde ; *d*, cavité allantoïdienne ; *e*, amnios et endoderme réunis ; *f*, feuillet interne.

Développement du cloaque ; ouverture inférieure du tube intestinal. — Lorsqu'on examine maintenant les phénomènes qui se produisent du côté de cette saillie qui sépare la cavité allantoïdienne de la cavité rectale, voici les phénomènes qui précèdent l'apparition des organes génitaux externes.

Dès la fin du troisième jour, dès que la vésicule allantoïdienne paraît à l'extérieur sous forme d'une petite saillie qu'à l'œil nu on peut à peine distinguer, la dépression du feuillet externe intermédiaire à ces deux enfoncements du feuillet interne (décrits précédemment et qui donnent l'un l'intestin postérieur, l'autre la vésicule allantoïde) envoie vers la face intestinale de l'embryon une sorte de bourgeon épithélial qui tend à se joindre à la couche de cellules du feuillet interne. C'est ainsi que se fait la jonction de l'épithélium cutané avec l'épithélium intestinal. On voit que le travail embryogénique qui la précède commence de très-bonne heure. C'est un point que les auteurs d'embryogénie ont passé sous silence, car la plupart d'entre eux placent la formation anale ou cloacale vers le cinquième jour. Or, d'après les recherches que j'ai faites sur ce sujet, il est bien démontré pour moi que le cloaque se développe à peu près à la même époque que l'allantoïde : ce sont deux formations presque simultanées.

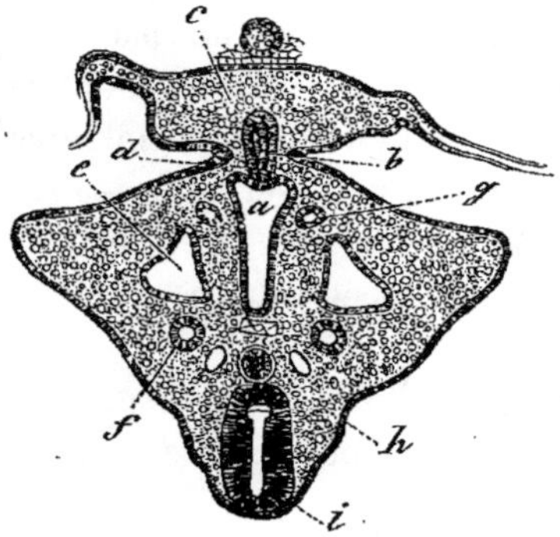

FIG. 66. — Coupe transversale sur l'extrémité inférieure d'un embryon du même âge que celui qui est coupé en long sur la fig. 65, pour montrer la jonction du bourgeon anal avec le feuillet interne.—*a*, cavité intestinale; *b*, bourgeon ectodermique ; *c*, allantoïde coupée dans sa partie pleine ; *d*, dépression sous-caudale ; *e*, cavité péritonéale; *f*, conduit de Wolff; *g*, conduit de Müller ; *i*, moelle.

Quelques heures après que le bourgeon épithélial a réuni les deux feuillets interne et externe, il se creuse d'une cavité, et de cette façon la cavité commune à l'intestin postérieur et à l'allantoïde s'ouvre à l'extérieur. Cet enfoncement, tapissé de cellules épithéliales de même nature que celles de l'ectoderme, représente l'anus ou plutôt le cloaque, c'est-à-dire l'ouverture commune à l'intestin postérieur et aux organes génito-urinaires. L'ouverture cloacale se fait donc de très-bonne heure, dès le début de la formation allantoïdienne.

Nous avons vu, pour le développement de la cavité pharyngienne, qu'il se produisait un phénomène analogue. L'ectoderme s'est mis en communication avec l'endoderme par le moyen des fentes branchiales, dès que la tête se portant en avant et en haut, l'intestin supérieure était forcé de s'allonger pour suivre ce mouvement d'ascension; c'est donc, par conséquent, tout au début de la formation pharyngienne que le feuillet externe s'est mis en continuité avec l'épithélium du tube digestif. De même ici, dès l'apparition de l'allantoïde, l'anus se forme et met en rapport la couche de cellules allantoïdiennes avec le feuillet externe.

Une fois cette jonction opérée, le développement de l'allantoïde se poursuit, ainsi que nous l'avons exposé plus haut. Sur les coupes longitudinales, cette cavité communique largement avec l'enfoncement cloacal, et aucune ligne de démarcation ne s'établit entre la couche épithéliale tapissant ces deux cavités. Or, comme l'allantoïde est à peine formée lorsque la réunion se produit, il est permis de supposer que les nouveaux éléments épithéliaux qui naissent au fur et à mesure de son augmentation de volume appartiennent tout aussi bien au feuillet externe qu'au feuillet interne. C'est là un point dont nous aurons à parler de nouveau à propos des muqueuses, de la vessie, des organes génitaux et du cloaque.

L'exposé que nous venons de faire des principaux phénomènes du développement est suffisant pour comprendre les faits d'histogenèse dont nous aurons à traiter avec chacun des chapitres d'anatomie générale. Nous n'avons eu d'autre but que de montrer aussi exactement que possible comment se formait l'ensemble de l'embryon, et surtout comment se constituait chacune des parties fondamentales : d'abord les feuillets blastodermiques, le système nerveux central et les cavités splanchniques.

Pour faire l'histoire complète des feuillets sur lesquels nous aurons à revenir à chaque instant, il était nécessaire de montrer ce qu'ils deviennent après leur formation, les limites exactes qu'ils atteignent plus tard ; ce qui nous a conduit à des recherches nouvelles sur le développement de l'extrémité céphalique et caudale.

Au point où nous sommes arrivés du développement, si nous récapitulons rapidement les faits que nous avons étudiés, voici à quoi ils peuvent se résumer.

Après la segmentation de l'ovule, il se produit par des procédés divers un blastoderme composé de deux couches de cellules différentes ; un peu plus tard apparaît une troisième couche intermédiaire sur l'origine de laquelle il semble régner encore quelque doute.

Ces trois couches ou feuillets étant formés, tous les tissus qui vont se développer chez l'embryon naissent dans l'un ou l'autre de ces feuillets. Dès leur début, ceux-ci offrent des caractères différentiels très-nets ; ainsi au bout de vingt-quatre heures, les deux premiers, l'externe et l'interne, sont composés par des éléments rangés régulièrement les uns à côté des autres comme des épithéliums ; l'intermédiaire, au contraire, par des cellules ovoïdes entassées sans ordre apparent, comme celles qui donneront plus tard naissance aux muscles, au tissu conjonctif, aux cartilages.

Si nous suivons chacun de ces feuillets jusqu'à l'époque où la forme de l'animal est déjà bien arrêtée, alors qu'il possède des organes des sens, qu'on peut reconnaître la place où sera la bouche, le pharynx, l'intestin, le cloaque, nous voyons que le feuillet intermédiaire s'épaissit progressivement, de façon à former tout le corps même de l'embryon.

Les deux autres, au contraire, sont encore à l'état de simples couches épithéliales de revêtement. C'est peu de temps après l'époque où nous sommes qu'ils travaillent chacun de leur côté à former des organes volumineux en envoyant des bourgeons dans la profondeur du feuillet intermédiaire. Mais jusqu'à présent ils n'ont fait que s'étendre en surface pour tapisser tous les enfoncements et les saillies offertes par le feuillet moyen.

Le feuillet interne appliqué d'abord exactement sur le jaune s'est, nous l'avons vu, divisé en deux, par une sorte de pincement longitudinal, à mesure que la forme de l'embryon a pris celle d'une gouttière ouverte en avant. Il s'est ainsi décomposé en deux parties : l'une représentant l'épithélium intestinal, l'autre l'épithélium de la vésicule ombilicale.

Alors que l'intestin n'a encore aucun diverticulum, aucune annexe glandulaire, il est donc représenté par une couche de cellules épithéliales enroulée sur elle-même en forme de tube. Pour connaître exactement les limites de ce tube, c'est-à-dire par conséquent celles du feuillet correspondant, il fallait suivre le développement des cavités cloacales et pharyngiennes. Nous avons vu, lorsque les extrémités céphalique et caudale tendaient à se développer, l'une au-dessus du cul-de-sac supérieur de l'intestin, l'autre au-dessous du cul-de-sac inférieur, que des espèces de fissures se produisaient dans le feuillet moyen et établissaient une communication entre l'épithélium cutané et l'épithélium intestinal. A partir de ces orifices, il est donc permis de supposer que le pharynx d'une part, la vessie et le cloaque de l'autre, ne sont plus tapissés exclusivement par le feuillet interne. La texture des membranes nous fera voir que les limites de ce dernier, au point de vue histologique, ne s'étendent pas au-dessus de la plus inférieure de ces fentes.

Quant au feuillet externe, il forme comme le précédent une couche de cellules continues, un revêtement régulier à la surface du mésoderme. Son étendue est toujours plus considérable que celle des deux autres; comme dans les premiers moments de l'incubation il semble être en avance sur eux. Même chez l'adulte on lui retrouve les mêmes propriétés de développement rapide. Primitivement, à l'état de simple couche épithéliale accolée à la membrane vitelline, ce feuillet se contourne bientôt dans plusieurs sens, comme si en raison de l'accroissement qu'il prenait il n'y avait jamais assez de place pour lui. Dès le début du second jour il forme l'involution du névraxe, plus tard les involutions du cristallin, de la muqueuse olfactive et de l'oreille.

En même temps que la portion qui représente l'épiderme même de l'embryon pénètre ainsi dans le mésoderme en différents points, l'autre portion, celle qui est extra-embryonnaire, se soulève et se replie pour former l'amnios. Le feuillet externe a donc donné jusqu'ici l'épiderme cutané, l'involution du névraxe, des organes des sens, l'épithélium de l'amnios, celui des fentes branchiales; il se mélange à l'épithélium intestinal au niveau de la plus inférieure de ces fentes pour former l'épithélium pharyngien et au niveau du cloaque pour tapisser la cavité allantoïdienne.

On voit, en résumé, que depuis la segmentation de l'ovule jusqu'au point où nous sommes arrivés, et qui est très-avancé dans le développement, on peut suivre pas à pas chaque phénomène. A partir du moment où les trois premiers feuillets blastodermiques sont constitués comme de simples couches de cellules jusqu'à ce que l'embryon présente la forme d'un animal, on peut voir heure par heure le développement de chacun de ces feuillet, et savoir par conséquent, à l'époque où nous en sommes restés, quelles sont les parties qui représentent le feuillet externe, le moyen ou l'interne.

Bientôt vont paraître des organes, des tissus nouveaux, aux dépens des trois feuillets. Ils porteront dans leur constitution intime des caractères spécifiques en rapport avec le feuillet qui leur a donné naissance, suivant l'époque à laquelle ces tissus se seront formés.

Ces caractères différentiels sont d'autant plus accusés que la formation est plus tardive. Ainsi, plus un tissu naît tardivement du feuillet externe et plus il offre des caractères qui le rapprocheront de l'épiderme. C'est là une conséquence forcée de la loi d'hérédité : les éléments d'un feuillet qui engendrent les éléments d'une involution nouvelle glandulaire ou autre, leur transmettent, en vertu de cette loi, les propriétés qu'ils ont acquises avec le temps et en se perfectionnant eux-mêmes.

Au début du développement, le blastoderme donne deux couches épithéliales, qui sont destinées à former presque tous les épithéliums de l'économie. Le reste du blastoderme forme le troisième feuillet dont la majeure partie est destinée à des éléments d'une autre nature. Plus tard, dans ce mésoderme naîtront les épithéliums des organes génitaux, des conduits de Wolff; mais à partir du moment où ces organes sont formés, le feuillet moyen parfaitement différencié ne donnera plus jamais d'éléments épithéliaux. Jamais dans l'épiderme et ses dépendances on ne verra naître, même dans les cas anormaux et pathologiques, des produits ayant les caractères du feuillet moyen, et réciproquement.

Depuis que l'on connaît le développement des organes génitaux, quelques auteurs ont abandonné la théorie des trois feuillets, trouvant ce fait de la production d'épithélium au sein du feuillet moyen une contradiction à cette théorie.

Mais en quoi l'épithélium des conduits de Wolff est-il analogue à l'épiderme? Par contre, toutes les productions épidermiques, c'est-à-dire toutes les parties formées par le feuillet externe à une époque avancée de son développement alors qu'il a pris la nature épidermique, offrent des caractères tellement accusés qu'il est possible de les reconnaître à première vue. J'avais ainsi remarqué que les trois premiers estomacs des ruminants, qui sont munis des papilles cornées, provenaient du feuillet externe, avant que mes recherches d'embryogénie ne m'eussent fait voir que le feuillet externe se joignait au feuillet interne par une fente branchiale située au niveau du diaphragme (1).

De même, l'épithélium intestinal et ses dépendances offrent, au point de vue des phénomènes de la digestion, des propriétés qui certainement ne se retrouvent pas dans les autres couches épithéliales. Les deux feuillets ectodermique et endodermique, chez tous les animaux, accusent dès le début des caractères morphologiques absolument différents. On ne peut les confondre à aucune époque du développement embryonnaire, ni même à l'âge adulte. Ainsi, de trois feuillets il en est deux qui sont complétement distincts à tous les points de vue; reste le troisième. Mais parce que le développement de celui-ci à toutes les époques est encore très-obscur et entouré de difficultés, faut-il s'empresser d'affirmer que nous y trouverons des faits qui contrediront formellement ce que l'étude des deux premiers a établi d'une façon manifeste? Si donc la théorie des trois feuillets doit être modifiée dans ce qu'elle avait primitivement de trop absolu, elle offre une trop grande importance en anatomie humaine et comparée pour n'être discutée qu'avec une certaine réserve; car sur les questions où on la croyait le plus en défaut nous avons vu qu'elle se trouvait d'accord avec les faits du développement embryonnaire.

En résumé, nous n'avons vu jusqu'ici que le développement des trois feuillets, du système nerveux central du cœur, de l'amnios et d'une partie de la fente pleuropéritonéale.

On trouvera à chacun des articles *Foie*, *Rétine*, *Cristallin*, *Ovaire*, *Muqueuses*, *Séreuses*, etc., les notions d'embryogénie qui s'y rapportent.

(1) M. Robin avait divisé les muqueuses en intestinales et dermopapillaires, en se basant sur leur structure et en leur accordant une origine embryogénique différente.

CHAPITRE V

ÉLÉMENTS ANATOMIQUES

PREMIÈRE PARTIE DE L'ANATOMIE GÉNÉRALE.

§ 27. Nous donnerons dans ce chapitre la description des éléments anatomiques figurés, en ne les considérant que sous leur forme la plus habituelle. Plus tard, lorsque nous traiterons des systèmes anatomiques, nous étudierons les diverses modifications que subissent les éléments, suivant les parties qu'ils contribuent à former. Ainsi, les épithéliums donnent des dérivés comme les tubes du cristallin, les poils, les éléments de l'oreille interne, etc. Il nous paraît plus rationnel et plus commode, pour l'exposé des questions, de décrire chacune de ces formations avec le système anatomique correspondant.

On trouvera donc dans les chapitres relatifs aux éléments une description aussi complète que possible de l'élément fondamental de chaque système, avec les différents aspects qu'il présente et qui servent à le définir et à en déterminer la nature. Mais cet élément, bien que possédant des attributs généraux identiques partout où on le rencontre, se modifie dans ses caractères accessoires, suivant le tissu, suivant l'espèce animale; il est donc plus logique de décrire les variétés à propos de chaque cas particulier, que de faire entrer cette description dans le chapitre où l'on doit traiter des propriétés générales de l'élément.

ARTICLE PREMIER.

HÉMATIES.

§ 28. Les hématies sont les éléments caractéristiques du sang des vertébrés. Elles ont été vues par Swammerdam, Leeuwenhoek, Malpighi, en 1673 et 1675, par Sénac en 1749.

Hewson, en 1770, publia le premier travail important sur le sang (1).

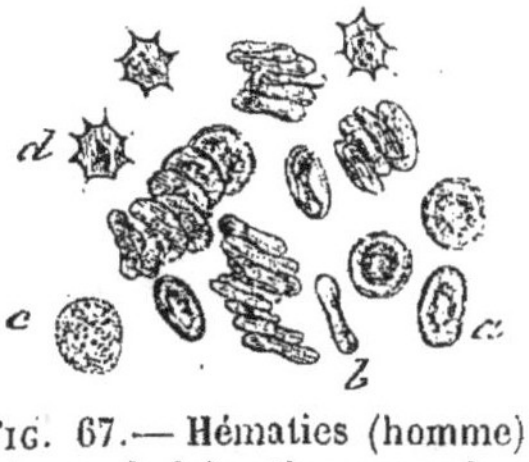

FIG. 67.— Hématies (homme). — *a*, *b*, hématies normales; *c*, leucocyte; *d*, hématie crénelée. — Gross. 1/580.

Forme. — La forme des hématies chez l'homme est celle d'un disque légèrement renflé sur les bords et excavé au centre.

(1) Voy. Ch. Robin, *Leçons sur les humeurs*, article SANG. Paris, 1874.

Ce disque circulaire a un diamètre de 0mm,0075 en moyenne ; d'après Hayem, il peut, dans les conditions normales, s'élever jusqu'à 0mm,0088 ; son épaisseur est de 0mm,002.

Variétés suivant les animaux. — Les formes, les dimensions, la structure de ces éléments, varient avec chaque espèce ; et leur volume, d'après Milne Edwards, est en raison inverse de l'activité des phénomènes respiratoires, et par conséquent de l'énergie des efforts musculaires pour des animaux placés dans le même milieu. Le tableau suivant donnera une idée de ces variétés :

	mm.
Caméliens	0,007
Chèvre	0,005
Lion	0,005
Oiseaux	0,009
Squales	0,02
Grenouilles	0,025
Protée	0,07

Les hématies de tous les mammifères ont, sauf chez les caméliens, la forme de disque circulaire ; elles sont elliptiques chez les oiseaux, les reptiles, les poissons, les batraciens. Ces hématies elliptiques possèdent en outre un noyau central.

Structure. — Les hématies sont formées d'une matière homogène dont nous verrons plus loin la composition chimique. Elles n'offrent ni paroi ni noyau chez l'homme, en dehors des premières semaines de la vie embryonnaire. Examinées dans le sang lui-même ou dans un liquide de l'économie qui ne les altère pas, elles se présentent pour la plupart empilées les unes sur les autres comme des pièces de monnaie. Cette disposition est due, d'après Ch. Robin, à une exsudation qui se produit à la surface des éléments et qui les accole entre eux. La matière exsudée se voit facilement lorsque les hématies ont été placées dans les liquides coagulants. Dans certaines maladies, elles sont isolées les unes des autres et ne se superposent pas.

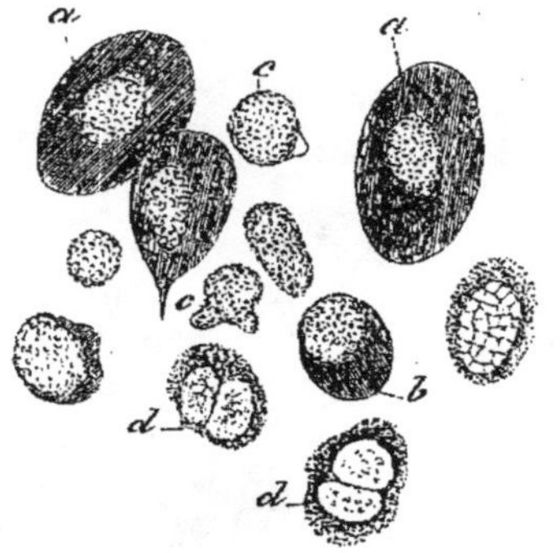

FIG. 68. — Éléments du sang de salamandre. — *a*, hématie complétement développée ; *b*, hématie en voie de développement ; *c*, leucocytes avec expansions amiboïdes ; *d*, leucocytes avec deux noyaux.

Peu de temps après la mort, elles se rétractent, de sorte que leur circonférence paraît hérissée de saillies ; elles ont alors l'aspect dit crénelé. C'est un simple phénomène cadavérique, attribué à tort par certains auteurs, à une prétendue contractilité de ces éléments.

Proportion relativement au plasma sanguin. — La proportion d'hématies, par rapport au plasma sanguin, est chez l'adulte de 446 à 554.

Cette proportion varie avec l'âge, le sexe, la constitution, l'état de santé ou de maladie ; chez la femme, on trouve à l'état normal de 320 à 400 d'hématies pour 680 à 600 de plasma. Plus on se rapproche de la vie intra-utérine et plus la quantité d'éléments figurés augmente relativement à la partie liquide : ainsi à la naissance on trouve 600, 680, 700 d'hématies pour 400, 320, 300 de plasma (Ch. Robin, *Leçons sur les humeurs*). La raison de ce fait est que la partie liquide du sang se forme après les parties solides : au début de la vie embryonnaire, la seconde l'emporte de beaucoup ; à la naissance, il y a équilibre ; le reste de la vie, c'est la première qui prend le dessus.

Le nombre des hématies par millimètre cube est chez l'homme à l'état normal environ 4 300 000.

Propriétés physiques. — Les hématies sont plus lourdes que le plasma sanguin. Quand celui-ci ne se coagule pas, elles tombent au fond. C'est ainsi qu'on peut les recueillir en maintenant le sang à l'état liquide, soit par le refroidissement à 0°, ou par les sels alcalins, ou bien encore en le conservant dans les vaisseaux. On peut ainsi séparer aisément les globules dans les veines du cheval (Frédéricq).

Elles sont élastiques, se déforment facilement, s'allongent pour traverser les vaisseaux ; de même elles passent à travers le papier filtre ; lorsqu'elles se sont étirées, elles reviennent aussitôt, en vertu de leur élasticité, à leur état primitif.

Les hématies sont dicroïques, rouges par lumière réfléchie et jaunes par lumière transmise.

Propriétés chimiques.

§ 29. L'eau les gonfle, les rend presque invisibles en dissolvant la matière colorante : c'est ainsi que les injections d'eau que Magendie faisait dans les veines déterminaient la sortie de cette substance avec l'urine. Décolorées et rendues invisibles par l'eau, elles reparaissent avec la teinture d'iode.

L'acide acétique leur donne une coloration noire et les dissout quand il est concentré ; l'acide nitrique les fait passer au brun olive.

La bile les dissout : fait d'autant plus intéressant qu'elle n'a pas cette action sur les autres éléments.

L'urine ne les attaque pas, ni en général les liquides assez riches en chlorure de sodium, sulfate de soude, ou en matières albuminoïdes. C'est avec ces substances que l'on fait des sérums artificiels pour étudier les hématies.

Composition chimique des hématies. — Elles sont formées de deux substances toutes les deux albuminoïdes ; l'une ayant les caractères extérieurs de la fibrine, c'est la globuline ; l'autre cristallisable, c'est l'hémoglobine, la matière colorante des globules.

La *globuline* est une substance molle, blanche, demi-transparente et granuleuse, au microscope. Elle est insoluble dans l'eau, devient visqueuse dans l'eau salée, forme avec elle une sorte de matière sirupeuse ; exposée à l'air, elle perd cette propriété ; l'alcool froid et l'eau bouillante produisent sur elle le même effet : Denis lui donne alors le nom de globuline modifiée. Les alcalis, les carbonates alcalins la précipitent de cette masse visqueuse obtenue avec le chlorure de sodium (Gautier, *Chimie biologique*).

Hémoglobine. — L'hémoglobine est la matière colorante du sang. C'est une matière albuminoïde bien définie, car elle est cristallisable (1).

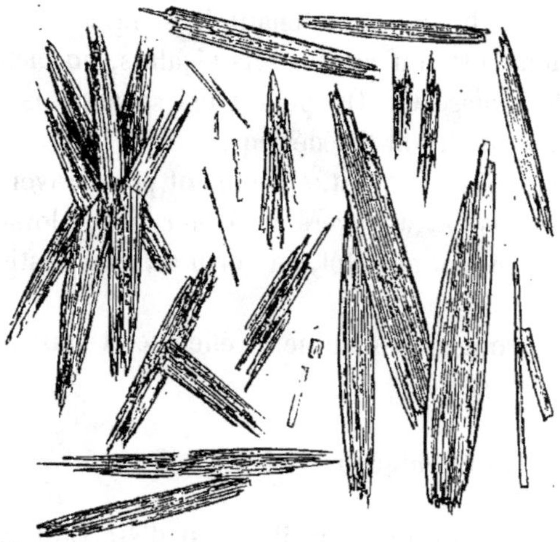

FIG. 69. — Cristaux d'hémoglobine du sang de chien.

Pour avoir des cristaux d'hémoglobine il faut traiter le sang défibriné par de l'éther que l'on verse goutte à goutte, le vase qui renferme le sang étant placé dans la glace. Peu à peu la matière s'épaissit, elle devient rouge très-foncé et prend un aspect gélatineux. En la laissant reposer on ne tarde pas à voir les cristaux. Mais ceux-ci ne s'obtiennent pas avec une égale facilité sur tous les animaux : avec

(1) Le sang des invertébrés est souvent coloré par une matière identique à l'hémoglobine, mais dissoute dans le plasma au lieu d'être fixée sur les éléments figurés.

le sang du chien nous avons pu en obtenir de très-volumineux ; avec celui du veau et du mouton, de l'hémoglobine amorphe et quelques aiguilles cristallines excessivement petites.

La composition chimique de l'hémoglobine, d'après Hoppe-Seyler, serait :

C	53,85
H	7,32
Az	16,17
S	0.39
Fe	0,43
O	24,81

La forme des cristaux d'hémoglobine varie avec les espèces animales. Chez l'homme, ce sont des tables rhomboïdales minces et allongées ou des prismes à quatre pans ; ceux du cochon d'Inde sont des tétraèdres dérivant d'un prisme rhombique ; ceux d'écureuil sont des prismes à six pans.

Ces cristaux sont biréfringents et dicroïques (1).

Propriétés de l'hémoglobine. — L'hémoglobine est plus ou moins soluble dans l'eau suivant les animaux. La solution se décompose rapidement à une température supérieure à 15 degrés.

Les acides et les bases dédoublent l'hémoglobine en hématine, substance d'un rouge brun, et un autre composé voisin de la globuline.

Le sang renferme 127 grammes d'hémoglobine pour 1000.

Une couche de solution d'hémoglobine au 1/1000, épaisse de 10 millimètres, traversée par les faisceaux diversement colorés fournis par le prisme avec la lumière solaire, donne un spectre continu à l'exception de deux bandes obscures α et β situées entre les lignes D et E de Frauenhoffer. Ces bandes sont visibles avec une solution de 1/10000.

C'est là le spectre de l'hémoglobine riche en oxygène, ou *oxyhémoglobine*. Mais si à cette solution on ajoute un corps avide d'oxygène, du fer réduit, du sulfate de protoxyde de fer, etc., les deux bandes disparaissent et sont remplacées par une bande V unique qui couvre en partie l'espace clair qui existait entre α et β. En même temps la partie bleue des spectres devient plus claire et le rouge plus foncé.

En faisant passer dans la solution d'oxyhémoglobine réduite un courant d'oxygène, les deux bandes α et β reparaissent et V disparaît.

Ces propriétés de l'hémoglobine permettent de la reconnaître dans des

(1) Les cristaux d'hémoglobine s'altèrent avec une grande facilité. G. Pouchet a montré avec ces mêmes cristaux qui sont figurés ici qu'on pouvait leur conserver exactement leur forme et même les colorer en les traitant par l'acide osmique.

quantités de sang infiniment petites, sur des taches de sang depuis longtemps desséchées.

L'oxyhémoglobine renferme toujours une certaine quantité d'oxygène qui s'en sépare facilement, une autre qu'on ne peut enlever que par l'ébullition prolongée dans le vide. La quantité d'oxygène absorbée par l'hémoglobine est, jusqu'à une certaine limite, en rapport avec la pression atmosphérique. Abandonnée à elle-même, la solution d'oxyhémoglobine ne tarde pas à se réduire spontanément, sans doute à cause d'une certaine quantité d'acide carbonique qui s'est formée aux dépens de l'oxygène dissous. L'oxygène de l'hémoglobine semble s'y trouver à l'état d'ozone, d'après Schmidt. Mais Gréhant, en faisant voir que l'oxyde de carbone ressort du sang tel qu'il y est entré, prouve par là que l'oxygène n'y est pas à l'état d'ozone, autrement il se ferait de l'acide carbonique.

Action de différents réactifs sur l'hémoglobine. Oxyde de carbone. — Claude Bernard a montré que l'oxyde de carbone déplace tout l'oxygène combiné à l'hémoglobine, en formant avec elle une combinaison plus stable que l'oxyhémoglobine, offrant la même coloration et à peu près les mêmes raies dans le spectre. Gréhant a même fait voir que, grâce à cette propriété, l'oxyde de carbone peut s'accumuler dans le sang. Ce physiologiste éminent a trouvé un procédé pour doser la quantité d'oxyde de carbone combiné aux hématies, et ainsi les animaux deviennent des réactifs très-délicats pour déterminer la proportion de ce gaz mélangée à une masse d'air déterminée ; les atmosphères qui renferment des proportions très-faibles d'oxyde de carbone deviennent dangereuses si l'animal y séjourne longtemps.

L'hydrogène sulfuré ne semble pas avoir d'action sur l'hémoglobine oxycarbonée (Gautier). Mais si l'on fait arriver dans la solution un courant d'oxygène, l'acide sulfhydrique donne immédiatement de l'eau et du soufre. C'est pour cela probablement que l'hydrogène sulfuré n'a pas d'action sur l'organisme quand il est introduit dans le sang veineux, et se trouve être un poison violent injecté dans le sang artériel.

Les propriétés de l'hémoglobine que nous venons d'étudier sont aussi celles des hématies. Ces éléments jouent un rôle important dans l'organisme, grâce à la présence de cette matière colorante ; c'est elle qui est le véritable agent de l'hématose. Les différentes colorations du sang ne tiennent pas à autre chose qu'aux combinaisons de la matière colorante de l'hématie avec l'oxygène et les autres gaz.

Dérivés de l'hémoglobine. — L'hémoglobine donne en se décomposant une matière amorphe fortement colorée en bleu noirâtre ou en brun rougeâtre et réduite en poussière, c'est l'hématine ou hématosine dont la composition chimique, d'après Hoppe-Seyler, est :

$$C^{96}H^{102}Az^{12}Fe^{3}O^{18}.$$

Cette substance est insoluble dans l'eau, l'éther, le chloroforme et l'alcool. Elle est soluble dans l'acide sulfurique concentré; l'eau précipite de cette solution un corps noir exempt de fer qui est très-probablement un homologue de la bilirubine, matière colorante biliaire.

Un fait très-probant à cet égard c'est que le placenta des chiennes renferme une quantité considérable d'une matière d'un vert épinard très-foncé. Cette substance ne peut avoir d'autre origine que le sang qui est si abondant dans cet organe. Or, j'ai fait voir que cette matière verte isolée dans le chloroforme avait les mêmes réactions en présence de l'acide nitrique que les matières colorantes biliaires. Mais en outre, si l'on considère toutes les substances offrant la même teinte sur quelque animal que ce soit, on leur trouve des réactions identiques. Chez les insectes, les tubes malpighiens colorés en vert subissent avec ce réactif les mêmes changements de coloration. Ce fait se trouve confirmer l'existence d'une matière colorante dissoute dans le sang des invertébrés et identique à l'hémoglobine.

Il est même probable que la matière colorante biliaire peut se former dans les organismes en dehors du sang. Sur les beroës, les acidies, les bryozoaires, il existe des cellules jaunes formant la paroi de la cavité digestive, et cette matière jaune a encore la réaction de la bilirubine.

La réaction qui indique la décomposition de l'hématine en bilirubine et en oxyde de fer serait la suivante :

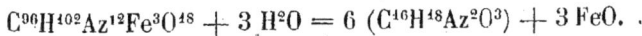

$$C^{96}H^{102}Az^{12}Fe^{3}O^{18} + 3\,H^{2}O = 6\,(C^{16}H^{18}Az^{2}O^{3}) + 3\,FeO.$$

Chlorhydrate d'hématine. — Ce sel, connu sous le nom de cristaux de Teichmann, peut servir à reconnaître les taches de sang. Il s'obtient en chauffant légèrement un mélange de sel marin, de sang et d'acide acétique cristallisable. Ce sont des cristaux brun noir, en aiguilles libres ou groupées circulairement.

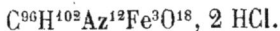

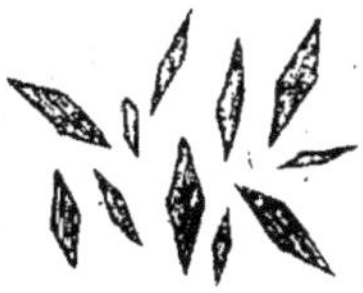

Fig. 70. — Cristaux de chlorhydrate d'hématine (ou hémine).

Leur formule est :

$$C^{96}H^{102}Az^{12}Fe^{3}O^{18},\ 2\,HCl.$$

Hématoïdine. — L'hématoïdine est encore un produit de décomposition de l'hémoglobine ne renfermant pas de fer; elle est très-voisine du corps obtenu par précipitation de la solution d'hématine dans l'acide sulfurique, et par conséquent de la *bilirubine*.

Sa formule est la suivante :

$$C^{20}H^{34}Az^{3}O^{6}.$$

Cette substance est cristallisée. Ch. Robin en a trouvé une quantité considérable sous forme de prismes de couleur orangé ayant des angles de 118 et 62 degrés, dans un kyste du foie.

Attributs physiologiques.

§ 30. Le rôle des hématies est d'absorber l'oxygène de l'air et de transporter ce gaz à tous les autres éléments anatomiques. La partie liquide du sang se charge, par contre, de tout l'acide carbonique.

La vie s'arrête dans les nerfs et les muscles dès que les hématies altérées ou en trop petit nombre ne leur apportent plus la quantité d'oxygène suffisante. Elles représentent donc, au point de vue de l'hématose, la partie essentielle du sang, tandis que le plasma renferme toutes les substances qui servent à l'assimilation. Quand elles diminuent dans la chlorose, il en résulte des troubles variés, surtout du côté du système nerveux. La transfusion du sang n'agit pas en vertu des parties liquides, mais des hématies ; or on ne voit pas encore bien la raison pour laquelle cette opération ne peut se faire entre animaux d'espèces différentes.

Les propriétés fondamentales des hématies sont dues à l'hémoglobine. Elles ne sont pas supprimées par la mort, et même elles se retrouvent sur cette matière colorante isolée, ce qui prouve que la vitalité de ces éléments bornés à un rôle chimique est obscure, comparée à celle des éléments qu'on pourrait appeler reproducteurs.

Leur affinité pour l'oxygène en fait les éléments essentiels de la respiration, mais l'oxyde de carbone se fixe sur elles, comme nous l'avons dit, avec beaucoup plus d'énergie que l'oxygène.

Cl. Bernard a montré qu'une température de 45 degrés, peu élevée par conséquent relativement à celle de certaines maladies, supprimait les propriétés des hématies ; reste à savoir si elle aurait la même action sur l'hémoglobine isolée. Les décharges électriques agissent comme une température trop élevée, mais probablement par décomposition chimique plutôt que par simple arrêt de la vie (voy. Ch. Robin, *Traité des humeurs*).

Si l'on fait passer un courant d'acide carbonique dans un sang artériel, on voit ce dernier prendre la teinte veineuse. Ce phénomène ne tient pas à une combinaison de l'acide carbonique avec l'hémoglobine, mais à ce que l'oxyhémoglobine du sang artérialisé se réduit peu à peu, par diffusion de l'oxygène dans un milieu qui n'en contient pas.

Développement des hématies. — Dans le développement des hématies il faut distinguer leur formation primitive, lors de leur première apparition chez l'embryon, et leur formation chez l'adulte, phénomène qui se renouvelle constamment dans une foule de circonstances physiologiques ou accidentelles.

Ces éléments dérivent du feuillet blastodermique moyen, ainsi que

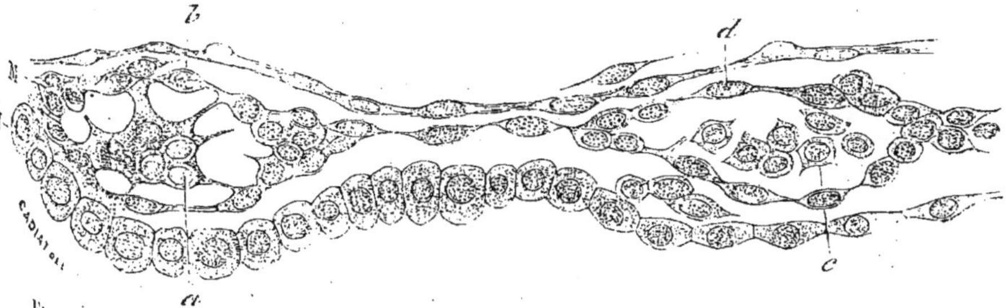

Fig. 71. — Formation des îlots sanguins dans l'aire vasculaire du poulet. — *a*, hématies commençant à se former, encore enveloppées dans la masse qui leur a donné naissance ; elles sont déjà moins colorées que les éléments périphériques ; *b*, *d*, cellules formant la paroi vasculaire ; *c*, hématies libres dans un vaisseau déjà avancé ; M, feuillet moyen ; I, feuillet interne. (Les cellules grosses du feuillet interne sont les dernières formées, les cellules minces les plus anciennes.)

Schultz (1836), Schwann (1838), Prévost et Lebert (1844) l'avaient noté les premiers. Chez les batraciens anoures et urodèles il est facile de constater (Ch. Robin) que les premières hématies remplissant la cavité du cœur, alors qu'elles ont déjà la teinte rougeâtre caractéristique, renferment de gros granules vitellins comme ceux que l'on trouve dans tous les éléments dérivés directement de la segmentation vitelline.

Dès l'origine, chaque hématie possède une paroi mince distincte et un noyau sphérique non granuleux qui ne persiste que chez les vertébrés ovipares.

On peut suivre dans l'aire vasculaire des vertébrés ovipares la formation des hématies, qui se produit parallèlement à celle des vaisseaux sanguins. Nous avons déjà dit à propos de l'aire vasculaire (voy. *Embryogénie*) comment les premiers vaisseaux et les premiers éléments sanguins naissaient dans la couche de mésoderme immédiatement appliquée sur le feuillet interne et en dehors du corps même de l'embryon. Il s'agit maintenant de suivre les phénomènes intimes de la génération de ces éléments au sein des îlots sanguins de l'aire vasculaire.

Les taches rouges de cette aire sont formées par des amas de cellules rondes entourées par d'autres cellules disposées en rangées régulières constituant par leur ensemble une paroi de vaisseau plus ou moins bien accusée. Tels sont les premiers capillaires avec les premières hématies (voy. fig. 72).

Ces tubes débutent sous la forme de tractus pleins composés de cellules entassées, les unes rondes, les autres allongées. Ces tractus, d'après Remak, His, Kölliker, se creusent peu à peu ; les cellules centrales deviennent des hématies, pendant que les cellules allongées périphériques se soudent pour former une paroi vasculaire.

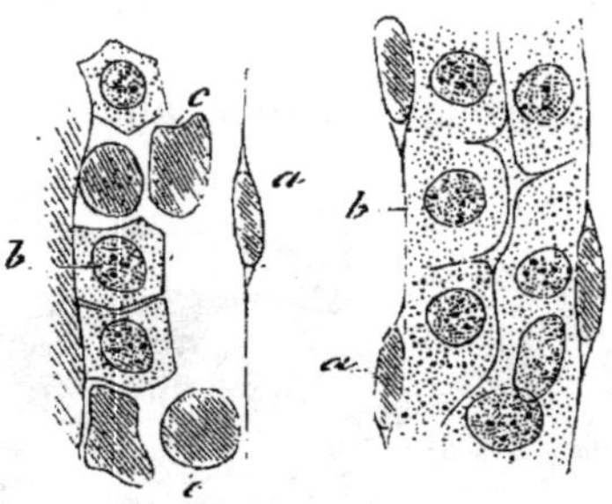

Fig. 72. — Formation des hématies dans l'aire vasculaire du lapin, d'après un dessin de G. Pouchet. — *a*, épithélium vasculaire ; *b*, hématies au début ; *c*, hématies déjà colorées, ayant perdu leur noyau.

D'après Wissozky, ces amas cellulaires proviennent d'une seule cellule à laquelle il donne le nom d'hématoblaste. Cette cellule en se segmentant engendre à la fois les cellules centrales et les cellules périphériques des îlots sanguins, c'est-à-dire les hématies et l'épithélium vasculaire G. Pouchet a vu dans l'aire vasculaire des mammifères les mêmes phénomènes que ceux qui ont été décrits par Kölliker, His et Remak chez le poulet.

Les hématies apparaissent chez l'embryon, d'après Kölliker, dès la première moitié du deuxième jour.

Le *développement des hématies en dehors de la période embryonnaire* est encore un sujet à l'étude. G. Pouchet et Hayem ont poursuivi cette question et sont arrivés, en même temps que plusieurs observateurs d'Allemagne, à des résultats intéressants déjà entrevus par Vulpian relativement aux vertébrés ovipares, mais ces auteurs sont encore dans le doute au sujet des vertébrés vivipares.

Il paraît bien certain que chez les batraciens, en particulier, un certain nombre d'éléments incolores du sang passent à l'état d'hématies, soit parce que le corps cellulaire existant se modifie et prend l'état qu'il offre dans l'hématie, ou qu'un corps cellulaire se dépose de toutes pièces autour du noyau représenté par le globulin. L'identité d'aspect du noyau incolore des hématies et du noyau des leucocytes (voy. *Leucocytes*), les états intermédiaires des hématies, semblent bien prouver que la formation de ces éléments se produit par l'un ou l'autre de ces procédés.

En résumé, on peut admettre, jusqu'à plus ample informé, la théorie suivante donnée par Pouchet : Le sang des vertébrés ovipares renferme trois espèces d'éléments : des noyaux, des leucocytes, des hématies.

Le noyau représente un élément susceptible d'engendrer en suivant son évolution complète l'hématie ovalaire, ou bien de s'arrêter à un état imparfait qui est le leucocyte : il pourrait continuer à vivre sous cette forme. Le leucocyte, produirait des noyaux par gemmation, et ainsi se ferait par son intermédiaire la multiplication des éléments du sang.

La théorie d'Hayem diffère de celle de Pouchet en ce qu'elle n'admet pas de parenté entre les leucocytes et les hématies. Pour lui, les hématies sont engendrées par des éléments spéciaux, qui ne sont autres que les globulins de Donné, de Vulpian et de Pouchet, et auxquels il donne le nom d'hématoblastes.

Nous ne ferons qu'une critique à la théorie de Pouchet, qui d'ailleurs paraît réunir beaucoup de preuves en sa faveur, c'est que le leucocyte complétement développé n'est pas un élément capable de reproduction. Il est donc beaucoup plus probable que l'hématie et le leucocyte représentent deux formes adultes comparables à ces formes développées des éléments du tissu conjonctif, comme la vésicule adipeuse, la fibre, et qui correspondent à des états sous lesquels l'élément fonctionne et ne se reproduit plus.

C'est à un âge moins avancé que se fait la reproduction, quand les éléments sont à l'état d'hématoblaste ou de noyau. Ainsi, la multiplication des éléments du sang commencerait par segmentation des noyaux donnant d'autres noyaux ; ceux-ci une fois formés pourraient, comme beaucoup d'éléments, se développer dans deux voies différentes, celle des hématies et celle des leucocytes.

Quant aux vertébrés vivipares, la question est encore douteuse. Ce qui la rend difficile, c'est le petit volume des éléments comparés à ceux des batraciens, et l'absence de noyaux au centre des hématies ; il est probable néanmoins qu'on arrivera à des résultats peu différents de ceux que nous venons d'énoncer. Comme il est évident que les hématies se multiplient dans une foule de circonstances, et que ces éléments n'ont pas une forme en rapport avec les phénomènes de reproduction, il y a tout lieu de penser qu'ils sont précédés dans leur développement par des éléments analogues aux globulins, lesquels se segmentent et se multiplient : c'est là le mode de génération de tous les éléments anatomiques, c'est celui des hématies des vertébrés ovipares ; celui des vertébrés vivipares ne peut faire autrement que de rentrer dans la loi générale.

Il n'y a point dans l'économie d'organe pour fabriquer les hématies ni d'organe pour les détruire. Certains tissus seulement peuvent être pour elles un milieu plus favorable à leur développement. C'est donc en vain que l'on cherchera le rôle *hématopoiétique* de la rate, de la moelle des os, des glandes vasculaires sanguines ; ces théories, en effet, sur la formation des hématies sont renversées par ce fait si simple, qu'elles se développent dans l'aire vasculaire alors qu'il n'existe encore que les trois feuillets blastodermiques, et que les animaux, qui n'ont ni moelle des os ni rate, ont néanmoins des hématies ou tout au moins des leucocytes. Or, nous devons admettre maintenant que ces derniers éléments engendrent les hématies.

ARTICLE II.

LEUCOCYTES (1).

§ 31. Eléments anatomiques ayant forme de cellule sphérique, caractérisés surtout par la production à l'état frais d'expansions sarcodiques ; ensuite par l'action de l'eau, de l'acide acétique, réactifs qui font apparaître au centre de ces éléments des noyaux ; enfin par un état finement granuleux.

Situation. — On trouve ces éléments partout où existent des globules rouges du sang. Dans la lymphe et dans le sang coagulé, ils se rencontrent à l'union de la portion de fibrine incolore avec celle qui est colorée par l'interposition des globules rouges. Ils sont plus ou moins nombreux suivant le sang qu'on retire des différents vaisseaux, mais sans qu'aucune règle précise préside à leur distribution. Souvent ils sont en amas de 1 à 10, surtout dans les vaisseaux lymphatiques du cou, du testicule, du pli de l'aine, etc. Ces amas peuvent former alors des grumeaux visibles à l'œil nu.

On les rencontre aussi dans les liquides allantoïdiens et amniotiques ; l'humeur vitrée, ou hyaloïde, au moins pendant la vie intra-utérine et les premiers mois qui suivent la naissance ; dans le liquide encéphalo-rachidien, la synovie et toutes les autres sérosités. Ils sont peu nombreux à l'état normal dans ces humeurs, mais ils s'y multiplient facilement sous l'influence de l'inflammation.

(1) Synonymie : λευκός, blanc ; κύτος, corps, cellule. — Globules du pus (Senac, 1769) ; globules de la lymphe (Hewson, 1751) ; globules ronds du sang (Spallanzani) ; globules du mucus (Donné, 1831) ; globules blancs du sang, globules granuleux de l'inflammation (Lebert, 1845) ; pyocytes (Ch. Robin, 1855) ; leucocyte (Littré et Robin, 1865). Voy. Robin, article LEUCOCYTE (*Dict. encyclopédique*) ; Hayem, Pouchet (Soc. de biologie, 1878).

Les divers mucus à l'état normal n'en renferment qu'un petit nombre ; mais le plus léger trouble de la circulation suffit pour les faire apparaître en grande quantité. Aussi, chez beaucoup de sujets dans les conditions de santé habituelles, trouve-t-on des leucocytes à la surface des muqueuses. Il est nécessaire de tenir compte de ces faits, lorsqu'on examine certains liquides, ceux de la vessie en particulier.

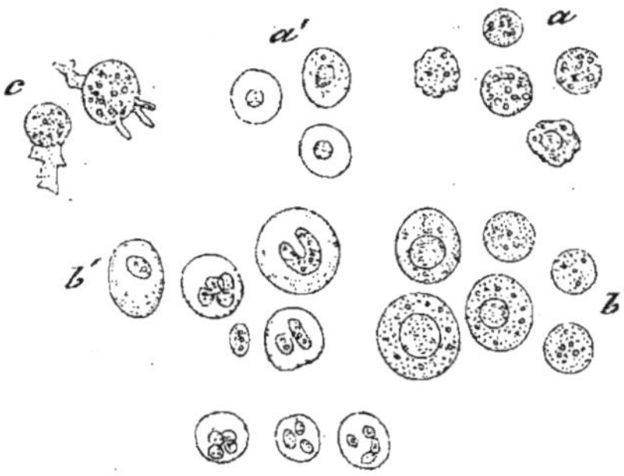

Fig. 73. — Leucocytes (d'après Ch. Robin). — *a*, leucocytes normaux ; *c*, les mêmes avec des expansions amiboïdes ; *b*, leucocytes du sang de leucocythémique ; *a'*, mêmes éléments traités par l'eau ; *b'*, les mêmes éléments après l'action de l'acide acétique.

Les leucocytes forment l'élément principal du pus, de la sérosité des vésicatoires. Ces liquides leur doivent leur teinte opaline ou blanche ou jaunâtre ; de même les mucus, lorsqu'ils en renferment une quantité plus ou moins considérable. Ils se rencontrent souvent dans la trame des tissus, mais surtout dans des conditions accidentelles : le tubercule anatomique, l'érysipèle (Vulpian), les tumeurs, etc.

Le **nombre** des leucocytes du sang est de 1 pour 300 hématies, en moyenne, mais ils sont plus nombreux dans les capillaires de la rate, du foie, de la muqueuse intestinale, de la pie-mère cérébrale, et de la plupart des glandes, que dans ceux de la peau, des muscles, du tissu lamineux, etc.

Chez l'adulte, la proportion des leucocytes aux hématies est de 1 : 350 ou 1 : 500 ; elle peut aller à 1 : 1200. Mais il faut noter que dans les capillaires, les leucocytes sont adhérents en général à la paroi, de sorte que leur proportion relative dans le sang écoulé est en rapport avec une foule de conditions et d'abord avec celles qui activent la circulation.

Les leucocytes du sang augmentent de nombre dans les dysentéries, les fièvres puerpérales, les infections purulentes, etc. Le rapport s'élève alors à 1 : 100.

Dans la leucocythémie leur nombre est bien plus considérable, au point que la proportion est souvent renversée. On voit même jusqu'à trois leucocytes pour un globule rouge. Dans ce cas, le sang prend une teinte rouge brique ou violacée, avec un aspect gris par places, ce qui l'a fait comparer à du sang mêlé de pus.

Le sang des veines sus-hépatiques est, de toutes les parties du corps, celui qui renferme le plus de leucocytes. Chez l'homme, le chien et le chat, la proportion de ces éléments par rapport aux globules rouges peut s'élever dans ces vaisseaux à 1 : 150, 1 : 100, et même 1 : 20 ; viennent ensuite la veine splénique, les veines mésaraïques, etc. (Ch. Robin).

Dans la lymphe, ils sont plus nombreux chez les herbivores que chez les carnivores. On en trouve aussi plus dans les lymphatiques généraux que dans les chylifères.

La variété *globulin* est plus commune dans la lymphe que dans le chyle.

Les leucocytes existent dans le sang de tous les animaux, aussi bien des invertébrés que des vertébrés : chez les invertébrés ils constituent les seuls éléments figurés de cette humeur, et ils y présentent les mêmes caractères anatomiques que chez les autres animaux.

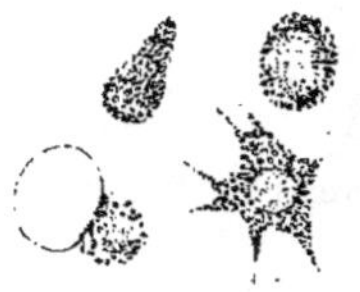

Fig. 74. — Leucocyte du sang de crustacé : langouste.

Les leucocytes forment l'élément anatomique principal du pus. Ce sont eux qui le rendent, suivant leur proportion, plus ou moins séreux ou crémeux. En poids ils ne représentent guère plus de 25 à 38 pour 100 du poids total de liquide. Dans le pus séreux cette proportion baisse jusqu'à 8 à 10 pour 100.

Caractères physiques.—Les leucocytes du sang ont, chez l'homme, $0^{mm},008$ à $0^{mm},009$; chez les mammifères adultes leur diamètre dépasse en général de $0^{mm},001$ ou $0^{mm},002$ celui des hématies ; d'autres ont un diamètre égal à celui de ces éléments. Chez les fœtus, et surtout au-dessous de quatre mois, ils sont plus volumineux : ils ont de $0^{mm},010$ à $0^{mm},015$ et même $0^{mm},019$. De même dans la leucocythémie on en trouve qui sont deux ou trois fois plus larges que les hématies.

Forme. — Leur forme habituelle est sphérique, cependant il en existe quelques-uns d'ovoïdes ou même d'aplatis ; ils se déforment du reste avec facilité.

Leur consistance est peu considérable. Comprimés les uns sur les autres ils deviennent polyédriques. Dans le sang ils offrent plus de consistance que les hématies, mais ils s'allongent comme elles pour pénétrer dans les capillaires.

Leur densité est plus grande que celle du sérum du pus. Dans le sang défibriné ils se rassemblent à la surface des globules rouges qui occupent le fond de l'éprouvette.

A la lumière réfractée leur contour est net, foncé ; leur surface est lisse, incolore. Ils sont plus ou moins transparents suivant la quantité de granulations qu'ils renferment ; souvent même celles-ci les rendent d'un noir jaunâtre ou presque complétement opaques.

Les leucocytes sont très-hygrométiques : l'eau les gonfle, les rend plus transparents, met en évidence les granulations. Elle détermine la formation de deux ou trois amas granuleux, sphériques ou ovoïdes de $0^{mm},002$ à $0^{mm},004$, à contour bien limité, semblables à des noyaux (Ch. Robin).

L'acide acétique produit un phénomène analogue, mais au lieu de deux noyaux il en fait paraître trois ou quatre. Après que l'acide a déterminé la production de ces noyaux, si l'on fait agir l'ammoniaque l'élément reprend sa forme primitive. Ce caractère a une certaine importance, car il tend à prouver qu'on n'a pas affaire dans le cas actuel à de véritables noyaux.

Les liquides de l'économie, la salive, l'urine, etc., produisent à la longue le même phénomène que l'eau ; aussi sur le cadavre les leucocytes se présentent-ils toujours avec des noyaux.

A mesure que l'eau pénètre dans l'intérieur de ces cellules, le mouvement brownien (1) s'accuse de plus en plus. Lorsque la quantité d'eau est trop grande, la paroi éclate, le contenu s'échappe au dehors. Les faits précédents montrent que les noyaux décrits depuis longtemps dans les leucocytes ne préexistent pas à l'influence des altérations cadavériques et chimiques, mais qu'ils en sont un des résultats (Ch. Robin).

Sous l'action de l'acide acétique prolongée le corps cellulaire du leucocyte est beaucoup plus pâle et transparent ; il devient même presque invisible. A ce moment on ne distingue plus guère les noyaux.

L'ammoniaque produit dans les leucocytes des vacuoles, autour desquelles sont rangées de fines granulations moléculaires. Ces cavités vont en grandissant assez rapidement, et bientôt le globule disparaît presque subitement après avoir à peu près doublé de volume par accroissement rapide des vacuoles.

Structure des leucocytes. — Ils sont simplement composés d'une masse sphérique de substance organisée, incolore, un peu plus dense à la surface, sans toutefois posséder d'enveloppe nettement séparable avant

(1) On appelle *mouvement brownien* un mouvement continu sur place, agitant les fines granulations qui sont libres dans les liquides ; ce mouvement se produit aussi bien sur des substances inertes que sur des particules organisées.

d'avoir séjourné dans un liquide qui ait pénétré par endosmose dans la partie centrale. Cette masse est parsemée de granulations fines, grisâtres.

États fœtal et leucocythémique. — Chez le fœtus jusqu'au cinquième mois et même jusqu'au septième, et dans l'état leucocythémique, beaucoup de leucocytes ont un diamètre qui, nous l'avons vu, s'élève jusqu'à $0^{mm},015$ à $0^{mm},018$. L'état cadavérique amène sur eux la production d'un noyau de volume proportionné au leur. Quelquefois il s'en forme deux. Ces noyaux sont granuleux, larges de $0^{mm},007$ ou $0^{mm},005$ sans nucléole.

Dans le liquide des séreuses, des kystes de l'ovaire, etc., on trouve des leucocytes pâles, transparents, non nucléés. L'acide acétique détermine la formation d'un, deux ou trois noyaux. D'une façon générale, on peut dire que les leucocytes diffèrent d'une région du corps à l'autre. Ces différences portent sur le nombre et le volume des granulations qui se produisent dans leur épaisseur, ainsi que sur le nombre et le volume des noyaux.

Leucocytes des vertébrés ovipares. — Les leucocytes du sang des vertébrés ovipares offrent des caractères très-intéressants, et importants à connaître à cause de leurs relations avec les hématies. Chez les batraciens ils se présentent avec un ou deux noyaux très-nets, sans l'emploi d'aucun réactif et sur lesquels il est possible de voir des signes manifestes de segmentation. Ils ont d'ailleurs les caractères que nous avons assignés plus haut aux leucocytes en général. Sauf quelques légères différences de forme, le noyau de ces éléments a la plus grande analogie avec celui des hématies qui, chez ces animaux, sont nucléées.

Ce qui est encore remarquable, chez le triton par exemple, c'est le nombre relativement considérable de ces éléments, leurs variétés de formes ; les uns petits, sphériques, de $0^{mm},010$, les autres de $0^{mm},015$. Tantôt réduits à un noyau volumineux et un mince corps cellulaire, tantôt à deux noyaux accolés avec un corps cellulaire enveloppant. Enfin, et c'est là un fait essentiel dans l'histoire de ces éléments, chez quelques-uns le corps cellulaire appliqué sur la suface du noyau et réduit à une mince couche possède une teinte rougeâtre homogène comme celle des hématies. Ces éléments marquent le passage entre le leucocyte et le globule rouge complétement développé (voy. *Développement des hématies*).

Chez les poissons osseux, les leucocytes, beaucoup plus rares que chez les batraciens, sont très-petits et offrent avec les noyaux des hématies, les mêmes relations qui existent chez ces derniers animaux.

Globulins. — Ce sont des leucocytes qui ont de 0mm,003 à 0mm,004, sphériques généralement. Ils sont réunis, accolés les uns aux autres, formant ainsi des amas de dix à trente environ, d'après Pouchet. Certains d'entre eux, allongés, ovoïdes, mesurent 0mm,001 de large sur 0mm,002 de long : d'après cet auteur ils n'ont jamais les caractères de noyaux ; mais les caractères qu'il invoque ne sont jamais tirés que du mode de coloration. Les plus petits seraient encore selon lui semblables aux leucocytes ; les plus gros se rapprocheraient des hématies ; traités par l'acide osmique en présence du picrocarmin et de l'hémotoxyline, ils se coloreraient de la même façon que les leucocytes.

D'après Robin, lorsqu'on fait agir l'acide acétique sur les globulins on produit sur eux un resserrement qui les amène à ressembler beaucoup aux noyaux que ce réactif produit dans les leucocytes. On peut constater cependant, que l'acide acétique a la même action sur les globulins que sur les leucocytes, car une fois que les noyaux se sont produits on distingue autour d'eux un mince corps cellulaire très-clair et transparent. Des éléments de cette nature se trouvent en abondance dans la gaîne périvasculaire des capillaires cérébro-rachidiens.

Chez les oiseaux les globulins sont plus volumineux : ils atteignent 0mm,004 à 0mm,005 ; enfin, chez les batraciens ils ont de 0mm,005 à 0mm,007.

En résumé, il nous semble rationnel d'admettre, que les globulins représentent la forme originelle des leucocytes, qu'ils sont à l'état de noyaux ou de cellules, avec une très-mince couche de protoplasma enveloppant le noyau.

Pouchet admet encore une variété, c'est celle des leucocytes dite de Semmer. Ils sont sphériques, plus petits que les leucocytes ordinaires et renferment deux noyaux non nucléolés.

Un caractère commun à tous ces éléments est de fournir, peu de temps après être sortis du vaisseau, des *expansions amiboïdes*. Lorsque ce phénomène se produit, une expansion plus transparente que le reste de l'élément s'avance sur un point de la surface des globules.

L'élément se trouve alors déformé et reste en cet état pendant plusieurs heures. Mais en général il se montre sur un autre point une nouvelle expansion qui modifie encore la forme du globule. Ces expansions, accompagnées ailleurs du retrait de la substance, se produisent avec une grande lenteur.

En même temps que ces phénomènes on voit paraître au centre de l'élément une ou deux vacuoles sous forme de points sphériques qui persistent tant que durent les expansions. Chaque expansion ne reste saillante au dehors des globules que pendant quelques secondes ou durant deux ou trois minutes et se contracte aussitôt après. En une demi-heure on peut assister à une vingtaine de changements de forme.

L'addition d'eau dans le sérum fait cesser ces mouvements, et sous son action les leucocytes déformés reprennent leur forme sphérique.

Ces phénomènes s'observent sur les leucocytes de tous les animaux, vertébrés ou invertébrés.

Les expansions amiboïdes en se fixant sur des corps étrangers peuvent par leur retrait imprimer un certain mouvement à l'élément, se rompre, si la résistance est relativement trop considérable.

Les leucocytes, qui dans les foyers purulents sont passés à l'état granuleux, ne présentent plus ces mouvements. On les observe chez les batraciens dans l'intérieur des vaisseaux. Mais ces cas sont très-rares et Pouchet a sans doute raison de dire que, dans les vaisseaux, les leucocytes sont sphériques et n'ont pas de mouvements. Les mouvements amiboïdes se produisant lorsque le milieu liquide dans lequel ils flottent commence à s'altérer, semblent donc indiquer plutôt un commencement d'altération de l'élément qu'un état normal. Ces phénomènes ne sont donc pas dus à une propriété de l'élément comparable à la contractilité musculaire.

On aurait tort par conséquent d'attribuer à ces mouvements une importance trop considérable. Beaucoup de médecins ont basé des théories de physiologie pathologique sur les déplacements possibles des leucocytes au travers des tissus par le fait de ces mouvements amiboïdes. Que deviennent ces théories, sans aller plus loin, en présence de ce fait que dans les conditions normales, pendant la vie les expansions amiboïdes ne se produisent pas?

Les expansions amiboïdes, lorsqu'elles adhèrent à un corps étranger, comme des granules colorés, des gouttelettes graisseuses, des grains d'hématosine, se rétractent et font quelquefois rentrer ces substances dans le corps de la cellule. Mais en outre des corps introduits de cette façon, il peut s'en trouver d'autres qui ont passé par pénétration, comme il en passe dans l'intérieur des cellules épithéliales et d'autres éléments.

Origine des leucocytes.

§ 32. La formation des leucocytes et leur fin constituent la partie la plus importante de leur histoire, malheureusement nous sommes encore loin d'être fixés sur ces questions.

Sur certains animaux, les ovipares, et en particulier les batraciens, le problème paraît résolu; il est à peu près démontré que le noyau d'une hématie représente le noyau d'un leucocyte ou ce noyau avec un corps cellulaire modifié; d'autre part, que les leucocytes, se multiplient par segmentation comme la plupart des cellules.

Les recherches de Vulpian, celles plus récentes de Pouchet, Hayem, ont à peu près mis ces faits hors de doute.

Mais lorsqu'il s'agit des vertébrés vivipares, des animaux dont les hématies ne renferment point de noyau, la plupart des théories émises ne reposent pas encore sur des bases bien solides.

Pour ce qui est de l'origine des leucocytes, doit-on admettre que ces éléments se reproduisent par scission, et les noyaux multiples que nous avons décrits sont-ils l'indice de ce phénomène? Ou accepter avec Ch. Robin la génération spontanée de ces éléments?

Pour démontrer la reproduction par segmentation, il faudrait d'abord faire voir que les amas mûriformes des leucocytes sont bien en réalité des noyaux, ce qui est contesté par Ch. Robin pour les raisons que nous avons exposées, et ensuite qu'il existe un leucocyte nucléaire, susceptible d'engendrer les autres formes.

Les globulins au premier abord semblent bien représenter cet élément, néanmoins de nouvelles recherches seront nécessaires pour qu'on soit fixé sur leur nature. A supposer qu'on puisse démontrer cette théorie, il y a tout lieu de penser que l'évolution des leucocytes chez les vertébrés vivipares se ferait comme celles des mêmes éléments chez les ovipares. Un premier élément étant né par segmentation cellulaire et ayant la forme de noyau, pourrait, achevant son évolution complète, constituer une hématie en s'entourant d'un corps cellulaire dont la substance prendrait peu à peu la teinte rouge caractéristique de cet élément, ou bien s'arrêter dans la forme spéciale du leucocyte cellule.

Or, nous avons vu que les hématies se développent au milieu des éléments du feuillet moyen. Si les cellules qui leur donnent naissance pouvaient engendrer aussi des leucocytes, suivant les conditions dans lesquelles elles se trouvent placées, on pourrait expliquer la production de ces éléments dans la suppuration, comme on explique la formation des hématies dans le feuillet moyen.

Quant au leucocyte complétement développé, il n'est plus apte à se reproduire ou à donner une hématie; il conserve la même forme jusqu'à sa destruction, comme tous les éléments dont le protoplasma a disparu.

Pouchet admet pour les ovipares ce mode d'évolution, qui rentre dans la loi générale de formation des autres éléments anatomiques. Mais pour les vivipares, il est porté à admettre une autre théorie dont nous avons parlé à propos des hématies.

D'après les faits observés sur les ovipares il n'y a rien que de très-rationnel à admettre que le leucocyte soit une cellule dérivée d'un élément nucléaire. Celui-ci aurait pu, suivant les conditions, donner naissance à une hématie, ou rester à l'état de leucocyte, avec une forme légèrement modifiée. C'est ainsi que nous voyons les noyaux du tissu cellulaire engendrer des corps fibroplastiques ou des vésicules adipeuses, ou suivre leur évolution sous leur forme primitive.

Quant aux autres théories sur l'origine de ces éléments, théories dans lesquelles on fait jouer un rôle à la rate, aux ganglions, à la moelle des os, elles sont en contradiction formelle avec la physiologie de ces organes, leur développement et les phénomènes pathologiques qui s'y produisent.

Faut-il admettre actuellement un autre mode de formation, la génération spontanée? C'est là une question difficile à trancher d'une facon définitive.

Ce qui donne raison à cette théorie de la genèse des leucocytes c'est, d'après Ch. Robin : premièrement, la formation de ces éléments au centre de certaines cellules épithéliales, principalement au centre de tumeurs ou dans des lésions comme les pustules varioliques. L'auteur que nous venons de citer figure dans l'intérieur de certaines cellules épithéliales, des éléments qui offrent tous les caractères et les réactions des leucocytes. En second lieu la production de ces éléments dans des points éloignés des vaisseaux.

Déductions pathologiques. — Les leucocytes tiennent une place considérable en pathologie puisqu'ils forment la partie essentielle du pus; mais dans l'état actuel de nos connaissances, il est encore impossible de dire en vertu de quels phénomènes ils se sont développés dans ce liquide et dans toutes les circonstances où on les rencontre. Les phénomènes d'ulcération qui accompagnent la suppuration doivent être attribués (Ch. Robin) aux propriétés énergiques de nutrition de ces éléments, qui se développent aux dépens des autres; ce sont des faits de même ordre qui expliquent l'envahissement des tumeurs.

Leucocythémie. — La leucocythémie a comme caractère essentiel une augmentation considérable de la masse du sang, portant surtout sur les éléments figurés. Les recherches que j'ai faites à ce sujet, et qui se trouvent d'accord avec les résultats obtenus par d'autres auteurs, m'ont porté à admettre que c'était là le fait capital.

Parmi les éléments nouvellement formés, la plus grande partie, si l'on accepte les théories sur le développement des hématies que nous avons données plus haut, resterait à l'état de leucocytes. Ainsi la leucocythémie aurait comme cause immédiate une hypergenèse des éléments du sang, ces éléments ne pouvant à cause de leur formation rapide suivre leur évolution complète.

Comme lésions secondaires on trouve des accumulations de sang, des dilatations vasculaires dans tous les organes; et en première ligne sont ceux qui, par leur structure, se prêtent le mieux aux changements de volume. C'est donc d'abord la rate, le foie, les ganglions. Nous avons rencontré un cas où le cerveau avait subi une telle dilatation que toutes les circonvolutions étaient aplaties et les gaines lymphatiques étaient littéralement gorgées de leucocytes. Or, personne jusqu'ici n'a songé à attribuer un rôle hématopoiétique au cerveau; il n'y a donc de lésion organique constante dans la leucocythémie que cette formation exagérée des éléments du sang, les autres sont secondaires; quant à savoir pourquoi se fait cette genèse exagérée, il ne faut pas le chercher ailleurs que dans des modifications du plasma devenant alors un milieu plus favorable à leur développement.

ARTICLE III.

ÉLÉMENTS ÉPITHÉLIAUX.

§ 33. Les éléments épithéliaux sont des éléments cellulaires, de dimensions variables entre $0^{mm},006$ et $0^{mm},1$, recouvrant les membranes muqueuses, séreuses, vasculaires, etc., et les prolongements glandulaires qui sont annexés aux membranes muqueuses. L'analogie entre les glandes à conduits excréteurs et les *glandes dites vasculaires sanguines*, parmi lesquelles rentrent les ganglions lymphatiques, fait qu'on doit regarder les éléments qui composent ces ganglions, comme appartenant à la même famille des épithéliums.

Considérant donc les éléments de la surface des membranes et des glandes, on peut, d'après leur forme, les classer de la façon suivante :

Éléments épithéliaux.....
- nucléaires.
- sphériques.
- cubiques.
- prismatiques..........
  - avec cils vibratiles.
  - sans cils.
- lamellaires..........
  - cornés
  - des séreuses.
  - des vaisseaux.

Cette classification est purement anatomique ; elle ne préjuge rien des attributs physiologiques.

La cellule épithéliale complète se compose, comme toute cellule ayant atteint son entier développement : de la paroi, du corps cellulaire, du noyau et du nucléole. La plupart du temps il manque l'une ou l'autre de ces parties.

§ 34. Épithélium nucléaire. — L'élément nucléaire (1) représente, ou bien la forme la plus simple sous laquelle peut se trouver la cellule épithéliale, ou bien le noyau d'une cellule en voie de développement. Nous verrons que dans tous les tissus on rencontre des éléments sous cette forme simple. Tels sont les noyaux des cellules nerveuses, des fibres lamineuses.

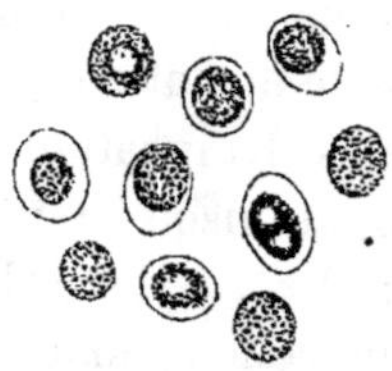

Fig. 75. — Épithélium d'un ganglion normal (homme). (Grossissem. 1/580).

Les *épithéliums nucléaires* proprement dits ne se trouvent que dans certains tissus, celui des ganglions lymphatiques, du thymus, de la rate. Ce sont des noyaux sphériques de $0^{mm},005$ à $0^{mm},08$, à contours nettement arrêtés, avec ou sans nucléole et sans paroi propre. Ils résistent à l'action de l'acide acétique, sont dissous par l'ammoniaque, se colorent fortement et uniformément par le carmin, comme tous les noyaux de cellules. Ces caractères les distinguent des leucocytes, ainsi qu'on peut en juger d'après la description que nous avons donnée plus haut.

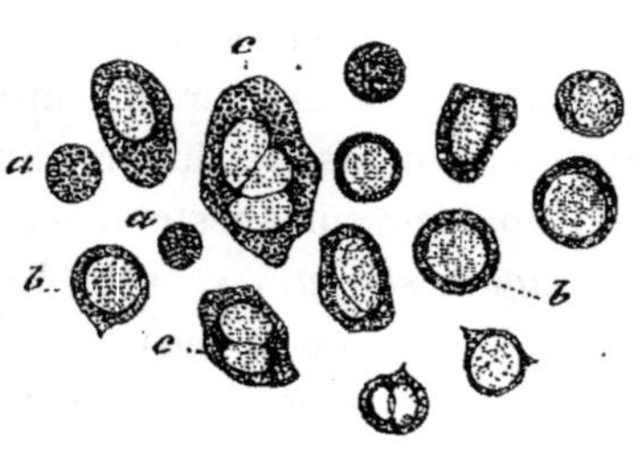

Fig. 76. — Épithélium d'un ganglion hypertrophié correspondant à une glande mammaire pendant la lactation chez la chienne. Gross. 1/580. — *a*, noyaux ; *b*, cellules sphériques ; *c*, cellules avec plusieurs noyaux en voie de segmentation.

Ils se distinguent en outre des éléments du tissu conjonctif embryonnaire, en ce que ces derniers sont légèrement ovoïdes et plus granuleux ; et, en un mot, de tous les autres noyaux : musculaires, nerveux, etc., par leur évolution, car jamais ils n'engendrent d'autres éléments que des éléments épithéliaux.

Quand ils s'entourent d'un corps cellulaire, ce dernier prend toujours la forme sphérique ou polyédrique (dans les hypertrophies ganglionnaires, Ch. Robin) ; mais jamais ce corps cellulaire ne se développe en forme de fibre, de cylindre, de cellule ramifiée ; car, c'est seulement pendant la période blastodermique que la cellule

(1) La plupart des auteurs n'admettent pas l'existence de noyaux libres. Nous avons exposé déjà à l'article *Cellule* les raisons qui doivent les faire admettre dans quelques cas. Il est bien certain, d'après la définition adoptée pour la cellule, qu'il y a là plutôt

épithéliale engendre d'autres éléments que des éléments à forme cellulaire.

La formation d'un mince corps cellulaire sur ces noyaux donne une variété d'éléments de même espèce. Tantôt ils sont sphériques, quand le corps cellulaire est très-mince; tantôt polyédriques par pression réciproque. La cellule est alors plus ou moins volumineuse et peut renfermer deux noyaux. Sur les ganglions lymphatiques de l'homme, dans les conditions normales, on trouve généralement des cellules polyédriques irrégulières, avec un gros noyau semblable à celui que nous venons de décrire; dans le cas d'hypertrophie ganglionnaire, la cellule augmente de volume, et le noyau ne change pas.

Ces éléments engendrent des tumeurs, dans lesquelles ils se retrouvent toujours avec les mêmes caractères. Ce qui prouve que, même dans les états pathologiques, ils ne peuvent donner d'autres produits que des cellules : caractère essentiel des épithéliums.

Beaucoup d'auteurs les confondent avec tous les autres éléments ayant la même forme sphérique : leucocytes, cellules de la moelle des os, noyaux du tissu conjonctif, etc. Mais en outre des caractères morphologiques, des réactions chimiques, l'évolution de ces éléments établit entre eux et les épithéliums des différences très-nettes.

On les a aussi désignés du nom de cellules lymphatiques, cellules du tissu lymphatique. Ces définitions sont des pétitions de principe : si l'élément fondamental d'un système caractérise ce système, ce n'est qu'à la condition qu'il s'y trouve prédominant et répandu partout, autrement un élément ne doit pas être défini par ce seul caractère d'appartenir à un système donné. Ainsi le système lymphatique, renfermant une foule de cellules différentes, l'élément n'est pas défini par ce seul fait de lui appartenir. L'analogie entre les glandes vasculaires sanguines, dont les cavités sont tapissées par des cellules épithéliales sur la nature desquelles on n'a aucun doute, et les glandes lymphatiques, est encore une raison capitale pour qu'on fasse rentrer ces éléments dans la classe des épithéliums.

§ 35. Cellules épithéliales polyédriques. — Les cellules épithéliales ayant la forme de polyèdres irréguliers sont les plus répandues. Presque toutes les espèces passent par cet état d'une façon définitive ou transitoire. Dans l'épiderme, elles représentent un stade intermédiaire précédant la

une question de mots; car nous sommes forcé de reconnaître dans beaucoup de cas que ces éléments que nous considérons comme des noyaux possèdent un corps cellulaire infiniment mince, ou qu'ils n'en ont pas du tout.

forme de lamelles cornées. Dans le foie, les canaux du rein, du testicule, les dernières ramifications bronchiques, toutes les cellules épithéliales sont irrégulièrement polyédriques ou cubiques.

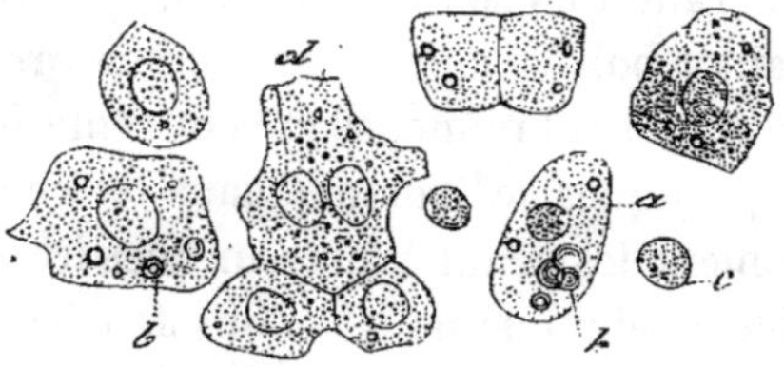

FIG. 77. — Cellules épithéliales du foie de l'homme à l'état normal. Dans le protoplasma on voit des gouttes de matière colorante biliaire. Gross. 1/580 (1).

Tous les éléments épithéliaux, à part les premiers que nous avons décrits et qui sont à l'état nucléaire, débutent par une forme qui se rapproche plus ou moins du cube; mais les uns s'allongent en prismes, les autres s'aplatissent en lamelles, certains se remplissent de liquides, passent à l'état vésiculaire, pour former des espèces différentes. Ainsi le premier état des épithéliums tégumentaires, glandulaires, lamellaires, est toujours figuré par une petite cellule polyédrique avec un noyau et un corps cellulaire homogène. C'est à cette période que l'élément peut se segmenter et se reproduire, qu'il est le siége de phénomènes nutritifs et chimiques intenses; après il n'est plus qu'un agent physique ou mécanique.

Ces épithéliums présentent toutes les variétés d'aspect de la cellule. Tantôt dépourvus de paroi, réduits à un protoplasma et un noyau; d'autres fois ils renferment plusieurs noyaux, les uns à l'état normal comme les cellules du foie, les autres dans certaines circonstances morbides. Dans les tumeurs, par exemple, le noyau peut atteindre des proportions considérables, contenir un ou deux nucléoles.

Souvent le corps cellulaire disparaît, laissant la paroi revenir sur elle-même, comme une membrane chiffonnée (*cellules des kystes sébacés*); d'autres fois il se remplit de gouttes de graisse : ainsi dans les cellules épithéliales de la glande mammaire, des glandes sébacées, des tumeurs; de matières colorantes jaunes pigmentaires : telles sont les cellules choroïdiennes, celles de l'épiderme pigmenté des nègres, de la peau du scrotum, des grandes lèvres, des taches pigmentaires, etc.; dans les cellules du foie des invertébrés, dans les mêmes cellules chez les mammifères à l'état pathologique, le protoplasma renferme aussi des matières colorantes biliaires.

§ 36. CELLULES ÉPITHÉLIALES PRISMATIQUES. — La forme de ces éléments est celle d'un tronc de pyramide très-allongée ou d'un cône, avec

(1) Ces cellules épithéliales du foie, des ganglions, de la trachée, etc., proviennent toutes d'un supplicié. Ces dessins représentent donc des dispositions normales.

une extrémité plus ou moins effilée se prolongeant souvent à une distance assez grande, en rapport avec la surface adhérente, une base tournée vers la cavité du conduit dont elles tapissent les parois.

Sur la base de la cellule on remarque très-souvent ce qu'on a appelé le plateau. C'est une sorte de produit sécrété par la cellule sous forme de

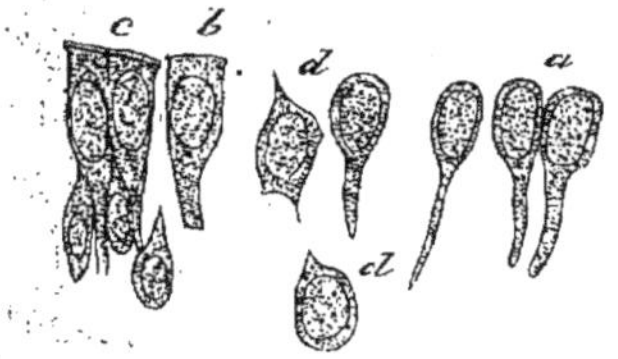

FIG. 78. — Cellules épithéliales prismatiques de l'intestin de l'homme à l'état normal. Gross. 1/580. — *a. b*, cellules de la couche superficielle isolées ; *c*, cellules réunies par un plateau ; *d*, petites cellules de la couche profonde.

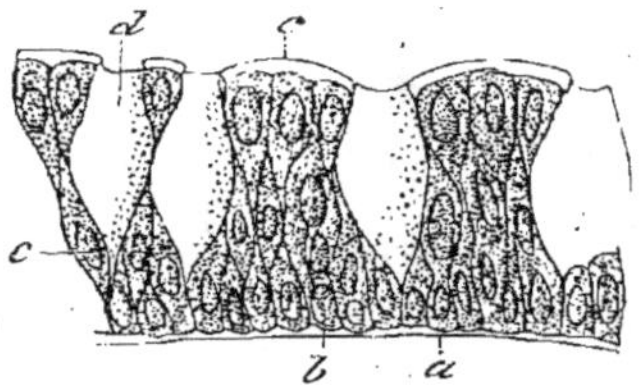

FIG. 79. — Cellules épithéliales de la muqueuse intestinale du chat. — *a*, *b*, petites cellules de la couche profonde ; *c*, plateau ; *d*, cellules caliciformes.

membrane ou de cuticule, couvrant plusieurs éléments. D'après Kölliker, Ch. Robin, le plateau n'a aucune connexion avec le corps cellulaire des éléments épithéliaux ; souvent il est strié perpendiculairement à la surface libre. Ces stries ont été considérées à tort comme des canaux qui dans la muqueuse intestinale laisseraient passer les graisses.

On trouve les cellules épithéliales cylindriques à la surface de la muqueuse de l'intestin, de l'estomac, de la paroi des conduits excréteurs des glandes, comme les glandes salivaires, pancréatiques, etc. ; des canaux biliaires, des conduits de l'épididyme, du canal déférent, de l'uretère.

Parmi les cellules prismatiques, les unes naissent avec cette forme et la conservent indéfiniment. Elles n'en acquièrent jamais une autre, dans quelque circonstance que ce soit. Lors même qu'elles engendrent des tumeurs, ce caractère est invariable. Ainsi on voit cette même forme dans les éléments des cancers de l'estomac propagés au foie.

D'autres ne l'ont que d'une façon transitoire, dans la première période de leur évolution. Tels sont les éléments de la couche la plus profonde de l'épiderme, ceux de la muqueuse du vagin : au début prismatiques et plus tard lamellaires.

§ 37. CELLULES PRISMATIQUES A CILS VIBRATILES. — Chez l'homme et les mammifères, les cellules ciliées sont prismatiques.

Les cellules de cette espèce se rencontrent dans les fosses nasales, en dehors de la tache olfactive, dans les sinus, la trachée, les voies aériennes, les canaux prostatiques, la muqueuse de l'utérus, des trompes, certains kystes de l'ovaire, les plexus choroïdes, la membrane épendymaire.

Leur forme est la même que celle des éléments que nous venons de décrire; mais elles possèdent comme caractère des plus remarquables une rangée de fins prolongements ou cils insérés sur leur base.

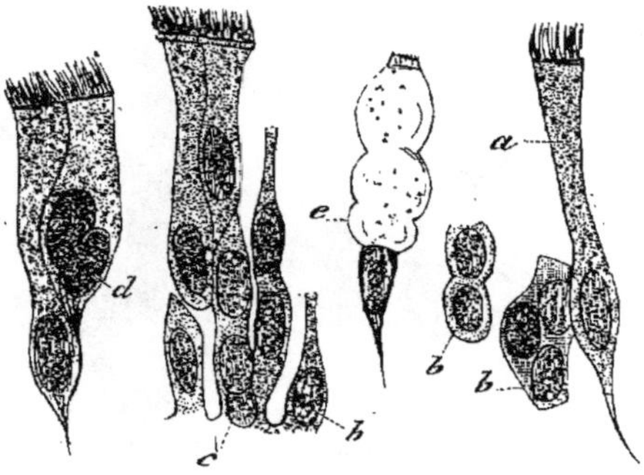

Fig. 80. — Cellules épithéliales de la trachée de l'homme. — *a*, grande cellule ciliée; *b*, *c*, petites cellules en voie de développement, appartenant à la couche profonde; *d*, cellule de la couche superficielle, avec deux noyaux; *e*, cellule caliciforme.

Les cils paraissent formés d'une substance homogène sans granulations ni stries. Leur extrémité adhérente, est fixée sur un épaississement de la paroi cellulaire formant une sorte de plateau. Ces prolongements sont indépendants du corps cellulaire; ils n'empruntent donc le principe de leurs mouvements qu'à eux-mêmes, car, d'après Ch. Robin, on voit les cils s'agiter alors que des gouttes de liquide ont isolé le protoplasma du plateau; et même, d'après le même auteur, des cils isolés peuvent se mouvoir encore.

Dans les couches d'épithéliums ciliés, on trouve des cellules avec des formes très-variées représentant différents stades de leur développement. Alors que celles de la surface sont régulièrement rangées les unes à côté des autres et ont toutes la même forme, celles qui sont situées plus profondément, sont tantôt courtes, larges, tantôt fusiformes, avec deux ou trois noyaux. Leur extrémité effilée vient jusqu'à la surface des plateaux ciliés. Les cellules superficielles possèdent seules des cils.

Le mode de formation de ces cellules n'a pas été très-étudié. Sur l'épithélium de la trachée de l'homme nous avons vu plusieurs couches de cellules supposées. Les plus superficielles portaient le plateau et les cils. Les plus profondes étaient relativement très-petites, avec un noyau les remplissant tout entières. Entre ces deux couches se trouvaient des cellules allongées renfermant plusieurs noyaux les uns à la suite des autres. Ces cellules par place se continuaient avec les plus profondes. Il faut d'après ces dispositions, admettre que les éléments de la couche adhérente s'allongent, donnent une cellule à plusieurs noyaux qui peu à peu se sépare et arrive à la surface libre en se couvrant de cils vibratiles.

Les *mouvements ciliaires* sont des mouvements réguliers ondulatoires qu'on a comparés avec raison à ceux de l'herbe sous l'impulsion du vent. Ce sont des mouvements de même nature que ceux des spermatozoïdes, des flagellums des infusoires, et que beaucoup d'autres mouvements très-rapides qui n'ont pas la contraction musculaire comme cause. On les observe aussi sur les zoospores des végétaux (voy. *Cellule*).

Les solutions alcalines, la chaleur activent ces mouvements ; le froid, les acides, les diminuent ou les arrêtent, le chloroforme les fait cesser. Quant à l'électricité, si elle agit sur eux, c'est d'une façon insensible et qui n'est en rien comparable à son action sur les muscles.

Ces mouvements persistent vingt-quatre, quarante-huit heures après la mort chez les suppliciés. Ils cessent quand l'élément subit les altérations cadavériques.

Les mouvements des cils vibratiles jouent un rôle très-important dans les voies respiratoires (voy. *Muqueuse bronchique*, *Système épithélial*), dans les voies génitales de la femme (voy. *Muqueuse de la trompe*), etc.

Lorsqu'ils ont pour siége des cellules disposées en couches ou en membranes, ils déplacent les corps étrangers mis à la surface de ces membranes.

Ils font mouvoir les embryons d'invertébrés, les infusoires dans leur milieu liquide ; ce sont pour ces animaux de véritables organes locomoteurs. Ils tapissent la cavité des bryozoaires et animent d'un mouvement continu les aliments qui s'y trouvent renfermés.

Cellules épithéliales caliciformes. — Ces cellules se rencontrent au milieu des couches d'épithélium prismatiques avec ou sans cils vibratiles, où elles représentent des éléments en voie de destruction (voy. *Système épithélial*) ; ce sont des cellules dont l'utricule azoté a été peu à peu remplacé par du liquide. Le liquide s'est écoulé au dehors et il n'est plus resté que la paroi légèrement dilatée, qui prend alors des dispositions variables suivant les cas. Ces cellules se rencontrent souvent chez les batraciens, mais aussi chez l'homme et les mammifères, dans les conditions normales partout où se trouvent des épithéliums prismatiques.

Cellules épithéliales lamellaires. — Parmi les cellules épithéliales lamellaires on peut distinguer deux variétés : les unes, qui prennent une grande consistance et forment réunies en masse des productions cornées que nous étudierons à propos de l'épiderme : elles se disposent en couches stratifiées ; les autres prennent dès le début la forme de lamelles très-minces rangées sur une seule couche.

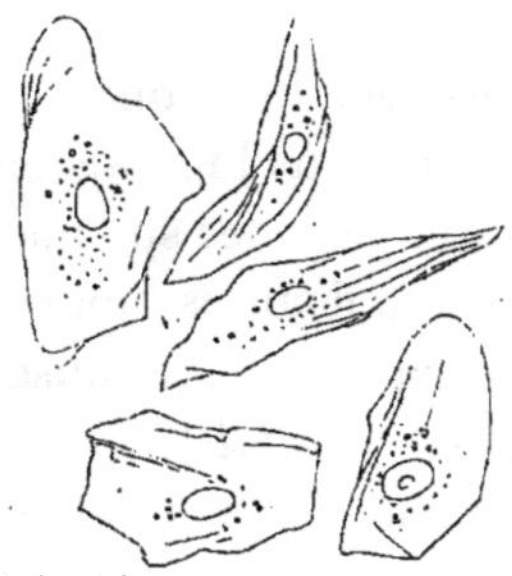

FIG. 81. — Cellules cornées de l'épithélium lingual.

Les *lamelles cornées de l'épiderme* sont réduites à leurs parois. Leur noyau a disparu, si ce n'est à la surface des muqueuses labiales, linguale, etc. Ces cellules ont une grande consistance, elles résistent à tous les réactifs, ne s'imbibent que difficilement et ne se colorent pas par le carmin, comme tous les éléments qui ne renferment plus de protoplasma cellulaire (voy. *Système épithélial*).

Cellules des séreuses et des vaisseaux. — Ces cellules épithéliales se trouvent à la surface des séreuses, sur la paroi interne des vaisseaux sanguins et lymphatiques, dans les canalicules respirateurs du poumon, dans les sacs aériens des oiseaux, la veine natatoire des poissons, dans l'enveloppe des nerfs ou périnèvre, etc.

Elles sont plates, d'une très-grande minceur, de $0^{mm},001$ environ, et larges généralement, depuis $0^{mm},02$ à $0^{mm},03$ jusqu'à $0^{mm},1$.

Elles possèdent un noyau rond, légèrement aplati, large de $0^{mm},009$ à $0^{mm},012$, épais de $0^{mm},003$ à $0^{mm},004$. Dans le noyau se trouve un nucléole petit et brillant. Le noyau disparaît sous l'action du nitrate d'argent, réactif dont on se sert souvent pour mettre ces éléments en évidence. Il reparaît en faisant agir la teinture d'iode, l'hématine, l'hématoxyline.

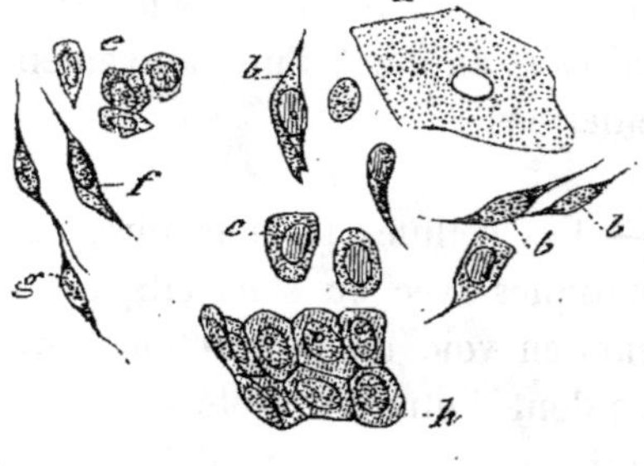

FIG. 82.—Cellules épithéliales des séreuses. — *a*, *b*, *c*, cellules du péritoine ; *e*, *f*, *g*, de la synoviale du genou ; *h*, de la tunique vaginale.

Abandonnées à elles-mêmes dans les liquides, ces cellules se placent de champ sous le microscope. Elles ressemblent alors à des membranes chiffonnées ou à des fuseaux irréguliers avec un noyau saillant (voy. *Système épithélial*). Elles sont très peu adhérentes aux surfaces qu'elles tapissent, et se détachent quelques heures après la mort.

Avant d'être complétement développées, ces cellules n'ont pas la forme de lamelles ; elles sont assez régulièrement cubiques, et c'est ainsi qu'on les trouve dans les creux, les dépressions des séreuses où existent leurs centres de génération (d'après Tourneux et Hermann).

Il faut considérer ces éléments, comme n'ayant qu'un simple rôle mécanique. Ils forment des revêtements à la surface des membranes exposées à des frottements. L'absorption au travers de ces minces lamelles se fait facilement, c'est pourquoi nous les trouvons en dedans des canaux vasculaires et dans les cavités respiratoires du poumon. Par contre, elles ne fabriquent aucun principe immédiat.

Ces élements peuvent se multiplier outre mesure en certains points et donner naissance à des tumeurs, comme tous les autres éléments épithéliaux. Ils constituent alors des amas plus ou moins volumineux à la surface des membranes séreuses ou dans la cavité des vaisseaux sanguins. Nous étudierons ces tumeurs avec les séreuses.

Développement des éléments épithéliaux.

§ 38. Les premières cellules épithéliales apparaissent avec les feuillets interne et externe du blastoderme (voir page 127). Dès le début, ces deux couches prennent un aspect analogue à celui des couches épithéliales des muqueuses. Alors que les éléments du feuillet moyen sont encore dans un état tel, qu'il est impossible de dire, quels sont ceux qui seront musculaires cartilagineux ou conjonctifs, ceux des deux autres feuillets, se montrent dès le début avec les caractères d'épithéliums. Les cellules de l'épiderme et celles de l'intestin dérivent donc directement, les premières du feuillet externe, les secondes du feuillet interne.

Les épithéliums des glandes cutanées et muqueuses, des glandes annexes de l'intestin, dérivent encore de ces deux couches, par le fait d'*involutions* qui se font à des époques successives (voy. *Muqueuses, Système épithélial, Glandes*).

Ainsi se forme une partie de ces éléments, que nous avons classés sous le nom de cellules épithéliales cubiques, prismatiques, avec ou sans cils.

D'autres épithéliums se forment dans le feuillet moyen ; ce sont :

1° Les épithéliums lamellaires ou des séreuses, sur les parois de la fente pleuro-péritonéale ;

2° Ceux des cavités vasculaires ;

3° Les épithéliums des organes génitaux et urinaires (testicules, ovaire, rein, muqueuse des trompes, du canal déférent, corps et conduit de Wolff) ;

4° Certaines glandes vasculaires sanguines ; les glandes lymphatiques.

Les premières cellules épithéliales sont par conséquent des éléments blastodermiques, qui ne vont pas plus loin dans le travail formateur; elles restent telles qu'elles sont au début de la vie, c'est-à-dire : qu'elles conservent leur forme cellulaire primitive, et avec elle toutes les propriétés de nutrition énergique de la cellule (Ch. Robin). Les éléments ont en effet d'autant plus de tendance à se développer, et par suite à se reproduire, qu'ils s'éloignent moins de cette forme simple. Nous verrons à propos des tumeurs les déductions que l'on peut tirer de ces propriétés fondamentales des épithéliums.

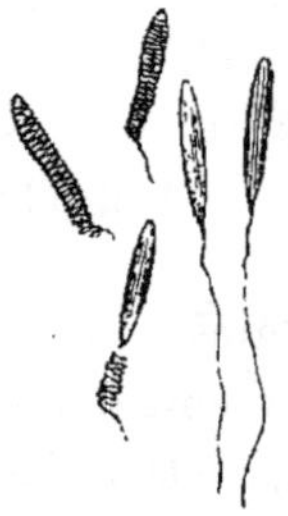

FIG. 83.—Cellules urticantes d'une actinie produites par des cellules épithéliales modifiées.

Formation des épithéliums après la période embryonnaire. — Les cellules épithéliales se forment très-rapidement pendant la vie; il suffit pour s'en rendre compte de voir avec quelle rapidité se reproduit l'épiderme enlevé par un vésicatoire, et comment croissent les cheveux et la barbe, formés de cellules épithéliales.

Le mode de reproduction le plus généralement répandu pour ces éléments, est la segmentation qu'on peut suivre sur toutes les membranes revêtues d'épithéliums. Ce que nous avons dit plus haut à propos de la segmentation du vitellus, de la génération des cellules en général, leur est applicable.

La segmentation commence par le noyau ; le corps cellulaire se divise consécutivement ; de sorte que dans les couches où le travail formateur est actif, on rencontre des cellules avec deux ou trois noyaux (voy. p. 59 et 60). Telles sont les cellules profondes des épithéliums ciliés de la trachée et des bronches, dont nous avons décrit plus haut le mode de développement. Dans l'épiderme, la reproduction des éléments n'a pas été très-bien suivie. Pour nous elle se ferait seulement dans la petite couche de cellules prismatiques immédiatement en contact avec les papilles, et toujours par segmentation.

Dans les épithéliums lamellaires des séreuses, la génération des éléments nouveaux a lieu au fond des dépressions dites *puits lymphatiques*, étudiées par Tourneux et Herrmann, qui en ont indiqué la nature (voy. *Séreuses*). La segmentation se fait sur les éléments dont le corps cellulaire est encore cubique ; les lamelles ne se segmentent plus, leur période d'activité est passée. Mais dans quelque espèce que ce soit, lorsque les éléments nouvellement formés ont atteint une dimension suffisante, ils repoussent ceux qui les ont précédés et prennent leur place. En résumé, l'évolution de la cellule épithéliale est la suivante : née d'une autre cellule par segmentation, elle s'accroît pendant quelque temps ; quand elle est adulte, elle engendre une autre cellule ; après quoi, elle quitte la forme cellulaire, devient une lamelle, comme ces lamelles épithéliales des séreuses ou les cellules des poils et des cornes, c'est-à-dire un simple agent mécanique, qui se détache et tombe si de nouveaux éléments le chassent de sa position.

Il y a donc pour la cellule épithéliale de revêtement deux périodes : une pendant laquelle elle est génératrice, et l'autre pendant laquelle elle ne peut plus reproduire et remplit des usages mécaniques ou est rejetée comme un élément inutile, qui n'a plus d'emploi. Il en est de même pour les cellules glandulaires ; elles n'ont d'activité sécrétoire que pendant une certaine période. Une fois que leur corps cellulaire a été détruit et remplacé peu à peu par des produits de sécrétion, elles sont éliminées et rejetées au dehors.

Ch. Robin admet un autre mode de génération pour les éléments épithéliaux. Il y aurait selon lui dans la partie la plus profonde de la couche épithéliale une formation par genèse de noyaux libres. Autour de ces noyaux, la matière amorphe se segmenterait pour donner autant de corps cellulaires que de noyaux. Certains faits donnent un appui à cette théorie. Mais, en présence de celle que nous avons exposée, et qui est certaine pour la généralité des cas, peut-on admettre la seconde et reconnaître par conséquent deux modes différents de génération pour des éléments de même nature ?

Les cellules épithéliales peuvent se transformer en éléments de forme variable dans un certain nombre de circonstances que nous aurons à étudier. On peut poser en règle générale que plus la formation est tardive, et moins l'élément formé s'éloigne de la nature épithéliale. Ainsi la couche superficielle du blastoderme, en formant l'involution du névraxe, donne les éléments du système nerveux central, qui n'ont aucune analogie avec les éléments épidermiques de l'adulte. Un peu plus tard, nous voyons se développer les tubes du cristallin et les éléments de l'organe de Corti, qui se rapprochent déjà plus des cellules épithéliales ; plus tard enfin, les prismes de l'émail, les cellules des glandes sébacées, les poils, qui ont de plus en plus le caractère épidermique.

ARTICLE IV.

ÉLÉMENTS DU CARTILAGE.

§ 39. Les éléments du cartilage sont représentés par des cellules et par une substance amorphe intermédiaire à ces cellules.

Quand la substance intermédiaire est très-développée et a pris une con-

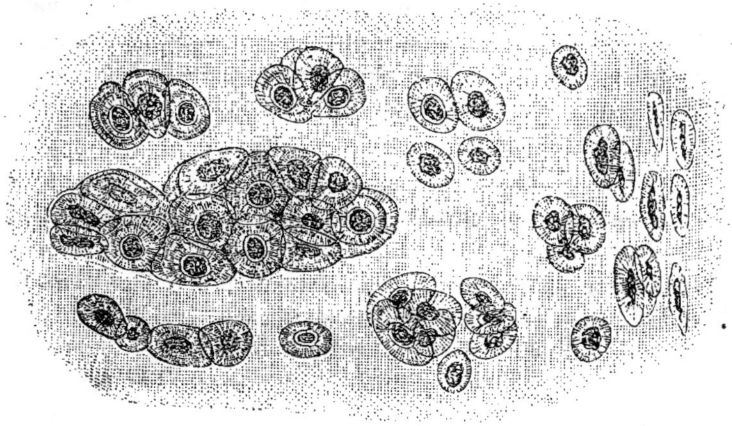

FIG. 84 — Cartilage de la cloison. (Homme adulte). Gross. 1/580.

sistance assez grande, il en résulte que les cellules paraissent logées dans des cavités que cette matière forme autour d'elles. Ces cavités renfermant les cellules portent le nom de *chondroplastes*.

CELLULES CARTILAGINEUSES. — Les cellules cartilagineuses ont un volume très-variable, suivant la période de leur développement que l'on considère ; elles ont de $0^{mm},01$ jusqu'à $0^{mm},06$ de diamètre.

Elles sont polyédriques par pression réciproque quand elles se trouvent plusieurs à la fois dans les mêmes chondroplastes ; sphériques ou plutôt ovoïdes quand elles sont isolées ; granuleuses, quelquefois striées suivant des rayons convergents, quand on les considère pendant la période d'activité. Plus tard elles deviennent vésiculeuses, se remplissent de liquide, comme tous les éléments à l'état sénile. C'est ainsi qu'on les trouve dans les cartilages en voie d'ossification, au voisinage de la surface osseuse. Alors elles ont atteint un volume relativement considérable, elles sont flétries et leur noyau est rétracté : de sphérique il est devenu anguleux.

Le noyau des cellules du cartilage est sphérique, quelquefois il renferme un nucléole. Dans beaucoup de circonstances il se remplit de gouttes d'huile plus ou moins jaune. Il arrive même que ce phénomène détermine sa résorption et alors la matière grasse se dissémine dans le corps cellulaire. On rencontre souvent ces dispositions dans les cartilages des vieillards et surtout dans les cartilages costaux.

La paroi des cellules n'existe pas dans la généralité des cas. Sur les éléments hypertrophiés du cartilage en voie d'ossification, on en aperçoit une très-mince. Mais, en dehors de ces circonstances spéciales, ce qui a été décrit comme paroi cellulaire n'en est pas une en réalité.

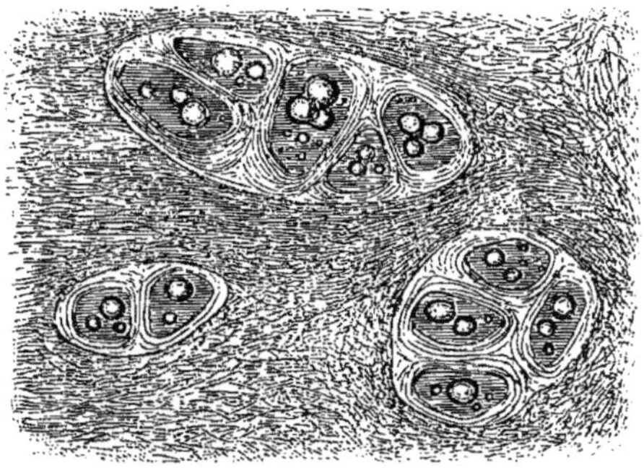

FIG. 85. — Cartilage costal. (Chien adulte). Gross. 1/580.

On a d'abord considéré comme paroi toute la substance intermédiaire aux chondroplastes. Le cartilage serait d'après cela formé par des cellules à parois très-épaisses soudées entre elles. Cette théorie est contredite par l'histoire du développement. On a décrit ensuite comme paroi des couches hyalines concentriques qui se déposent, chez les sujets qui ont atteint l'âge adulte, à la face interne du chondroplaste.

Dans les tumeurs cartilagineuses on rencontre aussi très-souvent des sortes de coques épaisses de $0^{mm},001$ à $0^{mm},002$, enveloppant une ou plusieurs cellules. Mais ce ne sont pas des parois cellulaires à proprement parler, elles ne font pas corps avec les éléments.

Les cellules cartilagineuses des mollusques (la Seiche) sont fusiformes, étoilées, avec des prolongements ramifiés et anastomosés. Ces dispositions offrent un certain intérêt à cause des théories sur la nature des tissus que les auteurs allemands désignent du nom de tissus de substance conjonctive, théories que nous étudierons avec le système lamineux.

§ 40. SUBSTANCE INTERMÉDIAIRE DU CARTILAGE. — La substance intermédiaire aux chondroplastes à l'état adulte est d'une teinte bleuâtre opaline, très-résistante, élastique, homogène. Elle est molle chez l'embryon et dans les tumeurs cartilagineuses.

L'acide sulfurique la ramollit au bout de vingt-quatre heures ; la potasse agit de la même façon. Cette matière résiste à la putréfaction, aux liquides intestinaux, à la coction.

Mais l'ébullition prolongée la transforme en masse fluide ou chondrine, qui diffère de la gélatine extraite du tissu cellulaire des tendons, des os, en ce qu'elle donne avec de l'acide sulfurique à chaud de la leucine seulement, tandis que la gélatine donne de la leucine et du glycocolle. Cette

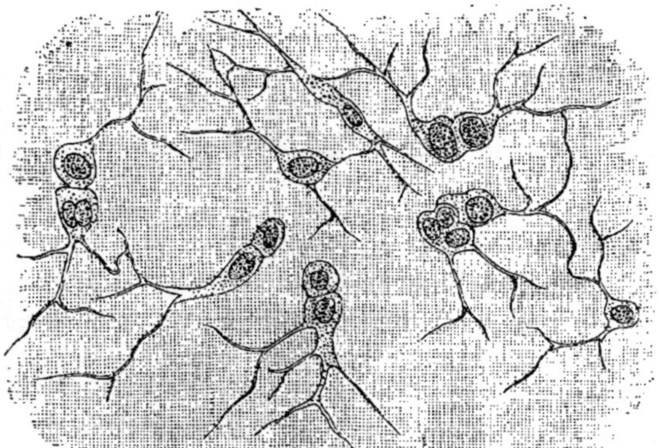

Fig. 86. — Cartilage de la Seiche (préparation de M. Tourneux).

substance est homogène sur les cartilages des jeunes sujets, sur les cartilages articulaires de l'adulte à l'état normal. Elle devient striée chez les sujets âgés, surtout dans les cartilages costaux; elle l'est aussi dans les cartilages d'encroûtement, lorsque les os qui les supportent sont altérés.

§ 41. **Développement des éléments du cartilage.** — Les éléments du cartilage apparaissent chez l'embryon dans l'épaisseur du feuillet moyen, sous forme de petits noyaux ovoïdes, disposés en groupes dans les points où se formeront plus tard les os. Ces noyaux ont en moyenne $0^{mm},01$ de longueur. Ils sont serrés les uns contre les autres, et entre eux on distingue une certaine quantité de matière amorphe, molle, presque liquide. Peu à peu ces noyaux se développent, et la matière qui les sépare augmente de quantité et de consistance en les écartant les uns des autres.

Sur les fœtus déjà avancés, dans les cartilages qui sont sur le point d'être envahis par l'ossification, les chondroplastes se présentent sous forme de cavités pyramidales ou étoilées, renfermant chacune une ou deux cellules produites par segmentation.

Les cellules du cartilage se multiplient par segmentation, phénomène facile à vérifier d'après les différents aspects des chondroplastes dans tous les points où on les examine. C'est ainsi que dans les cartilages costaux des sujets adultes, on trouve vingt ou trente cellules produites par la segmentation d'un élément primitif.

Ainsi segmentées, les cellules peuvent rester groupées dans un seul chondroplaste, comme nous venons de le voir, ou se séparer les unes des autres, la matière intermédiaire s'interposant entre chacune des cellules ou entre chaque groupe de cellules nouvellement formées. Ainsi d'un seul chondroplaste peut provenir un nombre plus ou moins grand de cavités analogues.

Certains éléments cartilagineux se forment aux dépens des cellules blastodermiques, ce que démontre la présence de granules vitellins dans

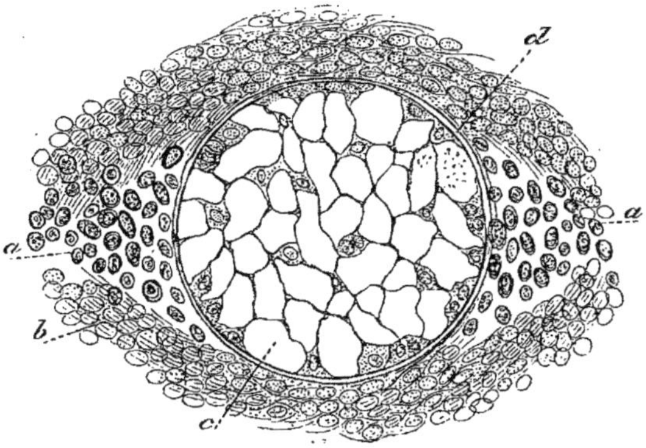

FIG. 87. — Éléments cartilagineux se formant autour de la corde dorsale. — *a*, noyaux de cartilage; *b*, éléments du feuillet moyen; *c*, corde dorsale; *d*, paroi propre de la corde dorsale.

le corps cellulaire. Tels sont ceux des cartilages basilaire et hyoïdien (Robin, Kölliker). Mais on n'a pas encore pu déterminer d'une façon précise l'origine des premiers éléments cartilagineux qui naissent dans les points où se formeront les corps des vertèbres et le squelette des membres.

Pour les vertèbres, les premiers éléments cartilagineux apparaissent au centre des protovertèbres et autour de la corde dorsale sous forme d'amas de noyaux ovoïdes avec un peu de matière hyaline interposée. Ils peuvent, d'après Robin, se distinguer déjà des autres noyaux du feuillet moyen par leur aspect et leur petit volume. Mais, pour les auteurs qui admettent que le tissu lamineux est un parenchyme commun générateur, ils seraient identiques aux éléments de ce tissu. Or, cette hypothèse, que nous sommes obligé de contredire à propos de chaque élément, ne repose que sur la forme originelle dont on ne doit pas tenir compte; car nous avons vu que tous les éléments commencent par des noyaux ou des cellules sphériques, dont il faut bien reconnaître la nature différente, malgré l'identité des caractères morphologiques.

La seule hypothèse rationnelle qu'il soit permis de faire, c'est que les mêmes cellules dérivées du blastoderme peuvent engendrer les cellules du cartilage et les cellules primordiales du tissu lamineux ; mais, une fois ces deux sortes d'éléments formés, il n'y a plus de transformation possible d'une espèce dans l'autre.

Les éléments du cartilage qui forme les corps vertébraux ne proviennent pas davantage des éléments de la corde dorsale. Car celle-ci est entourée, dès le début de sa formation, par une gaîne hyaline très-nette. Cette gaîne sépare absolument les éléments qui lui appartiennent de ceux du cartilage vertébral. Dans le cal se forment de nouveaux éléments cartilagineux, mais on ne sait pas encore par quel processus.

La substance amorphe du cartilage est évidemment engendrée par les cellules. Elle se développe peu à peu, ainsi que nous l'avons vu, comme une sorte de produit de sécrétion extra-cellulaire. Ce fait seul suffirait à prouver que la cellule cartilagineuse est essentiellement différente, par sa nature intime, de la cellule de l'os et de celle du tissu conjontif.

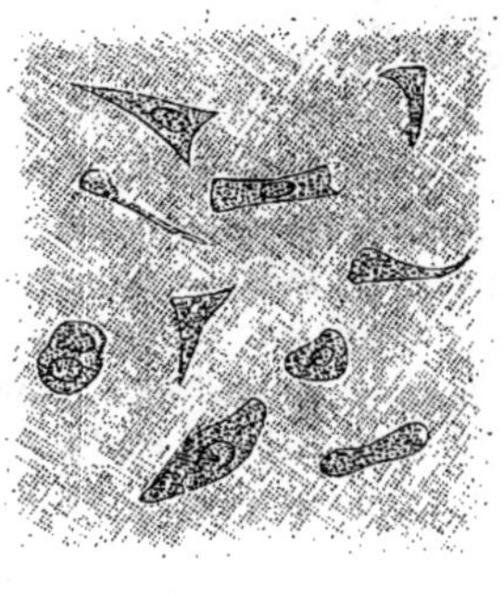

FIG. 88. — Cartilage d'embryon en voie d'ossification.

Les éléments figurés du cartilage sont encore doués de propriétés énergiques de nutrition, comme tous les éléments à forme cellulaire ; aussi peuvent-ils vivre à une distance considérable des vaisseaux sanguins, les cartilages n'étant pas vasculaires chez l'adulte (voy. *Tissu cartilagineux*).

Ils engendrent des tumeurs fréquentes, dans lesquelles ils se trouvent seuls ou combinés à d'autres éléments soit des os, soit du tissu lamineux. Certaines de ces tumeurs peuvent même atteindre un volume énorme ; elles sont envahissantes et se substituent à d'autres tissus (voy. *Syst. cartilagineux*).

ARTICLE V.

ÉLÉMENTS DU TISSU OSSEUX.

§ 42. Nous décrirons, comme appartenant au tissu osseux, les éléments de la moelle et certaines cellules, dont la nature n'est pas déterminée exactement, qui précèdent les éléments osseux lors de leur formation.

Cellule osseuse. — La cellule osseuse correspond exactement à la cellule cartilagineuse. Comme celle-ci, elle se trouve renfermée dans une cavité spéciale formée autour d'elle par la substance dure de l'os. C'est l'*ostéoplaste,* que nous étudierons avec le tissu osseux.

Les ostéoplastes ne renferment qu'une seule cellule. Nous avons vu par contre que dans les chondroplastes se trouvaient un nombre variable de cellules cartilagineuses. La cellule osseuse est petite et difficile à mettre en évidence ; aussi son existence a-t-elle été douteuse pendant longtemps ; c'est Virchow qui l'a démontrée. Pour obtenir cette cellule, on traite le tissu osseux par l'acide chlorhydrique ; quand on l'a ainsi ramolli, on dissout la gélatine par l'ébullition, et alors on trouve, dans la matière liquide obtenue par cette préparation, des cellules longues de $0^{mm},04$ à $0^{mm},05$ sur $0^{mm},006$ à $0^{mm},015$ de largeur. Elles offrent un grand nombre de prolongements disposés sans aucun ordre apparent, et qui correspondent aux *canalicules* des ostéoplastes ou des cavités de l'os qui les renferment.

La cellule osseuse possède un noyau central d'après la plupart des auteurs. Je ne pense pas qu'il existe sur toutes, car je ne l'ai pas encore vu bien nettement. Donders et Kölliker avaient déjà démontré l'existence de ce noyau avant que Virchow eût isolé la cellule. Kölliker hésite à considérer ces éléments comme de véritables cellules, à cause de la résistance qu'ils offrent aux agents chimiques les plus énergiques ; car, ainsi que Neumann l'a fait voir, ni l'acide nitrique, ni la soude caustique ne les altèrent. Kölliker n'admet pas qu'une paroi de cellule puisse offrir ce degré de résistance qu'on ne trouve que dans les éléments élastiques et la chitine.

Mais, quelle que soit la manière de voir, peut-être un peu trop théorique, de cet éminent anatomiste, nous pensons que la nature de l'élément osseux n'est pas discutable. Son origine embryonnaire prouve qu'il représente manifestement une cellule ; seulement cette cellule, comme beaucoup d'autres, qui au début de leur formation sont très-molles et fragiles, devient plus tard dure et très-résistante ; elle est devenue alors un corps à peu près inerte et doué d'une grande résistance aux agents chimiques, comme les cellules épithéliales des couches cornées de l'épiderme, des poils, etc., comme les formations chitineuses.

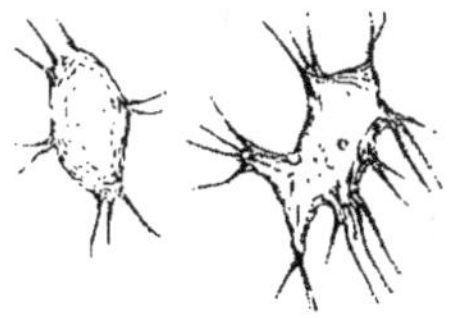

Fig. 89. — Cellules osseuses.

Reste à savoir si le noyau qui persiste peut devenir un agent de reproduction pour de nouveaux éléments osseux, dans les cas de fractures ou d'exostoses.

Ces cellules osseuses ne sont pas des éléments indispensables de l'os : ce qui le prouve, c'est que certains poissons n'en ont pas ; d'autres parmi ces animaux en possèdent de plus ou moins nombreuses. Chez le brochet, par exemple, on trouve des ostéoplastes régulièrement sphériques ou ovoïdes, avec des canalicules ramifiés. On pourrait rapprocher des cavités caractéristiques du tissu osseux, et des cellules qu'elles contiennent, les conduits de l'ivoire et ces cellules qui surmontent le follicule lors de la formation de la dent.

Les cellules osseuses se multiplient dans toutes les conditions physiologiques qui amènent la formation d'os nouveau. Nous verrons comment se fait l'ossification physiologique, comment le même travail se reproduit lors du développement de certaines tumeurs. Mais dans un grand nombre de circonstances, telles sont par exemple les exostoses, on est encore loin d'être fixé sur l'origine des nouveaux éléments du tissu osseux (voy. *Ossification*).

§ 43. SUBSTANCE FONDAMENTALE DES OS. — L'élément le plus important du tissu osseux est la substance osseuse, matière dure, compacte, qui permet au tissu osseux de remplir les usages mécaniques auxquels il est destiné.

Cette substance fondamentale du tissu osseux est un composé d'une matière organique albuminoïde, l'osséine, et de sels calcaires. L'osséine diffère de la chondrine en ce qu'elle donne de la gélatine par l'ébullition ; la gélatine elle-même se transforme, par l'action de l'acide sulfurique, en glycocolle et en leucine ; la chondrine ne donne pas de glycocolle.

Ce caractère a été invoqué avec raison par M. Robin pour montrer la différence entre la matière organique du cartilage et celle de l'os, et pour prouver que dans l'ossification il y a substitution de la substance osseuse, avec tous ses composants, à la substance du cartilage. Quoi qu'il en soit, une fois le dépôt calcaire formé, il y a combinaison entre les sels et la matière organique. Elle se fait en vertu de cette propriété, que possèdent beaucoup d'albuminoïdes, de fixer une grande quantité de sels calcaires qui ne seraient point solubles dans d'autres milieux.

La composition de la substance osseuse est identique dans toutes ses parties ; elle ne varie ni avec l'âge ni avec le régime, à partir de l'époque où les os ont atteint leur entier développement ; mais d'un individu à l'autre, d'une espèce animale à une autre, on trouve des différences assez sensibles, quoique pas assez accusées encore pour infirmer la règle que nous venons de poser.

La composition des os, d'après Berzelius, serait la suivante :

Matière organique	1. Matière animale réductible par la coction	37,17	33,30
	2. (1) Matière animale insoluble	1,13	
Substances minérales	Phosphate de chaux	51.04	66,70
	Carbonate de chaux	11,30	
	Fluate	2,00	
	Phosphate de magnésie	1,16	
	Soude. — Chlorure de calcium	1,20	

Dans le rachitisme et l'ostéomalacie, cette substance osseuse n'a plus la même composition ; les sels calcaires y sont en proportion beaucoup plus faible ; elle est réduite presque à la partie organique : dans le rachitisme, c'est par le fait du retard de l'ossification ; et dans l'ostéomalacie, par un travail inverse de résorption des sels de chaux.

Eléments de la moelle des os.

§ 44. MÉDULLOCELLES. — Éléments se présentant tantôt sous la forme de cellules, tantôt sous celle de noyaux.

Le nombre de ces éléments est d'autant plus grand dans la moelle des os que l'on se rapproche plus de la naissance. Très-considérable dans la moelle grise, il est beaucoup moindre dans la moelle graisseuse ou jaune.

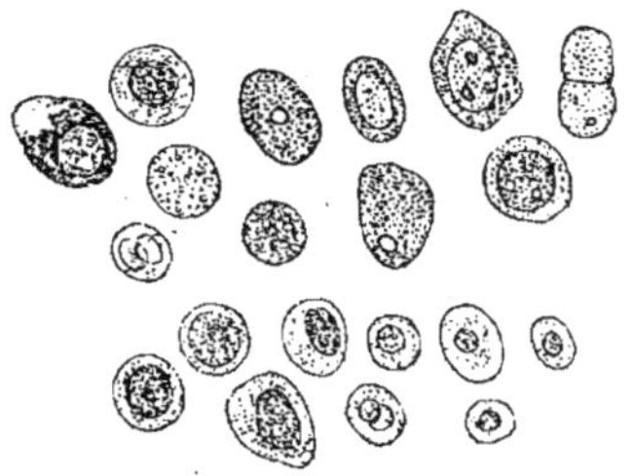

FIG. 90. — Éléments de la moelle des os pris sur un chien adulte. Gross. 1/500.

Ces cellules sont sphériques, quelquefois un peu polyédriques, d'un diamètre à peu près égal à celui des leucocytes, c'est-à-dire de $0^{mm},010$ à $0^{mm},015$. Elles renferment un noyau et souvent deux qui possèdent à peu près les dimensions des hématies ; mais certains de ces noyaux n'atteignent pas plus de $0^{mm},004$ à $0^{mm},005$. Un grand nombre ont des nucléoles alors que les leucocytes n'en possèdent pas dans les conditions habituelles chez les mammifères.

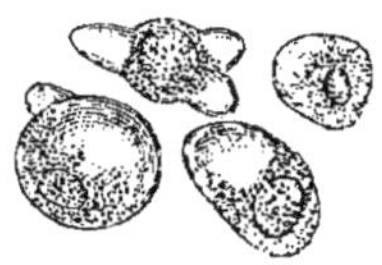

FIG. 91. — Mêmes éléments avec des gouttes sarcodiques.

Les noyaux libres sont identiques à ceux qui sont inclus dans les cellules ; quelquefois ils sont un peu plus ovoïdes.

Les cellules sont transparentes, grisâtres, à bords pâles et nets ; abandonnées à elles-mêmes dans du sérum, les médullocelles se remplissent de *gouttes sarcodiques*, caractère

(1) Cette matière organique insoluble est probablement celle qui a été découverte par Scheurer-Kestner dans les os fossiles.

qui les distingue encore des leucocytes. Les noyaux sont plus foncés que les cellules; leurs bords sont nettement accusés.

L'acide acétique gonfle un peu les cellules et les dissout à la longue, s'il est concentré. Il n'attaque pas le noyau, le resserre seulement un peu. L'acide sulfurique les gonfle, les rend transparentes instantanément puis les dissout. L'eau ne les gonfle que très-peu et ne détermine pas de mouvement brownien dans le corps cellulaire.

Quand le corps cellulaire enveloppe immédiatement le noyau, il en résulte que les deux surfaces sont à une très-petite distance l'une de l'autre. Entre elles se trouve une quantité de granulations plus ou moins grande. Ces granulations donnent quelquefois à l'élément une teinte brunâtre.

Dans certaines circonstances anormales on trouve même des grains d'hématosine au centre des médullocelles, ce qui a fait croire à certains auteurs à un rôle *hématopoiétique* de la moelle (voy. *Hématies*).

Les noyaux libres et ceux qui sont dans les cellules ont une structure identique; ils sont uniformément granuleux et renferment de trois à huit granulations un peu plus grosses et à contour très-net et foncé. A l'état normal le noyau possède quelquefois un nucléole, mais c'est là un fait presque constant dans les tumeurs dérivant des os.

§ 45. Myéloplaxes. — Les myéloplaxes sont des éléments accessoires de la moelle des os. On les trouve contre la substance osseuse, à la face interne du canal médullaire. Ils sont plus abondants dans le tissu spongieux, les canaux de Havers et dans les tumeurs dérivées des os.

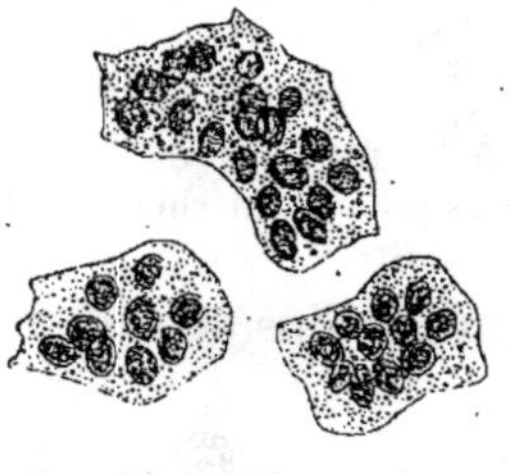

Fig. 92. — Myéloplaxes.

Ces éléments sont sphériques, ovoïdes, ou irrégulièrement polyédriques, avec un ou deux noyaux sans nucléole. Ils ont plus ordinairement la forme de lamelle très-grande, uniformément granuleuse, pourvue de noyaux semblables à ceux de la variété cellule.

Les dimensions de ces éléments sont pour les plus petits, qui ont la forme cellule, de $0^{mm},012$ à $0^{mm},027$.

Les myéloplaxes qui ont la forme de plaque à noyaux multiples ont de $0^{mm},03$ à $0^{mm},06$. Quelques-unes dans les tumeurs atteignent un dixième de millimètre.

Leur teinte est grise, leur transparence assez grande. Réunies en assez grand nombre, elles ont une couleur rougeâtre. Les tumeurs formées par ces éléments ont la teinte et l'aspect des caillots sanguins.

L'eau ne les gonfle pas, l'acide acétique les pâlit beaucoup et fait disparaître leurs granulations : il rend ainsi les noyaux évidents, mais jamais il ne dissout entièrement les myéloplaxes. L'acide sulfurique les pâlit aussi et fait disparaître tous les noyaux qui sont attaqués plus rapidement que le reste de l'élément. La putréfaction les détruit très-vite, et leur conservation est difficile.

Structure. — Les myéloplaxes sont formées d'une masse uniformément grenue, homogène, très-légèrement teintée en rouge, parsemée de granulations grisâtres très-fines. Elles n'ont pas de paroi distincte.

Les noyaux sont au nombre de 1 à 30 ou 40 suivant les individus. La distribution de ces noyaux dans l'épaisseur de l'élément n'offre rien de régulier. Ces noyaux sont ovoïdes, plus ou moins allongés, quelquefois sphériques. Leur contour est régulier, souvent un peu dentelé. Leur longueur est de $0^{mm},007$ à $0^{mm},010$.

Dans les tumeurs ils peuvent atteindre $0^{mm},012$ à $0^{mm},014$.

Quelquefois ils renferment un ou deux nucléoles plus ou moins brillants.

Ces éléments peuvent se présenter avec une foule d'aspects différents dans les tumeurs et les altérations des os. Ils sont souvent remplis de granules jaunes, masquant les noyaux, ou creusés de vacuoles, dans lesquelles se trouve un liquide incolore ou rosé. Dans les tumeurs on en voit qui renferment des amas volumineux d'hématosine, comme les médullocelles.

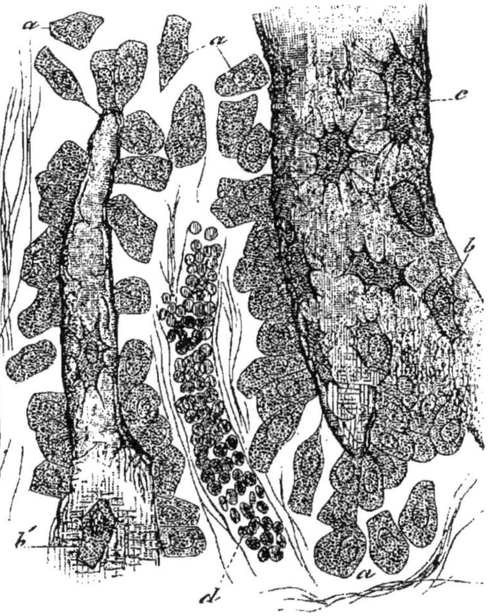

FIG. 93 — Ostéoblastes à la surface de travées osseuses en voie de développement. — *a*, ostéoblastes; *b*, *c*, ostéoblastes passant à l'état d'ostéoplastes; *d*, vaisseaux.

§. 46. OSTÉOBLASTES. — Ce sont des cellules spéciales, découvertes par Gegenbaur à la surface des os en voie de développement, se formant sans cartilage préexistant, et aussi dans les autres os sur la surface de séparation de l'os et du cartilage.

Leur forme et leurs dimensions sont très-variables ; ils ont en général de 0mm,015 à 0mm,02 et 0mm,03 de diamètre. Ils sont polyédriques, souvent allongés et prismatiques.

Leur corps cellulaire est granuleux, et renferme un noyau ovoïde, assez volumineux relativement au reste de la cellule ; souvent ils sont rangés régulièrement à la surface de l'os et, dans ces conditions, Kölliker leur trouve avec raison une grande analogie d'aspect avec les cellules épithéliales. Ces éléments s'altèrent rapidement après la mort, se remplissent de gouttes sarcodiques ; ils possèdent à peu près les mêmes réactions chimiques que les médullocelles.

Les ostéoblastes se transforment directement en cellules osseuses ; pendant l'ossification la matière calcaire se dépose peu à peu autour d'eux, les englobe, et ils paraissent quelque temps dans le tissu osseux primitif avec leur forme de polyèdre. Bientôt la cavité qui les circonscrit se modifie et se transforme en *ostéoplaste*.

Les transformations que subissent ces éléments sont donc bien déterminées, mais on ne peut en dire autant de leur origine.

En résumé, nous voyons dans les os et les cartilages un certain nombre d'éléments : cellules cartilagineuses, ostéoplastes, médullocelles, myéloplaxes, cellules osseuses, sur la nature desquels on a fait en histologie toutes sortes d'hypothèses, dont la plupart ont été renversées par l'examen approfondi des faits. Beaucoup d'auteurs ont cru trouver entre ces éléments un lien généalogique direct, mais il a fallu y renoncer. Il est manifeste que la cellule cartilagineuse n'engendre ni l'ostéoblaste, ni le médullocelle, et que la cellule osseuse dérive de cet élément particulier dont on ne connaît pas l'origine et qu'on a appelé ostéoblaste. Les relations de ce dernier avec le noyau du tissu cellulaire ne sont nullement établies, et ne le seront probablement jamais. Or, chacun de ces groupes d'éléments peut engendrer des tumeurs spéciales dont les caractères sont nettement déterminés, ce qui prouve qu'ils représentent bien des individualités parfaitement distinctes.

Ainsi on verra naître au voisinage de l'os autant de variétés de tumeurs que nous avons reconnu d'espèces d'éléments : des tumeurs cartilagineuses, des tumeurs à myéloplaxes, à médullocelles, et à ostéoblastes (Bouveret, *Thèse de doctorat*, 1877).

Or il n'est pas admissible qu'un élément se reproduise et se multiplie en masse considérable, atteignant à l'état adulte une structure déterminée et constante, qu'à cette forme de l'élément corresponde une certaine maladie, une disposition particulière des produits, si cette forme n'a aucun caractère spécifique.

Attributs physiologiques des éléments de la moelle.

§ 47. Les éléments de la moelle des os, Médullocelles et Myéloplaxes, appartiennent au système osseux et n'ont aucun rapport avec un autre système. Très-nombreux pendant le développement de l'os, ils s'atrophient pour la plupart quand l'ossification est terminée, alors que la moelle est devenue graisseuse, pour reparaître dans les cas de régénération accidentelle du tissu. Ils représentent deux espèces distinctes, bien qu'on ne sache pas encore quelles sont les propriétés de chacune; on peut en juger par les produits pathologiques qu'elles engendrent. Ces éléments n'apparaissent pas dans les premières couches d'os formées, mais une distance déjà assez grande du cartilage d'ossification.

L'étude des modifications qui se produisent au sein des éléments du cartilage, au voisinage de l'os nouveau, nous montrera qu'il n'y a aucun rapport, ainsi que Müller et d'autres histologistes après lui l'ont soutenu, entre les cellules du cartilage et les cellules de la moelle des os.

Les cellules cartilagineuses en effet s'atrophient complétement, et sont envahies, ainsi que Pouchet l'a montré, par les vaisseaux et les *ostéoblastes* de l'os en voie de développement. Il est donc plus rationnel d'admettre que les éléments de la moelle dérivent de ces cellules, qui n'ont aucun rapport avec celles du cartilage.

Les médullocelles ne sont pas non plus identiques aux éléments nucléaires que l'on rencontre dans le tissu cellulaire ou dens les ganglions lymphatiques, ni aux leucocytes, etc. La forme, la présence de nucléoles, de gouttes sarcodiques les séparent de ces derniers.

Mais, en dehors des raisons que nous avons déjà données et qui résultent du simple examen, il faut tenir compte des produits engendrés par ces éléments quand ils se multiplient dans les cas pathologiques. Ils forment des variétés de tumeurs nettement séparées les unes des autres. Ainsi les tumeurs à myéloplaxes (voy. *Tissu osseux*) sont bien facilement reconnaissables par un ensemble de caractères très-nets, et les tumeurs des os, dans lesquelles tous les éléments de la moelle et de l'os sont réunis, n'offrent aucune analogie avec celles qui dérivent du tissu conjonctif ou des ganglions lymphatiques.

Dans ces cas, par conséquent, où les propriétés de nutrition et par suite de développement atteignent leur maximum d'intensité dans les éléments de cette nature, jamais on ne voit naître d'eux d'autres produits que les tissus qui entrent dans la constitution du squelette, tels que cartilage, os, et moelle des os. La relation qui peut exister entre ces trois espèces de tissus n'est pas encore déterminée très-exactement; mais ce qui est bien positif, c'est qu'on ne voit jamais les médullocelles, par exemple, accuser, dans ces cas d'hypertrophies excessives, leur prétendu rôle *hématopoiétique*; avec la multiplication de ces cellules coïncide souvent la formation de tumeurs osseuses énormes; mais en aucune circonstance on ne les voit sortir de leurs attributs physiologiques, qui ne sont autres certainement que la nutrition et le développement de l'os.

Les auteurs qui ont voulu faire les rapprochements dont nous parlons entre des éléments essentiellement différents ne se sont appuyés que sur la forme. Nous avons déjà donné bien des preuves pour montrer que cette forme originelle, quand bien même elle serait la même pour tous, ne constituerait pas un caractère fondamental.

ARTICLE VI.

ÉLÉMENTS NERVEUX.

§ 48. L'élément essentiel du système nerveux est la cellule nerveuse que l'on trouve dans les parties grises du cerveau, de la moelle et dans les ganglions nerveux.

CELLULE NERVEUSE.

La cellule nerveuse, quand elle est complétement développée, offre de nombreux prolongements et porte alors le nom de cellule multipolaire. D'autres fois elle est sous la forme embryonnaire, c'est-à-dire à l'état de masse sphérique, représentée alors par un noyau ou un noyau recouvert d'un mince corps cellulaire : tels sont les éléments désignés par Ch. Robin du nom de *myélocytes*.

La cellule nerveuse, organe élémentaire de la perception sensitive, de la détermination motrice, se prolonge par des filaments périphériques qui vont former la partie essentielle des nerfs, ou des moyens d'union entre les différentes cellules; de sorte qu'il existe un circuit fermé depuis l'élément de réception périphérique jusqu'à l'élément musculaire, circuit sur lequel se trouvent un nombre variable de renflements représentés par les cellules nerveuses.

On verra la description des nerfs à propos du système nerveux ainsi que les différentes variétés de cellules nerveuses. Pour le moment nous ne donnerons que les formes typiques.

La cellule nerveuse complète présente à étudier :

Un corps cellulaire avec ses prolongements, un noyau et un nucléole.

Le *volume* du corps cellulaire varie de 0mm,01 à 0mm,1 chez les vertébrés;

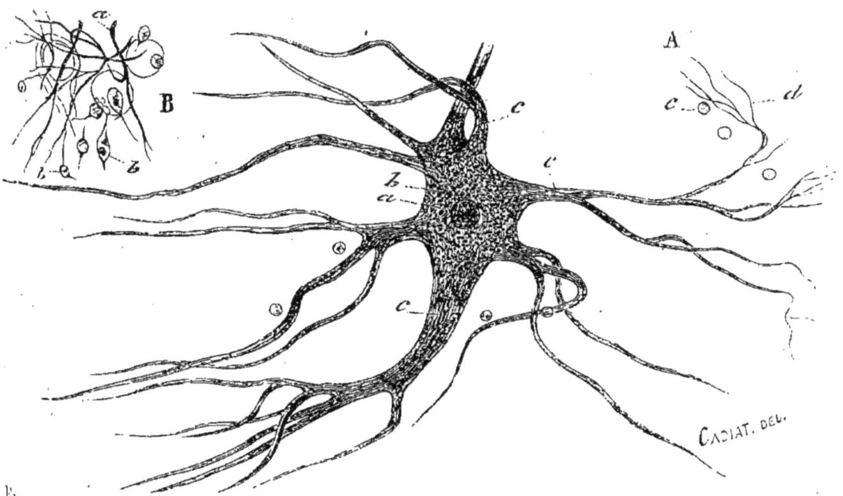

FIG. 94. — Cellule nerveuse de la corne antérieure de la moelle de bœuf. A, cellule nerveuse. Gross. 1/180. *a*, noyau de cellule; *b*, corps cellulaire; *c*, *c*, prolongements; *d*, subdivisions des prolongements, *e*, myélocytes.—B, prolongements de cellules et myélocytes dans la substance grise.

chez les invertébrés il atteint 0mm,2 à 0mm,3. Les prolongements qui partent du corps cellulaire sont disposés de façon telle qu'on ne peut en définir la forme géométriquement. Certaines cellules cependant sont presque sphériques, d'autres pyramidales ou fusiformes; un grand nombre sont étoilées : ce sont les cellules dites multipolaires.

Suivant le nombre de leurs prolongements on dit qu'elles sont multipolaires ou bipolaires ou apolaires. Ces prolongements, larges à leur base, ne tardent pas à se diviser en un grand nombre de filaments très-minces dont les uns pénètrent dans les nerfs; les autres s'anastomosent entre eux, ou aboutissent à des myélocytes disséminés dans la substance grise des centres nerveux. Chez les invertébrés les prolongements de cellules ne se ramifient pas dès leur sortie de la cellule. Le nerf sort pour ainsi dire tout entier de la cellule et se subdivise seulement à la périphérie en donnant les différents rameaux d'un muscle. Ce qui fait que les cellules nerveuses des invertébrés doivent être, au point de vue physiologique, beaucoup plus complexes que celles des vertébrés.

Le corps cellulaire est formé d'une substance dont il est très-important de fixer la nature, car elle offre des caractères à peu près identiques à ceux des prolongements que l'on trouve dans les nerfs. Chez les vertébrés c'est une substance granuleuse présentant dans certains points des granules colorés en jaune ou en noir (*cellules du locus niger, du corps rhomboïdal du cervelet*, etc.), striée très-finement dans le sens des prolongements sans l'emploi d'aucun réactif.

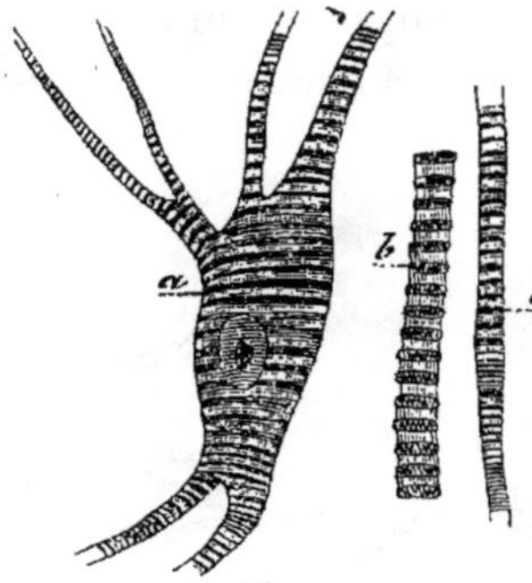

FIG. 95. — Cellule nerveuse et cylindres d'axe préparés au nitrate d'argent. *a*, cellules; *b*, *c*, cylindres axis.

Le nitrate d'argent, ainsi que l'ont montré Frommann et Grandry, met en évidence sur la plupart d'entre elles des stries transversales très-nettes et très-régulières, ce qui constitue un caractère important pour démontrer l'identité de nature de la substance du corps cellulaire, des prolongements cellulaires et des *cylindres d'axe*.

Chez les invertébrés tous les réactifs chimiques donnent les mêmes résultats appliqués sur les corps de cellules, leurs prolongements et sur le contenu des tubes (1).

Les fines stries longitudinales qui se poursuivent dans le corps de la cellule

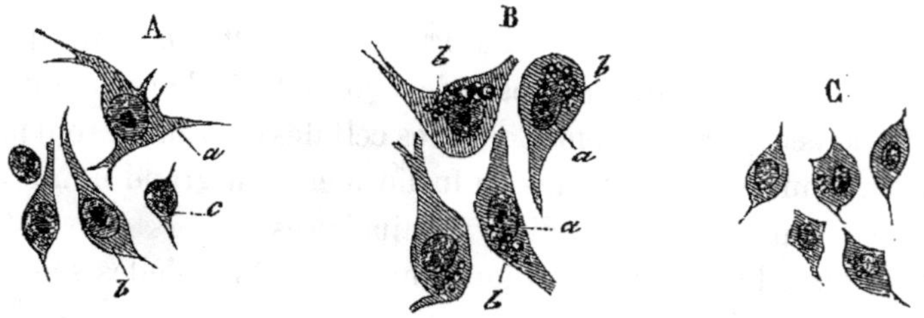

FIG. 96. — Cellules nerveuses. Gross. 1/350. C du corps strié; B, couche optique (homme); C, circonvolutions du bœuf.

ne semblent avoir, ainsi que Frommann l'avait pensé, aucun rapport avec le noyau ou le nucléole. Le chlorure d'or exagère la striation, mais sur les invertébrés elle est de toute évidence sans aucun réactif. Sur certains gros crustacées, on voit tout le corps de la cellule traversé par des stries régulières indépendantes du noyau, qui se poursuivent

(1) J'ai démontré cette identité, dans une note à l'Académie des sciences, en mai 1878.

dans les prolongements et se retrouvent dans tout le contenu des tubes nerveux. Ces lignes paraissent correspondre à autant de subdivisions longitudinales des prolongements de cellules et par conséquent à des filaments séparés.

Ces faits semblent donc démontrer que l'élément récepteur et l'élément duquel partent les excitations motrices, qui sont l'un et l'autre des cellules, ainsi que nous le verrons en étudiant le système nerveux, et enfin celui qui sert de conducteur, sont formés de même substance ; du reste, la physiologie prouve que le nerf est un agent actif de transmission, car il est excitable en un point quelconque de son parcours.

Prolongement de Deiters. — Parmi les prolongements de la cellule nerveuse il en est un qui a reçu des auteurs allemands le nom de Deiters. D'après eux, ce serait le seul en rapport avec le nerf, alors que les autres se perdraient dans la substance grise. Il serait cylindrique au lieu de s'effiler comme ceux qui sont ramifiés. En présence du carmin il se colorerait plus fortement que les autres.

Malgré l'autorité de Kölliker et des anatomistes, qui ont admis l'existence du prolongement de Deiters, nous pensons qu'il y a plusieurs objections à faire relativement à la nature de cette partie de la cellule et au rôle qui lui est assigné.

La première, c'est que tous les prolongements cellulaires donnent, avec le nitrate d'argent, la même striation transversale ; aucun ne fait exception, ou ne présente à l'égard de ce réactif des aspects particuliers ; cette striation commune à tous les prolongements est identiquement la même que celle qu'on obtient de la même façon sur les cylindres d'axe des nerfs périphériques.

La seconde, c'est qu'on suit dans les cornes antérieures de la moelle, à partir d'une même cellule, plusieurs prolongements sur un trajet considérable, et jusqu'à la limite de la substance blanche. Comment peut-on affirmer, par conséquent, qu'aucun d'eux ne pénètre dans les faisceaux blancs ?

La troisième objection c'est que les cellules nerveuses des invertébrés ne présentent rien d'analogue. Elles sont unipolaires ou bipolaires, et tous les prolongements qui émanent d'une cellule vont former des cylindres-axes.

Noyau. — Le noyau de la cellule nerveuse est sphérique ou ovoïde. Son diamètre varie de $0^{mm},005$ et $0^{mm},006$ à $0^{mm},01$. Il est granuleux, nettement limité, sans paroi propre, et renferme un nucléole volumineux et brillant. Il se colore bien plus vivement que le corps cellulaire; il est moins attaquable par les acides. Chez les invertébrés il persiste alors que la cellule est détruite depuis longtemps. Jusqu'ici on ne possède aucune donnée positive relativement aux connexions du noyau avec les filaments des nerfs.

Myélocytes. — Les myélocytes (nom donné par Ch. Robin à ces éléments) sont des noyaux libres semblables à ceux qui sont inclus dans les cellules nerveuses; ou des cellules sphériques formées par ces mêmes noyaux sur lesquels est superposé un mince corps cellulaire. Pour certains auteurs les noyaux libres n'existeraient pas; il n'y aurait que des cellules. C'est toujours la même discussion renouvelée à propos de chaque groupe d'éléments (voy. *Épithélium* et *Cellule*).

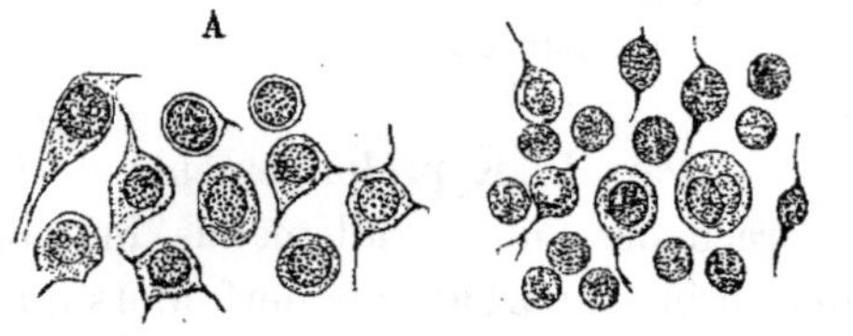

Fig. 97. — Myélocytes : *a*, du cerveau d'embryon de mouton de 5 centimètres; *b*, de la rétine du cheval.

De ces cellules partent des prolongements très-fins qui sont encore des filaments nerveux. Bien visibles dans la substance grise de la moelle du bœuf et dans la rétine, ils sont en nombre beaucoup moindre que ceux que nous avons vus sur les grosses cellules étudiées précédemment. Les cellules multipolaires en ont par contre un nombre illimité.

Ces noyaux libres et ces cellules sphériques sont des cellules nerveuses rudimentaires, incomplétement développées; en étudiant leur formation embryonnaire, nous aurons l'explication des différents aspects sous lesquels ils se présentent. Ch. Robin considérait primitivement ces cellules comme généralement isolées; mais leur étude plus complète sur certaines parties des centres nerveux, en particulier l'étude de la rétine, les recherches de Max Schultze, tendent à faire admettre qu'un grand nombre de ces myélocytes sont en rapport soit avec les nerfs, soit avec d'autres cellules nerveuses, par des prolongements d'une extrême finesse.

Les myélocytes se trouvent en abondance dans certaines parties de la substance grise, les circonvolutions cérébrales, cérébelleuses en particulier. Ils forment deux couches dans la rétine. Leur nombre est d'autant plus considérable dans les circonvolutions que les centres nerveux sont moins développés.

Développement des cellules nerveuses. — Les cellules nerveuses dérivent indirectement des cellules blastodermiques du feuillet externe qui ont donné l'involution destinée au névraxe.

Quand la gouttière médullaire s'est convertie en canal fermé, les éléments qui en forment les parois, étant ainsi isolés du feuillet externe, se divisent en trois couches :

L'une, interne, qui prend rapidement les caractères d'un épithélium ; elle formera l'*épendyme ;*

L'autre, externe, composée de cellules sphériques qui semblent jouer un rôle accessoire ;

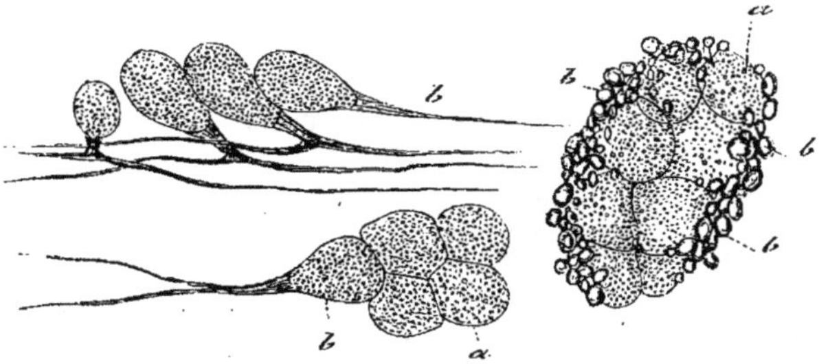

Fig. 98. — Développement des cellules nerveuses, d'après Ch. Robin. — *a*, myélocytes provenant de la segmentation d'une cellule blastodermique ; *b*, granules vitellins ; *c*, prolongements cellulaires commençant à se former.

Enfin, une couche moyenne, qui va engendrer les cellules nerveuses et de la façon suivante (voy. Ch. Robin, *Anatomie et physiologie cellulaires*) :

Les cellules blastodermiques qui composent cette couche, reconnaissables à la présence de granules vitellins nombreux, changent rapidement de forme et de volume par le fait de la multiplication de leurs noyaux. Ceux-ci se segmentent jusqu'à donner 20 à 25 noyaux de $0^{mm},01$ à $0^{mm},015$ de diamètre pour une seule cellule. Ils sont inclus encore quelque temps dans une mince pellicule représentant la paroi cellulaire. Cette paroi se rompt, et les noyaux mis ainsi en liberté forment des groupes séparés attestant leur origine dans une même cellule blastodermique. Peu de temps après chacun de ces noyaux s'entoure d'un mince corps cellulaire, auquel s'ajoute un fin prolongement qui s'allonge progressivement. Ainsi se trouve constituée la cellule nerveuse sous sa forme la plus simple. Elle représente alors l'élément décrit sous le nom de *myélocyte.*

On comprend maintenant qu'il puisse rester dans les amas de substance grise des noyaux libres et des cellules sphériques en proportions variables, correspondant les uns et les autres à des degrés divers du développement des cellules nerveuses. Les cellules nerveuses ayant la forme sphérique et munies de minces prolongements sont, d'après cela, des éléments qui n'ont atteint qu'un développement incomplet.

Ces éléments nucléaires ou cellulaires sphériques, comme tous ceux de la même forme, sont susceptibles de se multiplier dans certaines circonstances et d'engendrer des tumeurs, fréquentes surtout dans le cerveau et la rétine, tumeurs appelées improprement par la plupart des auteurs *gliomes* de la rétine. Les tumeurs dites tubercules du cerveau sont, d'après Ch. Robin, composées des mêmes éléments.

La description de chaque variété de cellules nerveuses se trouvera dans la partie du système nerveux correspondant.

ÉLÉMENTS DES NERFS.

§ 49. Les éléments fondamentaux des nerfs sont les *tubes nerveux*. Il serait plus exact de dire simplement que ces éléments sont représentés par des filaments identiques aux prolongements des cellules nerveuses, et enveloppés d'une série de gaînes protectrices. Ces gaînes changent de structure, d'épaisseur, suivant les espèces animales et suivant la partie du nerf que l'on examine.

Le véritable élément du nerf, en considérant l'état de développement complet, est en effet le *cylinder axis ;* c'est la seule partie qui persiste aux deux extrémités du conducteur nerveux, vers le point d'arrivée et le point de départ.

Structure du tube nerveux. — Un nerf périphérique, comme le médian ou le cubital par exemple, est formé par le groupement de faisceaux de *tubes* composés eux-mêmes ainsi qu'il suit :

1° D'une partie essentielle occupant l'axe du tube, ou *cylinder axis ;*

2° D'une couche de matière grasse enveloppante, la *myéline ;*

3° D'une membrane formant la paroi du tube, la *gaîne de Schwann*.

Cylinder axis. — Le cylinder axis a été découvert par Purkinje en 1837. Il ne se voit bien que sur les nerfs parfaitement frais, la coagulation de la myéline le dissimulant peu de temps après la mort. On peut aussi, avec les réactifs qui dissolvent les matières grasses, le mettre en évidence en enlevant la myéline. Il se distingue aisément sur les coupes de nerfs sous la forme d'une figure elliptique.

C'est un cylindre de teinte grisâtre, aplati transversalement, de diamètre très-variable depuis $0^{mm},001$ jusqu'à $0^{mm},003$ et $0^{mm},004$. Il se colore vivement par le carmin, par le chlorure d'or, comme les matières albuminoïdes ; l'acide acétique ne fait que le gonfler légèrement. Les dis-

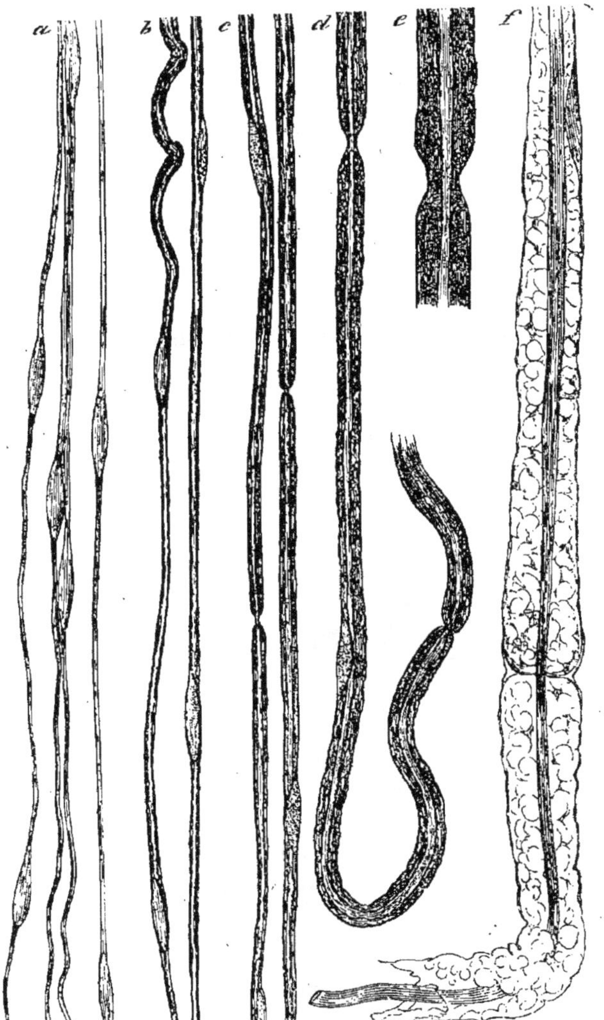

Fig. 99. — Éléments des nerfs : Gross. 1/580. — *a*, fibres de Remak ; *b*, petits tubes minces sans étranglements ; *c*, tubes minces avec étranglements ; *d*, tubes de moyenne dimension ; *e*, *f*, tubes larges.

solvants des corps gras le font apparaître au centre du tube nerveux. Kölliker, contrairement à certains auteurs, n'a jamais pu lui distinguer d'enveloppe.

Le nitrate d'argent (Frommann, Grandry) donne une réaction des plus importantes : il fait paraître sur ce cylindre des stries transversales prouvant son analogie de composition avec le corps de la cellule nerveuse. C'est la démonstration la meilleure que le cylinder axis n'est qu'un prolongement de cellule.

Les cylindres d'axe se divisent à la périphérie, au voisinage de leur terminaison : avant d'arriver aux follicules pileux, dans l'épaisseur du derme, dans la cornée, etc., etc. Il y a donc lieu de supposer qu'ils sont formés de fibrilles associées, d'autant plus que les subdivisions des nerfs des invertébrés se font par la séparation en plusieurs rameaux, du tube nerveux et du cylinder axis correspondant, ainsi que nous avons eu déjà l'occasion de le dire. Mais l'histologie n'a pas, sur les vertébrés, démontré d'une façon incontestable la division en fibrilles du cylinder axis ; Frommann l'admet, mais Kölliker ne se prononce pas sur ce sujet.

Les cylinder axis sont renflés de distance en distance au voisinage de leur terminaison dans certains organes, ainsi dans la rétine.

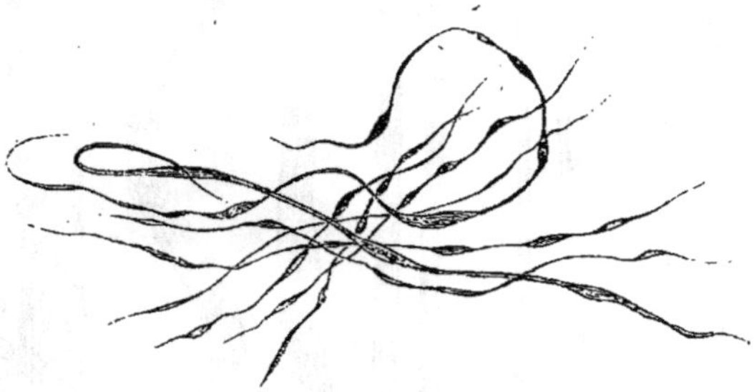

FIG. 100. — Cylindres d'axe de la rétine du cheval. — Gross. 1/500.

Nous décrirons les nerfs des centres nerveux et leurs différents modes de terminaison avec les systèmes anatomiques.

Myéline. — La myéline est une substance demi-liquide, visqueuse sur le vivant ; très-réfringente, réfléchissant la lumière en blanc, d'où la coloration des parties centrales du cerveau et des faisceaux nerveux. Son aspect sous le microscope est finement grenu. Elle s'altère rapidement après la mort, se coagule dans les tubes nerveux en formant des sortes de plis qui dévient les rayons lumineux ; elle donne rapidement des gouttes sarcodiques, produisant l'aspect variqueux des conducteurs nerveux du cerveau et de la moelle.

Elle renferme 22 pour 100 de matière grasse, surtout de l'oléine. Aussi, sous l'influence de l'acide osmique, réactif qui a une grande affinité pour les matières grasses, prend-elle une coloration noire qui permet de distinguer facilement les tubes nerveux. On y trouve en outre : de l'eau, des sels des deux classes, comme dans tous les tissus ; de la cholestérine en proportion considérable, de la lécithine ou matière grasse phosphorée ; enfin de la neurine ou albumine cérébrale.

La myéline forme autour du cylinder axis une gaîne d'épaisseur variable, suivant le nerf, de 0^{mm},001 à 0^{mm},005.

Gaîne de Schwann. — La gaîne de Schwann est une membrane très-mince formant la paroi du tube nerveux. Elle n'est guère visible que quand les tubes ont été vidés de leur contenu ; apparaissant alors comme une membrane chiffonnée, transparente. Elle n'est attaquée ni par les acides ni par les matières qui dissolvent les corps gras.

Elle renferme des noyaux allongés, assez régulièrement espacés, chez les vertébrés du moins. Ces noyaux sont d'autant plus nombreux pour un même intervalle que le tube est plus étroit et se rapproche davantage de la forme embryonnaire.

Étranglements des tubes nerveux. — On trouve de distance en distance, sur le trajet des tubes nerveux, des étranglements au niveau desquels le nerf est généralement dépourvu de myéline, et la gaîne de Schwann forme deux culs-de-sac en rapport par leur fond ; quelquefois le tube est seulement resserré, et la myéline n'est pas interrompue. Le noyau de la gaîne est habituellement au milieu de l'espace compris entre deux étranglements. M. Ranvier a appelé l'attention sur ces dispositions. Il a montré qu'entre deux étranglements il n'existait qu'un noyau, qui pouvait alors être considéré comme celui d'une cellule très-allongée. Les tubes, d'après cette théorie, seraient donc formés de cellules placées bout à bout, et chaque cellule aurait comme parties constituantes : la gaîne de Schwann représentant la paroi ; le noyau de cette gaîne représentant le noyau de la cellule. Enfin le cylinder axis et la myéline seraient des formations intra-cellulaires.

Variétés de tubes nerveux. — Les tubes nerveux se divisent en tubes larges et en tubes minces.

Les premiers ont de 0^{mm},010 à 0^{mm},013, les seconds de 0^{mm},005 à 0^{mm},009.

Les tubes larges se trouvent dans les nerfs mixtes, les nerfs moteurs et sensitifs ; les autres principalement dans les filets du sympathique ; on les rencontre aussi dans les nerfs mixtes, mais en bien moindre quantité.

Parmi les tubes minces on peut même distinguer ceux qui possèdent de la myéline, et les plus fins qui semblent en être totalement dépourvus : les premiers offrent des étranglements comme les tubes larges, les seconds n'ont pas d'étranglements ; ils représentent un état intermédiaire entre les véritables tubes et les fibres de Remak. (Pour les dispositions des tubes dans les centres nerveux et à la périphérie, voyez *Système nerveux*.)

Fibres de Remak. — Les fibres de Remak sont des fibres très-fines, ayant de 0mm,002 à 0mm,003 d'épaisseur, grisâtres, cylindriques, aplaties et rubanées, présentant, de distance en distance, des noyaux analogues à ceux de la gaîne des tubes nerveux. Certains auteurs les avaient confondues avec les fibres lamineuses, bien qu'elles n'en aient nullement l'aspect et les réactions chimiques.

D'après Ranvier (*Leçons sur le système nerveux*), elles se diviseraient pour former entre elles des anastomoses dans les cordons du sympathique et du pneumogastrique. Il les considère comme composées de fibrilles accolées.

Cette opinion, difficile à démontrer, est d'accord avec celle de la plupart des auteurs allemands sur la nature de ces éléments ; elle est en harmonie aussi avec les dispositions que j'ai constatées sur les nerfs des invertébrés.

Il paraît rationnel d'admettre que la fibre de Remak soit un tube nerveux sans myéline, réduit par conséquent au cylinder axis et à la gaîne de Schwann. Sa forme, en effet, ses réactions la rapprochent des cylindres d'axe. Les nerfs minces les plus étroits, avec leurs nombreux noyaux de la gaîne de Schwann, ressemblent beaucoup à ces fibres. Tous ces éléments sont même difficiles à distinguer les uns des autres sur les préparations au chlorure d'or. Enfin, les propriétés générales des éléments nerveux, l'identité de structure de la partie conductrice des nerfs dans toute la série animale, sont des raisons qui s'opposent à admettre deux sortes d'agents de transmission pour les phénomènes nerveux.

Des éléments nerveux chez les invertébrés. — Nous croyons devoir donner ici une description sommaire de ces éléments, car ils offrent certains caractères très-accusés, qui nous aident à comprendre la nature des éléments correspondants chez les vertébrés.

Les cellules et les tubes nerveux des crustacés et des insectes sont très-volumineux. Parmi les cellules, les unes sont sphériques, analogues aux myélocytes ; les autres, fusiformes, unipolaires ou bipolaires. Beaucoup sont assez grosses pour être visibles à l'œil nu ; elles atteignent 0mm,2 à 0mm,3. Leurs prolongements ont jusqu'à 0mm,1 d'épaisseur, et se continuent dans les nerfs où se trouvent des cylindres d'axe de même dimension. La substance qui compose le corps de la cellule est granuleuse, striée en long dans le sens du prolongement. Elle est très-altérable, se décomposant quelques instants après la mort en donnant des gouttes sarcodiques coagulables par l'acide nitrique.

Les nerfs des crustacés sont les uns très-gros, les autres minces; leur volume correspond à celui des cellules dont ils émanent. Ils offrent une paroi propre, identique à la gaîne de Schwann, avec un grand nombre de noyaux disposés sans ordre apparent; un contenu dont les réactions chimiques, les différents modes de coloration, la rapidité avec laquelle il s'altère, la striation longitudinale prouvent son identité avec le corps de la cellule nerveuse. Il y a donc entre cet élément et le contenu des tubes nerveux les mêmes relations chez les crustacés que chez les vertébrés. On peut dire, par conséquent, que les nerfs des articulés sont formés simplement d'un cylinder axis entouré d'une gaîne de Schwann, sans myéline. Chez les mollusques, la gaîne de Schwann disparaît même presque complétement; et chez les acéphales, le nerf est réduit au cylinder axis. Il apparaît alors, comme un filament grisâtre strié en long, avec des noyaux ovoïdes de distance en distance. Chez les bryozoaires, les nerfs sont formés de filaments très-fins accolés en faisceaux avec des noyaux allongés.

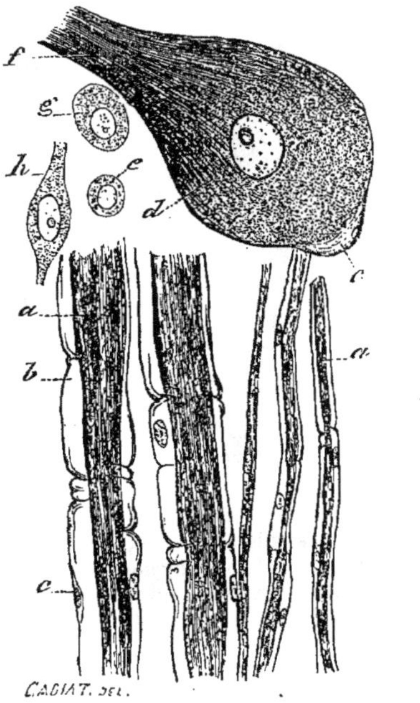

FIG. 101. — Éléments nerveux d'un crustacé (*Maia squinado*) : Gross. 1/180. — *a*, cylinder axis; *b*, gaîne de Schwann; *c*, noyaux de la gaîne; *c*, *f*, *g*, *h*, cellules nerveuses.

En résumé, l'agent de transmission de l'influx nerveux est toujours un cylinder axis de dimension et de composition chimique à peu près identiques dans toute la série animale. Seules les enveloppes qui l'entourent se simplifient de plus en plus, suivant que l'on considère des êtres moins élevés en organisation. On peut dire par conséquent que la formule générale exprimant la structure de la partie essentielle des nerfs ne varie que dans d'étroites limites pour chaque cas particulier.

Chez les vertébrés, les centres nerveux envoient vers la périphérie une multitude de tubes séparés les uns des autres jusqu'à leur terminaison. Lorsqu'un nerf se divise en plusieurs rameaux, c'est par un simple écartement entre les tubes nerveux accolés qui le constituent et dont le nombre est considérable et se trouve en rapport avec celui des cellules nerveuses et la multiplicité des actes intellectuels.

Chez les invertébrés, par contre, le nombre des cellules et des tubes est beaucoup moindre; chaque cellule donne un gros faisceau de fibrilles réunies dans une même gaîne de Schwann. Seulement ce faisceau est beaucoup plus volumineux au départ et il ne se décompose que plus loin à chaque ramification du nerf; ainsi les conducteurs nerveux sont moins isolés les uns des autres, et les organes récepteurs sont en rapport avec le volume des faisceaux. Il résulte de là que la même cellule reçoit en même temps un plus grand nombre d'impressions périphériques, et gouverne un plus grand nombre de muscles; par conséquent il doit y avoir chez ces animaux une certaine confusion dans les actes nerveux, au lieu d'une division extrême entraînant comme conséquence cette faculté d'analyse si remarquable qui caractérise les vertébrés et qui s'opère grâce à une multitude d'éléments isolés. Il est bien certain, en effet, que les grosses cellules des articulés représentent des centres communs auxquels aboutissent un grand nombre de conducteurs représentés par les filaments accolés qui composent les cylinder axis des nerfs et les stries qui les continuent dans le corps cellulaire.

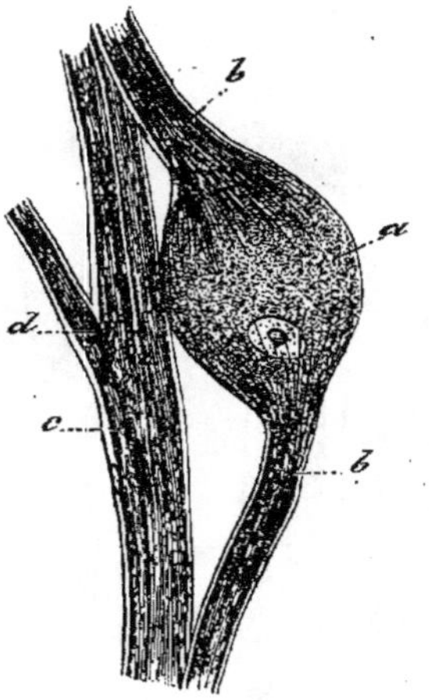

Fig. 102. — Cellule nerveuse d'un ganglion de la sangsue. *a*, cellule; *b*, prolongements; *c*, tube nerveux périphérique se divisant brusquement en *d*.

Les nerfs des vertébrés offrent une disposition analogue, selon toute probabilité. Mais chez eux, vu le petit volume de leurs éléments, la séparation des actes correspondant à un même nerf est beaucoup plus grande.

DÉVELOPPEMENT DES NERFS.

§ 50. L'origine des premiers nerfs n'est pas encore bien déterminée. La plupart des auteurs pensent qu'ils prennent naissance dans le feuillet moyen du blastoderme. Leur formation serait, d'après cela, séparée de celle du névraxe.

Cette question est encore très-obscure; néanmoins, certains faits donnent à penser que les nerfs ont probablement une autre origine et qu'ils émanent au contraire du système nerveux central.

Les raisons en faveur de cette théorie, qui exige cependant de nouvelles recherches, sont les suivantes :

Le volume des nerfs, ainsi que G. Pouchet l'a fait remarquer, est dès le début considérable, relativement aux autres organes : ainsi, d'après lui, le pneumogastrique, à un certain moment, possède le diamètre de l'œsophage. Or, ces dimensions sont bien en rapport avec celles du névraxe. Il y a, par conséquent, une corrélation intime entre l'état de développement du système nerveux central et celui des cordons nerveux qui en émanent. Ce rapport existerait-il dans le cas de formation indépendante et séparée ?

Ensuite, si l'on considère la formation des éléments, on voit que les prolongements des cellules nerveuses qui vont aux nerfs, se forment bien manifestement sur les cellules mêmes qui leur servent de centres de génération. Or, les éléments nerveux périphériques et les éléments des centres sont identiques ; ce qui exclut l'idée d'une origine embryonnaire différente.

Il semble donc rationnel d'admettre que les cylindres-axes périphériques représentent des cylindres-axes centraux prolongés. D'après Kölliker, les fibres nerveuses périphériques ne paraissent pas se développer sur place, mais provenir des centres nerveux à l'état de prolongements des cellules nerveuses. Il admet que les fibres nerveuses des racines motrices dérivent, quant à leurs cylindres d'axe, des cellules nerveuses qui composent les noyaux gris moteurs, et qu'elles résultent d'une sorte de bourgeonnement de ces cellules.

Laissant maintenant de côté la question d'origine, quels sont les phénomènes qui se produisent sur les tubes nerveux en voie de développement?

Ils apparaissent d'abord comme des traînées de cellules allongées, fusiformes, ayant un noyau ovoïde, et unies par leurs extrémités. Leur soudure bout à bout devenant de plus en plus complète, une file de cellules se transforme en un cylindre interrompu, de distance en distance, par des noyaux également espacés. Telle est la première forme du tube nerveux, qui ressemble beaucoup à l'élément que nous avons décrit sous le nom de fibre de Remak. Peu à peu ce cylindre se modifie. Une couche de myéline se dépose entre la partie centrale et la surface, et les sépare l'une de l'autre. Ainsi se trouvent formés le cylinder axis et la gaîne de Schwann. D'après cela, on peut dire que les tubes nerveux des invertébrés sont restés à un stade moins avancé du développement, car ils ne diffèrent des autres que par l'absence de myéline.

A mesure que se dépose la matière grasse, le cylindre transformé en tube s'allonge, de sorte que les noyaux s'écartent les uns des autres. D'après

M. Ranvier, ainsi que nous l'avons dit plus haut, la cellule primitive qui a donné naissance à un segment de tube nerveux se retrouverait dans l'espace compris entre deux étranglements, le noyau de cette cellule dans le noyau adhérant à la gaîne de Schwann.

ATTRIBUTS PHYSIOLOGIQUES DES ÉLÉMENTS NERVEUX.

§ 51. Cette substance du cylinder axis et du corps de la cellule nerveuse, qui paraît identique chez l'un et l'autre, jouit de la propriété d'accumuler par la nutrition une certaine quantité de force vive, qu'elle dépense sous l'influence d'une excitation mécanique ou chimique. Un nerf excité sur un point quelconque de son parcours donne une décharge d'*influx nerveux*, qui est la même que si l'excitant avait touché, ou la cellule nerveuse centrale, ou le récepteur périphérique. Le cylinder axis n'est donc pas un simple conducteur ; l'action commencée dans la cellule se continue dans tout le parcours du nerf, et elle se propage nécessairement jusqu'à l'extrémité, quand elle a commencé en un point.

Les manifestations les plus élevées de l'activité vitale, telles que la sensibilité inconsciente des centres médullaires, la sensibilité consciente du cerveau, la pensée, la volonté, résultent simplement des propriétés d'ordre organique de cette matière. Elles sont modifiées par l'alcool, le chloroforme, l'opium, la strychine, la suppression du sang, les maladies de tout l'organisme, et surexcitées par les besoins instinctifs, comme la faim, la soif, la reproduction, etc.

Le propre de tous ces phénomènes est d'être intermittents : il n'est point d'action nerveuse continue ; un nerf isolé ne réagit qu'un certain temps, après quoi il n'est plus excitable. La nutrition lui rend ses propriétés.

Il en est de même pour la cellule nerveuse. Les éléments nerveux cérébraux dépensent successivement toute la quantité de force vive qu'ils peuvent émettre, après quoi ils ne réagissent plus. C'est ce que le langage vulgaire exprime en disant que l'esprit ne peut toujours être tendu. Le cerveau se fatigue comme les nerfs et les muscles. Quand toutes les cellules ont successivement perdu leur excitabilité, arrive le sommeil.

Dans les états morbides même, se révèlent ces propriétés de la substance nerveuse. Les maladies dites névroses ont toutes des effets intermittents : à des moments périodiques se produisent de véritables décharges, comme si l'influx nerveux accumulé ne se dépensait pas d'une façon régulière.

L'influx nerveux n'est pas de l'électricité. En effet, Longet n'a jamais pu, avec les galvanomètres les plus sensibles, déceler la moindre trace de ce fluide, sur le sciatique d'un animal de grande taille, pendant les efforts et excitations sensitives. Les expériences de du Bois-Reymond sur l'*electrotonus* des nerfs ont pu être reproduites par Mateucci sur des fils métalliques entourés de chanvre. La variation négative du même auteur existe, d'après Schiff et Valentin, sur des nerfs qui ont perdu leur excitabilité.

Les poissons du genre des raies dégagent de l'électricité, mais avec un appareil spécial. Dans le muscle se fait une transformation de l'influx nerveux en travail mécanique; de même dans l'appareil des torpilles, l'influx nerveux se transforme en électricité.

La vitesse de l'influx nerveux est infiniment plus petite que celle de l'électricité : elle n'est que de 32 mètres par seconde, d'après les recherches d'Helmoltz et de Marey. Helmoltz a donné le moyen de la mesurer, avec un appareil ingénieux, en excitant successivement le nerf moteur dans deux points différents, et en comptant chaque fois le temps écoulé entre le moment de l'excitation et celui où le muscle se contracte. On obtient ainsi deux équations desquelles il est facile de déduire le temps que l'influx a mis à parcourir l'espace compris entre les deux points considérés.

Lorsqu'un nerf est excité au milieu de sa longueur, le courant nerveux se propage vraisemblablement dans les deux sens. Mais il ne peut avoir d'effet par le nerf sensitif, qu'en arrivant aux centres récepteurs ; et par le nerf moteur, qu'en arrivant au muscle. Néanmoins, les expériences de Vulpian sur la corde du tympan, et de P. Bert sur les greffes animales, n'ont pas encore pu mettre cette théorie à l'abri de toute contestation.

Nous avons dit que la substance du cylinder axis et celle de la cellule possédaient les mêmes propriétés physiologiques, mais ce n'est là qu'une hypothèse probable et non démontrée. Ce qui nous autorise à l'admettre, ce sont les caractères anatomiques, l'action des poisons qui influencent à la fois les nerfs périphériques et les centres nerveux. Il n'en est pas moins vrai que la substance grise n'est pas excitable, en ce sens que son excitation ne détermine pas de mouvement, soit par le fait d'une sorte de diffusion de l'excitation, soit parce que l'élément ne réagit pas lui-même. Dans tous les cas, il est difficile d'affirmer que la cellule en elle-même est ou n'est pas excitable.

L'excitabilité des éléments nerveux persiste, très-peu de temps après la mort, chez les mammifères, et surtout chez l'homme; la syncope en est une preuve. C'est en quelques minutes que ces éléments perdent leurs propriétés, si la circulation n'est pas promptement rétablie dans l'encéphale.

La nutrition du cylindre-axe est liée, sans qu'on en sache la cause, à celle de la cellule nerveuse ; de sorte que les centres nerveux d'où émanent les nerfs sont, relativement à ces derniers, des centres trophiques ; la moelle, les ganglions rachidiens, sont des centres de cette nature relativement aux filets nerveux qui en partent ; le ganglion rachidien tient sous son influence la nutrition des deux bouts du nerf sensitif avec lequel il est en rapport. Les centres moteurs agissent de même sur les nerfs ; lorsqu'en effet un nerf moteur est sectionné, le bout périphérique s'altère en quatre jours (Longet). Néanmoins, d'après les expériences de Philippeaux et de Vulpian, cette portion séparée du nerf aurait encore son indépendance, puisqu'elle pourrait se régénérer au bout d'un temps assez long.

Nous renvoyons aux traités spéciaux de physiologie pour l'étude des propriétés générales des nerfs, et en particulier pour les discussions relatives à la névrilité et à la nature de l'influx nerveux (*Traité de physiologie* de Longet, t. III).

La façon dont s'altèrent les nerfs et les difficultés de leur régénération prouvent que les propriétés nutritives de leurs parties essentielles sont peu énergiques, et qu'elles ne peuvent avoir une vie indépendante. Aussi ces éléments ne forment-ils pas de tumeurs comme ceux qui ont conservé la constitution cellulaire. Les cellules nerveuses ne donnent des tumeurs qu'à la période où elles ont la forme embryonnaire : telles sont les tumeurs rétiniennes. Mais les éléments périphériques, où la forme cellulaire a disparu, et avec elle les propriétés de la cellule, ne donnent pas de produits de ce genre. Nous verrons plus loin la nature des produits appelés névromes.

ARTICLE VI

ÉLÉMENTS DU TISSU LAMINEUX

NOYAUX DES FIBRES LAMINEUSES (1).

§ 52. **Situation**. — Ces éléments se trouvent en grande quantité dans le tissu lamineux de l'embryon, ce sont eux en effet qui servent à former

(1) Appelés aussi noyaux embryoplastiques (Ch. Robin), cellules embryonnaires, corpuscules de substance conjonctive (Virchow).

presque tous les éléments de ce tissu. Ils sont bien plus rares chez l'adulte ; on les rencontre dans la trame de beaucoup de muqueuses, dans presque toutes les productions pathologiques. Chez l'embryon, on peut constater leur présence dès la formation du capuchon céphalique, car à cette époque on voit tout autour de la corde dorsale des noyaux munis de prolongements, comme le sont les *corps fibro-plastiques*, qui dérivent de ces noyaux. Sauf dans ces régions, il est impossible jusqu'à présent de dire ce que représentent toutes les autres cellules remplissant le feuillet moyen de l'embryon, quels éléments elles sont destinées à former.

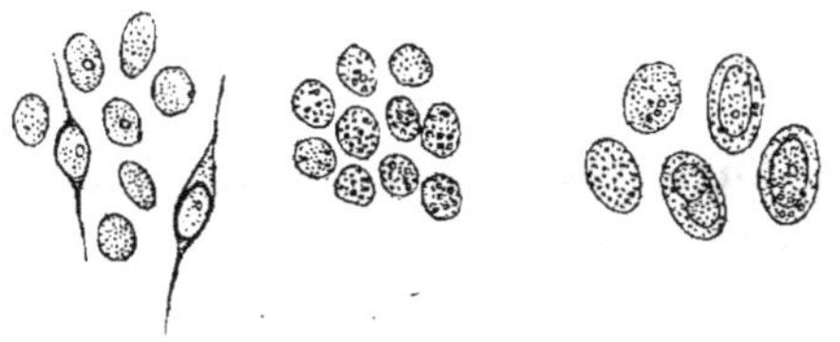

FIG. 103. — Noyaux de fibres lamineuses correspondant à trois modes d'évolution différents. — *a*, noyaux d'un embryon de mouton ; *b*, noyau du tubercule ; *c*, noyau d'une tumeur dite embryoplastique. — Gross. 1/350.

Caractères physiques et chimiques. — A l'état normal, ces noyaux sont ovoïdes. Ils ont un diamètre de 0mm,009 à 0mm,01 ; leur contour est nettement arrêté ; l'eau n'a pas d'action sur eux ; l'acide acétique les resserre (Ch. Robin), les déforme et les rend plus foncés sur les bords. Leur centre est pâle, hyalin, sans nucléole chez l'embryon, sauf chez les ruminants et les rongeurs (Ch. Robin).

Ces noyaux s'entourent généralement d'un corps cellulaire qui affecte aussi la forme sphérique ou ovoïde, ou bien s'effile en fuseau à ses extrémités, constituant alors une seconde variété d'éléments lamineux. Quand ils restent à l'état de noyaux ou de cellules ovoïdes, ils offrent un volume et des dispositions variables suivant les conditions dans lesquelles ils ont pris naissance ; ces différents aspects sont surtout accusés dans les productions pathologiques, où ils sont très-communs. Sphériques, très-petits, de 0mm,006 à 0mm,007 dans le tubercule, ils atteignent dans certaines tumeurs (dites *embryoplastiques*, *sarcomes à petites cellules*, etc.) un volume double. Ainsi hypertrophiés, ils se montrent avec un corps cellulaire assez épais et très-facile à distinguer.

Ces éléments nucléaires ou cellulaires peuvent suivre leur évolution complète, passer à l'état sénile ; alors ils se remplissent de gouttes de graisse et se désagrègent sans changer de forme, ou bien ils atteignent un degré de perfectionnement plus avancé, représentant un autre élément. C'est là un fait des plus intéressants, qui prouve que dans une même espèce d'éléments, chaque âge du développement peut correspondre à une individualité distincte, exactement comme dans le perfectionnement philogénétique des êtres, un stade de l'évolution est représenté par un individu parfaitement déterminé, ainsi qu'on l'observe dans les générations alternantes.

Caractères différentiels. — Ces noyaux et ces cellules primordiales se distinguent de la façon la plus nette : d'abord des *leucocytes;* en second lieu des *médullocelles* et des *myélocytes;* enfin des éléments nucléaires des ganglions lymphatiques, que nous avons décrits comme épithéliums.

Relativement aux leucocytes, la forme généralement ovoïde, régulière, la netteté des contours, la résistance à la plupart des réactifs, les différencient de telle façon que la confusion n'est pas possible. Les médullocelles sont généralement plus volumineux; quand ils s'entourent d'un corps cellulaire, celui-ci affecte des formes variables, et non la forme habituellement ovoïde régulière ou en fuseau des éléments que nous étudions. En général, tous les éléments de même forme, au début de leur développement, s'en distinguent par leur évolution; la nature des produits engendrés constitue le caractère différentiel fondamental.

Ces éléments représentent la phase primordiale des éléments principaux et caractéristiques des tissus lamineux, fibreux et tendineux. Les fibres lamineuses, les corps étoilés, les vésicules adipeuses, que nous étudierons plus loin, dérivent de ces noyaux ou de ces cellules. Vis-à-vis de ces trois espèces d'éléments, ces noyaux représentent, pendant une certaine période, des éléments générateurs susceptibles de reproduction, alors que leurs dérivés ne le sont plus à partir d'une certaine limite.

Ils sont répandus partout, comme le tissu lamineux. Cette première raison, puis leur ressemblance avec les noyaux qui engendrent les muscles, les cartilages, les nerfs, etc., et enfin l'idée fausse admise par certains auteurs que le tissu conjonctif est un parenchyme commun générateur (voy. *Système lamineux*), leur ont fait donner des désignations en rapport avec des attributs physiologiques qu'ils n'ont pas. Au début de leur apparition, alors que le corps de l'embryon est formé par des amas de noyaux de toute nature, il est bien difficile de reconnaître parmi ces derniers, ceux qui sont destinés à engendrer des éléments du tissu lamineux. Mais l'analogie des caractères extérieurs n'est pas un signe différentiel suffisant. Il faut, ici comme pour tous les autres noyaux, en faire l'histoire complète, suivre leur développement, leurs transformations; les étudier chez l'adulte, dans les cas pathologiques, pour arriver à en déterminer la nature. A l'époque où tous les éléments sont nettement différenciés les uns les autres, jamais on ne voit naître de ces noyaux autre chose que les éléments du tissu conjonctif. Les considérer donc comme générateurs, c'est se mettre en opposition formelle avec la plupart des faits d'histogénie. Nous savons en effet que ni les éléments épithéliaux, nerveux, musculaires, ni ceux de la corde dorsale, ne dérivent de ces noyaux ; puisqu'on peut suivre leur généalogie jusqu'aux cellules du blastoderme. Restent les cellules osseuses, cartilagineuses, élastiques, etc. Ne pourrait-on pas alors admettre cette théorie en la limitant à ces cellules ? Ce serait à la condition de faire voir qu'un élément du tissu conjonctif se transforme directement en l'un quelconque de ceux que nous venons d'énumérer. Mais jamais pareil fait n'a été observé. Toujours entre la cellule osseuse, par exemple, qui naît dans le tissu conjonctif, et la cellule caractéristique de ce dernier tissu, il existe un état intermédiaire qui porte le nom d'*ostéoblaste* (voy. *Éléments des os*), et dont l'origine est indéterminée encore. On a pu suivre d'ailleurs l'origine des cellules qui composent certains cartilages jusqu'aux éléments du blastoderme. Si plus tard des cellules identiques dérivaient du tissu conjonctif, il faudrait leur reconnaître une double origine, ce qui à priori semble peu rationnel. En tout cas, jamais les auteurs qui ont mis en avant ces théories n'en ont donné la démonstration. Or, ils auraient dû être frappés de ce fait, que dans les cicatrices, les tumeurs et dans les mille circonstances où se forment chez l'adulte des noyaux du tissu lamineux, si ces noyaux pouvaient donner naissance à des cartilages de l'os, etc., on devrait, quelquefois, rencontrer ces différents tissus comme produits accessoires, ce qui ne se voit pas davantage.

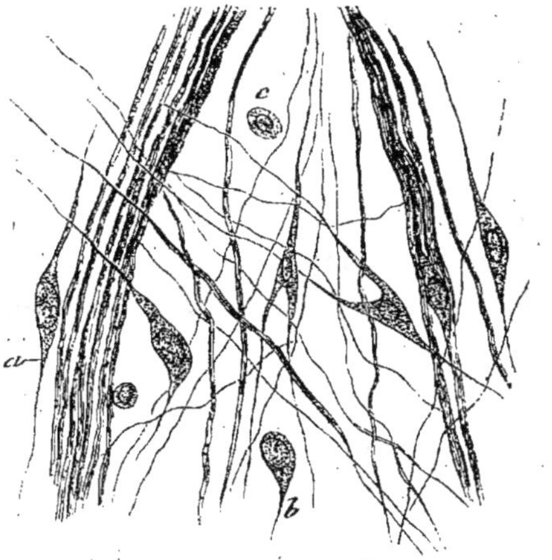

FIG. 101. — Noyaux de fibre lamineuse et corps fibroplastiques du tissu conjonctif sous-cutané de la grenouille (prépar. de M. Desfosses). — *a*, *b*, corps fibroplastiques; *c*, noyaux de fibre lamineuse.

Evolution. — A l'état normal et pathologique, ces noyaux du tissu cellulaire, que Schwann appelait cellules élémentaires du tissu cellulaire, peuvent, comme tous les éléments ayant forme de cellules ou de noyaux, se multiplier par scission. Ch. Robin admet aussi leur génération par genèse. Dans tous les cas, ils se produisent avec une grande facilité ; aussi les trouve-t-on dans beaucoup de produits pathologiques et dans les cas de régénération après destruction des tissus. Ils forment la plus grande partie des bourgeons charnus des plaies.

Dans une foule de circonstances leur évolution ne va pas au delà de l'état nucléaire ou cellulaire. Ils n'arrivent pas à former des éléments bien développés, dont le rôle dans les tissus est déterminé et que nous étudierons plus loin, mais des noyaux comme ceux de la gomme, du tubercule, des granulations de la conjonctive ou du pharynx, du chancre induré, de certaines ulcérations syphilitiques et scrofuleuses. On les trouve encore en grande quantité dans les tissus atteints d'inflammation, et souvent dans les cas d'inflammation aiguë. Alors, suivant les conditions, ils engendrent des fibres lamineuses et par suite du tissu fibreux comme dans la muqueuse de l'urèthre, lors d'écoulement blennorhagique persistant ; des indurations fibreuses autour des foyers inflammatoires, ou bien ils se résorbent et disparaissent. De tous les éléments ce sont, avec les globules blancs du sang ou leucocytes, ceux qui sont le plus aptes à la reproduction, ceux qui se multiplient avec le plus de facilité et de rapidité. Aussi serait-il trop long d'énumérer toutes les circonstances dans lesquelles ils peuvent se développer. Du reste, à propos des altérations de chaque tissu, nous aurons l'occasion de revenir sur ce point. Pour que ces éléments suivent une évolution complète, il faut certaines conditions bien définies, c'est pourquoi ils fournissent tant de produits différents suivant le terme qu'ils atteignent avant de subir la dégénérescence sénile qui frappe tout élément à une époque ou à l'autre.

Les noyaux du tissu conjonctif passent à l'état de cellules en s'entourant d'un mince corps cellulaire. Celui-ci, dès son apparition, s'effile à ses extrémités, et prend la forme d'un fuseau dans les cas les plus habituels. C'est là l'*élément fibroplastique*, type que nous allons étudier et duquel dérivent les fibres lamineuses, les vésicules adipeuses.

Mais ce corps cellulaire peut, suivant les conditions où il se trouve, prendre des formes différentes : celle de cellule étoilée, ramifiée comme les chromoblastes des poissons, des batraciens, des hirudinées ; de plaques rectangulaires comme les cellules irisantes de la chroroïde des carnassiers ; rester à l'état de cellules ovoïdes sans prolongements, avec un gros noyau central, comme dans les tumeurs de l'homme, le tissu conjonctif des mollusques. Ces variétés sont indispensables à connaître ; autrement pour chacune d'elles et pour chaque animal, on serait porté à créer une espèce distincte. C'est ainsi que la considération d'un élément dans toutes les formes qu'il revêt chez les différents animaux nous permet de déterminer la nature d'éléments de même espèce que nous rencontrons chez l'homme, même dans les produits morbides.

CORPS FIBROPLASTIQUES (1)

§ 53. Dans le tissu lamineux de l'embryon, dans certaines parties de ce tissu chez l'adulte, on trouve ces éléments en grande quantité. Ils précèdent la formation des fibres lamineuses.

Structure. — Ils sont constitués : 1° par un noyau ovoïde, quelquefois sphérique, ayant les caractères des noyaux dits du tissu cellulaire que nous avons étudiés précédemment : ces noyaux sont granuleux sans nucléole à l'état normal, avec un nucléole dans les cas d'hypertrophie ; 2° par un corps cellulaire très-variable de forme, sans paroi, mais ils peuvent en acquérir une dans certains cas.

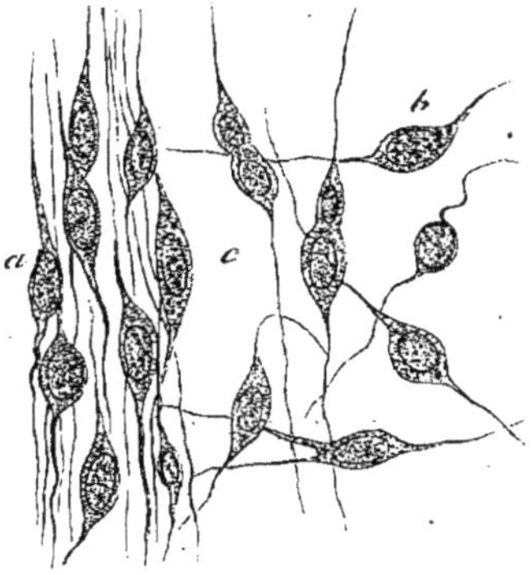

Fig. 105. — Corps fibroplastiques provenant du tissu conjonctif d'un embryon de mouton. — *a*, éléments disposés en faisceaux ; *b*, éléments isolés. Entre eux il y a de la matière amorphe, en *c*, qui n'a pas été figurée.

Le corps cellulaire est allongé ; il se termine en pointe à ses deux extrémités, de façon à prendre la forme d'un fuseau (corps fusiforme) ou d'une étoile à trois ou quatre branches. Quelquefois le corps cellulaire est très-irrégulier dans les éléments dits cellules plates du tissu conjonctif, cellules des tendons (Ranvier, Renaut, etc.). La forme étoilée est la plus commune ; elle se rencontre dans la trame des ganglions lymphatiques, les tissus embryonnaires, l'allantoïde, etc. Les dimensions de ces éléments varient de $0^{mm},05$ à $0^{mm},06$ jusqu'à $0^{mm},1$.

Le corps cellulaire est plein ; il ne présente de cavité que dans le cas où des liquides graisseux, etc., s'y sont déposés par gouttelettes et l'ont refoulé peu à peu vers la surface.

Aux extrémités de l'élément se trouvent des prolongements d'une lon-

(1) Corps fibro-plastiques (Ch. Robin). — Synonymie : Corps fusiformes, étoilés, cellules plasmatiques (Virchow), cellules plates du tissu conjonctif (Ranvier), cellules de l'ovisac, chromoblastes, irydocytes, etc. Toutes ces appellations diverses correspondent à des variétés suivant le siége et la forme que nous aurons à étudier en détail.

gueur plus ou moins grande. Tantôt ils sont courts, larges, dans la trame des ganglions; tantôt d'une finesse excessive, comme dans le tissu conjonctif. Ces prolongements fins représentent les fibres lamineuses en voie de développement. Souvent, au lieu d'une fibre à l'extrémité d'un corps fibro-plastique, on en rencontre un faisceau. Ces éléments peuvent donc être regardés comme générateurs des fibres lamineuses (voy. *Développement des fibres lamineuses*).

Vingt-quatre heures après la mort, on voit se produire dans l'élément des gouttes d'un liquide incolore, dites gouttes sarcodiques, qui soulèvent des vésicules à la surface de la cellule. Souvent ces gouttes isolent le noyau dans la partie centrale. C'est là un phénomène commun à beaucoup de cellules et qui se voit d'autant plus que les éléments sont plus voisins de l'époque de leur naissance (voy. *Cellule*). De très-bonne heure, sur les corps fibroplastiques pris dans les tissus embryonnaires, se produisent ces altérations. Elles ont été parfois décrites comme normales.

Les éléments, atteints de cette altération, prennent tout à fait la forme de cellules avec une paroi distincte et des prolongements les reliant les unes aux autres.

Variétés. — Le corps cellulaire fusiforme se remplit souvent de plusieurs sortes de produits.

Ce sont tantôt des gouttes d'une graisse épaisse, formant les vésicules adipeuses, tantôt des granulations refringentes, graisseuses ou azotées, de composition mal déterminée, amenant la destruction de la cellule, ainsi qu'on le voit dans les produits pathologiques, ou de grains d'hématosine dans les hémorrhagies, ou de granules pigmentaires jaunes, brillantes, dans les cellules de l'ovisac, de la muqueuse utérine, dans les parois des kystes apoplectiques, dans les ganglions tuberculeux (Ch. Robin); parfois de pigment mélanique. Quand ils sont remplis par cette matière pigmentaire (voy. la note de la page 197) ils se présentent comme des éléments de couleur très-foncée, complétement noirs chez certains animaux où ils sont très-répandus. Chez l'homme, ces éléments pigmentés ne se trouvent que dans les tissus du système irido-choroïdien, surtout à la face profonde de la sclérotique, dans la lamina fusca et dans le tissu cellulaire sous-arachnoïdien. On les voit encore chez lui former des

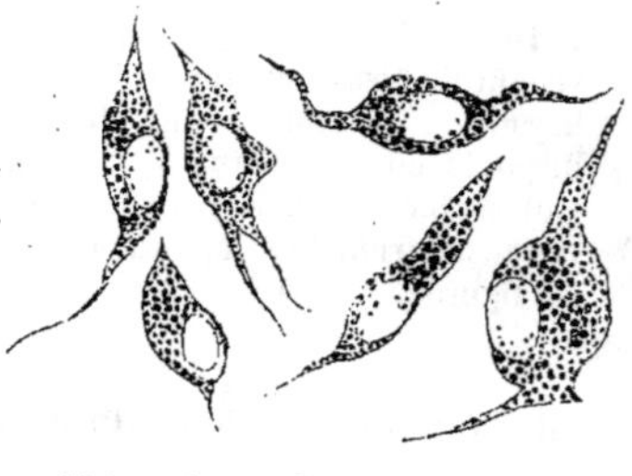

FIG. 106. — Corps fibroplastiques remplis de pigment provenant de la choroïde d'un embryon de mouton. — Gross. 1/500.

tumeurs dites *tumeurs mélaniques*. Ces tumeurs sont d'une gravité exceptionnelle; celles au contraire qui sont constituées par des éléments identiques (1), mais ne renfermant pas de pigment, sont d'une bénignité relative.

Ainsi colorés par de la matière pigmentaire, ces éléments forment chez les poissons, les batraciens, les annélides : les *chromoblastes*.

Chromoblastes. — Ces cellules sont répandues dans tout le tissu conjonctif, disséminées sous la peau et dans les parenchymes des batraciens, des mollusques, des annélides, etc., et se présentent sous l'aspect de taches d'un noir très-foncé. Dans ces différents tissus leur forme est très-irrégulière; elle ne peut être assujettie à aucune description, et on ne saurait mieux les comparer qu'aux *ostéoplastes* ou cavités caractéristiques des os.

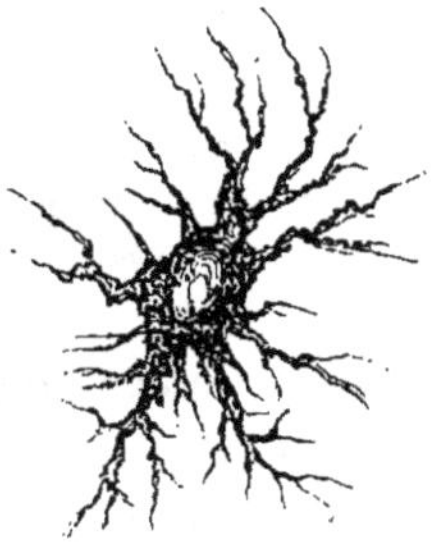

FIG. 107. — Chromoblaste du mésentère de la grenouille. — Gross. 1/350.

G. Pouchet a montré que les changements de coloration que présentaient les poissons, coloration due à la présence de ces éléments, étaient sous la dépendance du système nerveux. Pour lui, ces chromoblastes seraient contractiles et influencés par les nerfs. Les faits qu'il a avancés relativement aux changements de couleur sont très-exacts, mais nous pensons qu'on ne peut, pour le moment, se contenter de l'explication qu'il en a donnée. Il est impossible d'admettre jusqu'ici sans preuves absolument démonstratives que d'autres éléments que les fibres musculaires soient influencés par l'agent nerveux, car se serait là un fait qui bouleverserait toute la physiologie générale. Peut-être parmi les éléments décrits sous le nom de chromoblastes s'en trouve-t-il qui appartiendraient à deux espèces distinctes : les uns seraient des corps fibro-plastiques, les autres dès fibres musculaires lisses. Il est facile de constater en effet que certains chromoblastes ont une forme absolument fixe. On ne voit jamais ceux du mésentère ou du poumon des batraciens se contracter sous le microscope.

(1) Le pigment, d'après Ch. Robin, est une matière à l'état de gouttelettes liquides ou demi-liquides, ou bien de granulations solides, douées d'une coloration propre, jaune, verte, rouge ou noire. Le pigment se trouve normalement dans un certain nombre d'éléments anatomiques. Il colore en noir les éléments de la choroïde et de l'iris, ceux de l'épiderme des nègres, les parties brunes de la peau des blancs, comme le scrotum et l'auréole du mamelon, les taches mélaniques des *envies*, etc.

La matière pigmentaire des éléments épidermiques choroïdiens, etc., varie du brun au noir le plus foncé. Cette substance est insoluble dans l'acide acétique et dans l'acide sulfurique froid, caractère qui la distingue de l'hématosine, matière colorante dérivée de l'hémoglobine (voy. page 134).

Cellules de l'ovisac. — Étudiées pour la première fois par Ch. Robin dans la muqueuse utérine, la caduque, la sérotine, la trame de l'ovaire.

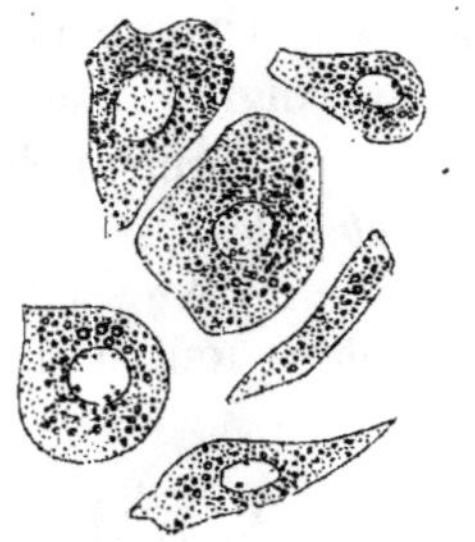

Fig. 108. — Cellules de l'ovisac prises sur un ovaire de truie. — Gross. 1/350.

A l'état de vacuité de l'utérus elles sont sphériques, ou plus souvent ovoïdes, aplaties sur leurs faces, longues de $0^{mm},01$ à $0^{mm},015$, avec un noyau ovoïde aussi de $0^{mm},008$ à $0^{mm},01$. Elles sont remplies de granules grisâtres solubles dans l'acide acétique. Pendant la grossesse, ces éléments s'hypertrophient, deviennent fusiformes, irréguliers, et atteignent un diamètre de $0^{mm},03$ et même de $0^{mm},1$ de long sur $0^{mm},01$ et $0^{mm},02$ de large. Elles renferment alors des granules jaunes, insolubles dans l'acide acétique. Leurs noyaux hypertrophiés aussi sont munis de nucléoles brillants.

Ce sont ces cellules qui, en se multipliant, forment le tissu du corps jaune (voy. *Ovaire*). On les voit dans certains produits morbides qui dérivent des organes génitaux de la femme. Les caractères qu'offrent ces éléments sont assez tranchés pour qu'on puisse, dans certains cas, en reconnaître l'origine.

Iridocytes. — Cellules irisantes du tapis des carnassiers.

Ce sont des cellules polygonales à cinq ou six pans, aplaties. Leur diamètre est de $0^{mm},04$. Elles ont un noyau petit, central en général, sphérique, parfois entouré de granulations. Le corps cellulaire semble divisé en aiguilles cristallisées, disposées par groupes ayant chacun une orientation spéciale. Le nombre de ces groupes varie d'une cellule à l'autre, ainsi que le nombre d'aiguilles qui composent chacun d'eux. Ces aiguilles sont formées d'une substance organique solide, résistante, qui paraît de tous points analogue à celle des lamelles de l'argenture des poissons (Pouchet et Tourneux).

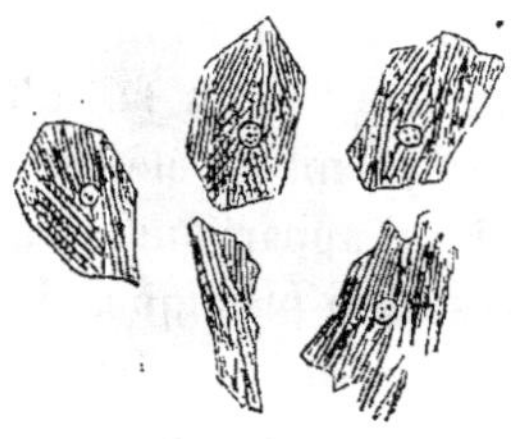

Fig. 109. — Irydocytes.

Cellules des tendons. — Étant données maintenant toutes les variétés de forme et d'aspect que prennent ces éléments, il est facile de comprendre la nature de certaines cellules sur lesquelles plusieurs histologistes ont appelé l'attention en leur attribuant un rôle beaucoup trop important.

Dans certains tissus, comme les tendons et le tissu conjonctif, ces corps fibroplastiques, en se développant d'une façon irrégulière, suivant le degré de compression à laquelle ils peuvent être soumis et la place qui leur est laissée par les parties fondamentales, prennent des formes plus ou moins singulières.

Développés entre les faisceaux tendineux, ils offrent l'aspect de plaques rectangulaires. Ranvier les a appelés alors cellules plates des tendons, comme s'il s'agissait là d'éléments spéciaux. Trouvant dans le tissu conjonctif des éléments analogues, il s'est appuyé sur ces simples caractères de forme, pour imaginer une théorie sur le tissu conjonctif que nous aurons à étudier à propos de ce tissu (voy. *Système lamineux*). M. Renaut a figuré ces éléments avec beaucoup de soin dans les *Archives de physiologie* (janvier 1877) ; il les considère comme représentant des surfaces d'échange entre certains liquides, sans dire ce que sont ces liquides et de quels échanges il s'agit.

La simple observation des faits, la comparaison des formes que prennent ces éléments pendant le développement embryonnaire et dans la série animale, montrent assez quelle est leur nature. Des transitions insensibles unissent ces formes compliquées des cellules tendineuses et des chromoblastes, aux dispositions plus simples des corps fibroplastiques, et montrent l'identité de toutes ces variétés du même élément.

Si les auteurs que nous avons cités s'en étaient tenus à la simple observation, s'ils ne s'étaient pas limités à l'examen d'une seule forme, s'ils n'avaient pas abordé l'étude des éléments du tissu conjonctif avec les idées préconçues, qui depuis longtemps ont cours dans la science sur la nature de ce tissu, il est certain qu'ils auraient envisagé la question comme nous venons de la présenter. Et en effet les phénomènes naturels, si leurs causes sont obscures, difficiles à découvrir, sont toujours simples à formuler.

Attributs physiologiques. — Les corps fusiformes jouent un rôle très-important dans la formation des éléments du tissu lamineux ; aussi les retrouve-t-on en abondance dans certaines membranes, comme la muqueuse utérine qui s'hypertrophie pendant la grossesse et se régénère après l'accouchement. Ils précèdent dans leur développement les éléments du tissu adipeux, du tissu fibreux cicatriciel ; enfin ils engendrent des tumeurs, ils se rencontrent comme parties accessoires dans les tumeurs épithéliales osseuses, cartilagineuses, etc.

Leur rôle est surtout celui de générateurs de fibres lamineuses et de vésicules adipeuses ; en cela il est des plus importants : ce sont les agents nécessaires de la cicatrisation.

Certains auteurs, se fondant sur des caractères de structure purement hypothétiques, ont voulu les considérer comme des confluents de canaux, sans se préoccuper de savoir s'ils étaient pleins ou creux; or l'examen le plus élémentaire montre que ce sont des masses pleines. Nous aurons, d'ailleurs, l'occasion de passer en revue ces différentes théories à propos du système lamineux.

FIBRES LAMINEUSES.

§ 54. **Situation.** — Elles se trouvent dans les tissus conjonctifs, fibreux, tendineux, la trame des muqueuses et des séreuses, le cordon ombilical, etc. Elles sont isolées ou en faisceaux de $0^{mm},003$ à $0^{mm},01$ de large, autour desquels sont enroulées souvent des fibres élastiques.

Caractères physiques et chimiques. — Leur longueur est indéterminée, leur largeur est de $0^{mm},001$ à $0^{mm},002$. Elles sont plates, à bords parallèles; incolores, transparentes, molles; flexibles, onduleuses, dans le tissu conjonctif; rectilignes dans les tendons. Ce caractère est très-important, car dès que ces éléments apparaissent chez l'embryon, alors qu'ils sont encore adhérents aux corps fibroplastiques qui leur donnent naissance, ils sont disposés en nappes onduleuses, dans les points où se formera du tissu conjonctif; en faisceaux rectilignes, à la place du tissu fibreux ou tendineux. Ces dispositions prouvent que ces deux derniers tissus ne sont pas du tissu conjonctif condensé; mais qu'ayant, ainsi que nous le verrons dans la seconde partie de cet ouvrage, des rôles déterminés à remplir dans le fonctionnement des organes, c'est au début de la vie embryonnaire qu'ils revêtent leurs caractères distinctifs.

Elles sont à peu près inextensibles; accolées parallèlement elles forment des tissus qui agissent en vertu de cette propriété : tels sont les tendons. Leurs flexuosités dans le tissu conjonctif leur permettent de se prêter à des mouvements d'extension. Ces formes diverses ne sont donc pas un résultat de l'usage et du fonctionnement des parties, puisqu'elles existent dès le début de la vie embryonnaire.

Les fibres lamineuses sont souvent ramifiées et anastomosées. Elles sont homogènes, mais dans les tissus pathologiques elles renferment souvent des granulations. Elles sont gonflées un peu par l'eau; l'alcool les rend plus nettes.

L'acide acétique les gonfle, les ramollit, en fait une masse homogène gélatiniforme. Sous son influence les stries des faisceaux disparaissent. L'ammoniaque, la potasse, etc., font reparaître ces éléments avec leurs caractères primitifs. L'acide chlorhydrique agit à peu près de même. L'acide sulfurique gonfle les fibres, rend la masse homogène, finement granuleuse, et la dissout à la longue. L'acide nitrique, au tiers ou au deux tiers, raccourcit les fibres, gonfle les faisceaux, les rend granuleux et jaunâtres, friables et faciles à désagréger. L'ammoniaque les gonfle et les rend diffluents. Dans la gangrène, l'état cadavérique, elles se détruisent rapidement, elles prennent alors un aspect finement grenu, formant une masse amorphe diffluente. Enfin desséchées, elles se conservent indéfiniment.

Fibres tendineuses. — Elles sont d'un diamètre plus étroit, à bords plus nets, sans ondulations, parfaitement rectilignes, à moins d'accidents de préparation.

Elles ne sont pas en faisceaux limités, mais en nappes, accompagnées de quelques fibres élastiques qui ne les entourent pas.

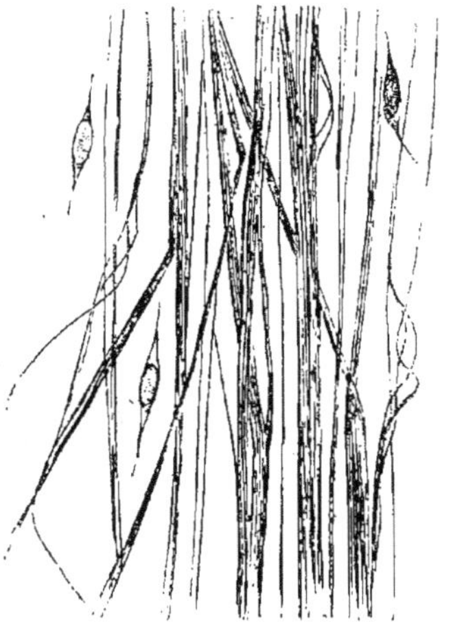

FIG. 110. — Fibres lamineuses des tendons.

Attributs physiologiques. — Les fibres lamineuses sont réduites dans l'économie à un rôle purement mécanique. Ce sont de simples fils, des moyens d'union, formant là des ligaments, ailleurs des membranes. Leur nutrition est peu énergique ; elles ne se reproduisent pas, et à partir d'une certaine période, celle où leur noyau a disparu (voy. *Développement des fibres lamineuses*), elles restent toujours dans le même état ; il en est de même pour tous les éléments complétement développés qui n'ont qu'un rôle mécanique : doués de propriétés nutritives, très-énergiques à l'époque de leur développement, ils se transforment plus tard, et arrivent à un état dans lequel ils sont à peu près inertes.

Développement des fibres lamineuses. — Les fibres lamineuses se développent toutes de la même façon, sauf quelques différences, quand on les considère dans le tissu conjonctif, les tendons et les aponévroses. Lorsqu'on examine le développement de ces éléments chez l'embryon de poulet de quarante-huit heures, on voit, autour de la corde dorsale, les noyaux du tissu conjonctif s'entourer d'abord d'un corps cellulaire et passer à l'état d'éléments fusiformes. A l'extrémité de ces derniers se trouvent de minces filaments qui représentent les premières fibres lamineuses. Celles-ci s'allongent peu à peu par dépôt de matière organisée à leurs extrémités, et prennent ainsi une longueur indéterminée. Un seul noyau peut servir de centre de formation à plusieurs fibres. Quand la

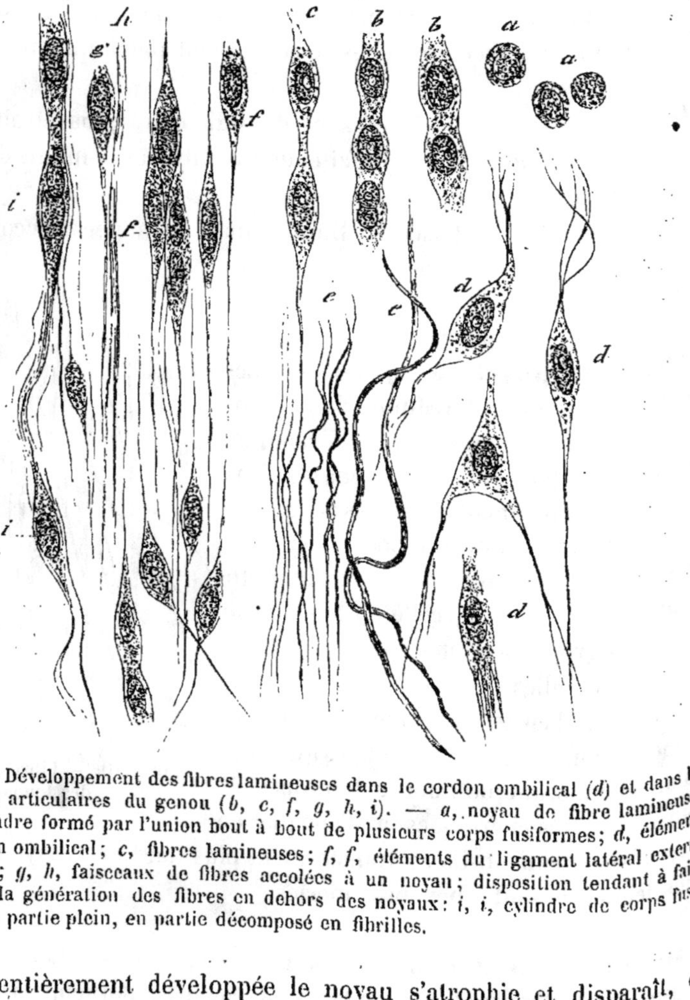

FIG. 111. — Développement des fibres lamineuses dans le cordon ombilical (*d*) et dans les ligaments articulaires du genou (*b*, *c*, *f*, *g*, *h*, *i*). — *a*, noyau de fibre lamineuse; *b*, *c*, cylindre formé par l'union bout à bout de plusieurs corps fusiformes; *d*, éléments du cordon ombilical; *c*, fibres lamineuses; *f*, *f*, éléments du ligament latéral externe du genou; *g*, *h*, faisceaux de fibres accolées à un noyau; disposition tendant à faire admettre la génération des fibres en dehors des noyaux: *i*, *i*, cylindre de corps fusiformes en partie plein, en partie décomposé en fibrilles.

fibre est entièrement développée le noyau s'atrophie et disparaît, et quand elle ne subit qu'un développement incomplet le noyau lui reste accolé. Ainsi se forment ces sortes de réticulums du chorion des muqueuses, ayant un noyau à chaque point d'entre-croisement.

La plupart des auteurs allemands et, en France, Pouchet et Tourneux admettent la génération spontanée des fibres lamineuses. Mais pour nous, ces éléments sont beaucoup trop avancés dans leur évolution pour s'être formés de cette façon. Or j'ai suivi leur développement dans les tendons et les ligaments, et j'ai toujours vu, sur des embryons de mouton de 4 à 5 centimètres dans le tendon d'Achille, des amas de noyaux allongés parallèles, portant chacun deux prolongements fins, roides, allant dans la direction du faisceau; sur des embryons plus âgés, le noyau est entouré de plusieurs fibres accolées à ses bords. Il est impossible de méconnaître dans ces premières dispositions la génération des fibres sur le noyau.

Quant à celles qui semblent se développer non plus aux extrémités, mais sur la surface, elles appartiennent à des noyaux situés plus loin. Ainsi on rencontre fréquemment des séries de noyaux parallèles entourés d'une sorte de cylindre formé par des fibres lamineuses, principalement sur les ligaments latéraux de l'articulation du genou. Ces dispositions ont fait croire que les fibres lamineuses n'avaient dans leur développement aucun rapport avec les noyaux et les corps fibroplastiques.

En résumé, il me paraît bien démontré que la fibre lamineuse se développe, soit par une sorte d'allongement du corps fusiforme, ce qui donne une fibre isolée; ou bien que les cylindres produits par l'union bout à bout d'un certain nombre de corps fusiformes se transforment en faisceaux de fibres lamineuses; celles-ci pourraient alors être regardées comme des formations intra-cellulaires. Sur la figure 111, on peut suivre ces différents modes de développement.

La question de la genèse n'est discutable que pour des éléments à forme cellulaire ou encore plus simples, mais dans tous les cas pour de la substance organisée de la première catégorie (voy. chap. II); les parties qui ne renferment que très-peu de matière albuminoïde proprement dite sont toujours des formations secondaires.

Il faut noter, en passant, que les histologistes allemands commettent une contradiction évidente, en admettant la genèse d'un élément très-développé et en la refusant à ceux qui ont la forme embryonnaire. Les opinions émises sur la nature du tissu conjonctif par les premiers auteurs qui l'ont étudié, Reichert en particulier, ont fait douter de l'existence de ces éléments, alors que rien n'est plus simple à démontrer. Reichert croyait que cette disposition en fibres était une illusion d'optique. Cependant il est facile de voir ces fibres sans aucun artifice de préparation, et d'étudier leur développement dans le tissu conjonctif, les tendons, les aponévroses, les ligaments.

VÉSICULES ADIPEUSES.

§ 55. Les vésicules adipeuses sont des cellules qu'on ne saurait mieux comparer qu'à de petits sacs remplis d'huile, disséminés dans le tissu conjonctif ou réunis en amas plus ou moins considérables. On les rencontre

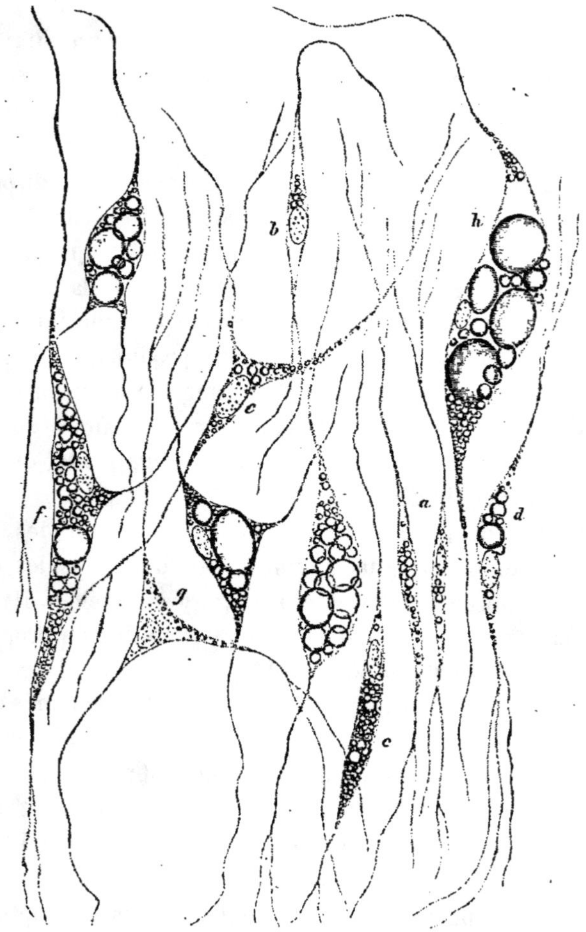

FIG. 112. — Vésicules adipeuses en voie de développement (dessin de Ch. Robin). *a*, *b*, *c*, *d*, représentent des degrés de plus en plus avancés de l'élément.

partout où sur le cadavre se trouve de la graisse, celle-ci n'étant jamais libre mais toujours renfermée dans ces vésicules.

Caractères physiques et chimiques. — Les vésicules adipeuses à l'état de développement complet sont naturellement sphériques ; mais réunies en amas elles deviennent polyédriques, par pression réciproque. Leur volume varie depuis $0^{mm},04$ et $0^{mm},05$ jusqu'à $0^{mm},1$. Ces cellules possèdent une mince paroi, un noyau et un contenu huileux.

Elles sont molles, comme peuvent l'être de petites vessies pleines de liquide, quand elles sont maintenues à la température du corps, c'est-à-dire à 36 ou 37 degrés ; le refroidissement les rend dures : c'est ainsi qu'elles se présentent sur le cadavre. Sur le vivant, on peut les durcir par le refroidissement. C'est même là un moyen employé par les chirurgiens pour distinguer les tumeurs graisseuses des abcès.

La couleur de ces vésicules, chez l'homme, est jaune ambrée. L'éther, le chloroforme dissolvent la matière grasse et isolent la paroi. L'acide acétique, l'acide chlorhydrique produisent un effet inverse : ils ramollissent la paroi, et le contenu huileux s'échappe au dehors.

Ces vésicules adipeuses se trouvent dans le tissu cellulaire et surtout dans le pannicule. Certaines régions en renferment constamment une grande quantité ; d'autres n'en offrent qu'une proportion en rapport avec le degré de maigreur ou d'obésité du sujet. Nous verrons, à propos du système lamineux, les raisons de ces dispositions variables.

Evolution. — Ces éléments représentent des corps fibroplastiques transformés par le dépôt progressif de gouttes d'huile dans le corps cellulaire.

Lorsqu'on suit en effet leur développement chez l'embryon, on voit des corps fusiformes, prolongés par des fibres lamineuses plus ou moins longues, se remplir peu à peu de gouttes de graisse. Entre les gouttes et la paroi, il reste souvent un peu de liquide qui finit par disparaître, et à la place du corps cellulaire, il ne reste plus qu'une graisse fluide qui se réunit en une seule masse et remplit toute la cellule. Le noyau persiste dans certains cas, dans d'autres il s'atrophie.

Les vésicules adipeuses une fois formées continuent à grandir, et chez les sujets atteints d'obésité, elles ont un volume plus considérable que chez les sujets dans les conditions normales, et ces derniers en ont de plus grosses que l'enfant ou le fœtus.

Dans le cas d'amaigrissement elles peuvent s'atrophier : la graisse se résorbe, et un liquide incolore en prend la place ; la cellule alors s'aplatit, la paroi se plisse, et la masse d'huile se réduit à l'état de gouttelettes ; alors la vésicule adipeuse se conserve sous la forme d'une cellule pleine de liquide dans lequel nagent des gouttes graisseuses ; mais jamais elle ne revient à son état embryonnaire primitif de corps fusiforme.

Ces éléments apparaissent chez l'homme du cinquantième au cinquante-cinquième jour de la vie embryonnaire dans l'aine, l'aisselle, puis à la paume des mains (Ch. Robin).

Attributs physiologiques. — Les vésicules jouent un rôle mécanique très-important. Elles constituent de petits coussinets entre les parties soumises à des pressions réciproques. En outre, elles représentent des provisions de matière grasse qui s'épuisent rapidement quand l'organisme est soumis à des causes de déperdition.

Ces éléments, à moins le cas d'amaigrissement, restent indéfiniment sous la même forme, la graisse étant, comme nous l'avons dit, un véritable produit chimique, une matière non organisée.

Le corps azoté ayant disparu dans ces éléments pour être remplacé par de la graisse, il en résulte qu'à l'état de vésicules adipeuses ils ne sont plus susceptibles de reproduction. Pour que, dans certaines circonstances, il y ait des accumulations considérables de ces éléments, il faut par conséquent, non pas que les vésicules adipeuses se multiplient, ce qui n'est pas possible, mais qu'il se forme des corps fusiformes nouveaux, ces derniers passant au fur et à mesure de leur génération à l'état de vésicules adipeuses. Tel est le phénomène qui se produit dans les *lipomes*.

Lipomes. — Ces tumeurs sont caractérisées d'abord par l'accumulation de corps fibroplastiques, et ensuite par l'évolution de ces éléments qui passent, à mesure qu'ils apparaissent, à l'état de vésicules adipeuses. Ce second fait est absolument caractéristique de la maladie. Dans beaucoup de circonstances, lorsque les corps fibroplastiques se forment, ils se remplissent de granulations azotées et graisseuses, qui amènent leur destruction. C'est là le phénomène de dégénérescence qui s'observe sur tous les éléments à l'état sénile. Il n'a aucun rapport avec la transformation adipeuse.

Or, dans les tumeurs dites fibroplastiques, un grand nombre d'éléments s'altèrent de cette façon et prennent certains aspects que nous aurons à décrire. Ces tumeurs sont essentiellement différentes des lipomes, preuve bien évidente de cette proposition, que l'évolution de l'élément est le caractère fondamental d'un produit pathologique.

RÉSUMÉ DE L'ÉVOLUTION DES ÉLÉMENTS LAMINEUX.

§ 56. — Tous les éléments que nous venons d'étudier, corps fibroplastiques, vésicules adipeuses, fibres, naissent du noyau ou de la cellule primordiale que nous avons décrite en commençant; élément auquel Ch. Robin avait donné le nom de noyau embryoplastique. Cet élément, suivant le milieu dans lequel il se trouve placé, se développe de plusieurs façons différentes, que nous représenterons par des courbes correspondant à un degré d'évolution plus ou moins avancé et rapide. Il peut, nous l'avons vu, évoluer en restant à l'état de noyau ou de cellule ovoïde, ce qui est représenté par les courbes A, B, C, etc., correspondant : la première, A, au tubercule : dans ce mode d'évolution, le noyau s'atrophie, se désagrége à peine formé; la seconde, B, à la gomme : ici l'élément a un peu plus de vitalité, son évolution est plus longue, quoique différant peu de la première; la troisième, C, correspond aux tumeurs dites *embryoplastiques*, la quatrième à l'élément qui ne dépasse pas l'état de corps fusiforme, et arrive ainsi à l'état sénile.

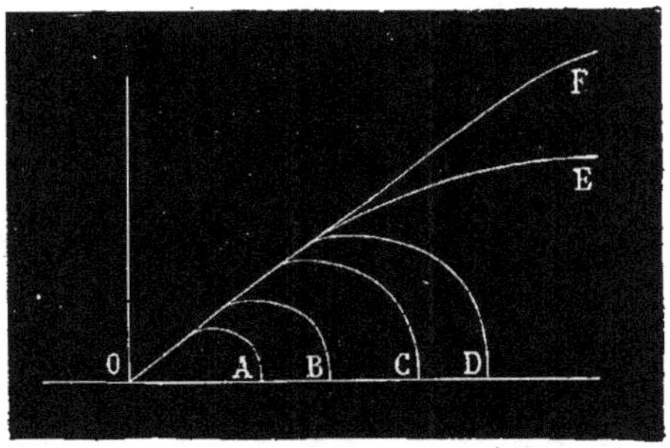

FIG. 113. — Courbes d'évolution des éléments conjonctifs. — A, tubercule; B, gomme; C, tumeurs dites embryoplastiques; D, éléments fibroplastiques; E, fibre lamineuse; F, vésicule adipeuse.

Enfin, E et F représentent la fibre lamineuse et la vésicule adipeuse. Ici les courbes ne rencontrent pas la ligne des abscisses, parce que ces éléments une fois formés restent indéfiniment sous le même état dans les tissus. Leur vitalité est très-obscure, et par conséquent ils ne subissent pas de transformations.

Cette théorie sur l'évolution des éléments du tissu conjonctif nous sera très-utile pour comprendre la formation des tumeurs; elle est tout à fait conforme aux lois générales du développement des êtres organisés. En effet, les diverses courbes retraçant l'évolution d'un même élément, suivant le milieu, pourraient retracer aussi la vie de beaucoup d'organismes inférieurs. Ainsi chez les hydraires des parties identiques se développent chacune dans un sens différent et arrivent à constituer des êtres qui semblent n'avoir plus aucune parenté originelle; chaque individu de la colonie se spécialise et prend une forme distincte en rapport avec des usages déterminés, et il la conserve toute sa vie.

ARTICLE VI.

FIBRES ÉLASTIQUES.

§ 57. — Les fibres élastiques se rencontrent comme éléments accessoires dans le tissu cellulaire, et comme éléments fondamentaux dans les tissus élastiques proprement dits.

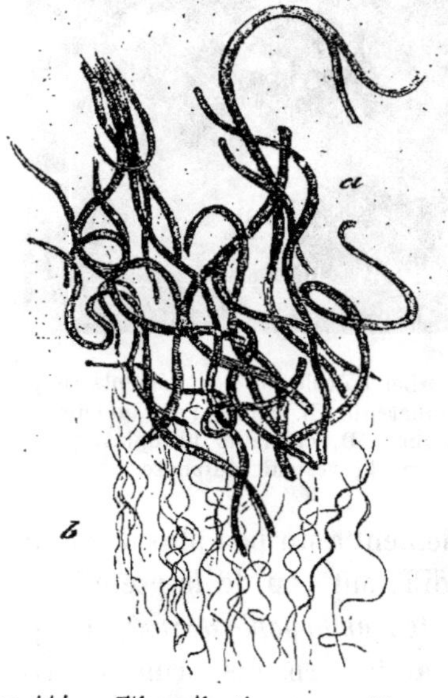

FIG. 114. — Fibres élastiques. — *a*, fibres dartoïques; *b*, fibres fines.

Elles se présentent sous trois aspects :

1° De fibres élastiques fines ;

2° De fibres dartoïques ;

3° D'élastique lamelleuse.

Caractères physiques et chimiques. — Les caractères fondamentaux qui distinguent ces éléments sont : leur couleur jaune, leur élasticité très-grande, et enfin leur résistance à tous les réactifs ; la soude, l'ammoniaque, les acides ne les attaquent que concentrés et à la longue. Néanmoins, pendant la période embryonnaire, ces fibres sont beaucoup moins résistantes ; chez le fœtus, les fibres des ligaments jaunes des vertèbres sont, ainsi que je l'ai montré, attaquées par l'acide acétique ; elles le sont encore chez l'enfant nouveau-né. Les fibres élastiques se retrouvent intactes après la digestion, elles se conservent dans la putréfaction et la gangrène.

Ces fibres ont des contours très-nets, parallèles. Elles se présentent toujours enroulées sur elles-mêmes ou sur d'autres éléments ; elles décrivent des flexuosités et des spirales.

Fibres de la première variété. — Ces fibres sont très-fines dans certains tissus. Elles ont 0mm,001 et même moins d'épaisseur. Elles se disposent en nappes dans lesquelles elles s'entre-croisent sous des angles très-aigus ; c'est ainsi qu'on les trouve dans les séreuses, dans les parois des artères et des veines. Elles sont tellement fines dans certains tissus qu'elles donnent à l'ensemble l'aspect de membranes simplement striées; mais entre cette variété de fibres et les suivantes que nous allons décrire il n'y a point de différences absolument tranchées.

Fibres dartoïques. — Les fibres dartoïques sont plus larges que les précédentes; on les trouve dans le derme, le ligament suspenseur de la verge et le cloisonnement des bourses. Elles ont, en moyenne, de 0mm,005 à 0mm,006 d'epaisseur. Elles sont plates, contournées sur elles-mêmes, très-souvent en spirale; dans le tissu conjonctif un grand nombre sont enroulées autour des faisceaux de fibres lamineuses. Beaucoup de ces fibres sont bifurquées à l'une de leurs extrémités.

Élastique lamelleuse. — Les fibres de cette variété se présentent sous forme de rubans larges, courts, fréquemment anastomosés, dans les ligaments jaunes des vertèbres.

Entre ces dispositions et celle d'une membrane continue percée seulement d'orifices de distance en distance il y a peu de différence. Des fibres comme celles des ligaments jaunes, mais plus larges et plus souvent anastomosées, reproduisent à peu près la lamelleuse élastique qui forme des couches concentriques dans les parois artérielles (*membrane fenêtrée des artères*).

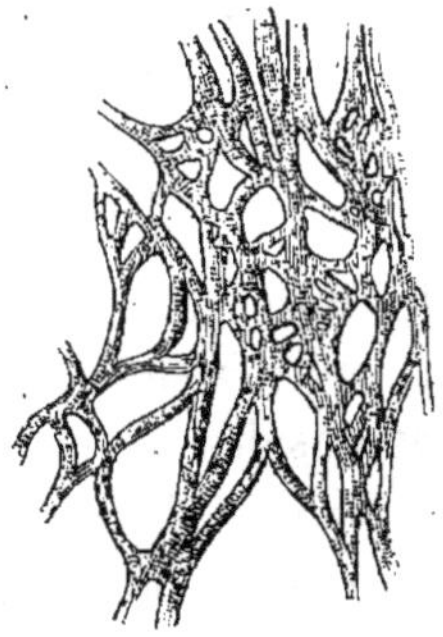

FIG. 115. — Fibres élastiques des ligaments jaunes.

Développement. — Les fibres élastiques se développent comme les fibres lamineuses sur des noyaux qui leur servent de centre de génération (Ch. Robin). Ce fait est facile à constater sur des embryons de mouton de 4 à 5 centimètres dont le ligament cervical postérieur est déjà très-distinct. Il est formé alors de noyaux ovoïdes parallèles entre eux, qui portent des fibrilles ramifiées, implantées sur un mince corps cellulaire. Ces éléments élastiques diffèrent déjà de ceux du tissu fibreux et tendineux considérés à la même époque, par la minceur des fibres et leurs subdivisions plus rapides et plus nombreuses. De même que nous avons vu les noyaux qui servent de centres de génération aux fibres lamineuses s'atrophier ou persister suivant le plus ou moins de développement de la fibre lamineuse, de même nous trouverons dans les tissus des fibres élastiques, tantôt très-longues et isolées, tantôt courtes et adhérentes encore à leur noyau générateur.

Kölliker et la plupart des auteurs allemands n'admettent pas ce mode de développement pour les fibres élastiques, de même Pouchet et Tourneux. Ils pensent que dans la matière amorphe intercellulaire se forment des fibres élastiques. C'est là de la génération spontanée au premier chef, et les auteurs allemands qui ne l'admettent pas en principe pour des éléments beaucoup plus simples, devraient aussi la refuser à ces fibres. Cependant il est facile de trouver une confirmation des faits que nous venons d'avancer, en considérant, chez l'embryon, des membranes comme la muqueuse de l'urèthre et celle de la trachée, qui, chez l'adulte, sont presque exclusivement formées de fibres élastiques; à la place où seront plus tard les fibres, on aperçoit des noyaux portant des prolongements ramifiés comme ceux que nous avons décrits plus haut. Ce qui prouve bien la relation entre le noyau et la fibre élastique.

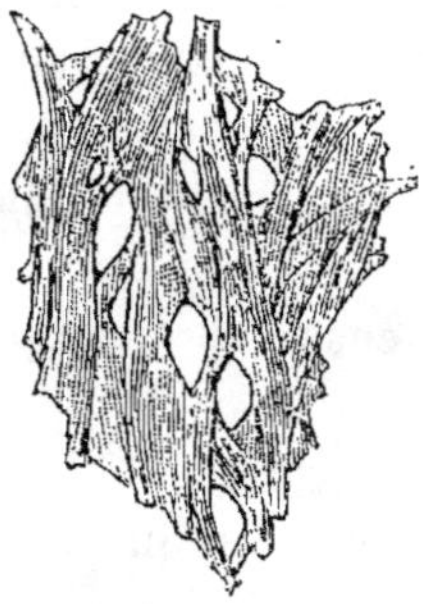

FIG. 116. — Lamelleuse élastique de l'aorte d'un enfant à la naissance.

L'erreur des auteurs dont nous parlons, relativement au développement des fibres élastiques, résulte de l'observation des faisceaux analogues à ceux du ligament cervical postérieur. De ce qu'on voit sur ces faisceaux comme sur les tendons des noyaux écartés les uns des autres par des nappes de fibres, on en conclut que ces fibres se forment dans la substance intermédiaire et *spontanément;* ces nappes de fibres représentent simplement celles qui émanent de noyaux situés à un niveau différent de celui que l'on considère (voy. *Développement des tendons*).

Attributs physiologiques. — Les fibres élastiques n'ont dans l'économie qu'un rôle mécanique, mais ce rôle est très-important et des plus intéressants à étudier. Nous verrons, à propos des membranes muqueuses, du derme, des séreuses, du poumon, des artères, etc., que l'élasticité de ces différents tissus est d'une telle importance que leur fonctionnement serait impossible sans ces fibres, qu'il est même certains organes qui n'agissent qu'en vertu de leur élasticité. On les rencontre par conséquent dans tous les tissus qui sont susceptibles de s'allonger, de se prêter à des changements de forme. Ceux, au contraire, qui ont leur raison d'être dans leur inextensibilité renferment très-peu de ces éléments, et seulement les fibres lamineuses dont nous avons vu plus haut les propriétés.

L'élasticité du poumon, qui tient entièrement à la présence des fibres élastiques, joue un rôle capital dans la respiration; de même celle des artères dans la circulation. Ainsi deux des grandes fonctions de l'économie s'accomplissent en partie grâce aux propriétés physiques de ces éléments; dans la locomotion elles ont des usages que nous étudierons avec le système élastique.

Le développement de ces éléments est lent, aussi ne se régénèrent-ils presque pas, ou même point du tout, dans le cas où ils ont été détruits. Quand des tissus formés en partie de fibres élastiques ont été sectionnés, la cicatrisation ne se fait qu'aux dépens d'autres éléments, ces fibres ne se reformant pas. Il en résulte alors la production de cicatrices fibreuses inextensibles, à la place d'un tissu qui s'allongeait et pouvait se prêter à tous les mouvements.

Une autre conséquence de la lenteur du développement des éléments élastiques est qu'ils n'engendrent jamais de tumeurs; qu'on ne les voit point figurer dans aucune production morbide, si ce n'est comme des débris des tissus normaux détruits par les maladies.

ARTICLE VII

ÉLÉMENTS MUSCULAIRES

§ 58. Les éléments musculaires peuvent, d'une façon générale, être divisés en deux groupes, suivant qu'ils appartiennent aux muscles de la vie animale et aux muscles de la vie végétative; mais ces distinctions ne sont pas absolues, ainsi qu'on le verra plus loin à propos du système musculaire. Au point de vue anatomique, on les divise en muscles à fibres striées et muscles à fibres lisses.

ÉLÉMENTS MUSCULAIRES STRIÉS.

Les *éléments musculaires de la vie animale* sont représentés par des cylindres auxquels on donne le nom de *faisceaux striés* (1). Ceux-ci, en effet, sont décomposables en fibrilles très-fines, de sorte que l'on peut considérer la fibrille comme le véritable élément musculaire.

Fibrilles striées. — Les fibrilles striées ont une largeur de $0^{mm},001$. Leur forme est celle d'un prisme à base carrée. Leur longueur est difficile à déterminer; en tous cas, elle ne peut excéder celle du faisceau pri-

(1) Leeuvenhoeck a décrit, en 1677 et 1722, les faisceaux striés et le myolemme. Fontana, en 1787, a décrit les fibrilles. Le nom de faisceau strié a été donné par Schwann en 1838 (Ch. Robin).

mitif, qui est au maximum de 4 centimètres, d'après Kölliker et Krause.

La couleur de ces fibres vues par lumière transmise est grisâtre avec des stries régulièrement espacées de teinte plus foncée. Les parties claires sont généralement plus longues que les autres; dans certaines conditions on observe le contraire. Lorsque ces fibres se brisent, la séparation se fait au plan de jonction des parties de colorations différentes.

Caractères chimiques. — L'eau froide gonfle les fibrilles et les rend plus transparentes; l'eau bouillante les durcit, les rend cassantes et fait distinguer plus nettement les parties claires des parties foncées.

L'acide acétique les gonfle et finit par les dissoudre. Les parties foncées sont plus difficilement attaquables que les autres (Ch. Robin).

L'élément musculaire est composé d'une substance coagulable, la myosine, unie à une matière colorante identique à l'hémoglobine ou matière colorante du sang, et qui donne les mêmes raies sur le spectre.

La myosine abandonnée à elle-même se coagule spontanément de cinq à six heures après la mort, époque à laquelle commence à se produire la rigidité cadavérique. Ce phénomène est donc dû à la coagulation de la myosine. Son apparition coïncide avec le moment où le muscle devient acide; mais c'est là une simple coïncidence, le muscle chauffé à 40 ou 50 degrés devient rigide sans être acide (voy. *Faisceaux striés*).

Fibrilles des insectes. — Sur les insectes on a décrit, dans ces dernières années, une structure plus compliquée. Nous l'avons retrouvée sur les batraciens et même sur les chiens, mais à l'état frais seulement. Tout porte à croire par conséquent que ces dispositions sont générales.

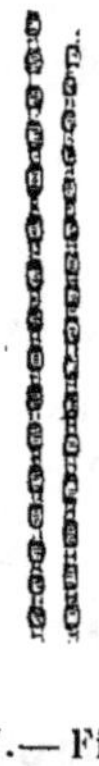

FIG. 117. — Fibrilles du dytique.

La raie claire est partagée en deux par une bande foncée, très-étroite (*disque mince*). La raie foncée, très-large, est de son côté divisée par une bande demi-transparente. Ces fibrilles ne sont pas cylindriques comme celles des vertébrés; au niveau des disques larges elles sont plus épaisses, et rétrécies par contre sur le disque mince.

Merkel a voulu voir dans l'intervalle de deux disques minces un *segment musculaire*, représentant alors une individualité anatomique, et dans le disque mince une cloison de séparation. Pour lui et aussi pour Ranvier la substance contractile serait la partie obscure, et la partie claire serait liquide.

Or, rien ne prouve qu'il y ait là un liquide. Jamais on ne l'a vu se disposer en goutte, et jamais on n'a démontré l'existence de la paroi qui devrait le maintenir. Mais, avec Engelmann et Frédéricq, on peut admettre que les parties claires renferment plus d'eau que les autres, parce qu'elles changent plus vite de volume par la dessiccation (Ch. Robin).

Faisceaux striés. — Les faisceaux striés sont des cylindres larges de $0^{mm},035$ à $0^{mm},150$ chez les hommes vigoureux. Ils ne s'étendent pas dans toute la longueur du muscle. Leur dimension longitudinale moyenne est de 4 à 5 centimètres, d'après Krause. Les extrémités en rapport avec le tendon sont coniques, à sommet mousse.

Ces faisceaux sont formés par l'accolement d'un grand nombre de fibrilles, 10 000 environ, unies de façon que les parties obscures se correspondent. Ainsi le faisceau dans son ensemble paraît divisé horizontalement par des disques alternativement clairs et obscurs.

L'adhésion latérale des parties obscures est assez grande pour que l'acide chlorhydrique dissolvant les parties claires, les premières restent accolées, et le faisceau primitif se sépare alors en disques horizontaux (*disques de Bowmann*), décomposables eux-mêmes en petits prismes unis par leurs faces (*sarcous element*). Cette séparation est tout artificielle. Quand les parties identiques des fibrilles ne se correspondent pas, les faisceaux ont un aspect pointillé.

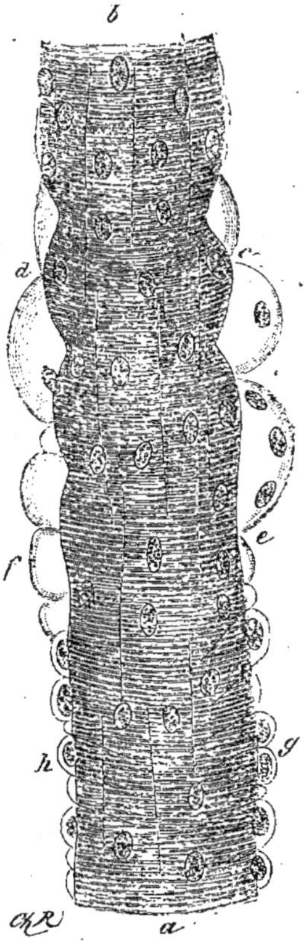

FIG. 118. — Faisceau strié pris sur un membre d'amputé, dessiné par Ch. Robin. — On aperçoit les noyaux dans l'intérieur du faisceau. Le myolemme est soulevé de distance en distance avec les noyaux adhérents à sa face interne.

Sur les insectes, qui ont des fibrilles constituées comme nous l'avons vu, les disques minces des fibrilles se suivent exactement, et le faisceau est partagé en bandes horizontales correspondant à toutes les divisions que présentent les fibrilles.

Le faisceau dans son ensemble n'est pas non plus cylindrique, il reproduit la forme des fibrilles. Au niveau de chaque disque mince, il offre un étranglement qui s'exagère encore lorsque le muscle se contracte (voy. fig. 118).

Entre les fibrilles se trouve une certaine quantité de matière amorphe dont on comprend facilement la nature en se rapportant au développement des éléments musculaires.

On voit sur les coupes perpendiculaires aux faisceaux cette substance former des cloisons de séparation entre les groupes de fibrilles. Les espaces ainsi limités mesurent une largeur de 0^m,002 à 0^m,003. On les appelle habituellement *champs de Conheim.*

Le faisceau primitif est ainsi décomposé en colonnettes ; mais celles-ci ne se continuent pas dans toute sa longueur.

La substance amorphe des cloisons qui, d'après Kölliker, serait liquide pendant la vie, ne pénètre en aucun point dans la fibrille ; elle est durcie par l'alcool, l'acide chromique, gonflée par le chlorure de sodium à 1 pour 200, dissoute par l'acide acétique.

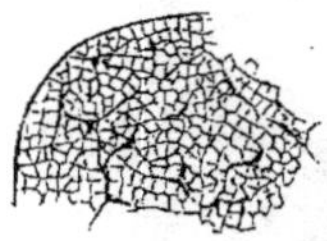

FIG. 119. — Champs de Conheim (muscle de lézard).

Stries longitudinales. — Les plans de juxtaposition des fibrilles déterminent des effets de réfraction sur la lumière transmise, ce qui produit un aspect strié des faisceaux dans le sens longitudinal. Il peut être plus ou moins accusé suivant une foule de conditions.

L'action de l'acide acétique ou de la solution étendue de potasse met en évidence les fibrilles.

Examen des muscles à la lumière polarisée. — D'après Brücke, les parties obscures posséderaient la double réfraction ; de là une théorie de la contraction musculaire qui n'a aucun fondement (*théorie des disdiaclastes*). Ce fait prouve simplement ce que l'on savait déjà sans lumière polarisée : que les propriétés optiques des parties claires et des parties obscures étaient différentes ; du reste, nous avons vu précédemment qu'elles n'avaient pas non plus les mêmes propriétés chimiques. Ces études applicables à des substances bien définies chimiquement n'ont pas beaucoup de valeur faites sur des corps changeant de forme, d'état moléculaire à chaque instant.

D'après Robin, les faisceaux striés polarisent la lumière comme tous les corps formés de lames ou de fibres parallèles. Ils apparaissent lumineux sur le champ noir des deux prismes de Nicol croisés. Les tendons produisent les mêmes effets, mais bien plus accusés et avec les couleurs irisées de la polarisation chromatique. L'action des muscles sur la lumière polarisée ne dépend pas (Robin) de la striation transversale, car elle disparaît avec beaucoup de réactifs, tels que l'acide acétique, l'eau bouillante, qui rendent la striation plus nette ; et elle persiste dans des altérations pathologiques avec lesquelles cette striation a disparu.

Noyaux interfibrillaires. — Entre les fibrilles, au centre des faisceaux et sous le myolemme, on trouve des noyaux disséminés : ovalaires, de 0mm,009 à 0mm,14 sur 0mm,005 à 0mm,006, grenus, aplatis, comme des hématies. Ils flottent dans la préparation, lorsqu'on a rendu liquide la substance des fibrilles avec un acide dilué. Quelquefois les fibrilles leur sont adhérentes.

Noyaux extra-fasciculaires. — Ce sont des noyaux situés entre le myolemme et le faisceau primitif. Ils paraissent appartenir au myolemme, mais ils lui adhèrent peu (Robin). Cependant quand cette membrane s'écarte des fibrilles, elle en entraîne toujours quelques-uns.

Ces noyaux varient beaucoup dans leurs dispositions d'un muscle à l'autre. Souvent ils sont en groupes, en séries, rangés longitudinalement par rapport à l'axe du faisceau.

Leur contour n'est pas toujours régulier ; ils sont grisâtres, manquent généralement de nucléole. Il est commun de voir à chacune de leurs extrémités un petit amas de granulations graisseuses.

Ces noyaux se multiplient par scission : dans certaines conditions morbides, dans la fièvre typhoïde, la variole. Au voisinage des tumeurs épithéliales envahissant les muscles, on voit cette multiplication des noyaux devenir assez considérable pour que le faisceau primitif en soit rempli. Ils sont faciles à distinguer des noyaux du tissu cellulaire, qui, dans le cas de tubercules par exemple, se reproduisent à l'exclusion des noyaux musculaires. Ce sont ces noyaux qui sont les agents de la régénération des muscles, dans les cas de dégénérescence consécutive aux maladies aiguës que nous venons de mentionner.

Myolemme. — *Le myolemme est une enveloppe homogène transparente, élastique, superposée aux faisceaux primitifs.*

Cette enveloppe s'étend sur toute la longueur du faisceau strié, et se termine en cul-de-sac, soit aux deux extrémités des faisceaux qui sont placés bout à bout dans la longueur du muscle, soit aux points d'union du muscle avec le tendon. Son épaisseur est de 0mm,001.

On ne la mesure que sur des muscles d'embryon ou dans l'atrophie musculaire progressive par le double contour qui peut alors être aperçu. Autrement, on n'en constate l'existence que lorsque le tube s'est vidé accidentellement de son contenu.

Quand le faisceau strié est contracté, on aperçoit les plis que le myolemme fait à la surface.

Le myolemme est plus élastique que le faisceau musculaire. Il n'est pas attaqué par l'eau, la coction, l'acide acétique, la potasse, le suc gastrique ; mais les liquides du duodénum le dissolvent plus rapidement que les fibrilles (Robin).

Faisceaux striés du cœur. — Les fibrilles des faisceaux du cœur ne diffèrent pas de celles des autres muscles, sauf par une moindre épaisseur de toutes leurs parties ; d'où un aspect strié plus fin pour les faisceaux primitifs.

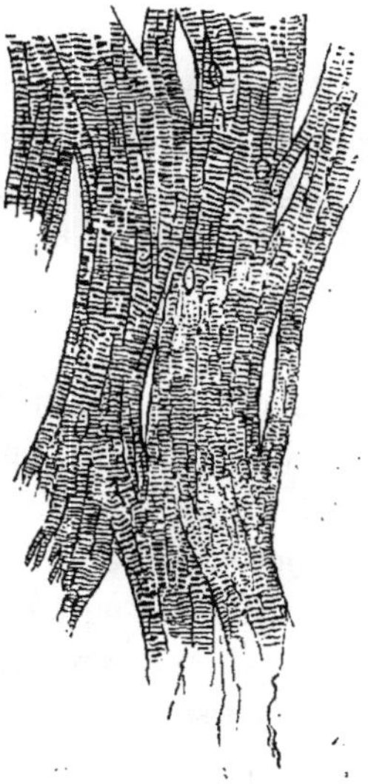

FIG. 120. — Faisceau strié du cœur (enfant de treize ans).

L'épaisseur des faisceaux striés du cœur est de $0^{mm},060$ chez l'homme. Ils sont plus minces dans les oreillettes que dans les ventricules, plus minces aussi au voisinage de l'endocarde ; mais chez les sujets émaciés on en trouve qui sont réduits à $0^{mm},014$.

On ne peut déterminer, à cause des anastomoses, la longueur des faisceaux cardiaques.

Chez certains sujets les stries sont peu apparentes, les parties foncées des fibrilles sont sphériques plutôt que cylindriques : d'où résulte un aspect ponctué des faisceaux. On trouve en outre dans ces muscles des granulations jaunâtres et graisseuses en amas, formant des séries entre les fibrilles, et masquant quelquefois les stries.

Sur les piliers du cœur, à la partie interne des parois de cet organe, beaucoup de faisceaux sont entièrement granuleux. Les stries dans ces conditions sont complétement masquées. Elles n'apparaissent que lorsque l'acide acétique a gonflé la fibre et dissous une partie des granulations (Ch. Robin). Chez le chien il n'y a qu'une espèce de granulations, qui, d'après leur réaction en présence de l'acide acétique, ne sont pas de nature graisseuse.

Anastomoses. — Les faisceaux des muscles du cœur s'anastomosent entre eux, de distance en distance, par des branches plus petites ou égales en épaisseur au faisceau dont elles partent.

Il n'existe pas d'enveloppe de myolemme autour des faisceaux du cœur.

Développement des faisceaux striés. — Les premiers muscles striés apparaissent sous forme d'amas cellulaires réguliers le long de la colonne vertébrale. Ces amas constituent ce qu'on appelle les masses interapophysaires ou chevrons musculaires. Entre ces masses on trouve des bandes hyalines, dans lesquelles se développent plus tard les cartilages des apophyses ou des cloisons fibreuses, comme sur la queue des têtards. Ces chevrons musculaires sont faciles à étudier sur les batraciens, et l'on peut voir chez eux la provenance blastodermique des éléments qui les constituent. Les cellules qui donnent naissance aux faisceaux striés proviennent du feuillet moyen du blastoderme. Elles dérivent directement des sphères de segmentation vitelline. Chez les batraciens, en effet, les masses interapophysaires sont formées de cellules remplies encore de granules vitellins noirs, comme ceux qui se trouvent dans l'ovule de ces animaux (Ch. Robin).

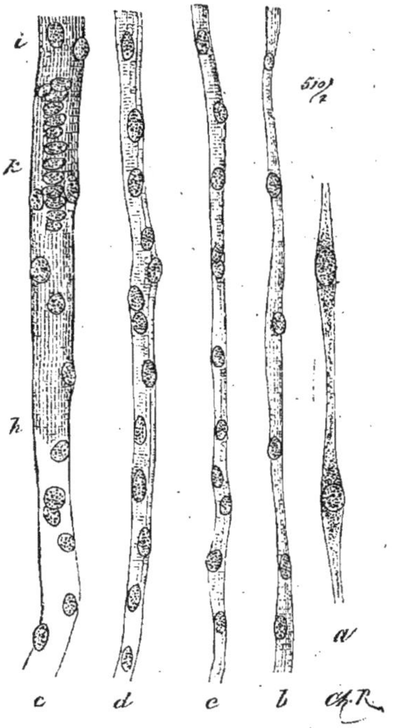

Fig. 121. — Faisceaux musculaires du cou d'un embryon de vache de 15 mill. — De *a* en *e* on voit les phases successives du développement (dessin de Ch. Robin).

Ces cellules de provenance vitelline se groupent autour de la notocorde, pour former les protovertèbres. Elles se disposent en séries longitudinales, et commencent à se souder bout à bout, comme Valentin et Schwann l'avaient démontré. Par leur soudure, elles constituent en quelques jours des cylindres, dans lesquels on n'aperçoit plus que les noyaux, entre lesquels existe un léger étranglement, marquant la place où s'est opérée la fusion.

Sur les batraciens, dès que les cellules adhèrent entre elles, on peut constater les premières manifestations de la contractilité, aussi bien sur les masses interapophysaires que sur le cœur.

Les cellules une fois soudées et réunies en colonne cylindrique régulière, les noyaux se divisent, se multiplient par scission, et se disposent dans l'axe de cette colonne en amas séparés par des traînées de granulations.

Plus tard apparaissent les fibrilles striées à la surface du faisceau, formant ainsi une sorte de cylindre creux embrassant les noyaux. Les fibres peuvent donc être considérées comme des produits intra-cellulaires.

Sur certains faisceaux, ce cylindre de fibrilles striées n'est pas circulaire, il a la forme d'une simple gouttière. Il est facile de constater ces dispositions, aussi bien sur des faisceaux dissociés que sur des coupes perpendiculaires aux fibres. Dans ces dernières préparations, on voit une série de points, représentant la coupe des fibrilles et enveloppant le noyau comme une couronne.

Lorsque se passent les phénomènes que nous venons de décrire, on n'aperçoit pas encore de paroi propre autour des faisceaux de nouvelle formation.

Formation du myolemme. — Le myolemme se développe plus ou moins tôt suivant l'espèce animale. On peut en démontrer l'existence sur les grenouilles quelque temps après la formation des stries. Il apparaît comme une pellicule hyaline, très-mince, qui, dès son origine, résiste aux divers réactifs que nous avons énumérés, lorsque nous avons donné sa description.

Il est de formation secondaire, et ne dérive pas, d'après ce que nous venons de dire, des parois des cellules qui ont engendré le faisceau strié.

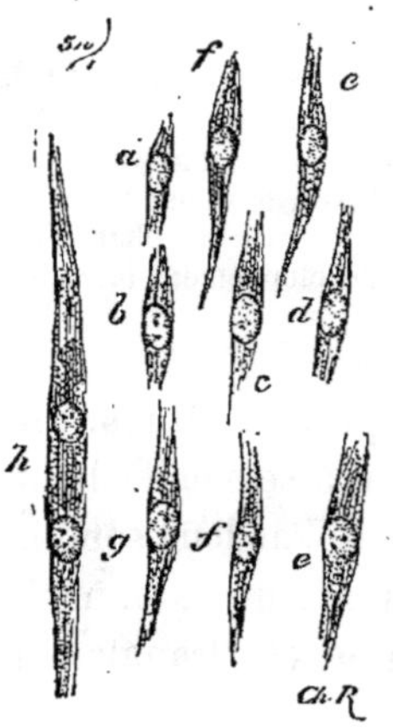

Fig. 122. — Faisceaux musculaires du cœur. Embryon humain de 16 millimètres (1).

Formation des faisceaux striés du cœur. — Ce sont des cellules, semblables à celles des chevrons musculaires des batraciens, qui leur donnent naissance. Le cœur se contracte, alors que leur soudure n'est pas complète, et que sur les batraciens les granules graisseux et vitellins persistent encore. A aucune époque on ne peut apercevoir de myolemme.

Les muscles du cœur se présentent d'abord sous la forme de noyaux ovoïdes, portant à chacune de leurs extrémités une petite masse fusiforme de substance, qui se décompose rapidement en fibrilles par les progrès du développement.

(1) *a*, noyau ovoïde sans nucléole au centre de chaque faisceau unicellulaire; *a, b, c*, noyau de 9 millièmes de millimètre de long; *b*, apparition de stries transversales sur la substance adhérente au noyau; *c, d*, ces stries s'accentuent sous forme de lignes ponctuées, les extrémités des faisceaux s'effilent un peu et prennent un aspect fusiforme; *e, f, g*, faisceaux unicellulaires, plus longs et plus foncés, à stries plus marquées : extrémités filamenteuses; *h*, faisceaux résultant de la soudure de deux autres, et offrant deux noyaux; les faisceaux ont le même aspect que les autres quant à la distribution des stries transversales et longitudinales. (Article MUSCULAIRE, *Dict. encycloped.*, Ch. Robin.)

Il est facile de voir sur des embryons humains de 4 à 5 millimètres (Robin) de véritables paquets de fibrilles attenant au noyau; on peut donc dire que le noyau est le centre de génération des fascicules de fibrilles.

Peu à peu les fibrilles croissent en longueur et épaisseur; elles vont rejoindre les fascicules voisins, constituant de la sorte les anastomoses des faisceaux striés du cœur.

FIBRES MUSCULAIRES DE LA VIE VÉGÉTATIVE.

§ 59. Ces fibres sont de deux espèces : les unes très-allongées, aplaties, fusiformes, avec un ou deux noyaux étroits et longs; les autres, larges et courtes, avec un noyau court aussi. Les premières se rencontrent dans l'intestin, la vessie, les grosses veines; les secondes dans l'utérus et les artères. Dans l'utérus on trouve les deux variétés. La longueur des premières varie de 0^{m},050 à 0^{m},7 et leur largeur de 0^{m},003 à 0^{m},020.

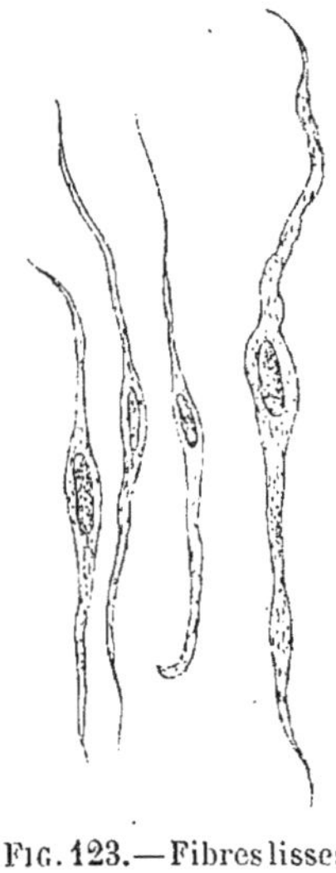

FIG. 123. — Fibres lisses de l'artère crurale d'un chien. — Grossissement 1/350.

Les fibres les plus longues et les plus larges se voient dans les couches externes de l'utérus, au huitième ou neuvième mois de la grossesse. Elles ont 0^{m},6 de long sur 0^{m},012 de large. Dans la vessie des bœufs, des chevaux, on en voit de 0^{m},7. Par contre, les fibres les plus petites se trouvent autour des culs-de-sac glandulaires des uretères. Dans les capillaires elles sont très-courtes.

Les fibres courtes ont la forme de lamelles, parfois polygonales; quelques-unes sont ovales; on en rencontre avec cette forme dans l'utérus pendant la grossesse et dans les corps fibreux.

Souvent dans l'utérus et la vessie les fibres sont bifides. Dans l'ampoule des embryons de mollusques gastéropodes, dans celle des hirudinées (Robin), dans les couches sous-cutanées de ces animaux, on trouve des fibres cellules qui ont une forme étoilée avec cinq ou six branches.

Sur les coupes, les fibres lisses ont la forme de polygones à cinq ou six pans; elles sont bipyramidales et non rubanées; souvent leurs bords sont dentelés (chez le fœtus et dans l'utérus). Elles sont molles, peu résistantes, fragiles à de faibles tractions, peu élastiques, pâles, très-transparentes. Quelquefois elles présentent des renflements sous forme d'une ligne transversale, claire, de $0^{mm},001$ à $0^{mm},003$ d'épaisseur, limitée par une partie plus foncée.

L'eau n'attaque pas les fibres-cellules, l'acide acétique les gonfle, les rend transparentes et les ramollit. L'acide nitrique les durcit et permet de les isoler facilement. Le carmin ne colore fortement que leur noyau.

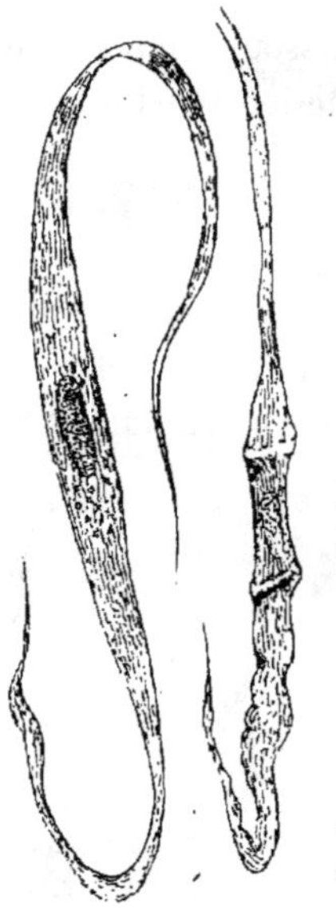

FIG. 124. — Fibres musculaires de l'utérus d'une vache en état de gestation. Gr. 1/350.

Structure. — La fibre-cellule renferme un ou deux noyaux, quelquefois pas du tout. Autour du noyau se trouvent des granulations. Pendant la grossesse, à partir du deuxième mois, on voit des granulations graisseuses non-seulement autour du noyau, mais dans toute l'épaisseur de la fibre. Les fibres qui en renferment le plus sont les fibres larges entraînées souvent avec la caduque.

Le noyau, unique la plupart du temps, est situé dans la partie la plus large de la fibre. Sa direction est celle du grand axe de l'élément. Il est long et étroit, sa longueur est en rapport avec celle de la fibre; sa forme est celle d'un petit bâtonnet arrondi à ses extrémités. Souvent il est courbé en arc ou en S.

Ces noyaux sont résistants, élastiques, inattaquables par l'acide acétique.

Ils renferment quelques granulations, quelquefois un nucléole (dans l'utérus).

Certaines fibres paraissent striées en long; ce qui a fait croire à quelques auteurs qu'il existait une transition entre les fibres striées proprement dites et les fibres-cellules. Mais nulle part on ne voit, soit à la lumière ordinaire, soit à la lumière polarisée, cette alternance de parties diversement réfrangibles des muscles de la vie animale; de plus, l'acide acétique qui dissout les faisceaux striés en les gonflant, rend seulement un peu plus transparentes les fibres-cellules. A la surface des fibres-cellules, on ne trouve aucune enveloppe analogue au myolemme. Enfin, là où les éléments des deux espèces sont mélangés comme dans la tunique de l'œsophage ou autour de l'urèthre, rien n'indique entre eux la moindre transition.

Les fibres lisses dérivent directement des cellules du feuillet moyen, dans la couche de mésoderme appliquée sur le feuillet interne, qui va former les tuniques de l'intestin. Ces cellules, sans paroi propre, s'allongent et s'effilent à leurs extrémités. Sur les batraciens elles perdent rapidement les granules vitellins qui se retrouvent par contre longtemps sur les cellules présidant à la formation des faisceaux striés. En même temps, leur noyau cesse d'être sphérique et s'allonge de plus en plus.

Lorsque le tissu musculaire se régénère, après une blessure de l'intestin par exemple, on voit apparaître par genèse des noyaux hyalins sans nucléole, pâles, de $0^{mm},005$ à $0^{mm},006$, qui s'allongent rapidement.

Quand ils ont atteint $0^{mm},009$ à $0^{mm},010$, il se forme autour d'eux un corps cellulaire. Ils ressemblent alors beaucoup aux corps fibroplastiques (Ch. Robin).

Lorsque l'utérus se développe pendant la grossesse, les fibres augmentent à la fois de longueur et de largeur; quelques-unes présentent des stries longitudinales. Elles se remplissent de granulations graisseuses, et quand l'utérus revient sur lui-même après l'accouchement ces granulations se résorbent.

PROPRIÉTÉS PHYSIOLOGIQUES DES ÉLÉMENTS MUSCULAIRES.

§ 60. La propriété la plus intéressante de la fibre musculaire est la contractilité; elle offre pour les physiologistes un vaste sujet de recherches et un prétexte à toutes les théories.

Les uns ont cherché à voir au moyen de l'observation microscopique en quoi consistaient les contractions des muscles; les autres ont appliqué à l'étude de ce phénomène les moyens mis en œuvre par la chimie et la physique; mais de quelque façon qu'on attaque la question, on arrive, en dernière analyse, à se buter contre des difficultés insurmontables, quand on veut ici, comme dans tous les phénomènes biologiques, chercher le pourquoi et non le comment.

L'étude des propriétés de tissu nous conduit à traiter cette question, ce que nous ne pouvons faire sans discuter les conclusions acceptées par les physiologistes. Il nous a semblé, en effet, que les théories généralement admises soulevaient encore beaucoup d'objections.

Les mouvements de la plupart des infusoires, ceux de même nature qu'on observe sur quelques éléments des animaux supérieurs; comme les cellules à cils vibratiles, sont dus à une propriété spéciale de la matière organisée, que nous avons désignée du nom de *motilité ciliaire*.

A mesure que l'animal se perfectionne, il acquiert des éléments spéciaux destinés à engendrer le mouvement. Ces éléments sont ceux des muscles. Soumis au système nerveux, ils n'agissent que d'une façon intermittente et en vertu de la propriété fondamentale qui les caractérise, la contractilité. Alors que le mouvement ciliaire se produit d'une façon continue dans plusieurs sens à la fois et sans aucun changement de forme de la matière qui l'engendre, celui qui est déterminé par les muscles résulte au contraire d'un retrait en masse et constamment dans le même sens. Ainsi que la force d'expansion d'un gaz ou d'une vapeur, se faisant toujours de la même façon, peut être utilisée par une machine pour produire les mouvements les plus variés ; chez les animaux supérieurs il existe une substance, dont la force de contraction mise en jeu à de certains moments est utilisée par les leviers osseux et les différentes pièces de l'organisme, pour leur donner la faculté de se mouvoir et d'agir.

Mais cette force ne se manifeste que chez les animaux à un certain degré de développement, là où existe aussi un système nerveux pour en régler l'emploi. La motilité ciliaire, celle des amibes, celle des substances douées de ces mouvements dits sarcodiques, tiennent à d'autres propriétés de la matière organisée qu'on a voulu confondre avec la contractilité musculaire, et qui doivent manifestement en être séparées pour des raisons que nous avons exposées à l'article *Cellule*.

Or, la substance musculaire ne se présente pas chez tous les animaux avec les mêmes caractères. La striation transversale paraît être celui qui la distingue à son plus haut degré de perfectionnement. Les faisceaux musculaires de beaucoup d'invertébrés sont lisses. La striation, au contraire, existe chez les animaux supérieurs, dans les éléments qui servent à des mouvements rapides et énergiques, en rapport avec le nombre de déterminations motrices que doit engendrer un système nerveux très-développé.

Contractilité musculaire. — L'analyse anatomique, avec les moyens que nous possédons, ne peut pas nous faire voir ce qu'est la contractilité musculaire. Toutes les théories basées sur une structure plus ou moins compliquée de la fibre striée, sur les différents aspects qu'elle prend au moment de la contraction, tombent devant ce fait si simple que la fibre lisse est contractile, que le faisceau strié lui-même se contracte, bien avant l'apparition des fibrilles et des stries. Des mouvements plus difficiles à comprendre, comme ceux des diatomées, des infusoires, des flagellums, des cils vibratils, se font par le seul moyen d'une substance homogène pour laquelle on ne peut invoquer ni la théorie de l'*inversion* ni celle des *disdiaclastes*.

Ce n'est donc pas dans la forme qu'on doit chercher l'explication des propriétés de la fibre musculaire. Ici, comme pour la plupart des phénomènes vitaux, il faut remonter à l'arrangement moléculaire. Si nous pouvions savoir ce qu'est la force de cohésion et l'élasticité des corps, quelles sont les lois de la mécanique moléculaire, nous pourrions peut-être comprendre comment dans la substance des éléments musculaires les forces d'attraction peuvent varier d'intensité, s'éteindre subitement et reparaître aussitôt.

Néanmoins, si nous ne pouvons, d'après la structure des éléments, remonter à la cause de la contractilité musculaire, l'expérimentation nous donne les conditions dans lesquelles elle se manifeste.

Propriétés électriques des muscles. — L'électricité est, plus qu'aucun autre agent, après l'influx nerveux, un excitant de la contractilité musculaire. Les muscles dégagent même de l'électricité; mais on ne peut pas dire que cette propriété physique et la propriété physiologique d'être contractile soient réciproquement dépendantes. De même que le fluide nerveux n'est pas de l'électricité, la contraction musculaire ne représente pas non plus une certaine quantité d'électricité transformée en mouvement.

Le galvanomètre montre qu'il existe dans les muscles un courant allant de la surface libre à la surface de section, ou même sur une section oblique de l'angle obtus à l'angle aigu (Dubois-Reymond), courant qui disparaît pendant la contraction musculaire.

Dubois-Reymond donne de ces faits une théorie très-compliquée : il considère les fibres comme formées de molécules péripolaires au point de vue électrique. Elles auraient une zone positive et une zone négative, etc. Mais ce sont là des hypothèses reposant sur des hypothèses.

Hermann invoque la décomposition chimique d'une substance instable, l'inogène, qui s'altérerait plus vite sur les surfaces de section ; mais cette théorie encore n'explique pas l'arrêt du courant pendant la contraction, et le courant allant du ventre musculaire vers le tendon, etc.

La théorie de Becquerel est beaucoup plus rationnelle. D'après ce physicien, tous les tissus animaux peuvent produire des courants en vertu de ce fait, que deux liquides différents séparés par une membrane ou des espaces capillaires deviennent, dans ces conditions, une source puissante d'électricité. Suivant lui, dans le muscle le courant va du centre à la périphérie, à cause des réactions chimiques plus intenses qui se produisent à la surface exposée à l'air ; et ce qui prouve encore que cette explication est la vraie, c'est que sur un muscle réduit en bouillie on obtient les mêmes courants que sur un muscle intact. Legros et Onimus, acceptant la théorie de Becquerel, pensent que le courant cesse pendant la contraction, parce qu'à ce moment il y a équilibre entre les phénomènes chimiques de la surface et ceux de la profondeur. Comme preuve, ces auteurs font l'expérience suivante :

Ils enfoncent des aiguilles dans deux muscles identiques du même sujet et trouvent qu'il n'y a point de courant. En faisant ensuite contracter un des muscles, l'autre restant en repos, le muscle en contraction devient électro-négatif (comme l'était dans les expériences précédentes la surface de section) par rapport au muscle au repos.

Ainsi ces propriétés électriques des muscles ne sont autres que celles de tous les tissus vivants.

Indépendance de la contractilité musculaire. — La contractilité musculaire n'est pas une propriété émanant du système nerveux. Voici les expériences qui démontrent cette proposition :

1° Longet coupait un nerf sur un animal. Au bout de quatre jours l'extrémité périphérique de ce nerf était altérée et le muscle était encore contractile.

2° Cl. Bernard, après avoir aboli l'action des nerfs en empoisonnant un animal avec le curare, a montré alors que l'excitation du nerf ne produisait aucun effet, le muscle excité isolément se contractant néanmoins.

3° Sur les mammifères et l'homme récemment tués, les nerfs cessent rapidement d'être excitables, tandis que les muscles conservent leur excitabilité pendant plusieurs heures.

L'indépendance de la contractilité musculaire vis-à-vis des muscles est donc bien démontrée par ces expériences. Néanmoins, en examinant la question à un point de vue plus général on ne peut accepter cette proposition dans des termes aussi absolus. Si le muscle se contracte isolément, il faut reconnaître cependant que le véritable agent qui mette en jeu la contractilité est l'influx nerveux. Or, le nerf n'agit point comme un conducteur qui viendrait pour ainsi dire ouvrir une détente. Il règle, au gré des centres nerveux, médullaires et cérébraux, la quantité de force qui doit être développée. Quelle comparaison, en effet, établir entre ces contractions produites par le muscle sous l'influence d'un agent extérieur, et les efforts réglés avec une si grande précision que déterminent les actions nerveuses?

Dans les états pathologiques la contractilité musculaire paraît échapper à ces lois rigoureuses fondées sur l'expérimentation. Ainsi la fatigue semble même ne plus exister dans certains troubles nerveux, comme les crises hystériques, la catalepsie, les contractures sous l'influence de maladies cérébrales ou médullaires. Mais en outre, la tonicité musculaire dépend encore de l'action des nerfs moteurs et sensitifs. Elle cesse quand ces nerfs sont coupés. Ces faits prouvent, par conséquent, que si la contractilité peut exister comme propriété musculaire, néanmoins elle est, dans un certain rapport, sous la dépendance de l'influx nerveux.

Action de certains agents sur la contractilité. — Le muscle est alcalin à l'état normal, acide quand il est fatigué. L'acide qu'on trouve dans le muscle fatigué est l'acide sarcolactique. L'injection de cet acide dans le muscle supprime sa contractilité et le rend rigide; mais le muscle peut devenir rigide sans être acide, par simple élévation de sa température.

L'arrêt du courant sanguin (ligature des artères) abolit la contractilité musculaire. Une température de 45 degrés enlève aussi au muscle cette propriété fondamentale. C'est là un fait d'une très-grande importance, car dans certaines maladies la température s'élève souvent à 42 et 44 degrés. Les poisons musculaires : sulfocyanure de potassium, upas antiar, conicine, vératrine, ont une action analogue.

On voit, en résumé, que toutes les études faites sur la contractilité musculaire nous ont amenés à des résultats fort importants relativement aux conditions dans lesquelles cette propriété peut être accrue ou diminuée, mais ne nous ont rien appris sur ses causes premières.

Contraction musculaire. — La théorie des vibrations et des ondes musculaires, dont nous allons nous occuper, est acceptée aujourd'hui par tous les auteurs de physiologie; elle a été mise en avant par des hommes qui ont, à juste titre, une grande autorité dans la science; cependant nous croyons devoir faire à cette théorie de nombreuses objections, au point même que nous ne la croyons pas acceptable dans les termes où elle est posée.

Avant d'examiner la théorie, voyons quels sont les phénomènes que l'on observe dans les conditions normales.

La contraction physiologique d'un muscle sur l'homme s'accompagne d'un raccourcissement dans le sens longitudinal et d'une augmentation du diamètre transversal, sans aucun changement du volume total.

La contraction musculaire dans les conditions physiologiques se fait d'une *façon continue sans aucune secousse;* et c'est parce qu'elle s'accomplit de cette façon que nos mouvements peuvent atteindre une précision si grande, que nous pouvons manier les objets les plus délicats et tracer avec le crayon des lignes fines et régulières. Quand les secousses se montrent le muscle est malade ou fatigué; ou bien encore le système nerveux est lésé. Ainsi dans certaines maladies, chez les vieillards, les alcooliques, les contractions musculaires sont tremblées.

Il n'est pas nécessaire, pour savoir quel tracé peut donner la contraction musculaire, pour être assuré qu'il doit être régulier et sans oscillations, d'attacher un fil à l'extrémité d'un muscle ; de lier ce fil à un levier qui décrit une courbe sur un tambour enregistreur ; il suffit de regarder les lignes que l'on peut tracer avec la main. Les os de l'avant-bras, le tendon du biceps, la plume que l'on tient pour écrire, ne représentent-ils pas, au point de vue mécanique, ces appareils compliqués ? Les dispositions sont les mêmes ; et les vibrations du muscle seraient, en vertu des rapports existant entre les bras de leviers, exagérées encore dans la main qui écrit. La pointe d'une épée tenue le bras allongé représente, relativement aux appareils myographiques, l'extrémité d'un levier immense et pouvant traduire les plus petites oscillations. Or, les courbes qu'elle trace cessent seulement d'être continues et régulières lorsque les muscles de l'avant-bras sont fatigués ou que le système nerveux est troublé. Mais ces leviers réalisés par les membres ont encore un avantage sur les autres, c'est d'être dans les conditions normales. Pourrait-on objecter que la contraction d'un muscle isolé se fait par des secousses que les antagonistes détruisent pour rendre le mouvement continu. Il faudrait pour cela admettre que les mouvements vibratoires interfèrent et se superposent exactement ; ce qui est évidemment impossible. Mais il est facile de répondre encore à l'objection, en prenant le graphique d'une contraction musculaire isolée. Or les tracés que nous avons pris ainsi sur les animaux et sur l'homme nous conduisent aux mêmes conclusions.

FIG. 125. — Contraction brusque du biceps de l'homme.

La courbe de la figure 125 est continue et régulière ; la ligne droite horizontale correspond à l'état de contraction permanente du muscle : c'est bien là le type du *tétanos physiologique*, tel que le conçoit M. Marey.

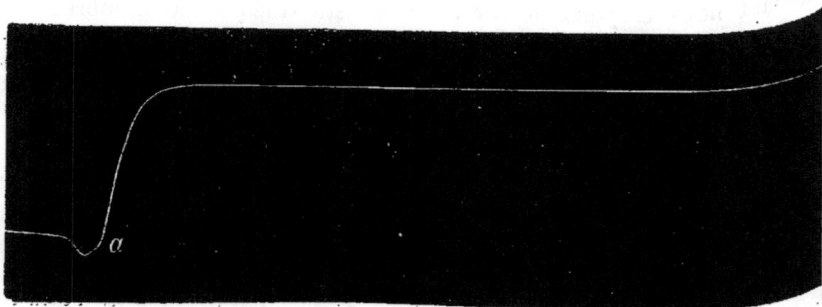

Pour arriver à cet état, le muscle n'éprouve aucune oscillation. En outre, si l'on compare la courbe ascendante avec la ligne 3 de la figure 126, on voit que la contraction tonique permanente est obtenue pendant que le diapason donne une dizaine de vibrations, c'est-à-dire à 0,1 de seconde.

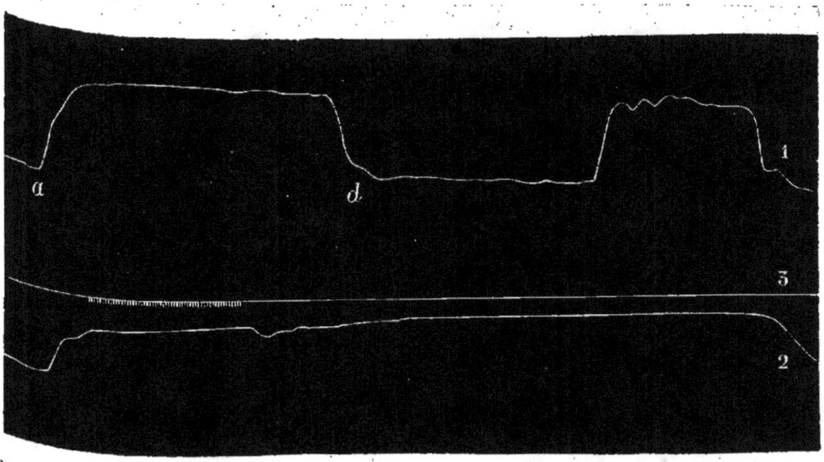

FIG. 126. — Contractions musculaires chez le chien vivant. — 1, excitation du nerf; 2, excitation du muscle; 3, courbe du diapason donnant 100 vibrations par seconde.

D'après ces courbes, la contraction est plus rapide et plus complète quand on excite le nerf que quand on excite directement le muscle. La première donne un tracé peu différent de celui qui a été obtenu avec le biceps de l'homme; elle offre seulement quelques oscillations.

La figure 127 montre comment se fait la contraction continue sur un

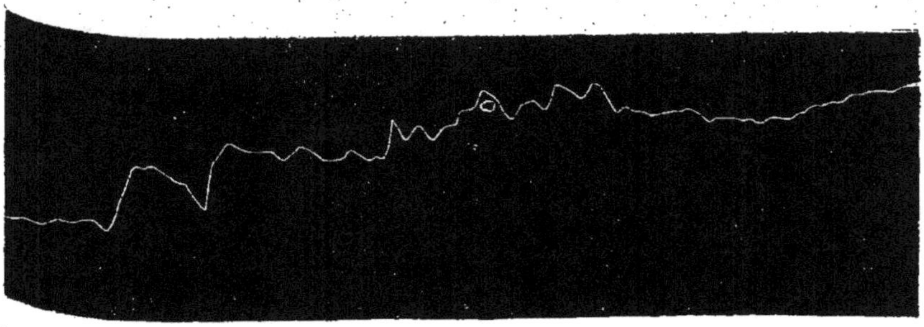

FIG. 127. — Contraction musculaire du biceps fatigué au préalable par une série d'efforts violents, la main supportant un poids.

muscle fatigué. La volonté envoie pour ainsi dire une série de décharges, qui ne suffisent pas à maintenir le biceps contracté. Après chacune d'elles, le muscle se relâche, puis se contracte encore sous l'effet d'une impulsion nouvelle.

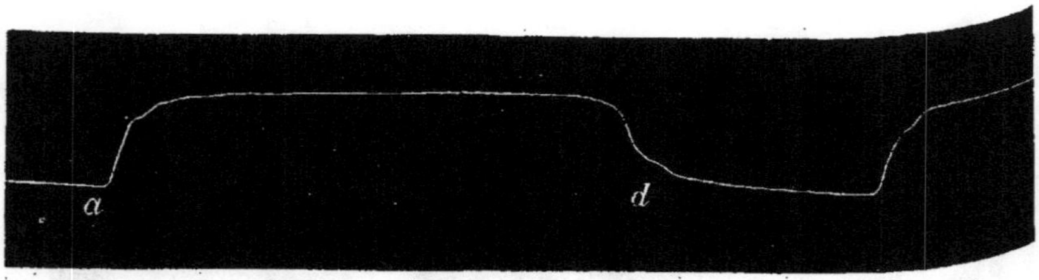

FIG. 128. — Contraction musculaire sur un chien mort par excitation du nerf. La courbe d'ascension est un peu inclinée.

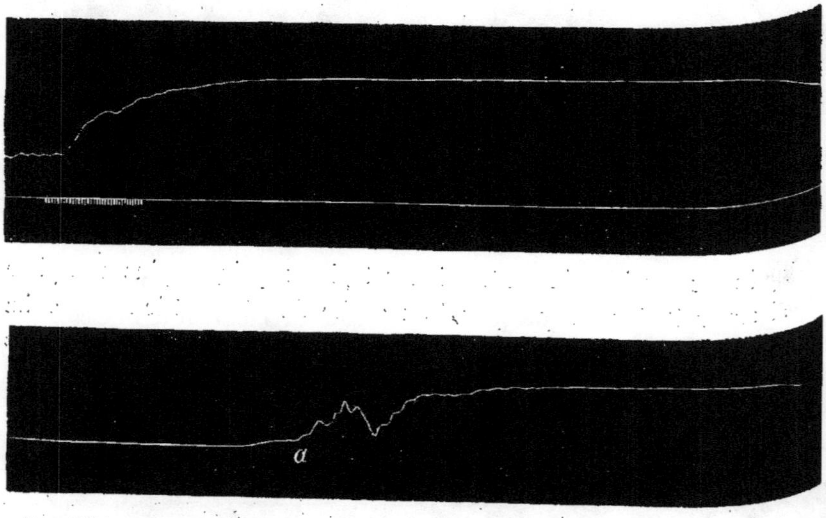

FIG. 129. — Contractions musculaires de plus en plus tremblées sur le même chien. L'excitabilité diminue progressivement.

Après la mort, à mesure que l'excitabilité diminue le muscle se trouve dans les mêmes conditions que s'il était fatigué ; il arrive à l'état de retrait complet par une série d'oscillations. La durée d'une contraction étant de quelques centièmes de seconde, on comprend qu'une contraction commençant quand l'autre cesse, on obtienne avec des excitations rap- un retrait complet, comme celui du musle sous l'influence de la volonté. Le nombre d'excitations nécessaires pour obtenir une ligne continue n'exprime donc qu'une chose, la vitesse de la contraction musculaire.

Mais cela ne prouve pas que le nerf agisse de la même façon, qu'il n'ait pas une action brusque, continue et persistante.

Ainsi, quel que soit le mode de contraction, qu'elle soit brusque ou continue, qu'elle se fasse à vide ou pour soulever un poids, toujours elle est représentée sur les tracés par une ligne droite ou une courbe régulière. Sur les animaux vivants, en excitant le nerf moteur quand il n'y a pas encore épuisement, la ligne de contraction est identique à celle qu'on obtient chez l'homme à l'état normal. Lorsque la fatigue survient, alors une lutte s'établit entre le muscle qui tend à revenir à sa position d'équilibre et la volonté qui cherche à maintenir la contraction, et la courbe est tremblée.

On peut donc poser ce premier principe :

La contraction musculaire, dans les conditions physiologiques, se fait suivant un mouvement uniforme, et se traduit graphiquement par une courbe régulière et continue.

Pour achever de discuter cette question, nous devons encore déterminer la vitesse de la contraction musculaire, quand elle est aussi rapide que possible.

Vitesse de contraction. — La vitesse de contraction est facile à mesurer approximativement de la façon suivante : On prend un crayon entre le

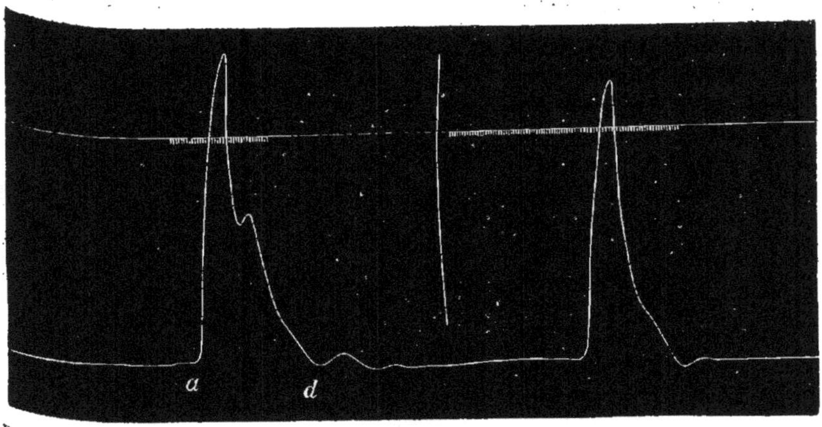

FIG. 130. — Contractions et relâchements brusques du biceps de l'homme. — Pour mesurer la vitesse de la contraction, l'arc qui coupe perpendiculairement la ligne du diapason donne approximativement la déviation de l'aiguille. La courbe d'ascension correspond à trois ou quatre vibrations, ce qui ferait, avec la correction, pour le temps d'une contraction, 0,02 à 0,03 de seconde.

pouce et l'index, et sur une feuille de papier on frappe avec la pointe, de façon à faire en une minute le plus de points possible. Chaque point exige une contraction d'un muscle fléchisseur ; on arrive ainsi à compter douze à quinze contractions en une seconde. Ce nombre correspond à 0,06 de seconde pour chaque contraction, chiffre voisin de celui qui a été donné par M. Marey pour la vitesse de la contraction musculaire, et qui serait, d'après lui, de 0,07 à 0,08 de seconde. En comparant la courbe d'une contraction brusque avec celle d'un diapason vibrant cent fois par seconde, on arrive à peu près au même résultat (1).

Mais lorsque le muscle perd de son excitabilité, la contraction ne se fait plus avec la même rapidité. *Quand il est fatigué*, et sur les animaux *après la mort*, la courbe d'ascension est oblique et irrégulière, par conséquent *la vitesse de contraction est ralentie*.

Lorsque l'excitabilité musculaire commence à disparaître chez le cadavre, on constate des phénomènes encore plus accusés. Si l'on frappe alors un muscle avec un corps dur, on obtient au point frappé une contraction localisée sous forme de corde transversale ; par une série de chocs, on peut produire autant de contractions isolées qui finissent par se confondre, et le muscle ainsi est amené progressivement au même état de retrait qu'on aurait pu obtenir, quand l'excitabilité musculaire était intacte, par une seule excitation. Chez l'animal en expérience on obtient une contraction brusque comme celle qui est volontaire, en excitant le nerf moteur. Elle se maintient si l'excitation persiste ; mais si l'animal est épuisé, c'est par une série de montées et de chutes qu'on arrive à la contraction continue appelée improprement tétanos physiologique, car cet état n'est pas plus physiologique que cette sorte de contracture par retraits successifs qu'on obtient après la mort.

Si l'on examine maintenant, au moyen du microscope, la contraction des muscles sur des insectes, comme l'a fait Rouget ; sur des bryozoaires, comme je l'ai fait moi-même, et ces derniers animaux se prêtent très-bien à ce genre d'observation, on ne voit jamais sur le muscle au moment de la contraction autre chose qu'un retrait en masse sans aucune oscillation, sans aucune onde.

(1) Il faut tenir compte de la courbe décrite par la pointe du levier, et cette cause d'erreur ne peut être corrigée géométriquement, car cette courbe est du 4e degré, étant formée par l'intersection de deux cylindres dont les axes ne sont pas dans le même plan ; elle se trouve en outre développée sur les tracés. Pour avoir une évaluation exacte, il faudrait donc transformer le mouvement de rotation du levier en mouvement de translation parallèle aux génératrices du cylindre au moyen d'un parallélogramme articulé.

M. Marey corrige l'erreur d'une façon approximative, qui serait suffisante si la contraction musculaire se faisait suivant un mouvement uniforme ; mais on ne sait pas quelle est la loi de ce mouvement. On ne peut donc avoir avec les appareils faits jusqu'ici qu'une évaluation inexacte de la vitesse de la contraction musculaire.

Du reste, le temps d'une contraction, à supposer même qu'elle atteigne ce que nous appelons le tétanos physiologique, peut évidemment être encore moindre si le muscle reste contracté à la moitié ou au quart du mouvement qu'il peut produire.

Examinons maintenant les théories relatives à la contraction musculaire.

Théorie de l'onde. — Aeby a vu, sur les muscles des insectes, des ondes traverser la fibre dans toute sa longueur. Weber s'appuya sur cette observation pour émettre l'hypothèse que la contraction musculaire était produite par une série d'ondes traversant le muscle.

Sur des muscles de vertébrés, Aeby, après empoisonnement avec le curare, a pu enregistrer le passage de l'onde et en mesurer la vitesse qu'il évalue à 1 mètre par seconde.

Weber ayant tétanisé un muscle avec une série de décharges électriques, en a conclu que la contraction physiologique était due à une série de décharges dont chacune déterminerait une onde.

Helmholtz et Marey ont trouvé enfin que cet état de contraction continue était obtenu avec un nombre de décharges variable suivant l'espèce animale : 30 à 32 chez un mammifère ; 70 chez un oiseau ; 4 à 5 chez une tortue. Pour Helmholtz le bruit musculaire correspondrait à 32 vibrations par seconde ou 32 ondes. Une onde traversant le muscle ferait une secousse, 32 le tétanos. Telle est la conclusion à laquelle on arrive forcément en suivant les raisonnements des physiologistes que nous venons de citer.

Les expériences qui servent de point de départ à la théorie sont très-ingénieuses ; mais elles ne nous montrent qu'une chose, c'est que la vitesse de la contraction musculaire n'est pas la même chez les différents animaux. Considérée en elle-même, cette théorie est pleine de contradictions.

En premier lieu, les ondes qu'Aeby a observées sur les insectes ne se voient que lorsque le muscle est presque mort. Ce sont de simples nœuds de contraction qui se propagent, tandis que chez les vertébrés dans les mêmes conditions, c'est-à-dire sur le cadavre, ces contractions idio-musculaires restent localisées dans le point où a porté l'excitation.

M. Marey, pour soutenir la théorie de l'onde, donne des tracés montrant le retard de la contraction, entre les deux extrémités du muscle. Mais là encore, en excitant avec l'électricité, il détermine une contraction localisée qui se propage d'un bout à l'autre du muscle, et met un certain temps à le parcourir. Rien ne prouve que l'excitation transmise par le nerf moteur ne traverse le faisceau musculaire avec une vitesse double, ou dix fois, cent fois supérieure. En tous cas, sur les tracés de M. Marey le retard de contraction n'est évalué qu'approximativement, étant données les causes d'erreur que nous avons signalées (voy. la note de la page 230).

Si nous admettons, en effet, les chiffres qui expriment la vitesse de propagation de l'onde, nous arrivons à une conclusion singulière, ainsi que nous allons le voir. La vitesse de propagation de l'onde musculaire a été évaluée à 1 mètre par seconde. Or, supposons que nous ayons un muscle de 1 mètre de long et qu'on y fasse passer 32 ondes successivement en une seconde, au moyen des 32 excitations nécessaires pour obtenir le *tétanos physiologique* : les ondes marcheront parallèlement à des intervalles de 3 en 3 centimètres. Jusqu'ici le raisonnement s'accorde avec la théorie ; mais si le muscle n'a que 3 centimètres de long, ce serait en vain qu'à l'une de ses extrémités on ferait passer 32 décharges électriques en une seconde ; une onde sortirait par un bout quand la suivante entrerait par l'autre, et ainsi ce muscle ne pourrait jamais avoir le tétanos physiologique.

Théorie des secousses. — Cette théorie suppose que la contraction musculaire totale est décomposable en contractions élémentaires, se faisant toutes dans le même temps, pour le même animal. Des contractions élémentaires fusionnées à raison de 32 en une seconde donneraient une contraction physiologique chez l'homme. Le son musculaire, d'après les mêmes auteurs, correspondrait à 32 vibrations par seconde.

A. — Il est certain que 32 excitations par seconde se font avec une rapidité telle, qu'étant donnée la vitesse de contraction, qui est de quelques centièmes de seconde, le muscle n'a jamais le temps de revenir à sa position d'équilibre. Ce chiffre n'exprime donc qu'une chose, la durée minimum d'une contraction. Mais peut-on déduire de là que la contraction physiologique, dans toutes les conditions si variables où elle se produit, soit déterminée par des excitations répétées du nerf moteur à raison de 32 par seconde ? Peut-on affirmer que ces excitations ne sont pas cent ou mille fois plus nombreuses ? La loi de continuité si manifeste dans tous les modes de contraction serait plus en harmonie avec cette seconde hypothèse. Quant aux preuves tirées de la tonalité du bruit musculaire, sont-elles assez solides pour étayer toute une théorie ?

B. — Lorsque le muscle se fatigue, *la contraction est beaucoup plus lente, chaque courbe d'ascension est beaucoup plus inclinée.* Comment se fait-il alors que le même nombre d'excitations n'arrive pas à fondre les secousses et à donner une courbe continue ? Comment concilier ce résultat avec la théorie des secousses ? En effet, si la vitesse de chaque secousse diminue avec l'excitabilité du muscle, le muscle d'un mammifère fatigué devrait être dans les mêmes conditions que celui d'une tortue, et pour arriver au tétanos n'exiger qu'un nombre plus faible d'excitations, puisque la contraction élémentaire eet devenue plus longue. Or, c'est le contraire qui a lieu ; plus l'animal s'épuise, plus il est difficile d'obtenir la fusion des secousses. Il faudrait, pour confirmer la théorie, pour prouver que la secousse est fixe et invariable, montrer que le muscle épuisé ne réagit pas à chaque excitation, mais que chaque fois qu'il réagit il donne une secousse de même durée que dans les conditions normales ; les tracés montrent qu'il n'en est rien. Or, en les étudiant nous pouvons concevoir les phénomènes d'une façon différente : sur un muscle sain une excitation donne une *contraction totale;* si l'excitabilité diminue, la conductibilité du muscle n'est plus la même, alors la contraction se localise, elle est plus lente dans sa marche, mais comme elle a moins d'amplitude elle met en somme moins de temps à se faire. Sur le muscle normal, une décharge donne une des courbes de la fig. 130 qui pour une montée et une descente offrent une durée de 0,1 ou 0,2 de seconde ; sur le muscle fatigué la courbe étant plus petite s'achève plus rapidement : en quelques centièmes de seconde ; par suite il faut plus d'excitations pour fondre les contractions du muscle fatigué en une courbe continue.

En résumé, le muscle, pendant la contraction, est exactement dans les conditions d'un ressort qui oscille autour de sa position d'équilibre. Or, on sait que ces oscillations sont isochrones ; le muscle en effet se contracte et se relâche comme le ressort dans un espace de temps minimum, et déterminé pour chaque individu. Si l'on prenait le graphique d'un ressort mis en mouvement par des tractions se produisant à des périodes régulières et suffisamment espacées, on aurait exactement la courbe myographique dans laquelle les secousses ne sont pas confondues; mais si les tractions s'exerçaient sur le ressort, de façon à ne pas lui laisser le temps de revenir sur lui-même, on obtiendrait sur le graphique une courbe continue. Cependant pourrait-on dire que *le mouvement de retrait d'un ressort se fait par une série de secousses élémentaires fondues en une seule?*

De cette discussion, il résulte pour moi que la théorie des secousses et des ondes musculaires n'est pas acceptable dans les termes où elle est posée. Si la contraction musculaire résulte d'ondes traversant le muscle, ces ondes ont une vitesse tout autre que celle qu'on leur a assignée. Ce sont peut-être des mouvements vibratoires, comme ceux de la lumière et se propageant avec une très-grande rapidité. Il est rationnel, en effet, d'admettre qu'un changement d'état moléculaire comme celui qui accompagne la contraction musculaire se propage par un mouvement ondulatoire, mais on n'a pas encore trouvé de moyen pour en démontrer l'existence. On a pris pour des ondes une succession de petites rétractions de toute la masse, amenant progressivement la contraction complète.

Enfin, les résultats obtenus sont si différents, avec des muscles normaux, fatigués, morts, ou séparés du système nerveux, qu'il est impossible de conclure à une théorie de la contraction, d'expériences qui ne sont pas faites exactement dans les conditions physiologiques; car le muscle répond aux excitations qu'il reçoit suivant son état et la nature de l'excitant. Et c'est justement parce qu'il obéit si bien au système nerveux et transmet avec tant de fidélité les ordres qu'il reçoit, qu'il est impossible, même à priori, que la transmission de ces ordres se fasse par une série de chocs aussi espacés les uns des autres que 32 par seconde.

En réalité, à part les conditions expérimentales, il n'y a pas de secousses musculaires; mais il se produit, sous l'influence de la volonté, des contractions brusques qui cessent avec une vitesse égale parce que la volonté ne les maintient pas, et des contractions tout aussi brusques mais persistantes parce que la volonté les maintient.

Étude microscopique de la contraction musculaire. — Quand on examine au microscope les muscles d'hydrophiles que l'on fait contracter, on voit un tassement général de tous les disques, en même temps le faisceau primitif s'élargit.

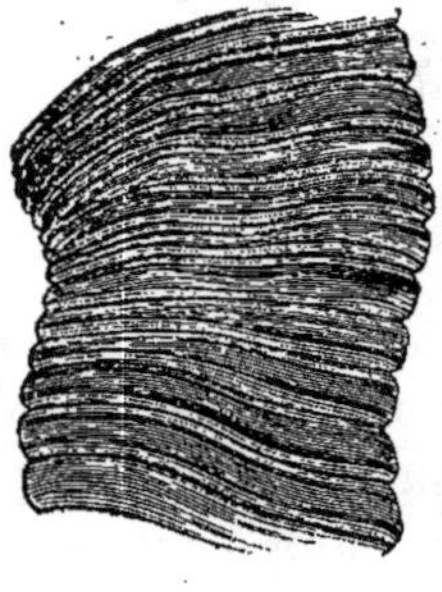

FIG. 131. — Muscle de dytique encore vivant et dans la période de repos.

Mais, d'après Merkel et Frédéricq, lors de la contraction, il y aurait inversion, c'est-à-dire que les parties foncées prendraient la place des parties claires, et inversement. Ranvier (Cours du Collége de France, 9 décembre 1876) n'admet pas ce fait de l'inversion. Merkel l'explique par un déplacement de liquide, représenté pour lui par la zone transparente. Pour G. Pouchet, ce phénomène est dû à un simple changement des propriétés optiques.

Pour prouver la réalité de ce fait, que les parties claires deviennent foncées pendant la contraction, et inversement, on invoque les faits suivants : 1° Les fibrilles durcies à l'état de repos se brisent toujours dans la zone claire, durcies à l'état de contraction, au niveau de la zone obscure.

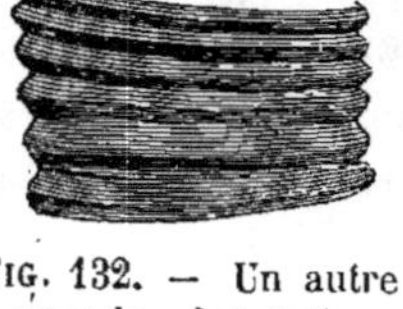

FIG. 132. — Un autre muscle de dytique contracté et à l'éclairage oblique.

2° Étant donné que le myolemme adhère seulement au niveau des disques minces, pendant l'état de contraction il semble que la partie obscure intervertie se soit transportée à son point d'insertion. Mais M. Ranvier prétend que pendant la contraction on peut suivre le disque mince dans toute l'épaisseur du faisceau, et voir les deux points d'insertion du myolemme à ses extrémités ; d'où il conclut qu'il n'y a pas inversion.

J'ai repris ces expériences, non plus en examinant des muscles plongés simplement dans l'alcool, et en supposant que ce réactif les mette dans l'état de contraction, mais en les faisant contracter sous le microscope avec une machine d'induction. J'ai pu voir ainsi que le fait avancé par Merkel et Frédéricq est exact ; mais l'explication m'en a paru fort simple.

Le faisceau primitif présente un enfoncement au niveau du disque mince. Lors de la contraction, cet enfoncement s'exagère ; les parties intermédiaires débordent davantage, de telle sorte que le faisceau offre dans son ensemble l'aspect d'une vis à filet triangulaire ; la hauteur du filet correspondrait à l'intervalle de deux disques minces. Or, examinons quelles seraient les ombres données par un objet de cette nature éclairé par lumière transmise.

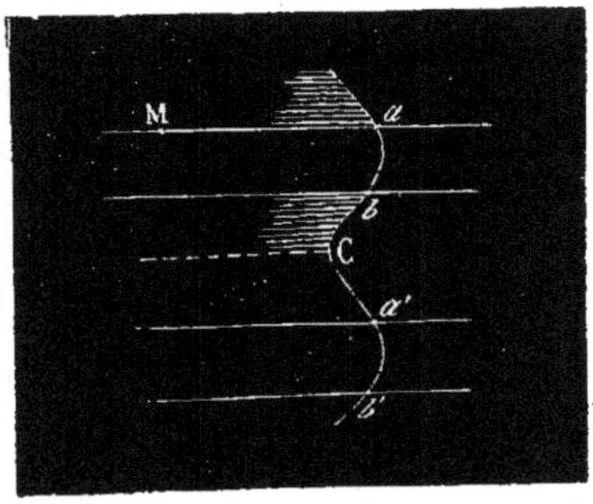

Fig. 133. — Coupe schématique du faisceau musculaire contracté. — *a*, *b* à *b'*, partie convexe paraissant lumineuse par un effet de réfraction ; *c*, disque mince.

De *a* en *b* les rayons traversant normalement la surface sont très-peu déviés et donnent par conséquent un maximum de lumière. C'est la partie qui correspondait primitivement au disque opaque ; elle était légèrement obscure sur le muscle en repos et devient donc lumineuse par un effet de réfraction lors de la contraction. De *b* en C, par contre, les rayons traversent obliquement la surface, ils sont donc écartés ; il en résulte une opacité de chaque côté du disque mince là où primitivement on avait une transparence relative. Il y a donc, par le fait du tassement des disques, une transposition dans les ombres fournies à la lumière transmise. Du reste, en éclairant ces faisceaux obliquement, on obtient, suivant le sens, tous les effets d'inversion que l'on veut. L'étude microscopique de la contraction musculaire ne nous apprend donc encore rien sur la nature intime de ce phénomène.

ARTICLE VIII.

OVULE (1)

§ 61. L'ovule est un élément qui se développe dans un organe spécial, l'ovaire, et qui est susceptible de se segmenter après la fécondation pour donner naissance à un être nouveau en passant par les actes successifs du développement embryonnaire, actes qui varient suivant la nature des êtres générateurs. Cet élément est commun à la plupart des êtres organisés, animaux ou végétaux ; et partout où on le rencontre il offre des caractères de forme à peu près identiques; ce qui prouve d'une façon assez évidente que dans l'étude de la matière vivante au delà de ce que la morphologie seule peut nous révéler, les corps offrent des variétés à l'infini.

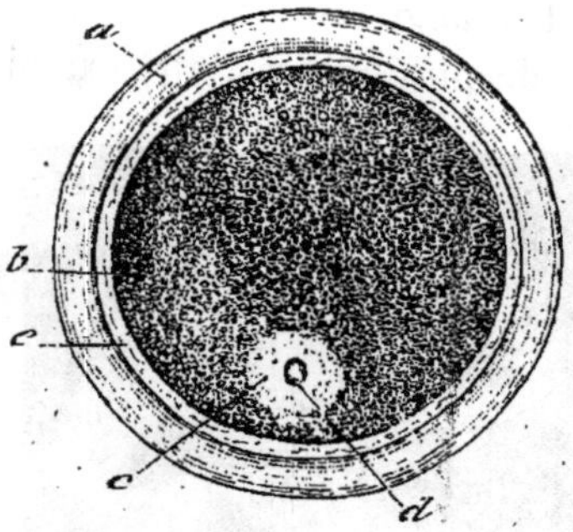

FIG. 134. — Ovule de femme. — *a*, membrane vitelline ; *b*, vitellus ; *c*, vésicule germinative ; *d*, tache germinative ; *e*, espace laissé par le retrait du vitellus, d'après Ch. Robin.

Tous les animaux, sauf les plus inférieurs, dont un certain nombre se multiplient par segmentation, les végétaux cryptogames ou phanérogames, se reproduisent au moyen d'ovules, c'est-à-dire de cellules renfermant à peu de chose près les mêmes parties constituantes que nous allons étudier chez les animaux.

Structure de l'ovule. — L'ovule renferme les parties suivantes :

1° Une enveloppe, dite *membrane vitelline;*

2° Un corps cellulaire ou *vitellus ;*

3° Un noyau ou *vésicule germinative ;*

4° Un nucléole ou *tache germinative.*

(1) D'après Longet (*Traité de physiologie*, t. III, p. 731), ce fut Cruiskshank, en 1797, qui vit le premier les ovules dans les trompes de la lapine, et émit cette idée que les vésicules de de Graaf n'étaient pas les véritables œufs.

Prévost et Dumas, en 1825, retrouvèrent les ovules dans l'ovaire de la chienne. Enfin, en 1827, de Baer montra que ce corps existait d'une façon constante dans les vésicules de de Graaf; mais il le considéra comme analogue à la vésicule germinative découverte par Purkinge dans l'œuf d'oiseau. Coste, en 1834, fixa définitivement les idées sur ce point en montrant que la vésicule germinative était une partie constituante aussi bien de l'œuf d'oiseau que de l'ovule des mammifères.

L'ovule des mammifères a un diamètre qui n'est pas en proportion avec la taille de l'animal. Il varie de 0mm,2 à 0mm,3 chez les mammifères.

Membrane vitelline. — La membrane vitelline est une membrane hyaline, transparente, amorphe et légèrement élastique, dont l'épaisseur est de 0mm,007 à 0mm,01 dans l'ovule de la femme ; elle présente quelquefois des stries dirigées suivant les rayons. Quelques auteurs ont considéré à tort ces stries comme des canaux poreux destinés au passage des spermatozoïdes.

Chez beaucoup de vertébrés, en effet, on a reconnu l'existence d'un orifice ou micropyle dans lequel on trouve souvent engagés des spermatozoïdes, et qui semble par conséquent destiné à laisser passer ces éléments fécondants. Ch. Robin l'a figuré dans son mémoire *sur le développement des hirudinées.*

Les poissons sont, d'après Balbiani, les seuls vertébrés sur lesquels on ait reconnu l'existence du micropyle. Doyère l'a vu sur le syngnathe, Carl Bruch, en 1855, sur le saumon.

Sur l'esturgeon on trouve six petits trous rangés régulièrement autour de l'un des pôles : ce sont des micropyles (Balbiani).

La membrane vitelline ne peut pas être comparée à une paroi cellulaire. Ainsi qu'on le verra à propos du développement de l'ovule, il n'est pas douteux que la membrane vitelline des œufs des vertébrés ovipares ne dérive de la couche épithéliale qui l'entoure dans l'ovaire; d'après Reichert et Pflüger, il en serait de même chez les mammifères.

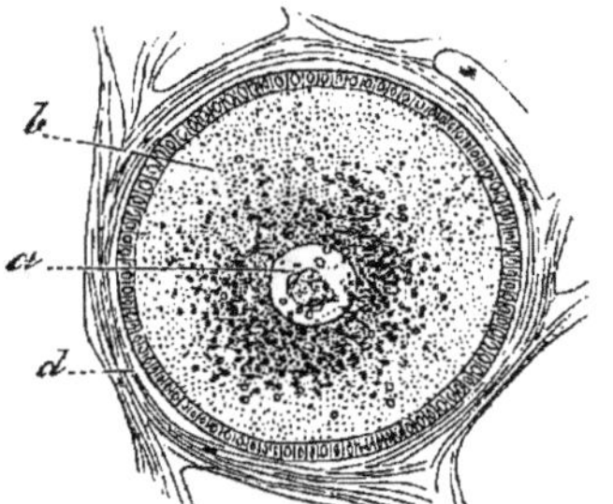

FIG. 135. — Œuf de poule au début. — *a*, vésicule germinative; *b*, vitellus commençant à se remplir de granules réfringents représentant le vitellus de nutrition ; *d*, trame de l'ovaire. Le vitellus est enveloppé par la couche épithéliale folliculaire.

Vitellus. — Le vitellus représente le type de la substance organisée. C'est une matière molle, visqueuse, susceptible de mouvements d'expansion et de retrait, d'après Stricker et Pflüger, ou de mouvements de rotation chez certains mollusques après la fécondation. Le vitellus est finement granuleux et plus ou moins transparent suivant les animaux, suivant la quantité de granules graisseux qu'il renferme. Transparent sur les ovules incomplétement développés, il tend à devenir peu à peu opaque, par la multiplication de ces granules diversement colorés, qui pénètrent en plus ou moins grande quantité dans la substance azotée fondamentale.

Lorsque le vitellus se segmente après la fécondation il donne naissance à un certain nombre de cellules. La masse représentée par ces cellules, ou blastoderme, allant toujours en augmentant de volume, il est nécessaire que de nouvelles substances pénètrent du dehors au travers de la membrane vitelline, pour être assimilées par les cellules du blastoderme, à mesure qu'elles augmentent de nombre. Ces substances peuvent être introduites sous la membrane vitelline avant ou après le début du travail de segmentation. Il en résulte deux variétés d'ovules.

Les premiers sont formés de deux parties distinctes : l'une représentant le véritable vitellus, celui qui se segmente et donne les cellules du blastoderme ; l'autre représentant simplement une masse de matière azotée servant à la nutrition des éléments blastodermiques : tels sont les œufs des vertébrés anallantoïdiens et des oiseaux qui renferment sous la membrane vitelline une masse de jaune servant à la nutrition de l'embryon.

Les seconds, ceux des mammifères, ne sont formés que par un vitellus de segmentation ; les substances assimilées par les éléments du blastoderme leur arrivent en même temps que se développent ces éléments.

Mais entre ces deux types d'ovules, il existe un intermédiaire : c'est celui des invertébrés et des batraciens.

Chez ces animaux, le vitellus de nutrition est mélangé au vitellus de segmentation, sous forme de granules disséminés dans toute la masse du corps cellulaire. La segmentation de cet ovule est complète, et chaque sphère de segmentation renferme une partie du vitellus nutritif et une partie du vitellus de segmentation.

On distingue, en général, les œufs en holoblastes, c'est-à-dire ceux dont la segmentation est totale, comme ceux des mammifères, et méroblastes, dont la segmentation est partielle ; c'est-à-dire ceux des oiseaux, des reptiles, des poissons, des crustacées décapodes, des céphalopodes.

Mais on voit immédiatement que, sous cette dénomination d'holoblastes, on confond à tort les gros ovules qui renferment une masse considérable de granules vitellins colorés ou non, comme les œufs des batraciens, dont l'embryon peut se développer séparé de la mère, avec ceux des mammifères, dont la segmentation est totale aussi, mais auxquels les matières nutritives ne sont fournies par la mère qu'au fur et à mesure du travail de développement.

En résumé, la partie que l'on doit à proprement parler appeler vitellus, est réduite à un très-petit volume à peu près constant, quel que soit l'animal auquel appartient l'ovule, et les différences entre les œufs résultent des dispositions du vitellus de nutrition, qui peut être réuni en amas, chez les oiseaux ou les poissons, ou disséminé, mélangé au vitellus de segmentation, chez les batraciens, les mollusques, les hirudinées, etc.

Le contenu de la membrane vitelline, laissant de côté la vésicule germinative, doit donc être divisé en deux parties :

1° Le *vitellus nutritif;*

2° Le *vitellus de segmentation.*

Ces deux vitellus sont séparés chez les oiseaux et les poissons, mélangés chez les batraciens et les mollusques. Chez les mammifères il n'existe qu'un vitellus de segmentation, à moins qu'on ne considère comme un reste du vitellus de nutrition certaines granulations que renferme le corps cellulaire.

Le vitellus de nutrition, que nous n'avons pas encore décrit, est formé par des sphères (oiseaux) ou des sortes de tablettes, de polyèdres (squales), ou de granules (batraciens). La substance de ces petites masses est homogène, d'aspect cireux, réfringente, soluble dans l'acide acétique comme les matières azotées. Chez les batraciens, la plupart de ces granules sont colorés en noir foncé, ce qui permet de les reconnaître aisément. Certains auteurs, Schwann, Klebs, His, ont considéré ces sphères du jaune de l'oiseau comme des cellules. Valdeyer ainsi que Gegenbaur et Stricker combattent avec raison cette manière de voir, en se fondant sur leur mode de développement ; car à aucune époque de leur existence ces sphères ou ces polyèdres n'ont les caractères de cellules.

Vésicule germinative. — La vésicule germinative, ou de Purkinje, se présente au centre du vitellus ou au voisinage de la membrane vitelline, suivant les animaux, comme une cellule claire, transparente, isolable du reste du vitellus, et qui a chez l'homme $0^{mm},05$ de diamètre. Purkinje l'a découverte sur les ovules de poule, Coste sur ceux des mammifères. Cette vésicule possède une paroi très-mince, facile à voir sur les coupes d'œufs d'oiseaux, et délimitée à l'état normal par un double contour très-net. Il arrive souvent que le contenu de la vésicule est en partie vidé, alors la paroi se présente comme une membrane chiffonnée.

Dans l'intérieur de la vésicule germinative, se trouve un corps dont la forme est très-variable, suivant les animaux ; c'est la *tache germinative.* Si l'on assimile la vésicule germinative à un noyau de cellule, la tache en est le nucléole. Son *diamètre chez la femme* est de $0^{mm},007$.

L'ovule d'oiseau possède une tache germinative très-volumineuse, se présentant comme une masse granuleuse, qui remplit presque toute la vésicule. Chez certains batraciens, la tache germinative est représentée par plusieurs petits amas nucléaires isolés, chez d'autres, par un nombre considérable de petits nucléoles réunis en masse.

Vésicule de Balbiani. — La vésicule de Balbiani est une masse opaque sphérique, se trouvant dans le vitellus au voisinage de la surface. Leydig avant Balbiani a figuré cette sorte de noyau, sans lui donner de signification précise. Jusqu'ici on ne l'a pas rencontrée chez les mammifères, mais seulement sur la grenouille rousse, les poissons et un certain nombre d'invertébrés, en particulier les arachnides; ce corps, d'après Pouchet et Tourneux, n'a pas les contours nets que présentent les noyaux de cellule, il n'a pas non plus de paroi. Balbiani lui attribue un rôle important dans les phénomènes de développement, et il considère par contre la vésicule germinative comme le centre de formation du vitellus nutritif.

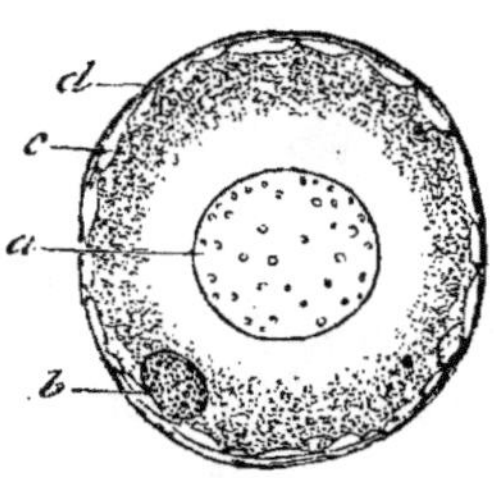

Fig. 136. — Ovule de grenouille pris dans l'ovaire. — *a*, vésicule germinative; *b*, vésicule de Balbiani; *c*, épithélium folliculaire; *d*, membrane vitelline.

La première proposition n'est nullement démontrée; et quant à la seconde, il est manifeste, surtout sur les œufs de squales, que le vitellus nutritif se forme bien en dehors de la vésicule germinative, sous l'épithélium folliculaire et sous la membrane vitelline quand celui-ci a disparu. Si l'on examine la figure 136 faite d'après un œuf de grenouille, on voit que ce corps situé contre la paroi vitelline et qu'on désigne du nom de vésicule de Balbiani, est très-loin de la vésicule germinative; il est donc en contact avec les cellules épithéliales folliculaires, et non avec cette dernière qui est, par contre, entourée par le vitellus de segmentation. Le vitellus de segmentation se forme donc en dehors de ce corps, qui semble par conséquent une partie accessoire.

Développement de l'ovule. — L'époque à laquelle apparaît l'ovule chez l'embryon n'est pas facile à préciser. D'après Waldeyer, on pourrait déjà reconnaître, dès la formation de l'épithélium germinatif (voy. *Développement de l'ovaire*), c'est-à-dire du troisième au quatrième jour d'incubation chez le poulet, certains éléments qui donnent naissance aux ovules. Nous n'avons jamais vu d'une façon bien nette ces ovules primitifs. Les caractères d'ovules sont d'autant plus difficiles à assigner aux éléments qui sont décrits comme tels, que ce n'est qu'à une époque très-éloignée de son apparition que l'élément a acquis successivement le corps cellulaire et la membrane enveloppante qui le font reconnaître.

L'époque à laquelle on peut distinguer de véritables ovules est variable suivant l'espèce animale. Chez des embryons humains de trois mois, Kölliker a vu nettement des ovules avec une vésicule germinative de 0mm,009 à 0mm,01. A la naissance, cette vésicule aurait atteint 0mm,015 à 0mm,020.

Sur des embryons de veau et de porc, Kölliker, parmi toutes les cellules arrondies que présentaient les ovaires, n'en a pu voir aucune qui pût être nettement considérée comme un œuf.

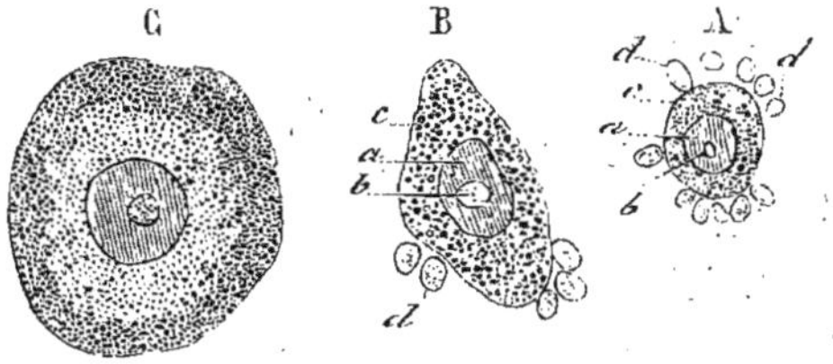

FIG. 137. — Ovules de brebis à différents degrés de développement. — A, B, C, ovules de plus en plus développés : *a*, vésicule germinative ; *b*, tache germinative ; *c*, vitellus ; *d*, épithélium folliculaire.

Sur des embryons de mouton, de chien, sur ces derniers animaux au moment de la naissance, nous n'avons pu trouver de véritables ovules. Il nous semble, par conséquent, difficile d'affirmer, ainsi que le fait Waldeyer, que l'ovule préexiste à l'ovaire ; l'opinion contraire nous semble plus vraisemblable, d'autant que des ovules nouveaux se forment pendant toute la vie.

La structure de l'ovule, au début, est encore un sujet de discussion. Est-ce une cellule composée tout d'abord, comme la plupart des autres, d'un corps cellulaire et d'un noyau? Ou bien la vésicule germinative se formant d'un côté, le vitellus se développant ensuite aux dépens des éléments périphériques, ainsi que le prétend Bischoff, l'ovule ne pourrait plus être considéré comme une cellule unique? Quelle est l'origine du vitellus de nutrition et de la membrane vitelline?

Telles sont les différentes questions que nous allons examiner. A propos de l'ovaire nous aurons encore à revenir sur ce sujet.

Les ovules primitifs, offrent des caractères extérieurs identiques, chez les mammifères et chez les ovipares. Ce sont des cellules sans paroi ou protoblastes, avec un noyau clair, transparent, vésiculeux, représentant la vésicule germinative. Leur corps cellulaire est granuleux, mal délimité à la périphérie ; tantôt sphérique, tantôt ovoïde, de forme plus ou moins irrégulière. Chez les squales, il offre des dépressions et des prolongements, en rapport avec les cellules du cordon épithélial dans lequel il est plongé (voy. *Ovaire*).

Pour Kölliker, l'ovule ainsi constitué préexiste au *follicule*. Par conséquent il apparaît, d'après lui, sous forme d'une cellule avec la vésicule germinative au centre. Mais, d'après ce que j'ai vu sur des ovaires de squales, il me paraît évident que la vésicule germinative se forme la première chez ces animaux. Elle se montre tout d'abord comme une cellule claire avec une paroi, et un noyau dont l'époque d'apparition est difficile à préciser. Cet élément est alors entouré de cellules épithéliales qui lui sont immédiatement accolées. Sur des ovules plus âgés, ces cellules épithéliales sont repoussées peu à peu vers la surface du follicule, par l'interposition d'un corps cellulaire granuleux qui englobe la vésicule germinative. C'est là le vitellus primordial ou vitellus de segmentation.

En dehors de la couche épithéliale se forme peu à peu une cuticule qui s'épaissit pour donner la membrane vitelline. Les cellules épithéliales restent donc enfermées au-dessous d'elle avec le vitellus primordial.

Lorsque ce vitellus a atteint son complet développement, que la membrane vitelline possède une certaine épaisseur, le vitellus de nutrition qui se forme progressivement est d'abord représenté par des granules jaunes, réfringents, d'aspect graisseux, se déposant dans le vitellus primordial, et ensuite par une masse homogène se colorant uniformément par le carmin et croissant avec rapidité. Lorsque cette substance apparaît, les cellules épithéliales situées entre le vitellus primordial et la membrane vitelline commencent à disparaître ; quand elle a rempli toute la cavité ovulaire, on n'en rencontre plus une seule au-dessous de cette membrane. Cependant le vitellus nutritif ne cesse pas pour cela de croître. Sa formation n'est donc pas complètement liée aux cellules épithéliales folliculaires.

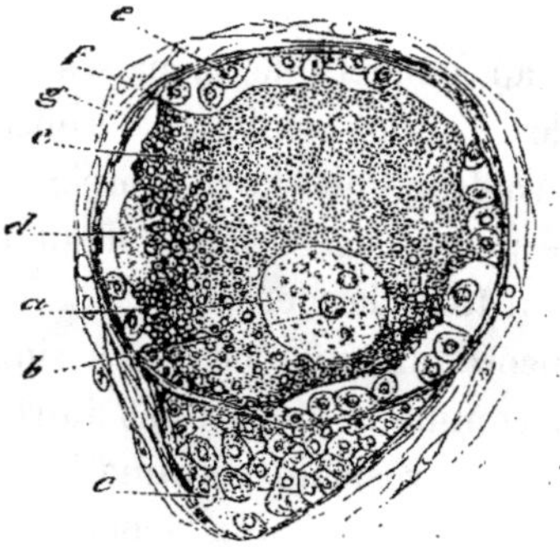

FIG. 138. — Œuf de squale (le griset) en voie de développement. — *a*, vésicule germinative ; *b*, tache germinative ; *c*, vitellus de segmentation rempli de gros granules jaunes de formation secondaire ; *d*, vitellus de nutrition commençant à se déposer ; *e*, épithélium folliculaire ; *f*, paroi vitelline ; *g*, trame de l'ovaire.

Il n'en est pas de même du vitellus primordial ou de segmentation. La couche épithéliale folliculaire existe autour de l'ovule, tant que dure la formation de ce vitellus et de la membrane vitelline. Il est donc rationnel d'admettre que cette couche forme l'une et l'autre. Mais il faut bien remarquer ici que la membrane vitelline se développe en dehors du vitellus ; qu'elle en est séparée longtemps par la couche épithéliale folliculaire, et que par conséquent elle ne doit être nullement considérée comme la paroi de la cellule ovulaire, au moins chez les ovipares. La plupart des auteurs qui se sont occupés de cette question, entre autres Pflüger, His, Reichert, ont même considéré la paroi vitelline, aussi bien chez les mammifères que chez les ovipares, comme un produit cuticulaire de l'épithélium du follicule.

Il est facile maintenant de concevoir, suivant les différents modes d'union de ces cellules pariétales et la façon dont se forme la cuticule vitelline qui en dérive, de grandes variétés d'aspect dans cette paroi. Pour la plupart des auteurs, Waldeyer entre autres, les ouvertures micropylaires dont elle est percée chez les poissons dérivent de prolongements des cellules épithéliales qui restent inclus dans la cuticule. On voit donc que cette formation de la paroi ovulaire n'est pas celle d'une cellule unique.

Quant au corps cellulaire, son mode de développement ne diffère pas beaucoup de celui que nous avons décrit pour certaines cellules. Le noyau se forme d'abord, et sur ce noyau se dépose un corps cellulaire qui s'épaissit progressivement. Au fur et à mesure que son volume augmente, les cellules épithéliales du follicule en rapport avec lui s'atrophient et disparaissent.

Chez les mammifères et chez les vertébrés ovipares, le mode de développement serait donc identique jusqu'à une certaine période, jusqu'à la constitution du vitellus de segmentation. Mais, d'après ce que nous avons vu, les différences commenceraient à s'accuser à partir du moment où le vitellus nutritif est introduit sous la membrane vitelline.

D'après Waldeyer, on trouve dans les cellules de la couche épithéliale folliculaire (chez les lézards) des granulations brillantes semblables aux granulations vitellines, ce qui prouverait, d'après lui, la relation entre le vitellus nutritif et les cellules de l'épithélium folliculaire.

ARTICLE IX.

SPERMATOZOÏDES

§ 62. Les spermatozoïdes sont des éléments anatomiques spéciaux, se retrouvant dans toutes les espèces animales, sauf les infusoires et les protozoaires qui se développent par segmentation et gemmation, et même chez les végétaux acotylédones et cryptogames, moins les champignons et les algues les plus simples. Ces éléments sont destinés à la fécondation de l'ovule.

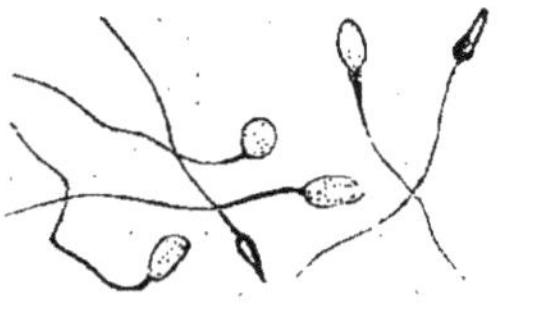

FIG. 139.—Spermatozoïdes de l'homme. —Gross. 1/500.

Ils ont été découverts dans le sperme humain par Ham, étudiant allemand, en 1677, et décrits par Leeuwenhoeck en 1678. Longtemps ils furent considérés comme des animaux; mais il est bien évident aujourd'hui que ce sont simplement des éléments doués de la motilité ciliaire.

Les spermatozoïdes de l'homme sont formés de deux parties : un renflement, auquel on a donné le nom de tête, et un filament très-mince, qu'on appelle la queue.

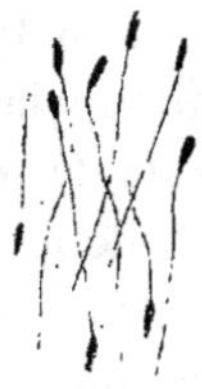

FIG. 140. – Spermatozoïdes d'une Ascidie composée.

La tête est ovoïde, ou plutôt a la forme d'une poire aplatie transversalement ; la grosse extrémité est tournée du côté de la queue.

La queue n'est pas implantée exactement au centre de la surface que présente la tête en arrière, mais au voisinage de la périphérie ; de sorte que l'élément vu de profil et vu à plat ne présente pas le même aspect.

La queue est épaisse à son origine, s'amincit peu à peu, et se termine par un filament excessivement mince.

La longueur totale des spermatozoïdes est de 0mm,05.

La tête a 0mm,005 de longueur sur 0mm,004 de largeur et 0mm,002 d'épaisseur.

La queue (G. Pouchet et Tourneux) est souvent environnée au voisinage de la tête d'une sorte de frange, qui paraît être un débris du corps cellulaire aux dépens duquel s'est formé le spermatozoïde.

Variétés. — Les spermatozoïdes présentent de grandes variétés de forme chez les différents animaux. Chez les mammifères, ils diffèrent d'un animal à l'autre, soit par le volume de la tête, sa forme plus ou moins courte ou allongée, et les dimensions de la queue. Chez les souris et les rats, la tête a une forme de crochet et la queue est très-longue..

Les spermatozoïdes des oiseaux sont linéaires ; la tête est cylindrique. Chez les batraciens urodèles, la queue est remarquable par l'existence d'une sorte de membrane appliquée sur un des côtés comme les plumes d'une flèche, mais allant jusqu'à la tête. C'est la *membrane ondulante* décrite pour la première fois par A. Pouchet. Les spermatozoïdes des sélaciens se rapprochent de ceux des oiseaux.

D'après Leydig, on peut diviser les spermatozoïdes des invertébrés en ceux qui sont filiformes et ceux qui sont sphériques ; entre ces deux types se trouvent toutes les formes intermédiaires.

Ils sont linéaires chez les vers trématodes, cestoïdes, les planaires, quelques athropodes. Chez les hirudinés, la plupart des gastéropodes, les céphalopodes et les insectes, une des extrémités commence à s'épaissir en forme de tête.

La tête devient ovale ou piriforme dans quelques gastéropodes, les acéphales, les annélides, les bryozoaires. Chez certains ptéropodes le renflement est au milieu du filament au lieu d'être à l'extrémité. Chez les araignées la tête est longue et cylindrique et la queue très-courte.

Les spermatozoïdes des myriapodes sont sphériques; il en est de même de certains crustacés. Ceux des décapodes sont des cellules munies de plusieurs prolongements qui leur donnent une forme étoilée.

Chez certains branchiures, les Cyprides, entre autres le *Cypris ovum* et le *Cypris acuminata*, Leydig signale des spermatozoïdes qui mesurent trois ou quatre fois la longueur de l'animal. Enfin, d'après le même auteur, on trouverait sur la *Paludina vivipara* deux sortes de zoospermes.

Nous ne pouvons décrire ici plus en détail toutes les variétés de spermatozoïdes. Ces exemples ont pour but de bien déterminer la nature de l'élément que nous étudions. Il est certain que si les observateurs qui les ont considérés comme des animalcules les avaient suivis dans toute la série animale, ils auraient renoncé tout de suite à cette hypothèse; d'autre part, ceux qui se sont appliqués à faire de ces éléments une anatomie trop minutieuse, auraient laissé là cette entreprise et auraient plutôt cherché à déterminer leurs caractères par l'ensemble des dispositions qu'ils offrent chez les différents animaux.

Caractères chimiques. — Les acides minéraux, même concentrés, n'attaquent que difficilement les spermatozoïdes; il en est de même des alcalis; ces éléments résistent longtemps à la putréfaction. Aussi les retrouve-t-on facilement sur les linges dans les cas d'expertises médico-légales. Le suc gastrique les attaque et dissout plus rapidement la queue que la tête (Miescher). Certains auteurs ont cherché à déterminer leur composition chimique; il est résulté des analyses qu'on a pu faire de ces corps qu'ils sont formés de substances albuminoïdes. Mais combien ces déterminations chimiques nous laissent loin de ce qu'il faut connaître, quand on songe que ces éléments emportent avec eux dans l'ovule jusqu'aux aptitudes physiques, jusqu'aux maladies de l'être auxquels ils appartiennent.

Mouvements. — Les spermatozoïdes sont doués de mouvements de même nature que ceux des cils vibratiles. Ce sont des mouvements d'expansion et de reploiement de la queue qui font progresser l'élément dans le liquide où il est plongé. Leur déplacement ne se fait dans aucune direction déterminée; il est subordonné aux obstacles qui se trouvent sur leur parcours. Ils avancent dans une direction parallèle à l'axe, d'une longueur d'un ou deux centimètres en quelques minutes, d'après Henle. Lorsqu'on examine le sperme dans les conduits du testicule on voit que ces éléments ne sont pas animés de mouvements. La motilité ne se manifeste que dans les vésicules séminales ou dans le sperme éjaculé.

La durée des mouvements des spermatozoïdes après la mort de l'animal, ou dans le sperme éjaculé, est variable suivant l'espèce. Sur les cadavres de suppliciés, on les voit encore se mouvoir comme les cils vibratiles vingt-quatre et trente-six heures après l'exécution ; chez les batraciens après trois ou quatre jours : ils cessent rapidement chez les oiseaux.

Dans certains milieux, les mouvements des spermatozoïdes s'accélèrent et se conservent plus longtemps ; dans d'autres, ils cessent instantanément. Une température de 52 degrés les arrête ; il en est de même du froid. Mais quand ils ont cessé, si l'on ramène le liquide à la température du corps ils peuvent reparaître (Godard).

Les solutions alcalines activent les mouvements, mais pour un temps assez court ; après quoi ils cessent. Dans le canal déférent, où le sperme est très-épais, les mouvements sont lents ; mais, si l'on ajoute du sérum, du blanc d'œuf, de l'humeur vitrée et surtout du liquide des vésicules séminales, de la prostate et des glandes de Cowper, ils sont aussitôt rendus plus rapides. Le véritable milieu qui active et conserve les mouvements des spermatozoïdes, est le liquide fourni par les organes génitaux de la femme ; le mucus des trompes, de l'utérus et du vagin. Plusieurs jours après le coït, on peut trouver des spermatozoïdes doués de mouvements dans le mucus vaginal. Prévost et Dumas ont vu ces éléments encore animés dans les trompes de chiennes, sept jours après l'accouplement ; Bischoff, chez les lapines, au bout de huit jours et dans les mêmes conditions. Le sang, le pus, la salive, l'urine n'arrêtent pas le mouvement des spermatozoïdes. Certains agents l'arrêtent au contraire plus ou moins vite : telle est l'électricité d'induction. Prévost et Dumas, avec les décharges d'une bouteille de Leyde, les immobilisaient instantanément ; le contact des acides agirait de même. Les mucus vaginal et utérin, lorsqu'ils prennent une réaction acide, produisent le même effet ; de même le liquide leucorrhéique, selon Godard. Il y a lieu de tenir compte de ces faits pour expliquer la stérilité de certaines femmes.

D'après Wagner, l'acide cyanhydrique, la strychnine, l'opium arrêteraient les mouvements des spermatozoïdes ; mais, en présence de ce fait que ces substances sont sans action sur les mouvements des cils vibratiles, il y a lieu de n'accepter l'opinion de Wagner que sous toutes réserves, mais de l'admettre au contraire s'il s'agit du chloroforme.

Action des spermatozoïdes sur l'ovule. — Les spermatozoïdes pénètrent dans l'ovule au travers de la membrane vitelline, et se dissolvent dans le vitellus. Le nombre de ceux qui disparaissent de cette façon est plus ou moins considérable. Chez les invertébrés il est facile de constater après la fécondation, alors que la segmentation de l'ovule est assez avancée, un certain nombre de ces éléments qui restent sous la membrane vitelline et n'ont pas été utilisés. On ne peut savoir encore le nombre de spermatozoïdes nécessaire pour opérer la fécondation ; mais il est probable que la quantité n'y fait rien ; il suffit qu'il y ait qualité. En tout cas, l'élément mâle ne représente vis-à-vis de l'élément femelle, ainsi que le fait remarquer avec raison Ch. Robin, qu'une masse infiniment faible : le spermatozoïde est par rapport à l'ovule dans la proportion de 1 cent-millième. Quant à la théorie de Van Beneden, consistant à admettre que la tête du spermatozoïde devient après la fécondation l'un de ces deux noyaux qui précèdent la segmentation, elle est contredite par ce fait que dans la fécondation il intervient un nombre variable de spermatozoïdes, et que ceux-ci se dissolvent dans le vitellus.

Cet élément, malgré sa petitesse, emporte avec lui toutes les aptitudes du mâle. Or, c'est là un fait qu'on oublie trop souvent dans l'histoire des maladies générales. Le spermatozoïde représente en effet le seul agent de transmission des maladies héréditaires du père à l'enfant, et cet agent de transmission est infiniment petit. Il se trouve par conséquent vis-à-vis de l'ovule et de l'embryon futur dans un rapport tel, qu'il nous a permis d'établir un parallèle entre son action et celle de ces matières virulentes qui, en si faible quantité qu'elles soient, modifient à leur contact toute la masse de substance composant un organisme vivant (voy. *Chapitre II*).

DÉVELOPPEMENT DES SPERMATOZOÏDES.

§ 63. Les spermatozoïdes se développent dans les conduits testiculaires, aux dépens d'éléments particuliers auxquels on donne le nom de *spermatoblaste*, depuis les recherches de Ebner (1871) et de Neumann (1875) qui ont découvert le véritable mode de développement de ces éléments.

Les *spermatoblastes* se trouvent placés entre les cellules épithéliales du conduit testiculaire. Ils présentent une base polygonale appliquée sur la paroi de ce dernier. Sur cette base repose une sorte de colonne cylindrique qui s'avance plus ou moins dans la cavité du tube. Chez le rat, où ces éléments ont été surtout étudiés, la hauteur de l'élément est de $0^{mm},04$ à $0^{mm},05$.

L'extrémité de cette colonne se divise en prolongements plus ou moins longs, tous dirigés dans le même sens. L'ensemble de l'élément a la forme d'un verre à pied; à la base du spermatoblaste se trouve un noyau ovoïde de $0^{mm},014$ à $0^{mm},018$ et muni d'un nucléole.

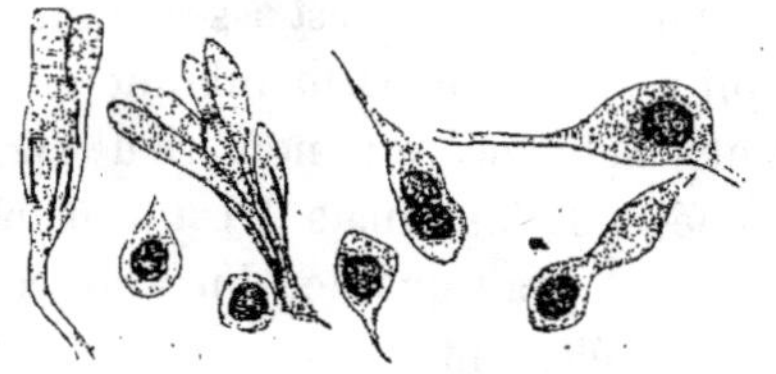

FIG. 141. — Spermatoblastes en voie de développement. Les uns sont encore à l'état de cellules polyédriques avec un seul noyau; d'autres en voie de segmentation; d'autres ont déjà émis de longs prolongements; enfin, les plus développés ont donné des bourgeons et renferment des têtes de spermatozoïdes.

Les spermatoblastes apparaissent d'abord sous l'aspect d'une cellule allongée, avec un ou deux noyaux. La partie qui est en rapport avec la paroi du tube s'allonge plus ou moins; souvent elle se transforme en un long cylindre par une de ses extrémités, l'autre côté donne les bourgeons.

Les spermatozoïdes se forment dans chacun des prolongements des spermatoblastes. Les têtes prennent naissance d'abord, toutes au même point qui correspond à l'extrémité supérieure du pied. Peu à peu la queue se développe aux dépens de l'un des bourgeons et flotte librement dans la cavité du tube testiculaire. Il en résulte ainsi pour chaque spermatoblaste un fascicule de spermatozoïdes. Quand ceux-ci ont atteint un complet développement, ils se détachent et restent encore quelque temps adhérents les uns aux autres au moyen d'une petite quantité de la substance du spermatoblaste qui s'est détachée avec eux. Aussi, chez beaucoup d'animaux, les rats, les squales, trouve-t-on toujours les spermatozoïdes réunis en faisceaux. Les spermatozoïdes se séparent enfin les uns des autres, entraînant avec eux une petite portion de l'élément qui leur a donné naissance, sous forme d'un amas de substance transparente ou légèrement granuleuse.

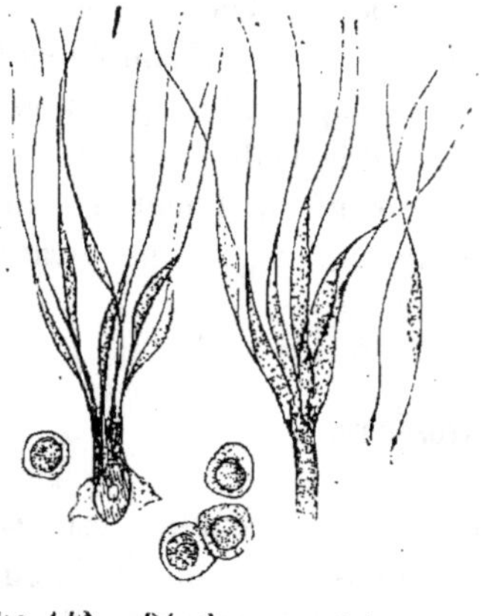

FIG. 142. — Développement des spermatozoïdes dans les spermatoblastes. — Sur l'une des figures, la masse cellulaire destinée à former la queue est encore unie au corps du spermatoblaste; sur l'autre, elle s'est séparée.

Ce mode de développement des spermatozoïdes a été vu d'abord sur le rat, puis successivement sur la plupart des mammifères. Enfin, il nous a été donné de le vérifier sur l'homme, avec M. Tourneux.

D'après M. Duval, qui a porté ses recherches sur l'escargot, le développement se ferait de la façon suivante :

Une cellule spéciale donnerait par gemmation un certain nombre d'autres cellules disposées comme une grappe à la surface de la première. Ce sont ces gemmes auxquelles il réserve le nom de spermatoblastes ; elles offrent les caractères d'une véritable cellule et portent un noyau. Ce noyau se diviserait ensuite en deux parties, dont l'une formerait la tête, l'autre la queue du spermatozoïde. Les figures que j'ai faites d'après le rat tendent à prouver que chez cet l'animal le développement s'effectue aussi à peu près de la même façon. Sur la figure 142 on voit bien que la tête se forme d'un côté et que la queue est encore entourée d'une masse cellulaire, et je pourrais presque affirmer l'existence d'un noyau dans cette dernière partie. Lorsque le spermatozoïde est développé, on y trouve toujours en effet un petit corps réfringent qui paraît être un noyau atrophié.

ARTICLE X

CONSIDÉRATIONS GÉNÉRALES SUR LES ÉLÉMENTS ANATOMIQUES

§ 64. Nous avons, au commencement de cet ouvrage et dans le premier chapitre, montré de quelle importance était la notion de l'élément anatomique. Dans l'étude des propriétés de chaque tissu et même des usages de chacun des organes, il faut toujours remonter en dernière analyse aux propriétés de l'élément anatomique fondamental.

Pour connaître la valeur des caractères anatomiques que l'on peut tirer de l'étude des éléments, il est nécessaire de jeter un coup d'œil d'ensemble sur leur développement et leurs propriétés. Les mêmes considérations sont applicables à l'analyse des altérations morbides.

Nous avons vu que, dans un organisme complexe, comme celui des vertébrés et surtout des vertébrés supérieurs, l'élément représentait une individualité distincte, ayant son anatomie et sa physiologie, et cependant chez ces êtres, où la vie collective a pris une si grande importance, celle de la partie simple est réduite à son minimum. Chez les animaux inférieurs, au contraire, nous assistons, en considérant des degrés de plus en plus abaissés, à une sorte d'exaltation de la vie cellulaire, au point même que la cellule peut chez les uns tenir la place d'un organe, chez les autres représenter un animal tout entier.

Dans le perfectionnement philogénique des espèces inférieures, les cellules, vivant isolées d'abord, se groupent progressivement pour former des individualités zoologiques, de même que dans le développement embryonnaire ou ontogénique, chaque élément se spécialise et prend une forme et un rôle déterminés. Bien avant que chaque cellule ait revêtu ses caractères morphologiques distinctifs elle manifeste des propriétés qui en révèlent la nature intime. Mais lorsqu'elle a atteint la forme spéciale qui correspond à son maximum de développement, ses propriétés sont devenues si accusées, qu'elle ne semble plus avoir aucun lien de parenté avec celles qui ont eu la même origine. Ainsi, chaque élément représente un être distinct. Au point de vue de la physiologie générale cette idée est fondamentale, mais on peut dire qu'elle domine toute la pathologie.

Cependant, à une certaine période du développement, la cellule s'est tellement éloignée de sa forme originelle, qu'il devient difficile d'avoir de l'élément une définition précise, de savoir au juste quelles sont ses limites, en un mot, où cesse la partie simple, l'individualité, et où commence le composé ou l'association.

On voit en effet, et MM. G. Pouchet et Tourneux ont eu raison d'insister sur ces considérations, que s'il est des éléments bien déterminés dans leurs caractères morphologiqués, il en est d'autres, par contre, comme ceux des muscles et des nerfs, auxquels il est difficile d'assigner des limites précises. Est-ce la fibrille musculaire qui représente l'élément des muscles ou le faisceau strié? Et pour les nerfs qu'est devenue, dans le tube nerveux, la cellule qui en représentait un segment pendant le développement embryonnaire? Le cylinder axis est bien, au point de vue physiologique, une individualité, mais peut-on, en anatomie, le délimiter exactement? Où cesse-t-il et où commence-t-il dans le sens de la longueur?

Il n'y a donc pas, au simple point de vue des caractères de forme, de comparaison à établir entre les différents éléments. Les uns, ceux qui ont conservé les attributs de la période embryonnaire, ont la forme de cellule, ils sont comparables entre eux; les autres se sont éloignés progressivement de cet état primitif. Ils ont donné naissance à des produits qui n'ont plus aucun rapport avec la forme cellulaire; ce sont des fibres de longueur indéterminée, des tubes, etc. Ces fibres, ces filaments, ces tubes, qui donnent aux tissus, qu'ils contribuent à constituer, certaines propriétés spéciales, sont en réalité les véritables éléments anatomiques, et il n'est pas nécessaire de remonter à leur origine pour savoir combien d'éléments embryonnaires les ont formés; il faut les voir tels qu'ils sont chez l'adulte, et l'état dans lequel ils fonctionnent. Ainsi le véritable élément du nerf devrait être regardé comme étant le cylinder axis; celui du muscle, la fibrille musculaire; car ce sont les dernières parties du nerf et du muscle isolables sans suppression de leurs propriétés, puisqu'elles se trouvent isolées normalement dans certaines régions chez beaucoup d'animaux.

Lorsqu'il s'agit d'éléments ayant des propriétés aussi nettement tranchées que les nerfs et les muscles, on est bien obligé de reconnaître qu'ils représentent des individualités distinctes; de même pour l'ovule, le spermatozoïde, etc. Mais il en est d'autres dont les propriétés n'ont pas autant attiré l'attention des physiologistes, parce que leur rôle est borné à des actions mécaniques et nutritives; néanmoins ces éléments sont absolument indispensables à l'organisme, et quoi qu'en disent certains auteurs, ils représentent encore des espèces parfaitement séparées. La fibre lamineuse, la fibre élastique, la cellule du cartilage, etc., se forment chacune de leur côté en vue d'usages définis, et avec des propriétés caractéristiques, comme l'élément du nerf et du muscle.

Au point de vue de l'anatomie générale, la considération de l'élément nous amène donc à concevoir des caractères anatomiques aussi tranchés que ceux qu'on peut déduire par l'anatomie descriptive, des dispositions d'un organe pour la détermination de la nature des êtres et leur classification. Ainsi la forme d'une dent, d'une vertèbre, d'un os quelconque, permet de reconnaître immédiatement l'animal auquel ces parties appartiennent: de la connaissance de l'élément fondamental, on peut déduire aussi les propriétés principales d'un tissu, la nature d'un produit pathologique. Envisagés dans la série animale, les mêmes éléments offrent bien des caractères généraux identiques; néanmoins ils présentent d'une classe à l'autre des différences telles, qu'il est possible à première vue d'en déterminer approximativement l'origine: ainsi les ovules, les spermatozoïdes, les hématies diffèrent des mammifères aux oiseaux, des poissons aux batraciens, etc.

Ces faits tendent à établir d'une façon indiscutable que chaque groupe d'éléments constitue une espèce distincte nettement délimitée. S'il en est ainsi, ces éléments, en se reproduisant, n'engendrent que des produits semblables à eux, sinon par la forme, au moins par leurs propriétés fondamentales. Le contraire supposerait une exception aux lois générales du développement des êtres organisés, chaque être ne se reproduisant jamais que dans sa forme très-peu modifiée. Mais dans le développement embryonnaire, avant la formation de toutes ces espèces, il est bien certain qu'il existe des éléments n'appartenant à aucune et qui ne possèdent qu'un rôle formateur.

C'est donc d'une façon progressive et très-lente que les cellules qui dérivent de l'ovule prennent, d'une génération à l'autre, des caractères de plus en plus spécialisés. A leur état de développement complet, ils représentent des espèces dans lesquelles la reproduction a toujours pour résultat de créer des individus identiques à ceux dont ils dérivent directement, mais absolument différents de leurs ancêtres éloignés (1). C'est l'hypothèse de Lamark qui paraît absolument vraie appliquée aux éléments. Telle est la conclusion à laquelle je suis arrivé à peu près à la même époque avec MM. Pouchet et Tourneux.

Ainsi se constituent des groupes d'éléments dans lesquels les uns ont la forme de cellules, les autres sont plus perfectionnés. Dans une espèce déterminée la reproduction se passe sur les éléments cellules, et de façon à engendrer des individus appartenant toujours au même groupe. Ainsi certaines parties du blastoderme peuvent engendrer des cellules musculaires, etc.; ces cellules musculaires se multiplient en donnant toujours des cellules musculaires et jamais aucun élément ayant les caractères de la cellule blastodermique originelle.

Lorsqu'on assiste au développement des éléments dans certaines conditions pathologiques, il semble, quand on se borne à un examen superficiel, que les phénomènes de reproduction se passent d'une façon toute différente. Tantôt on voit naître certains éléments au milieu de tissus qui n'en renferment point d'analogues; tantôt on voit tous les éléments cellulaires d'un tissu se segmenter et donner naissance à des produits complexes au milieu desquels il est bien difficile de déterminer la part qui revient à chaque cellule. C'est pourquoi beaucoup de médecins, s'en rapportant à une étude tout à fait sommaire, négligeant les faits généraux d'embryogénie et d'histogénie, se plaçant en outre dans les conditions d'observation les plus difficiles, ont adopté sur le développement et l'évolution des éléments des théories qui ont généralement cours, parce qu'elles expliquent tous les faits sans toutefois les démontrer; mais ces théories ne résistent pas au plus simple examen, ainsi que nous le verrons.

L'étude embryogénique des tissus, dont on ne peut se passer pour traiter ces questions, nous a amené à ces deux propositions fondamentales :

La première : c'est qu'un élément en suivant sa courbe évolutive ne revient jamais en arrière. Il n'y a pas plus de retour de l'élément vers son époque embryonnaire qu'il n'y en a pour l'être collectif, l'association d'éléments.

(1) Lorsque l'espèce chien, par exemple, se reproduit, c'est toujours par la formation de chiens et jamais d'un animal appartenant à l'espèce antérieure dont celle-ci aurait pu dériver.

La seconde : c'est qu'un élément n'est générateur qu'à une certaine période de son existence.

Or, les auteurs dont nous parlons ont fait engendrer des cellules nouvelles à des éléments séniles ; ils ont imaginé des éléments indifférents, c'est-à-dire sans espèce déterminée, et enfin le retour des éléments à l'état embryonnaire. Mais là où la théorie manquait, il lui fallait un soutien : ce soutien fut l'irritabilité cellulaire.

Ainsi se trouvaient expliqués les faits les plus obscurs de l'histogénie sans passer par les longues recherches embryogéniques. La physiologie pathologique pouvait se faire sans les connaissances acquises par la physiologie expérimentale sur les propriétés de tissu et le jeu des appareils. Malheureusement ces conceptions ingénieuses ne s'appliquent à aucun objet réel, jamais elles n'ont pu avoir la consécration d'un fait démonstratif; elles sont en contradiction avec les idées générales sur la nature des éléments, leur formation, leur évolution. L'observation médicale elle-même ne pourrait leur fournir un point d'appui.

Lorsqu'on jette un coup d'œil sur la plupart des descriptions d'anatomie pathologique, on peut voir, comme conséquence de ces idées sur la nature des éléments, que l'élément fondamental composant les tissus morbides et son évolution sont laissés au second plan. Les classifications de ces produits sont basées sur des caractères accessoires et la plupart du temps sur la forme. Or, n'est-il pas de toute évidence, étant donnés les faits que nous avons exposés, que la nature de l'élément est un caractère spécifique primordial. Il sert à déterminer le genre des lésions, sauf à en invoquer d'autres pour établir l'espèce. La notion de l'élément comme caractère spécifique est une des idées essentielles de la pathologie, car elle conduit à cette autre notion, celle de la lésion élémentaire sur laquelle repose toute la science du diagnostic (voy. à la *classification des tumeurs*).

Formation des éléments. — La formation des éléments doit être considérée à deux époques, pendant et après la période embryonnaire.

Or, ainsi que nous l'avons fait voir à propos de chacun d'eux, il est des éléments dont on peut suivre la généalogie depuis les cellules du blastoderme : ce sont les cellules nerveuses, les fibres musculaires, les épithéliums, les cellules de la corde dorsale, les éléments de certains cartilages, etc.

Par contre, on ne sait pas encore, pour les noyaux du tissu conjonctif, élastique, les cellules dites ostéoblastes qui précèdent les os, les globules blancs du sang, quelle est leur origine. Il est probable que ces éléments ne doivent pas faire exception et avoir un mode de développement différent des précédents ; mais ce mode de développement est encore à trouver pour chacun d'eux. Quoi qu'il en soit, les uns et les autres apparaissent d'abord sous la forme de cellules ou de noyaux. Ces cellules se transforment, donnent naissance aux fibres musculaires, aux tubes nerveux, aux fibres lamineuses, etc., et ainsi se constituent des groupes distincts d'éléments et les systèmes anatomiques. Mais toutes les cellules d'un groupe ne subissent pas leur développement complet ; un grand nombre restent sous la forme qu'elles avaient en sortant des cellules blastodermiques. Néanmoins elles sont de nature différente, dès ce moment. On peut même dire, qu'en général, la plupart des éléments d'un tissu restent sous la forme cellulaire ou nucléaire primitive. Le développement des éléments nouveaux, dans toutes les circonstances normales et morbides, se fait après la période embryonnaire, aux dépens de ces cellules ou de ces noyaux qui constituent alors des éléments de réserve, d'autant plus nombreux qu'on se rapproche plus de l'époque embryonnaire, ou que le tissu est plus exposé à se reformer, comme l'est la muqueuse utérine. C'est ainsi que dans le tissu conjonctif, dans la substance des centres nerveux, dans les fibres musculaires, il existe des noyaux très-nombreux, qui sont les uns nerveux, les autres conjonctifs ou musculaires, et qui seuls prendront part au travail d'accroissement après la naissance, de réparation dans le cas de destruction de tissu.

Les autres éléments, ceux qui ont forme de fibres, de lamelles, etc., possédant la forme sous laquelle ils doivent agir, comme le dit avec raison Ch. Robin, ne sont plus capables de reproduction, les phénomènes de segmentation ou de gemmation ne pouvant s'opérer que sur des cellules ou des noyaux, dont le corps cellulaire a conservé encore toutes ses propriétés de nutrition, la reproduction étant la conséquence d'une nutrition exagérée.

SYSTÈMES ANATOMIQUES

DEUXIÈME PARTIE DE L'ANATOMIE GÉNÉRALE

Dans les chapitres suivants, nous donnerons la description de tous les systèmes anatomiques, et nous ferons voir pour chacun d'eux quelles sont ses dispositions générales, ses attributs physiologiques, ses altérations.

Toutes les parties composantes de l'organisme doivent rentrer dans ces descriptions, car il n'en est aucune qui n'appartienne à un ou à plusieurs des systèmes considérés.

Le système épithélial est de tous le seul qui soit simple, c'est-à-dire qui soit formé d'une seule espèce d'éléments ; tous les autres sont plus ou moins composés. Ainsi, une muqueuse renferme, en même temps qu'une couche épithéliale, des vaisseaux, des nerfs, des glandes, c'est-à-dire des portions des systèmes capillaire, nerveux, glandulaire, etc. Néanmoins cette membrane représente un organe premier du système muqueux, ayant à ce titre des attributs physiologiques spéciaux et des altérations qui ne se retrouvent que sur elle ou ses homologues. De même, un muscle est un assemblage de plusieurs parties de systèmes différents ; et si ce muscle, considéré dans son ensemble, offre une texture, des propriétés et des lésions qui ne se retrouvent pas ailleurs, chacun des systèmes qui contribuent à le former ne cesse pas de manifester jusque dans la profondeur de l'organe premier ses propriétés caractéristiques.

Chaque système représente donc déjà, au point de vue physiologique, une résultante. Les propriétés de l'élément musculaire d'une part, celles du tissu conjonctif, des vaisseaux, des nerfs de l'autre, en sont les forces composantes. Ces composantes elles-mêmes résultent : l'une, de la contractilité de la fibre musculaire et de l'élasticité du myolemme ; l'autre, de l'inextensibilité de la fibre lamineuse, etc. Au point de vue de la pathologie, certains genres de maladies frappent le système musculaire dans son ensemble et lui seul. Mais elles se divisent encore en maladies de la partie musculaire, et en maladies de la partie conjonctive.

Certains auteurs de pathologie ramènent la lésion élémentaire à l'organe élémentaire, au lieu de la ramener au système simple ou composé. C'est là une erreur évidente, en opposition avec les principes mêmes de l'anatomie générale.

L'idée de Bichat, de ramener la vie à ses forces composantes, est applicable aussi bien à chaque partie de l'organisme qu'à l'ensemble ; l'action de chacun des systèmes considéré en lui-même peut se décomposer en forces élémentaires. Ainsi, tout phénomène vital est une résultante, de même que tout mouvement dans la nature est un mouvement composé. Nous pouvons, par la pensée, supposer qu'un corps se meuve suivant une ligne droite ; mais en réalité cette ligne, qui nous paraît droite, est une courbe d'une complexité extrême, et résultant d'une foule de mouvements divers. Il en est de même des phénomènes de la vie ; ils ne sont simples que relativement à d'autres composés de plus d'éléments. L'action du système, qui est une et bien définie, résulte de propriétés de chacun des éléments qui le composent et sont eux-mêmes composés. Ces actions isolées des systèmes se combinent entre elles pour former des systèmes de plus en plus complexes, mais représentant néanmoins, considérés dans leur ensemble, des individualités douées de propriétés spéciales.

CHAPITRE VI

SYSTÈME ÉPITHÉLIAL

§ 65. Les éléments épithéliaux que nous avons décrits page 151 se réunissent entre eux pour former des couches de revêtement à la surface des membranes, comme la peau, les muqueuses, ou encore la face interne des cavités glandulaires ; en un mot, toutes les cavités naturelles de l'économie sont tapissées par des couches de cellules épithéliales. Mais, suivant la membrane revêtue, suivant les attributs physiologiques spéciaux qu'elle possède, on trouve des différences importantes entre les éléments cellulaires qui la recouvrent. Néanmoins, considérés dans leur ensemble, les épithéliums offrent des caractères communs qui les rapprochent. D'ailleurs ils se distinguent très-nettement, dans la généralité des cas, des autres éléments ; aussi peut-on les ranger tous dans un même système anatomique : le *système épithélial*, lequel doit être divisé ensuite en sous-systèmes, suivant chaque variété d'épithélium.

La division que nous adoptons est la suivante :

1° *Épithéliums tégumentaires* ou cutanés, représentant l'ensemble des épithéliums dérivant du feuillet externe ;

2° *Épithélium intestinal*, dérivant du feuillet blastodermique interne ;

3° *Épithéliums lamellaires* ou des séreuses, des cavités vasculaires, etc. : ces couches épithéliales sont désignées par la plupart des auteurs du nom d'*endothéliums ;*

4° *Épithéliums glandulaires ;*

5° *Épithéliums des organes génitaux* (ovaire et testicule) ;

6° *Épithéliums de cellules à cils vibratiles.*

Dans cette classification nous rapprochons les uns des autres des éléments de même nature, laissant de côté la forme, comme n'étant qu'un caractère accessoire. La forme, en effet, variant dans d'étroites limites pour des éléments dont les attributs physiologiques sont cependant très-différents, ne permet de rien préjuger de leur nature, si ce n'est pour les épithéliums qui sont ciliés. Il est donc de toute nécessité, pour arriver à une classification naturelle, de considérer, comme nous le ferons, la nature des produits et l'origine embryonnaire des couches épithéliales. Ainsi la classe des épithéliums tégumentaires est nettement définie par ses propriétés et les produits qui en dérivent. De même, les épithéliums glandulaires forment une catégorie à part, etc. En étudiant chacune de ces divisions, nous verrons les raisons qui légitiment la classification que nous avons établie.

TISSU ÉPITHÉLIAL.

§ 66. La texture du tissu épithélial est des plus simples. Il est formé par l'accolement de cellules de même nature, sans interposition d'aucun élément étranger. Il ne renferme par conséquent pas de vaisseaux sanguins, quelquefois des nerfs, mais d'une façon exceptionnelle. Les éléments sont adhérents les uns aux autres, par simple juxtaposition. Certains auteurs ont prétendu qu'entre eux se trouvait un ciment intercellulaire; mais ils n'ont jamais donné de preuves positives de l'existence de ce ciment. D'ailleurs, il est aussi facile de comprendre l'adhésion de deux cellules entre elles, que l'adhésion de la couche de ciment intermédiaire aux deux éléments qu'elle devrait unir. Lorsqu'on fait agir des solutions de nitrate d'argent sur les couches épithéliales, on voit les cellules se délimiter par des lignes noires qui tracent les contours de chacune d'elles. Ce sont ces dispositions que l'on peut expliquer de bien des façons qui ont fait admettre sans plus de preuves l'existence des ciments.

Les cellules restent donc accolées les unes aux autres, comme le font deux lames polies exactement appliquées, et qui tiennent par simple adhésion. Néanmoins, la résistance offerte par certaines membranes uniquement formées de cellules épithéliales est considérable. Il suffit, pour s'en rendre compte, de voir la ténacité d'un fragment d'épiderme pris sur le talon ou sur la paume de la main, ou mieux encore une corne, un poil, qui sont formés, comme nous le verrons, de cellules épithéliales accolées.

Dans d'autres conditions, les cellules épithéliales adhèrent faiblement entre elles, bien que disposées en membranes. Enfin elles se présentent souvent entassées au fond de certaines cavités, sans aucune règle précise; c'est ainsi qu'elles sont la plupart du temps dans les glandes.

Épithéliums tégumentaires. — Les épithéliums tégumentaires correspondent à toute l'étendue du feuillet externe du blastoderme. Or, nous avons vu que ce feuillet formait d'abord l'épiderme cutané, puis une des couches de l'amnios. Il pénètre ensuite dans l'intérieur de l'embryon, tapisse les cavités nasale, buccale, pharyngienne, œsophagienne, jusqu'au niveau du cardia; inférieurement, le cloaque chez certains animaux, chez l'homme l'anus et les organes génitaux externes; et d'après ce que nous avons dit à propos du développement de l'allantoïde, il contribue très-probablement à former la vessie.

Dans les épithéliums tégumentaires, les cellules sont toujours disposées suivant plusieurs couches stratifiées. Le type de ces épithéliums est l'épiderme, que nous décrirons complétement avec la peau.

L'épiderme, étudié dans ses caractères généraux, se compose de deux couches facilement séparables : la couche dite muqueuse ou de Malpighi, en rapport avec le derme; la couche superficielle ou cornée. Les éléments de la couche muqueuse sont représentés : les plus profonds par des cellules petites, allongées, avec un noyau volumineux relativement au corps de la cellule; au-dessus de cette couche, des cellules plus grosses, ovalaires ou sphériques; puis des cellules de plus en plus aplaties et rangées parallèlement à la surface de la membrane.

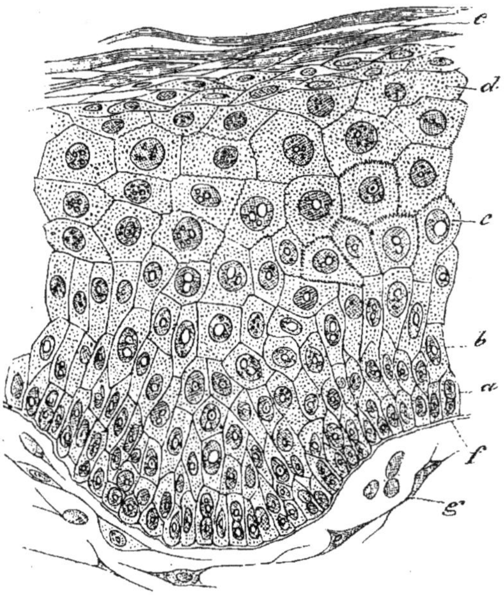

FIG. 143. — Coupe de l'épiderme du prépuce. — *a*, petites cellules de la couche de Malpighi : un certain nombre accusent des signes de segmentation; *b*, cellules un peu plus avancées; *c*, cellules polyédriques crénelées sur les bords; *d*, cellules superficielles s'aplatissant pour former la couche cornée; *e*, couche cornée.

Les cellules de la couche cornée sont à l'état de lamelles plissées; le corps azoté a disparu, ainsi que le noyau, sur la plupart d'entre elles. Les cellules de la couche profonde sont molles, se gonflent facilement avec l'eau; elles ont tous les caractères d'éléments nouvellement formés, tandis que les plus superficielles sont dures, résistantes, et ne sont pas attaquées par la plupart des réactifs.

En considérant successivement ces différents étages de cellules on peut se rendre compte facilement de leur évolution. Les premières qui apparaissent se forment immédiatement en rapport avec le derme, dans la couche des petites cellules prismatiques. Quand elles ont atteint un certain degré de développement, la génération d'autres éléments les repousse vers des couches plus superficielles. Elles grossissent dans tous les sens;

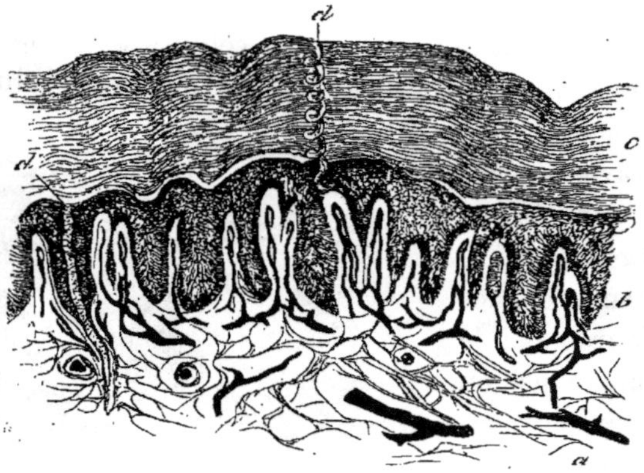

FIG. 144. — Coupe de l'épiderme au niveau de la phalangette. — *a*, derme; *b*, couche de Malpighi; *c*, couche cornée; *d*, canaux de glandes sudoripares.

en même temps la pression exercée par les cellules qui leur sont superposées tend à les aplatir. Arrivées peu à peu au voisinage de la couche cornée, le corps cellulaire se désagrége, la masse azotée est remplacée par un liquide; en même temps le noyau commence à s'atrophier. Enfin dans la couche cornée elle-même, le noyau ayant disparu, le liquide s'étant résorbé, la cellule est réduite à sa paroi.

Telles sont les dispositions générales de l'épiderme et l'évolution des éléments qui le constituent. Le fait le plus caractéristique est le passage des cellules à l'état de lamelles résistantes. Grâce aux propriétés de ces éléments, l'épiderme et les productions qui en dérivent, que nous étudierons avec la peau, prennent une consistance telle qu'ils deviennent pour le corps sa véritable enveloppe protectrice.

Les épithéliums tégumentaires, que nous avons énumérés, sont formés d'éléments de même nature, disposés aussi en couches stratifiées, et susceptibles plus ou moins de passer à l'état corné. Ainsi l'épithélium de la bouche offre des cellules cornées; chez les félins elles se superposent en longues pointes très-dures et très-piquantes. Le pharynx, l'œsophage et même une partie de l'estomac, que l'on peut considérer comme un renflement œsophagien chez certains animaux, présentent parfois des productions de ce genre.

Les épithéliums des muqueuses anale, vulvaire, vaginale, etc., suivant les conditions anormales où ils se trouvent placés dans les cas pathologiques, fournissent aussi une couche cornée plus ou moins épaisse. Quand la muqueuse du vagin est exposée à l'air, ainsi que Bichat l'avait fait déjà remarquer, elle prend un aspect analogue à celui de la peau. Dans une partie de l'urèthre et dans la vessie on trouve encore des cellules cornées mais ayant toujours un noyau.

Dans les points où l'épithélium tégumentaire n'a pas les caractères que nous venons de lui décrire, on trouve alors une autre variété qui a des attributs particuliers, celle des épithéliums à cils vibratiles : ainsi dans les voies respiratoires et génitales.

Épithélium intestinal. — L'épithélium intestinal est représenté par plusieurs rangées de cellules qui toutes ont la forme générale d'un prisme ou plutôt d'une pyramide allongée (voy. fig. 78). Les plus profondes sont petites avec un noyau relativement volumineux comme les cellules de l'épithélium tégumentaire qui occupent une situation analogue. Les plus superficielles sont très-allongées, et présentent, la plupart du temps, de fins prolongements qui pénètrent dans les couches sous-jacentes. Tous les éléments ont ici une direction perpendiculaire à la surface de la membrane. Les cellules pyramidales de la couche superficielle ont leurs bases sur le même niveau. Cet épithélium a une épaisseur constante ; il diffère en cela des épithéliums tégumentaires ; jamais on ne voit de ces entassements de cellules comme dans les papilles cornées, les durillons et les cors ; la nature des éléments ne s'y prête pas. Sur la surface libre de la couche épithéliale se trouve, en général, une cuticule, c'est-à-dire une sorte de membrane hyaline transparente limitée sur les coupes par un double contour, épaisse de $0^{mm},002$ à $0^{mm},003$. Elle adhère à la base des cellules prismatiques sous-jacentes.

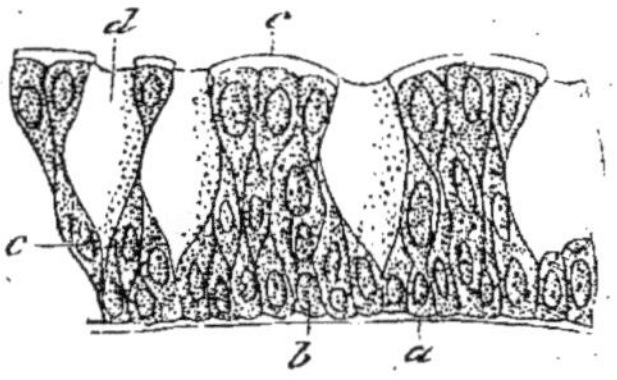

FIG. 145. — Cellules épithéliales de la muqueuse intestinale du chat. — *a*, *b*, petites cellules de la couche profonde ; *c*, plateau ; *d*, cellules caliciformes.

Les éléments nouvellement formés se trouvent, comme dans l'épithélium tégumentaire, immédiatement en rapport avec la muqueuse. Au fur et à mesure de leur développement ils s'allongent, leur noyau se segmente transversalement, d'où résulte la production de deux noyaux, puis un peu plus tard de deux cellules placées bout à bout (voy. art. *Cellule, segmentation*).

La cellule la plus superficielle s'allonge peu à peu et arrive à la surface de l'épithélium ; et comme dans les épithéliums tégumentaires, lorsqu'elle a atteint un certain développement, son corps azoté se résorbe peu à peu et se trouve remplacé par du liquide. Mais au lieu de passer à l'état de lamelle cornée la cellule se rompt, laisse échapper son contenu et prend l'aspect d'une sorte de petit calice largement ouvert. On donne à ces éléments le nom de *cellules caliciformes*. Ils ne représentent que la dernière période évolutive des cellules prismatiques. On les trouve à l'état normal chez tous les sujets, aussi bien chez l'homme que chez les autres animaux. Ce mode d'évolution de l'élément est le fait fondamental qui entraîne avec lui tous les autres caractères.

Le *développement* de ces deux sortes d'épithéliums, le tégumentaire et l'intestinal, se fait en même temps que la formation des feuillets du blastoderme. Ces feuillets se modifient de très-bonne heure : le premier, pour prendre les caractères de l'épiderme, le second, les caractères de l'épithélium de l'intestin. A la fin du premier mois de la vie embryonnaire, chez l'homme, l'épiderme est déjà parfaitement reconnaissable (voy. *Muqueuse intestinale*).

Le feuillet interne est, ainsi que nous l'avons déjà dit chapitre IV, composé, au début, de grosses sphères de segmentation vitelline ; mais ces sphères s'aplatissent très-rapidement, de sorte que le feuillet intestinal, pendant les premières périodes qui suivent la formation du blastoderme, est représenté par des cellules aplaties caractéristiques (voy. fig. 45). Ces cellules deviennent prismatiques quand l'intestin prend la forme d'un tube.

Épithéliums lamellaires. — Les épithéliums lamellaires se trouvent à la surface des séreuses, à la surface interne des cavités vasculaires sanguines et lymphatiques, des canalicules respiratoires des poumons, etc.

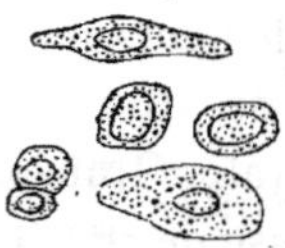

FIG. 146. — Cellules épithéliales d'une synoviale articulaire.

Considérées à leur état de développement complet, les couches épithéliales de cette espèce sont formées par une seule rangée de cellules très-minces : ce sont celles que nous avons décrites page 82. On peut les voir sans aucun artifice de préparation, mais le procédé le plus simple consiste à employer les solutions de nitrate d'argent, qui les mettent en évidence.

Si l'on prend pour type les membranes séreuses, on voit à leur surface des cellules minces, mais très-larges, atteignant sur certains points jusqu'à 0mm,1 et 0mm,2 dans le sens de leur plus grande dimension. Leurs bords sont irréguliers, souvent festonnés, de façon que les éléments s'engrènent réciproquement. Ces dispositions doivent faciliter leur adhésion réciproque, que l'on comprend difficilement sans cela, étant donnée la minceur extrême de ces cellules.

En dehors des points où ces cellules se présentent comme de larges plaques unies par leurs bords, on trouve dans les dépressions formées par la membrane, des cellul es petites, avec un gros noyau et de forme

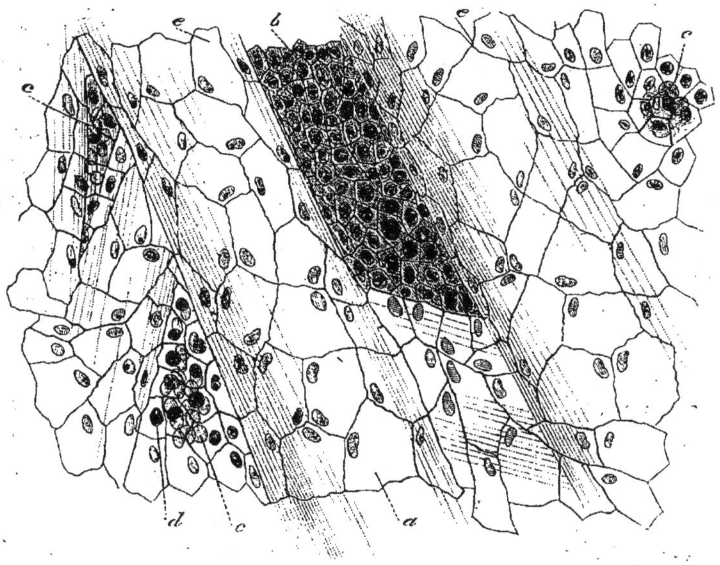

FIG. 147. — Épithélium du péritoine (centre phrénique), d'après une préparation de MM. Tourneux et Hermann. — *a*, cellules épithéliales à l'état lamellaire; *b*, centre de génération situé entre deux faisceaux tendineux; *c*, *c*, centres de génération reproduisant les dispositions appelées improprement puits lymphatiques; *d*, noyaux de cellules formant vers la profondeur des sortes de bourgeons.

cubique. Ce sont des éléments nouvellement formés qui offrent, ainsi qu'on peut en juger, les mêmes caractères que toutes les cellules épithéliales de génération récente.

Peu à peu ces éléments se développent, surtout en largeur, et repoussent les autres devant eux, dans le sens transversal. Il résulte de là que, dans ces couches d'épithélium lamellaire, on voit, de distance en distance, des centres de génération cellulaire, ainsi que l'ont démontré MM. Tourneux et Hermann, et des lacunes formées par la chute des cellules qui ont achevé leur évolution. Enfin il arrive souvent que, dans certaines de ces couches épithéliales, où le renouvellement des éléments est très-lent, les cellules plates accolées par leurs bords se soudent en lames continues. J'ai fait voir qu'il en était ainsi dans les canalicules respiratoires du poumon. Il est, dans ces conditions, très-difficile de mettre en évidence avec le nitrate d'argent les lignes de séparation des éléments qui ont servi à former ces lames homogènes.

Les épithéliums de cette catégorie n'ont la forme lamellaire qu'à une certaine période de leur développement ; ils débutent toujours par des petites cellules cubiques, comme tous les éléments épithéliaux. Les premiers se forment dans le feuillet moyen et de part et d'autre de la fente pleuro-péritonéale, par une sorte de différenciation qui s'établit entre les éléments de ce feuillet. Ils conservent longtemps la forme cubique, et, à l'époque où apparaissent les organes génitaux et l'*épithélium germinatif* (voy. *Ovaire*), ils la possèdent encore. Plus tard, quand ils ont pris la disposition en couches lamellaires, ils sont devenus incapables de fournir des involutions comme celles de l'ovaire et du testicule; c'est pourquoi l'épithélium de la surface de l'ovaire est toujours prismatique.

De même les épithéliums vasculaires ne prennent la forme de lamelles minces qu'à une époque avancée. Au début ils sont polyédriques ou cubiques comme ceux de la fente pleuro-péritonéale.

Épithéliums glandulaires. — Les épithéliums glandulaires forment des couches régulières à la face interne des cavités des glandes (voy. *Glandes*), d'autres fois des entassements de cellules disposées sans aucun ordre.

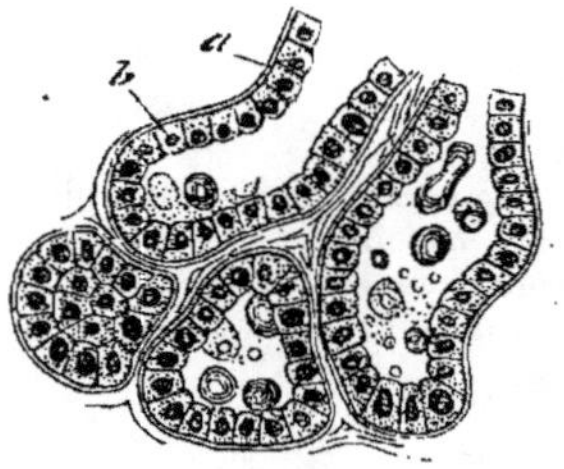

FIG. 148. — Culs-de-sac glandulaires de la mamelle de la brebis pendant la lactation. — *a*, paroi propre glandulaire; *b*, épithélium.

Considérant les glandes qui sécrètent un liquide, comme les glandes mammaires ou sébacées, on voit, en rapport avec leur paroi, des éléments à différents stades : les uns petits, avec un noyau qui les remplit presque entièrement, les autres plus volumineux; et dans l'épaisseur du corps azoté, des gouttes de liquide, gras ou autre, suivant la nature de la sécrétion. Ces liquides sécrétés sont donc des formations intra-cellulaires, qui se produisent quand l'élément a atteint un développement suffisant.

Lorsque le liquide s'est accumulé dans la cellule en assez grande quantité, le corps cellulaire a disparu par cela même, et la cellule est réduite à sa paroi, comme les épithéliums dont nous avons déjà parlé. On voit par conséquent deux faits très-importants : le premier, c'est que la cellule épithéliale est l'agent essentiel des sécrétions glandulaires; le second, c'est que l'évolution de l'élément est toujours la même, soit que celui-ci serve à fabriquer un produit spécial, soit qu'il n'ait dans les tissus qu'un rôle mécanique.

Les épithéliums glandulaires se forment aux dépens des couches épithéliales, limitant les membranes à la surface desquelles les glandes viennent s'ouvrir. Leur développement se fait au moyen d'*involutions* qui se produisent de la façon suivante : A un certain moment les cellules de la couche épithéliale se multiplient en un point déterminé qui correspond exactement à l'orifice du conduit excréteur. De cette génération nouvelle d'éléments, il résulte une sorte de bourgeon descendant de la surface vers la profondeur, suivant la forme et le volume de la glande future. Le bourgeon ainsi formé descend plus ou moins, se divise ou non en plusieurs branches. C'est ainsi que se développent les glandes en tube ou en grappe, simples et composées. Mais, dans tous les cas, on voit que l'épithélium glandulaire est la continuation directe de celui qui tapisse la surface de la membrane.

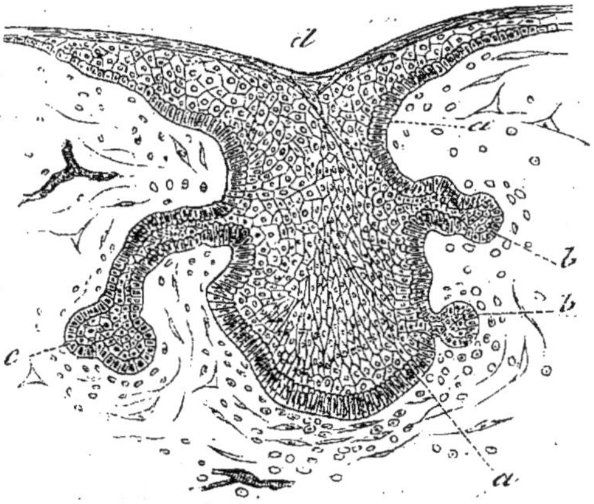

FIG. 149. — Involution épithéliale formant la glande mammaire. — *a*, couche de petites cellules se continuant avec celles de la couche de Malpighi ; *b*, bourgeons épithéliaux, au début et partant de la dépression centrale ; *c*, bourgeons un peu plus âgés ; *d*, couche cornée (préparation de M. Herrmann).

On ne sait pas encore comment se forment les cellules épithéliales des glandes vasculaires sanguines.

Épithéliums à cils vibratiles. — Les épithéliums à cils vibratiles qui revêtent les muqueuses sont disposés exactement comme ceux de la muqueuse intestinale, que nous avons décrits plus haut. Ils sont comme eux rangés suivant plusieurs couches, et les cellules les plus superficielles portent seules des cils (voy. fig. 80).

Les cellules épithéliales qui tapissent la surface de l'épendyme et les plexus choroïdes, au lieu d'être allongées, se rapprochent plutôt de la forme cubique.

La plupart des épithéliums ciliés appartiennent au feuillet externe. Chez les mammifères, aucune dépendance de la muqueuse intestinale n'est recouverte par des éléments de ce genre ; les bronches, où ils forment un revêtement continu, proviennent, ainsi que nous le verrons, du feuillet externe.

Épithéliums des organes génitaux. — Ces épithéliums sont ceux de l'ovaire et du testicule. Pour comprendre les analogies qui existent entre ces deux espèces d'éléments, il faut se reporter au développement de ces organes. Ce qu'offrent de spécial les épithéliums de l'ovaire, c'est qu'au milieu d'eux se forment les éléments femelles, les ovules ; de même au milieu des épithéliums du testicule se développent des éléments particuliers, les spermatoblastes, desquels dérivent les spermatozoïdes.

Ces épithéliums apparaissent de très-bonne heure : du quatrième au cinquième jour chez le poulet ; ils appartiennent à la couche de cellules qui tapisse la fente pleuro-péritonéale. Alors que les autres éléments de cette couche tendent à s'aplatir pour prendre la forme lamellaire caractéristique des séreuses, ceux-ci, au contraire, s'allongent, deviennent prismatiques. En même temps, ils envoient dans la profondeur du feuillet moyen des involutions qui servent à constituer tantôt l'organe mâle, tantôt l'organe femelle (voy. *Ovaire* et *Testicule*).

Couche hyaline sous-épithéliale. — Au-dessous des couches épithéliales on trouve, en général, une sorte de membrane hyaline très-résistante, qui n'est pas attaquée par la plupart des réactifs. Elle offre une épaisseur de 0mm,001 à 0mm,002 et 0mm,003. Dans certains cas, elle peut même atteindre 0mm,01. Cette couche existe même dans les séreuses, ainsi que Todd et Bowmann l'ont vu les premiers. Elle sépare l'épithélium du tissu de la muqueuse ou de la séreuse, et, lorsqu'il existe sur les muqueuses un enfoncement glandulaire, par exemple, la membrane hyaline descend avec l'épithélium et l'accompagne jusqu'au fond de la dépression (voy. *Système muqueux*).

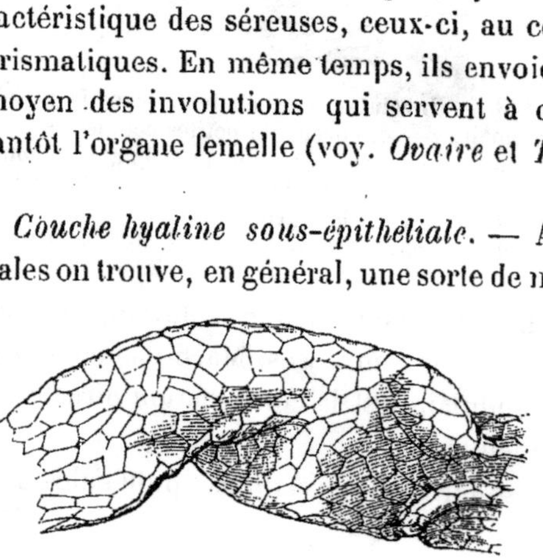

FIG. 150. — Paroi d'un tube testiculaire dont la composition cellulaire a été mise en évidence avec le nitrate d'argent (préparation de M. Hermann).

Certains auteurs ont cherché à montrer que cette membrane était décomposable elle-même en cellules. Dans certaines cavités glandulaires, en effet, on a pu voir, au-dessus de la couche des cellules sécrétantes, un revêtement de cellules minces ; il en est ainsi pour les tubes testiculaires. Mais, jusqu'à plus ample informé, on ne peut dire que la couche hyaline des muqueuses soit formée de cellules accolées. Les preuves qui ont été données jusqu'ici ne sont pas concluantes.

PHYSIOLOGIE GÉNÉRALE DES ÉPITHÉLIUMS.

§ 67. **Développement.** — Les épithéliums que nous venons d'étudier diffèrent entre eux par des caractères très-nets. Il est évident que les cellules qui donnent les productions cornées tégumentaires ne sont pas les mêmes que celles de l'intestin; que les épithéliums des glandes qui sécrètent un produit spécial diffèrent de ceux des séreuses, et ainsi de suite. Ces différences sont-elles une conséquence de l'origine embryonnaire? Autrement dit, les épithéliums qui naissent dans un feuillet diffèrent-ils de ceux qui naissent dans l'autre? A cette question, on peut répondre oui et non; cela dépend, comme nous l'avons déjà dit, de l'époque considérée.

Les cellules du feuillet externe, par exemple, n'ont pas, dès l'origine, les caractères de l'épiderme, mais cependant elles sont absolument différentes de celles des deux autres feuillets; elles peuvent au début donner des formations qui n'ont aucun rapport avec les productions cornées qui naissent quand l'épiderme est complétement développé. De même l'épithélium de la fente pleuro-péritonéale, quand il n'offre pas encore le caractère lamellaire, peut donner naissance à des épithéliums comme ceux des conduits de Müller ou comme l'épithélium germinatif, duquel dérivent l'ovaire et le testicule. Or ces épithéliums n'ont aucun rapport avec celui des séreuses. Mais quand la forme lamellaire sera acquise, toutes les productions nouvelles, même dans les conditions pathologiques, revêtiront le même caractère. On peut donc dire que toutes les formations qui procèdent d'une certaine couche offrent des caractères correspondant à l'état de développement de l'épithélium qui leur a donné naissance. Avant que le feuillet externe ne soit devenu l'épiderme, il engendre des éléments différents des épithéliums; mais plus tard, dans tous les produits de ce même feuillet, il est facile de reconnaître le caractère épidermique.

Propriétés physiologiques. — Les épithéliums, s'ils offrent entre eux des caractères différentiels, présentent néanmoins des propriétés communes que nous allons étudier.

La composition chimique des épithéliums varie avec chaque espèce: mais tous, ou à peu près, renferment de la mucosine (voy. chapitre II, page 33). Cette substance se trouve en quantité d'autant plus grande dans les cellules épithéliales, que celles-ci sont plus jeunes, et partant plus molles. Par contre, les épithéliums cornés du tégument ne renferment plus de mucosine, mais de la kératine, substance qui offre quelque analogie avec celle des éléments élastiques. On comprend, d'après ce que nous venons de dire, que les cellules épithéliales résistent plus que d'autres éléments à l'action des acides, et en particulier de l'acide acétique, puisqu'elles renferment un corps qui, loin d'être dissous, est précipité par ce réactif. Plus ces éléments sont âgés, et plus ils offrent de résistance à ces agents et aussi à l'action du suc gastrique. Arrivés à l'état corné, ils ne sont plus guère attaqués que par les bases énergiques, comme la soude et la potasse.

Nutrition des épithéliums. — La nutrition des épithéliums se fait pour tous de la même façon, n'étant jamais, sauf les épithéliums vasculaires, en contact immédiat avec le sang. Il faut donc qu'ils soient doués, ainsi que l'a fait remarquer avec raison Ch. Robin, d'une puissance nutritive bien plus considérable que la plupart des autres éléments; car les matériaux du plasma sanguin ne leur arrivent que de proche en proche et à une grande distance. Malgré cela la formation des éléments épithéliaux est très-rapide : à la face profonde des couches qu'ils constituent se produisent des cellules nouvelles, et à la surface libre une desquamation constante, qui s'opère suivant les différents modes que nous avons exposés.

La formation des éléments nouveaux destinés à remplacer ceux qui manquent, se fait ainsi aux dépens des cellules immédiatement en contact avec la muqueuse. Dans l'épiderme du prépuce de l'homme, j'ai figuré beaucoup de cellules avec deux noyaux encore accolés, et cela en beaucoup de points d'une même préparation, ce qui prouve leur développement par segmentation. Les nouveaux éléments ainsi formés augmentent de volume, et repoussent peu à peu les anciens qui tombent à mesure. Pour les épithéliums stratifiés, cette sorte de poussée s'exerce de la partie profonde vers la surface libre; pour les épithéliums lamellaires des séreuses, elle s'exerce transversalement.

La chute des cellules épidermiques peut se faire une à une, comme dans la plupart des épithéliums des mammifères. Aussi, à la surface de la peau, dans les liquides de sécrétion et d'excrétion, trouve-t-on des cellules qui sont ainsi rejetées. Chez certains animaux, les ophidiens, les articulés, l'épithélium tégumentaire se détache tout entier à certaines époques, phénomène qui constitue la mue. L'animal sort de son épiderme comme d'un fourreau et en fait un nouveau de toutes pièces.

Ces propriétés de régénération active des cellules épithéliales font aussi qu'à une époque tardive du développement, après la naissance et même chez l'adulte, dans les conditions physiologiques, certaines couches épithéliales continuent à fournir des involutions qui pénètrent de l'extérieur vers l'intérieur et engendrent ainsi des éléments et des tissus nouveaux. Ainsi les follicules dentaires, les glandes mammaires, les vésicules de de Graaf (voy. *Ovaires, Dents*, etc.), sont formés par des involutions dont nous avons décrit le mécanisme à propos des épithéliums glandulaires. Il n'y a qu'un certain nombre de tissus qui soient le siége de ces phénomènes, et cela pendant une période déterminée de la vie. Mais on comprend tout de suite leur possibilité, en dehors des époques assignées et des limites normales. Ce sont ces anomalies qui constituent les tumeurs dites épithéliales, les ulcérations des cancers et des cancroïdes, etc., que nous étudierons à propos des muqueuses ou des glandes. Toutes les couches épithéliales peuvent donner des produits de ce genre : c'est là un caractère qui les rapproche les unes des autres. Les éléments des épithéliums ayant conservé, ainsi que nous l'avons déjà dit, la forme cellulaire et avec elle des propriétés de nutrition et de reproduction énergique, il en résulte que dans les involutions pathologiques qu'ils produisent au centre du mésoderme et des tissus qui le représentent en dehors de la vie embryonnaire, ils se nourrissent et se développent aux dépens des autres éléments, et en amènent par suite la destruction plus ou moins rapide. Ainsi se produisent les ulcères rongeants qui procèdent des couches épithéliales. D'autres éléments peuvent aussi, dans certaines conditions pathologiques, déterminer des lésions du même ordre, mais aucun avec autant d'intensité et de fréquence que ceux qui appartiennent au système épithélial considéré dans son ensemble.

Régénération des épithéliums. — La régénération des couches épithéliales n'a été observée que sur l'épiderme. Il est très-probable que sur les autres elle se fait dans les mêmes conditions. Or, lorsqu'une solution de continuité se produit dans l'épiderme, elle est bien vite comblée par de nouveaux éléments ; la rapidité avec laquelle se cicatrise la plaie produite par une brûlure superficielle, la desquamation du psoriasis et les autres lésions du même ordre, montrent assez l'activité de génération des cellules épithéliales.

Dans les cas même où le derme est détruit sur une étendue plus ou moins grande, et alors qu'un travail de cicatrisation tend à combler le vide, les éléments épithéliaux se régénèrent avant les autres, ainsi que je l'ai démontré ; de telle sorte que l'épiderme est déjà constitué avec ses deux couches à la surface des bourgeons charnus. Ces faits sont, du reste, conformes à la loi d'embryogénie : que les feuillets épithéliaux précèdent le mésoderme dans son développement.

Les attributs physiologiques des épithéliums, à part ces propriétés qui sont communes à tous, seront à étudier en détail avec chacune des membranes auxquelles ils appartiennent. Nous pouvons néanmoins tracer d'une façon générale le rôle qui correspond aux divisions que nous avons établies.

L'épithélium tégumentaire représente un moyen de protection, la véritable enveloppe de l'animal dont le derme n'est que le soutien.

L'épithélium lamellaire, de même, sert à des usages mécaniques, comme une sorte d'enduit sur les membranes ; ou bien il représente une paroi endosmométrique d'une extrême minceur, permettant les échanges gazeux et liquides. L'épithélium intestinal est disposé en vue de l'absorption. L'épithélium glandulaire fabrique des liquides de sécrétion. Enfin, c'est au milieu de l'épithélium spécial des organes génitaux que se forment les éléments reproducteurs mâles et femelles.

Pathologie du système épithélial. — Le caractère pathologique commun à tous les groupes du système épithélial est la production des tumeurs, c'est-à-dire la formation exagérée de cellules se développant soit dans la profondeur des tissus sous-jacents ou bourgeonnant à la surface des membranes. Ces tumeurs, suivant le mode d'évolution de l'élément, constituent deux classes : les adénomes et les épithéliomas ou cancers épithéliaux, que nous décrirons à propos des muqueuses et des glandes. Chacune des couches épithéliales présente, en outre, d'autres lésions en rapport avec ses propriétés spéciales ; nous renvoyons encore l'étude de ces lésions aux articles *Peau*, *Séreuses*, *Muqueuses*, etc.

CHAPITRE VII

SYSTÈME LAMINEUX (1) OU CONJONCTIF.

§ 68. Le tissu lamineux a reçu beaucoup d'appellations différentes, dont les principales sont les suivantes : *Tela laminosa* (Haller); tissu muqueux ou organe cellulaire (Bordeu) ; parenchyme nutritif, parenchyme commun de nutrition (Bichat) ; système muqueux ou tissu cellulaire (Meckel) ; tissu muqueux (Virchow) ; tissu de substance conjonctive (Kölliker) ; tissu lamineux (Chaussier, 1807). Le grand nombre de noms par lesquels on désigne ce tissu tient aux opinions que les anatomistes se sont faites sur sa nature. La plupart d'entre eux ont comme origine une connaissance imparfaite du développement des éléments anatomiques. Car au lieu de s'en tenir à l'observation, ces différents auteurs cherchaient l'explication de presque tous les phénomènes d'histogénie et même de physiologie qu'ils ne pouvaient résoudre, dans des propriétés hypothétiques attribuées au tissu lamineux.

Éléments. — Le tissu lamineux renferme des éléments fondamentaux et des éléments accessoires. Les *éléments fondamentaux* sont les fibres lamineuses, ou plus exactement les cellules lamineuses et tous leurs dérivés : fibres, vésicules adipeuses, corps étoilés, etc. Les *éléments accessoires* sont : les fibres élastiques, les vaisseaux sanguins et lymphatiques. Enfin, tous ces éléments sont plongés dans une matière amorphe qui les unit et qui est plus ou moins abondante, suivant l'âge et suivant l'animal. Cette matière forme presque toute la masse du tissu lamineux de l'embryon et de certains animaux. Sur le museau des plagiostomes, par exemple, on trouve une grande quantité d'une matière gélatineuse ne renfermant que très-peu d'éléments figurés : elle représente du tissu lamineux. La matière amorphe de ce tissu, ainsi qu'on peut en juger en l'examinant dans toutes les parties où elle est abondante, est transparente, de teinte légèrement bleuâtre, et semblable à une gelée.

(1) Consultez à ce sujet le savant article de Ch. Robin dans le *Dictionnaire encyclopédique des sciences médicales*.

En écrasant ce tissu gélatineux et en le traitant par l'eau, on obtient un liquide incolore qui ne précipite par aucun des réactifs des matières albuminoïdes, pas même par le bichlorure de mercure. Mais, ainsi que je m'en suis assuré, l'acide acétique et l'alcool déterminent un précipité qui se redissout dans l'eau, et peut être de nouveau précipité par l'acide acétique : ce sont là les caractères de la mucosine. M. Gautier a trouvé aussi cette substance dans le tissu conjonctif des mammifères.

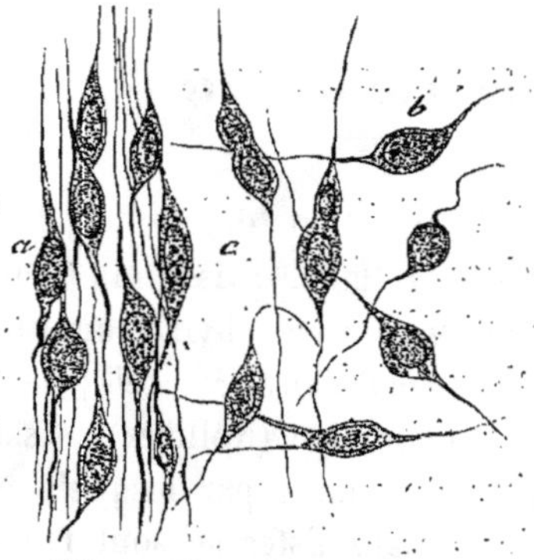

FIG. 151. — Tissu lamineux d'un embryon de mouton de 4 centim. — *a*, *b*, corps fibro-plastiques ; *c*, espaces remplis par la substance amorphe. — Gross. 2/350.

Le tissu lamineux embryonnaire, que l'on peut très-bien étudier dans le cordon ombilical, est formé : 1° par la matière amorphe dont nous venons de parler ; 2° par des éléments figurés. Les éléments figurés sont des corps fibro-plastiques ou étoilés et des fibres lamineuses ; ils sont dispersés dans cette substance homogène, qui forme relativement à eux une masse beaucoup plus considérable. Les corps fibro-plastiques se terminent pour la plupart par de fins prolongements qui souvent établissent des anastomoses de l'un à l'autre. Ce tissu ne renferme point de vaisseaux ; considéré dans son ensemble, il est transparent et paraît homogène, si bien que son aspect a fait donner le nom de gélatine de Warthon à celui qui forme le cordon.

A une époque plus précoce encore, le tissu lamineux de l'embryon est formé presque entièrement par des noyaux ovoïdes et sphériques, qui portent à leurs extrémités des prolongements leur donnant un aspect fusiforme (voy. *Eléments du tissu lamineux*). Bientôt ces éléments s'écartent les uns des autres ; une matière homogène se dépose entre eux, et l'ensemble du tissu devient plus transparent. Dès le second jour d'incubation chez le poulet, on voit en avant de la corde dorsale le tissu lamineux prendre déjà ces dispositions ; c'est alors qu'un petit intervalle transparent, rempli par des corps fibro-plastiques anastomosés, se montre entre la corde dorsale et l'intestin (voy. fig. 44).

Supposons maintenant que chacun des éléments qui entrent dans la constitution de ce tissu embryonnaire, subisse un développement complet ; alors, de ces corps fibro-plastiques naîtront des faisceaux de fibres lamineuses, qui bientôt s'entre-croiseront dans tous les sens, se rapprocheront les uns des autres, et ainsi la substance amorphe intermédiaire, repoussée par les éléments figurés de plus en plus nombreux, ne forme plus sur le tissu complétement développé qu'une proportion très-faible de la masse totale (voy. fig. 104).

Cette étude préliminaire du tissu lamineux de l'embryon, nous aidera à comprendre la texture du tissu lamineux de l'adulte.

TISSU LAMINEUX DE L'ADULTE.

§ 69. **Caractères extérieurs.** — Le tissu lamineux de l'adulte, tel qu'il se présente dans les couches sous-cutanées, au creux axillaire, etc., est grisâtre, glutineux, extensible; il se déchire en filaments élastiques. L'insufflation, lorsqu'elle est pratiquée immédiatement après la mort ou pendant la vie, alors que la matière amorphe interposée aux éléments est encore liquide, y détermine des bulles comme dans l'eau de savon. Ces bulles ne correspondent pas à des cavités préexistantes, contrairement à ce que pensent encore certains auteurs. Néanmoins, cette propriété lui a fait donner le nom de tissu cellulaire. L'air pénètre en écartant simplement les faisceaux ou les nappes de fibres. Les liquides injectés avec une certaine pression pénètrent avec la même facilité, en imbibant le tissu et en lui donnant un aspect gélatiniforme. Il en est ainsi dans l'hydrotomie, l'œdème et les hémorrhagies. Par contre, les tissus formés de cellules, comme les épithéliums, ne se gonflent pas et ne s'imbibent pas de la même façon.

Caractères chimiques. — Ce tissu se putréfie plus lentement que les muscles; desséché, il se consume comme tous les autres tissus. Plongé dans l'eau à la température de l'ébullition, il se crispe et se racornit, puis finit par se liquéfier presque entièrement, surtout lorsqu'on le traite par un acide. Il donne alors de la géline, principe identique à l'osséine, matière organique des os.

La géline passe, sous l'influence de l'ébullition, à l'état de colle ou de gélatine. La géline et l'osséine donnent à chaud, avec l'acide sulfurique ou les alcalis, de la leucine et du glycocolle (sucre de gélatine). La cartilagéine donne par contre de la chondrine, qui, traitée aussi par les acides, produit de la leucine, mais pas de glycocolle. Avec la substance élastique on n'obtient que de la leucine. Malgré ces différences dans la composition chimique des tissus, les auteurs allemands rangent le tissu conjonctif, les os, le cartilage, le tissu élastique, dans une seule et même catégorie dite des tissus de substance conjonctive.

Enfin la mucosine, qui existe en petite quantité, ainsi que nous l'avons déjà vu, dans le tissu lamineux embryonnaire, se retrouve dans le même tissu chez l'adulte.

Texture. — Le tissu lamineux est constitué par une trame lâche de fibres lamineuses, isolées ou réunies en faisceaux de $0^{mm},01$ à $0^{mm},06$. Ces faisceaux sont enveloppés par des fibres élastiques qui décrivent des spirales autour d'eux. Lorsqu'on traite le tissu lamineux par l'acide

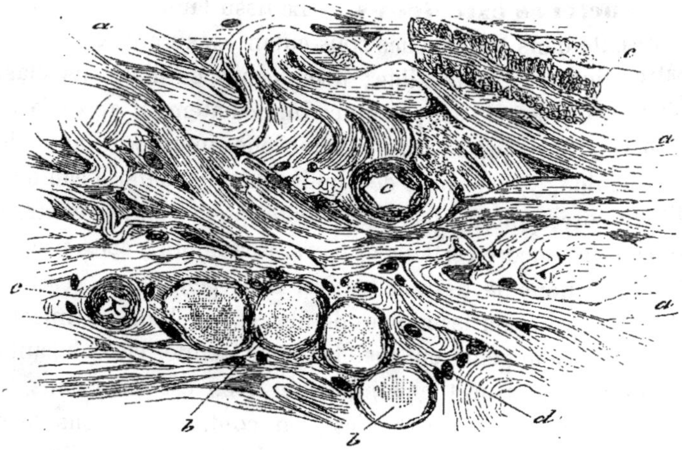

FIG. 152. — Tissu lamineux de l'intestin, dessiné d'après une coupe portant sur les trois tuniques. — *a*, *a*, faisceaux onduleux de fibres lamineuses entre-croisés en tous sens; *b*, *b*, vésicules adipeuses; *c*, vaisseaux sanguins; *d*, noyaux du tissu conjonctif.

acétique, ces faisceaux se gonflent de distance en distance, dans les intervalles des lignes suivant lesquelles sont enroulées les fibres élastiques. Au centre des faisceaux on trouve quelques noyaux ovoïdes plus ou moins atrophiés : ce sont ceux qui ont servi de centres de génération aux fibres lamineuses.

Les fibres lamineuses isolées ou les faisceaux de fibres ne sont jamais rectilignes ; ils sont onduleux. Ces dispositions sont très-remarquables et permettent de distinguer le tissu lamineux des tissus formés des mêmes éléments, non-seulement chez l'adulte, mais encore chez l'embryon. Les corps fibro-plastiques, qui donnent naissance aux fibres, se disposent dès leur formation en nappes onduleuses, là où se trouvera plus tard du tissu conjonctif; tandis que ceux qui préexistent à la formation des tendons, des aponévroses et des ligaments, sont rectilignes ; ce qui prouve bien que les tissus fibreux, tendineux, ne sont pas, comme on le répète souvent, du tissu conjonctif condensé. Dans ces simples dispositions on reconnaît toujours cette même loi, que ce n'est pas la fonction qui fait l'organe.

Les faisceaux de fibres et les fibres isolées sont entre-croisés dans tous les sens, et ne suivent jamais de directions parallèles. Entre ces éléments se trouve une petite quantité de cette matière amorphe dont nous avons parlé plus haut. C'est elle qui se laisse traverser par les liquides et les gaz pendant la vie et permet l'insufflation du tissu.

En rapport avec les fibres isolées, on trouve de distance en distance, et d'autant plus souvent que le tissu se rapproche davantage de la période embryonnaire, des noyaux de corps fibro-plastiques. Chez l'adulte, certaines parties du tissu lamineux, que nous étudierons plus loin, renferment beaucoup de ces éléments à forme embryonnaire.

En dehors des cavités creusées dans ce tissu pour loger soit les glandes, soit les vaisseaux qui le traversent, il n'y a nulle part de solutions de continuité. Sur les coupes on ne voit aucun vide, absolument rien qui ressemble à une cellule. Les auteurs qui ont soutenu l'idée de la constitution cellulaire du tissu conjonctif n'ont jamais pu donner un dessin de ces prétendues cavités.

Vésicules adipeuses. — Les vésicules adipeuses que nous avons décrites page 204 forment des éléments importants du tissu conjonctif. Elles se rencontrent isolées ou en amas, et en quantité variable suivant les points. Quand elles sont accumulées les unes sur les autres, elles prennent une forme polyédrique. Leurs contours sont nettement accusés, de telle sorte qu'on les reconnaît très-facilement, même avec de très-faibles grossissements. Dans certaines régions, elles sont groupées de façon à constituer des couches épaisses, qui se modifient très-peu, quel que soit l'état de maigreur du sujet. Ces amas de vésicules adipeuses ont un rôle bien déterminé dans la physiologie des tissus, le jeu de certains organes, aussi peut-on les considérer comme formant un tissu à part, une variété de tissu lamineux. Nous ne pensons pas néanmoins qu'il faille établir entre le système adipeux et le système lamineux une division aussi tranchée que celle que Bichat et Ch. Robin ont adoptée : pour cette raison que dans presque tout le tissu conjonctif on rencontre des vésicules adipeuses.

Ces vésicules adipeuses sont plus ou moins nombreuses et plus ou moins développées, suivant l'état d'embonpoint du sujet ; mais à part les régions dont nous avons parlé précédemment, on ne doit en rencontrer que très-peu à l'état physiologique. Ainsi chez les animaux à l'état sauvage il n'y a guère de graisse que dans les parties qui appartiennent au système adipeux proprement dit.

Mais dans l'obésité et dans le cas d'atrophie musculaire et une foule d'autres conditions pathologiques, ces éléments se développent en grande quantité ; le tissu conjonctif en est alors rempli.

Vaisseaux du tissu conjonctif. — Ce tissu renferme deux espèces de vaisseaux sanguins : ceux qui le traversent pour aller se distribuer aux autres tissus, et ceux qui lui appartiennent en propre.

Ainsi, on rencontre dans son épaisseur, des artères, des veines, des lymphatiques qui vont aboutir soit à un muscle, soit à une glande ou à une muqueuse ; et à l'extrémité de ces vaisseaux se trouve un réseau capillaire de forme bien déterminée (voy. *Système capillaire*) qui tranche par son aspect sur les vaisseaux de même ordre appartenant au tissu conjonctif.

Les capillaires du tissu conjonctif ne sont ni très-nombreux ni volumineux. Ils forment des mailles allongées à la surface des faisceaux de fibres et autour des amas de vésicules adipeuses, où ils ont une disposition régulière très-remarquable.

Ces capillaires ne pénètrent jamais dans les faisceaux de fibres lamineuses.

Les *capillaires lymphatiques* appartenant en propre au tissu conjonctif, sont très-peu abondants. Néanmoins, dans le tissu sous-muqueux de l'intestin, on voit des réseaux dont les vaisseaux ont jusqu'à $0^{mm},05$ et même $0^{mm},1$ de diamètre, avec les caractères de capillaires. Ces réseaux se distinguent des conduits rectilignes et rarement anastomosés qui représentent les troncs collecteurs. Les capillaires lymphatiques sont, la plupart du temps, immédiatement appliqués contre les capillaires sanguins, de telle sorte que souvent le lymphatique embrasse le tiers ou les deux tiers du vaisseau sanguin. On retrouve encore ces dispositions sur des artères et des veines qui ont un quart ou un millimètre de large (Ch. Robin).

Les procédés de préparation les plus délicats, les injections les plus fines n'ont jamais démontré l'existence d'autres conduits ; jamais les véritables lymphatiques n'ont été vus en communication avec ces prétendues cellules du tissu conjonctif qui ne sont autres que des cavités artificielles produites en forçant un fluide quelconque à pénérer dans le tissu, mais qui n'ont aucun rapport avec les canaux lymphatiques. Il s'est bien rencontré des auteurs pour parler vaguement de ces communications, mais aucun pour les décrire méthodiquement et pour les figurer.

Par contre, tous les anatomistes savent bien que dans les injections de lymphatiques, lorsqu'on pique la pointe du tube à mercure dans le tissu conjonctif, on est à peu près sûr de ne pas injecter de réseaux. Nous aurons encore d'ailleurs l'occasion de discuter ces questions.

Nerfs. — Le tissu conjonctif ne renferme pas de nerfs, si ce n'est ceux qui le traversent pour aller à d'autres tissus, comme ces filets volumineux situés dans le fascia superficialis, et qui vont aboutir à la peau; ceux qui sont dans les cloisons intermusculaires et sont destinés aux muscles.

SYSTÈME LAMINEUX (OU CONJONCTIF).

§ 70. Le système lamineux est partout continu avec lui-même, formant autour des tissus et des organes une sorte d'atmosphère qui les enveloppe. Cette continuité est telle que, dans l'insufflation des animaux, l'air injecté par les bouchers sous la peau pénètre jusqu'à la surface des poumons; l'inverse se produit chez l'enfant dans les efforts de la coqueluche et de la broncho-pneumonie; l'emphysème envahit tout le tissu conjonctif sous-cutané après la rupture du parenchyme pulmonaire. Néanmoins, quels que soient les rapports intimes qui existent entre ce système et tous les autres, aucun de ces derniers n'en dérive au point de vue de l'histogénèse.

Le système lamineux a surtout pour rôle d'accompagner, de soutenir les vaisseaux qui vont aux différents organes. Il forme entre eux des cloisons de séparation, des couches souples, élastiques, permettant le glissement facile des pièces servant à l'appareil de la locomotion; il double les replis séreux appelés à s'écarter, alors que se dilate l'organe qu'ils enveloppent; enfin il constitue des coussins élastiques lorsqu'il se remplit de graisse et devient du tissu adipeux.

Dans certains points de l'économie il s'accumule en masses peu consistantes; ailleurs il se condense et forme des membranes comme la pie-mère, le périoste. Dans ces membranes se montre toujours nettement accusé le caractère fondamental qu'il offre partout, celui de tissu de soutien pour les vaisseaux sanguins.

Le système lamineux a été divisé par Ch. Robin en une série d'organes premiers :

Organes premiers du système lamineux {
- de constitution.
- d'interposition.
- des couches sous-muqueuses.
- des couches sous-cutanées.

Les deux dernières divisions peuvent rentrer dans la seconde. Si, en outre, on considère le système adipeux comme une division du système conjonctif, on pourrait adopter la classification suivante que nous proposons :

Système lamineux.	Système lamineux proprement dit.	Organes premiers de constitution.
		Organes premiers d'interposition.
	Système adipeux.	Organes premiers articulaires.
		— rachidiens.
		— pannicule sous-cutané.

Organes premiers de constitution. — Ce sont de véritables organes comme l'allantoïde, la pie-mère, le périoste, ayant un rôle bien déterminé et possédant une texture spéciale.

Pie-mère. — La pie-mère est la membrane vasculaire des centres nerveux cérébro-rachidiens ; elle a pour attributs d'accompagner et de soutenir les artères et les veines qui vont se distribuer à la substance cérébrale. Sa constitution histologique générale est celle du tissu lamineux. Entre les faisceaux de fibres qui la composent il est facile, par le plus simple examen, de voir la matière amorphe interposée ; elle offre ce caractère particulier de posséder dans sa trame des grains de carbonate et de phosphate de chaux, plus ou moins nombreux suivant les points. Ce sont ces dépôts calcaires qui forment les granulations méningiennes attribuées à tort à l'arachnoïde.

La pie-mère renferme beaucoup de vaisseaux, mais surtout des artères et des veines ; les capillaires y sont rares comme dans tout le reste du tissu lamineux. Ces artères et ces veines offrent des anastomoses tellement nombreuses qu'elles constituent par leur ensemble un double réseau, ainsi que je l'ai fait voir. Cette opinion est en contradiction avec celle de M. Duret admise par M. Charcot et la théorie des territoires vasculaires du cerveau ; d'ailleurs ces dispositions ont été retrouvées après moi par plusieurs observateurs. Du réseau artériel partent des petits vaisseaux très-nombreux qui pénètrent directement dans la substance grise cérébrale, à l'état de capillaires de troisième variété (voy. *Capillaires*).

Les plexus choroïdes, la toile choroïdienne représentent des prolongements intra-cérébraux de la pie-mère. Les plexus choroïdes sont très-vasculaires. Ils forment des plis dans lesquels pénètrent des anses capillaires volumineuses et sont tapissés par un épithélium polyédrique à cils vibratiles.

La pie-mère rachidienne est d'un tissu plus serré et moins vasculaire que la pie-mère cérébrale.

Dans les mailles de la pie-mère se trouve un liquide très-abondant, le liquide céphalo-rachidien décrit dans tous les traités d'anatomie descriptive et de physiologie. C'est un liquide de même nature à peu de chose près que celui que l'on peut extraire des autres parties du tissu conjonctif. Il est en effet très-peu riche en matières albuminoïdes ; il offre certainement des analogies avec le liquide de l'œdème qui ne se coagule pas non plus par la chaleur.

La pie-mère se développe longtemps après le système nerveux central. Les éléments de la substance grise cérébrale et médullaire sont très-avancés dans leur développement, alors qu'on ne peut encore reconnaître ce qui sera plus tard la pie-mère. Celle-ci se forme en même temps que les premiers vaisseaux venant se distribuer au névraxe, ce qui est d'ailleurs conforme à la règle générale. Le tissu conjonctif de cloisonnement ne pénètre en effet dans les autres tissus qu'à l'époque du développement des vaisseaux.

Allantoïde. — L'allantoïde dont nous avons suivi en partie le développement, représente chez le fœtus, dès que la circulation allantoïdienne est établie, une membrane disposée sous forme de vésicule terminée par un pédicule plus ou moins long et étroit, auquel on donne le nom de cordon ombilical. Cette membrane n'a d'autre rôle que de soutenir les vaisseaux qui vont au chorion (voy. *Placenta*).

Elle est formée de matière amorphe, parsemée de noyaux, mais surtout de corps étoilés anastomosés et de fibres lamineuses. Le cordon ombilical et l'allantoïde ne renferment point de capillaires sanguins.

Périoste. — Le périoste est une membrane de tissu conjonctif qui est relativement aux os ce qu'est la pie-mère vis-à-vis du tissu des centres nerveux. Elle accompagne les vaisseaux qui vont à l'os ; les veines y sont surtout très-abondantes. C'est au point de vue de la vascularisation seulement qu'on la regarde comme la membrane nourricière de l'os, mais par elle-même elle ne fabrique pas de tissu osseux. On verra, à propos de l'ossification, en quoi consiste ce phénomène. Mais dès à présent on peut dire que les greffes périostiques ne transportent pas seulement le périoste, mais une couche d'éléments qui est sous-jacente à cette membrane et aux dépens de laquelle se forme le tissu osseux.

Le périoste offre une épaisseur variable suivant les points et suivant l'âge. Assez épais chez l'enfant pour pouvoir maintenir les fragments d'une fracture, il s'amincit peu à peu à mesure que le sujet avance en âge. Cette atrophie progressive résulte de ce qu'il n'a plus la même importance au point de vue de la nutrition des os.

Le périoste ne renferme que très-peu de fibres élastiques, ce qui permet de le distinguer des membranes qui lui adhèrent dans certaines régions, comme dans les muqueuses des fosses nasales et surtout des sinus.

Le périoste enveloppe les os partout où des ligaments ou des tendons ne viennent pas s'y insérer. Le décollement facile de ces organes chez l'enfant avait fait croire que le périoste passait au-dessous. Or, il est bien démontré que les ligaments adhèrent directement au tissu osseux, qu'ils font corps avec lui ; on voit même, dans certains cas, la matière de l'os envahir le tendon ou le ligament.

Organes premiers d'interposition. — Les organes premiers d'interposition forment des cloisons entre toutes les parties qui doivent rester unies, mais sans une fixité absolue, et qui peuvent glisser les unes sur les autres sans toutefois se séparer. Telles sont les cloisons intermusculaires, les couches sous-cutanées, sous-muqueuses, unissant le derme aux aponévroses d'enveloppe ou la muqueuse intestinale à la couche musculaire de l'intestin.

Il serait impossible de comprendre le jeu des muscles sans l'existence de ces couches molles et élastiques. Si, en effet, une inflammation en modifie la nature et les fait passer à l'état de tissu dur, inextensible, les muscles sont gênés dans leurs contractions, la peau adhère aux parties sous-jacentes et chaque mouvement détermine des tiraillements douloureux. Comme si un pareil rôle, sans lequel aucune fonction ne peut s'accomplir, n'était pas suffisant pour ce tissu, on a imaginé à son sujet toutes les théories les plus invraisemblables. Supposons en effet pour un moment que la tunique celluleuse de l'estomac perde son élasticité : au premier mouvement de dilatation, la muqueuse ne pouvant se déplisser, se déchirera forcément.

Autour des viscères se trouvent des cloisons conjonctives plus ou moins épaisses : telles sont les couches qui séparent les différents organes contenus dans le médiastin, qui règnent entre les feuillets des séreuses, entre les épiploons, entre les feuillets des ligaments larges, autour du rein, de la vessie et des différents organes renfermés dans le petit bassin, suivant la règle générale de continuité du système lamineux que nous avons établie en commençant. Ces diverses couches se succèdent les unes aux autres et ne sont interrompues qu'en certains points qu'il importe aux chirurgiens de bien connaître. Nous avons vu comment l'air insufflé pouvait envahir tout le tissu conjonctif. Il en est de même de l'eau, du sang, de l'urine, du pus, etc. Or, dans le cas de fusées purulentes, d'infiltrations urineuses, ces liquides suivent une voie déterminée d'avance et ne s'arrêtent que de distance en distance, là où se trouvent ces interruptions formées généralement par les cloisons aponévrotiques.

Couches sous-muqueuses. — Les couches sous-muqueuses sont formées par des nappes de fibres lamineuses entre-croisées, très-lâches, de façon à permettre le glissement facile des surfaces opposées. Elles sont plus ou moins épaisses suivant les organes. Très-développées dans le tube digestif, la vessie, etc., elles manquent à l'utérus, presque complétement au vagin, à l'urèthre, etc.; elles font absolument défaut au canal déférent et à l'uretère, etc. Les couches sous-muqueuses ne renferment qu'une petite quantité de graisse; si, en effet, les vésicules adipeuses s'y développaient comme dans le pannicule cutané, les différents conduits que nous venons d'énumérer pourraient s'oblitérer dans l'obésité.

Couches sous-cutanées. — Sous le derme ces couches sont, en général, au nombre de deux qu'il est important de bien connaître :

1° Le *pannicule adipeux*;

2° Le *fascia superficialis*.

A. — Le *pannicule adipeux* est formé par des îlots de vésicules adipeuses, séparées par des faisceaux fibreux, plus ou moins épais, constituant ainsi des aréoles (voy. *Tissu adipeux*).

B. — Le *fascia superficialis* forme une couche de 1 millimètre environ, lâche, extensible, entre le pannicule et les aponévroses d'enveloppe des muscles.

C'est dans le fascia, et à sa partie profonde, que sont les nerfs, les lymphatiques et les veines superficielles. Cette couche permet le décollement facile de la peau, son glissement sur les organes sous-jacents ; aussi n'existe-t-elle que sous les régions du tégument qui sont mobiles. Celles, au contraire, qui sont fixées sur les parties profondes, comme à la paume des mains et à la plante des pieds, ne sont doublées que par du pannicule adipeux.

Il est le siége des infiltrations, des fusées purulentes, des phlegmons diffus, des décollements qui s'arrêtent aux points où il est plus serré, et qui se trouvent près des articulations. Cette couche est bien distincte de celle du pannicule, et les inflammations qui se développent dans l'une ou dans l'autre peuvent y rester localisées. Ce sont là des faits de la plus haute importance, mis hors de doute par Velpeau et Chassaignac, et dont il est indispensable de tenir compte dans la pratique chirurgicale. Les incisions faites dans le but d'arrêter un phlegmon diffus, ne seraient d'aucun effet si elles n'intéressaient pas la couche profonde du fascia et seulement le pannicule adipeux.

Tissu lamineux des parenchymes. — Dans les parenchymes, comme le rein, le foie, le poumon, etc., il existe de minces cloisons de tissu lamineux très-lâche qui suivent les vaisseaux sanguins se distribuant à l'organe. Dans ces cloisons se trouvent surtout des corps fibro-plastiques et des fibres lamineuses fines. Les fibres élastiques et les vésicules adipeuses manquent totalement.

Ce tissu lamineux semble donc à un état de développement incomplet. Or, sous l'influence d'une circulation permanente plus active, les élément de ce tissu qui ont encore la forme embryonnaire, se développent et engendrent des fibres lamineuses. C'est ainsi que s'expliquent les scléroses, dont nous aurons bientôt à parler.

Tissu réticulé des ganglions. — Dans les ganglions, le tissu conjonctif, par une réduction progressive, arrive à n'être plus représenté que par une trame très-large de corps fibro-plastiques anastomosés entre eux. Il en résulte une sorte de réticulum servant de soutien aux éléments épithéliaux de la glande. C'est là ce que les auteurs allemands ont appelé le tissu réticulé. On trouve ce tissu réticulé en dehors des ganglions, dans la trame de beaucoup de muqueuses. Un grand nombre de parties du tissu conjonctif chez l'embryon affectent les mêmes dispositions. Ce réticulum des ganglions n'a aucun caractère spécial. Il ne faut donc point, avec certains auteurs, considérer comme dépendance du système lymphatique tout tissu dans lequel se trouve une trame réticulée (voy. *Système lymphatique*).

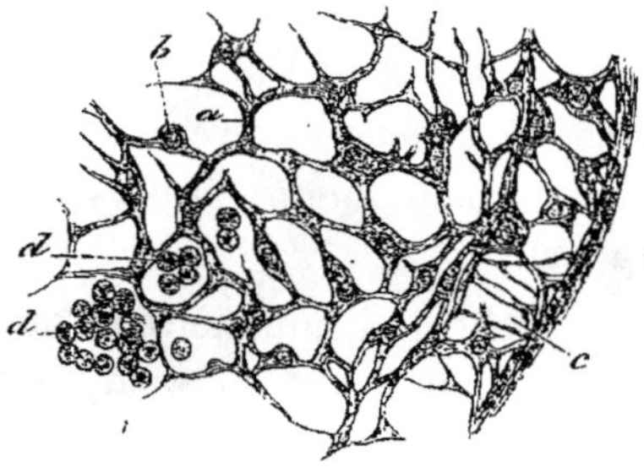

FIG. 153. — Tissu réticulé d'un ganglion lymphatique. — Gross. 1/350.

Dans les ganglions il représente une partie accessoire, une trame de soutien, et les éléments fondamentaux de la glande sont ceux qui sont compris dans les mailles du réticulum.

TISSU ET SYSTÈME ADIPEUX.

§ 71. Après la description que nous avons donnée du tissu lamineux, des vésicules adipeuses et du développement de ces derniers éléments nous n'aurons pas à nous étendre longuement sur le tissu adipeux.

Le tissu adipeux a la texture du tissu lamineux, dans lequel se sont développées un grand nombre de vésicules adipeuses. Ces vésicules en se formant repoussent peu à peu les faisceaux de fibres et les écartent les uns des autres. Il en résulte que si l'on enlève la graisse, le tissu adipeux offre l'aspect d'un tissu aréolaire dont les parties pleines sont représentées par des faisceaux de fibres lamineuses entre-croisées dans toutes les directions.

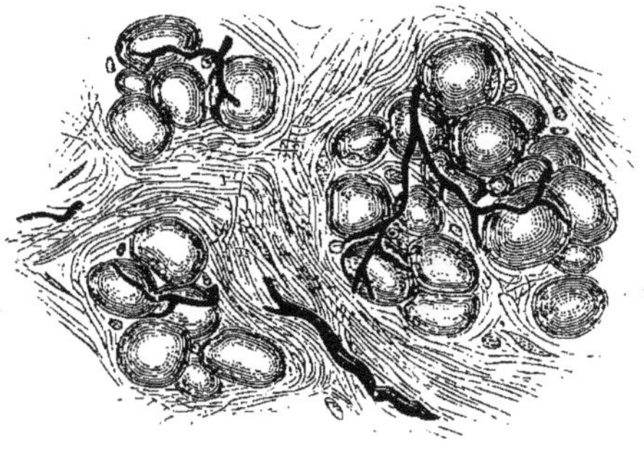

FIG. 154. — Vésicules adipeuses du pannicule sous-cutané de la dernière phalange.

Si l'on examine le pannicule sous-cutané, on voit, en effet, des amas de vésicules adipeuses, d'une teinte jaune plus ou moins foncée, disposées en amas ou lobules; et ces lobules sont séparés les uns des autres par des faisceaux de fibres lamineuses, dont un grand nombre vont se perdre dans le derme, les autres dans les couches aponévrotiques sous-jacentes.

Le tissu adipeux, formé ainsi d'amas de vésicules adipeuses dont le contenu est liquide à la température du corps, doit être considéré comme un tissu destiné à amortir les chocs, à répartir également les pressions. Il joue dans l'économie le rôle qu'auraient une foule de petits coussins remplis de liquide, interposés aux parties qui exercent les unes sur les autres des pressions réciproques.

Coussinets adipeux articulaires. — Ces coussinets renferment très-peu de fibres; ils sont, par conséquent, formés presque entièrement par une graisse fluide. Les uns sont dans la cavité articulaire, comme le ligament adipeux du genou, où ils servent à combler les vides que les mouvements de flexion ou d'extension tendraient à produire dans la synoviale. Les franges synoviales, formées aussi de tissu adipeux, jouent un rôle analogue. D'autres coussinets sont extra-articulaires; ils sont en rapport avec les ligaments et suppriment le frottement que ceux-ci pourraient éprouver dans les mouvements.

Coussinets adipeux rachidiens. — Ils sont disposés en demi-cercle, en dehors de la dure-mère, sur les ligaments jaunes des vertèbres, et se prolongent dans les trous de conjugaison. Leur mollesse est très-grande. Or, ainsi que Richet le fait remarquer (art. RACHIS, *Anatomie chirurgicale*), cette graisse fluide peut se déplacer, sortir et rentrer de la cavité rachidienne sous l'influence de la plus légère pression. Ils aident donc l'action du liquide céphalo-rachidien, lorsque sous l'influence des variations de la pression sanguine, ce liquide monte et descend de la cavité rachidienne dans la cavité crânienne.

Pannicule adipeux sous-cutané. — Le pannicule adipeux sous-cutané existe dans certaines régions, celles qui sont exposées à des pressions ; il manque au contraire dans toutes les autres. Il est surtout remarquable à la paume des mains, au talon, à la plante des pieds, sur les fesses, le dos, l'abdomen. Il fait défaut, sur la ligne médiane du corps, aux paupières, à la verge, au scrotum, à la face dorsale des mains et des orteils.

Dans la plupart des régions il est doublé par le *fascia superficialis*; mais à la paume des mains et à la plante des pieds le pannicule adipeux est entièrement adhérent : d'une part au derme, de l'autre à l'aponévrose. Ainsi il ne peut glisser ni sur l'une ni sur l'autre de ces membranes, et se trouve par conséquent dans des conditions excellentes pour supporter les pressions auxquelles ces parties sont soumises.

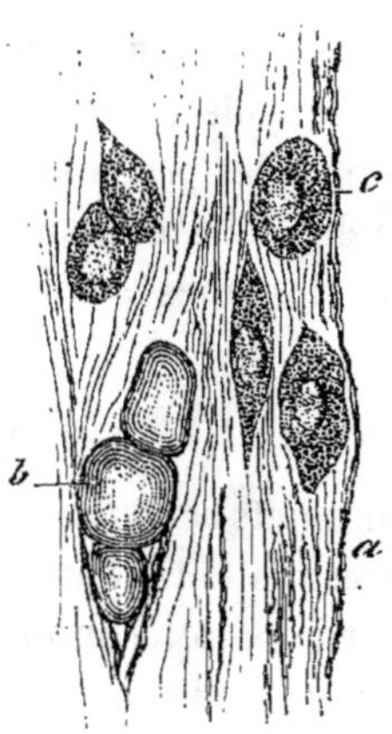

FIG. 155. — Tissu conjonctif de la langouste. — *a*, fibres lamineuses ; *b*, vésicules adipeuses ; *c*, corps fibro-plastique.

Il faut signaler encore la boule graisseuse de Bichat comme étant un organe premier du système adipeux.

Toutes les parties du système adipeux dont nous venons de parler existent d'une façon constante, quel que soit l'état d'amaigrissement du sujet. Ce sont en effet des organes indispensables au mouvement.

Système lamineux dans la série animale. — Le système lamineux se présente avec les mêmes éléments et des caractères analogues dans toute la série animale. Très-abondant chez les mammifères et les oiseaux, il devient plus rare chez les poissons : chez ces animaux, et en particulier chez les plagiostomes, et aussi chez les batraciens, il prend souvent la forme embryonnaire du tissu lamineux des mammifères, c'est-à-dire la forme gélatineuse ou colloïde. Les auteurs qui se sont plu à décrire ce tissu comme formé de cellules n'auraient jamais émis une semblable opinion s'ils avaient étudié ce tissu chez les squales et chez les raies.

Chez les invertébrés, il existe aussi un système lamineux plus ou moins développé. Le tissu est souvent représenté par des fibres lamineuses, ailleurs par des cellules de formes variées, ressemblant quelquefois à des cellules épithéliales. Ces aspects s'expliquent facilement, étant données toutes les variétés de corps fibro-plastiques. Chez les crustacés, on trouve sous la peau et autour du tube digestif des masses de tissu conjonctif assez considérables, avec des vésicules adipeuses en plus ou moins grand nombre, suivant l'animal. Ces vésicules renferment une matière grasse, moins réfringente que celle qui se trouve chez les mammifères, et dont la composition chimique n'a pas été étudiée. Enfin, chez les mollusques, les échinodermes, on rencontre encore des éléments du tissu conjonctif.

PATHOLOGIE DU SYSTÈME LAMINEUX.

§ 72. Les différentes altérations de ce système, les tumeurs auxquelles il donne naissance, vont encore nous éclairer sur sa nature intime. Si, en effet, l'étude de l'anatomie pathologique ne peut se faire sans l'anatomie normale, d'un autre côté les ressources qu'elle nous offre ne doivent jamais être négligées ; de même que l'étude comparée des éléments dans la série animale permet d'arriver à la solution de certains problèmes d'histologie presque impossibles à résoudre, en ne considérant que l'homme. L'observation des phénomènes pathologiques nous montre donc des caractères de la plus haute importance, si nécessaires que c'est sur eux que Bichat a fondé l'anatomie générale. Or, aucun système n'offre autant d'intérêt en pathologie que le système conjonctif, car il prend part à toutes les lésions.

Formation accidentelle des éléments du tissu lamineux. Régénération cicatricielle. — Les éléments du tissu lamineux se forment dans une foule de conditions diverses.

A. — Chaque fois que la circulation devient plus active, qu'il y a congestion durable, on voit naître des éléments nouveaux de ce tissu. Ainsi l'urticaire chronique lui-même amène l'épaississement de la peau et du tissu cellulaire sous-cutané ; la congestion souvent répétée du foie détermine la cirrhose, les congestions permanentes autour des ulcères et des abcès produisent les mêmes résultats.

B. — Dans les solutions de continuité c'est lui qui fait les frais du travail de cicatrisation.

C. — Il est le complément nécessaire de tous les produits pathologiques, de toutes les formations nouvelles, etc.

Tous ces faits prouvent que, bien qu'uni intimement aux autres tissus, il possède au milieu d'eux son individualité, sa circulation propre; car chaque fois qu'une congestion sortant un peu des limites des conditions fonctionnelles se produit, c'est lui qui en profite; ce sont ses éléments qui se développent à l'exclusion et aux dépens des autres; il est étrange que malgré cela certains auteurs lui accordent encore un rôle formateur.

Les inflammations aiguës ou chroniques, phlegmons, anthrax, abcès, etc., laissent après elles des éléments nouveaux du tissu conjonctif. Aussi a-t-on voulu faire de la production de ces éléments le caractère essentiel de l'inflammation. Mais ces éléments représentent un produit commun à l'inflammation et à beaucoup d'autres altérations de tissu. Caractériser un genre de lésions par ce phénomène, qui se produit d'ailleurs normalement dans le développement, c'est donc non-seulement commettre une erreur grave en anatomie, mais des plus funestes par ses conséquences en médecine (voy. *Inflammation, système capillaire*).

Régénération, formation des cicatrices. — Tous les tissus ont une tendance plus ou moins marquée à se régénérer quand ils ont été détruits. Cette propriété tient sans doute à ce qu'ils renferment tous des éléments nucléaires ou des cellules à forme embryonnaire en grande quantité. Les solutions de continuité, en plaçant ces éléments nucléaires dans des conditions de nutrition plus favorables, favorisent leur développement; mais après les épithéliums, le tissu conjonctif est celui qui se régénère le plus facilement. Or, comme il existe partout, aussitôt qu'une solution de continuité se produit, il se développe aussitôt pour combler le vide. Il constitue alors des masses végétantes, molles, très-vasculaires, auxquelles on a donné le nom de *bourgeons charnus*. Ces bourgeons sont formés par de la matière amorphe molle, demi-liquide, et des noyaux anologues à ceux qui chez l'embryon précèdent le tissu conjonctif. Pendant un temps très-long, alors même que la plaie est entièrement fermée, ces tissus de formation nouvelle n'offrent aucune consistance. Si le blessé meurt pendant le travail de cicatrisation, pendant l'agonie et les heures qui suivent la mort ils se flétrissent rapidement et se liquéfient. Ainsi, sur un homme dont j'avais amputé la cuisse, et qui mourut d'infection purulente le quarantième jour après l'opération, alors que la cicatrisation était presque achevée, j'ai vu en quelques jours toute la masse de bourgeons charnus disparaître et le fémur complétement découvert se présenter au fond d'un cône, comme au moment de l'opération. Cette résorption de la cicatrice tient à ce que les éléments figurés, fibres lamineuses, etc., les seuls qui soient persistants, mettent un temps très-long à se développer. Dans le travail de cicatrisation, les noyaux des fibres lamineuses se transforment en cellules fibro-plastiques qui donnent elles-mêmes des fibres lamineuses. Quand celles-ci sont en assez grand nombre, la cicatrice est solide et la plaie ne peut plus se rouvrir. Alors se produit un phénomène des plus importants, dont Ch. Robin a fort bien expliqué le mécanisme : c'est la rétraction cicatricielle.

Nous avons vu que la matière amorphe du tissu cicatriciel était très-abondante au début. Lorsque des faisceaux de fibres lamineuses se sont formés, elle n'est plus représentée que par des dépôts situés entre ces éléments ; or, à la longue, un travail de résorption se fait sur cette substance, travail qui agit moléculairement avec la même force que se produit l'imbibition du coin de bois qui fait éclater la pierre. Ainsi, peu à peu les faisceaux de fibres sont rapprochés les uns des autres par suite de la résorption de la substance intermédiaire, et comme les fibres lamineuses sont inextensibles, la cicatrice rétractée ne se laisse plus distendre.

LÉSIONS DUES A LA GENÈSE DES ÉLÉMENTS CONJONCTIFS.

Les éléments du tissu conjonctif se développent dans une foule de circonstances pathologiques, ainsi que nous venons de le voir. Il n'est donc pas étonnant de les rencontrer comme parties constituantes accessoires des lésions les plus variées ; ainsi autour des tumeurs épithéliales, des tumeurs des os, etc., on rencontre des éléments identiques à ceux qui constituent la masse tout entière des tumeurs dérivées uniquement du tissu conjonctif.

Lors donc qu'il s'agit de déterminer la nature d'une lésion ou d'une tumeur, il importe de voir où siégent la lésion fondamentale initiale et les lésions accessoires ; c'est un sujet dont nous aurons à parler longuement lorsque, après avoir passé en revue tous les systèmes, nous jetterons un coup d'œil d'ensemble sur les produits morbides qui en dérivent (voy. *Classification des tumeurs*). Or. aucun autre élément que ceux du tissu conjonctif ne nous donnera autant de difficultés, parce qu'il se rencontre partout, qu'il encombre pour ainsi dire toutes les tumeurs. Il masque la lésion fondamentale, et pour la retrouver il faut faire l'histoire complète de la maladie, déterminer sa nature par l'ensemble des caractères anatomiques et cliniques, suivre l'évolution de la tumeur par la comparaison d'une série de lésions semblables à différents degrés de développement. Il est vrai que cette méthode n'est pas celle qu'à l'exemple des Allemands nous tendons de plus en plus à adopter en France. L'un étudie le malade, l'autre la tumeur, comme si l'idée de lésion pouvait être séparée de l'idée de maladie; bien heureux encore si celui qui fait l'examen microscopique n'en est pas réduit à voir seulement un fragment minime de la pièce, décomposée elle-même en autant de parties qu'il y a de laboratoires. Ces procédés peu philosophiques appliqués à la médecine, cette absence de méthode ont engendré les théories les plus fausses, ont dévoyé les meilleurs esprits, et sur aucun sujet peut-être il ne s'est accumulé autant d'erreurs que sur les lésions qui procèdent du tissu conjonctif. Du reste, une physiologie aussi fantaisiste que celle qu'on s'est plu à créer à ce système ne pouvait engendrer en pathologie que la confusion.

La plupart des éléments qui entrent dans la constitution des autres tumeurs ont une évolution simple. La cellule épithéliale, par exemple, dans quelque condition qu'elle se trouve, conserve ses attributs distinctifs, parce qu'à l'état normal ses dérivés ne sont jamais que des éléments épithéliaux. Il n'en est pas de même pour l'élément du tissu conjonctif. La cellule ou le noyau originel peut engendrer la fibre lamineuse, la vésicule adipeuse, la cellule étoilée fusiforme. Cette cellule originelle elle-même peut évoluer de plusieurs façons différentes. On voit donc quelle complication résulte des propriétés mêmes de cet élément que nous rencontrons dans tous les produits pathologiques dont nous sommes appelés à faire l'histoire. Néanmoins, en nous reportant aux phénomènes du développement normal, nous verrons que le problème est beaucoup plus simple qu'on ne pourrait le supposer au premier abord.

Pour une foule de tumeurs, la plupart des auteurs d'anatomie pathologique n'ont pas cherché à dégager la lésion initiale, perdue souvent dans la masse du tissu conjonctif nouveau, et, par une expression qui exprimait bien le vague de leurs idées, celle de sarcome, ils ont désigné toutes les tumeurs qui renfermaient beaucoup de ce tissu. Ils ont perdu de vue cette notion, qui domine tout l'art du diagnostic, c'est que devant le malade l'expérience prouve chaque jour qu'il faut exprimer la maladie par une formule simple; que, sous une apparence de symptômes complexes, il y a toujours une lésion organique fondamentale, entraînant toutes les autres comme conséquences, et celle-ci, d'après la loi posée par Bichat, se ramène elle-même à une lésion de système.

Si dans l'étude des produits pathologiques ils n'ont pas appliqué cette méthode, s'ils ont tenté de faire de l'anatomie pathologique en dehors de l'anatomie normale, de l'histogénie et même de la médecine, il n'est pas étonnant que par une marche opposée nous arrivions à des conclusions et à une nomenclature absolument différentes.

Nous ne suivrons donc pas les auteurs qui ont introduit dans le langage médical ces expressions de sarcome, myxome, etc., parce qu'elles consacrent des idées inexactes ; et si nous manquons de termes pour représenter la nature des lésions, il sera encore préférable, je pense, d'en laisser un certain nombre sans dénomination que de leur donner au hasard des noms qui n'expriment pas leur nature véritable.

En considérant les altérations dans lesquelles il n'entre que des éléments du tissu conjonctif, l'expérience prouve (ce qui, d'après ce que nous avons vu, est facile à comprendre) que le caractère fondamental, celui qui entraîne tous les autres, celui qui exprime la maladie, si l'on peut dire ainsi, est l'évolution de l'élément. En un mot, la loi d'évolution des éléments nouveaux qui se produisent, est la caractéristique véritable. La nature de la lésion anatomique détermine le genre, l'histoire clinique détermine l'espèce.

Or, nous voyons, en rappelant les faits exposés chapitre V, que la cellule originelle, l'élément fondamental du tissu conjonctif, peut rester dans le tissu sous sa forme primitive ou engendrer trois espèces d'éléments : les corps fibro-plastiques, les fibres lamineuses, les vésicules adipeuses. Quand elle évolue sans se modifier, sans perdre ses caractères primitifs, elle peut s'atrophier à peine née, ou suivre une évolution plus longue, ou enfin se multiplier en restant toujours ovoïde ou sphérique, et s'hypertrophier sous cette forme. Autant de tumeurs, autant de produits pathologiques, autant de genres de maladie différents.

Nous pouvons rappeler ici le schéma par lequel nous avons exprimé les différents modes d'évolution de cet élément.

La première partie de la courbe A montre l'évolution de l'élément qui engendre tous les autres. Au point A commence la séparation ; si à partir de ce point l'élément s'atrophie et dégénère, c'est le genre tubercule. Nous disons genre, car tous les tuberculeux ne sont pas les mêmes. Si le noyau va plus loin dans son évolution, mais dégénère fatalement après un temps plus ou moins long, c'est le genre gomme. La gomme est un produit commun à la syphilis et à la scrofule et même à la morve.

Enfin le noyau s'hypertrophie, il se segmente, n'a de tendance à dégénérer qu'après avoir acquis un développement considérable ; il forme des tumeurs envahissantes : genre tumeurs embryoplastiques, expression mauvaise, nous le savons, mais qui a au moins l'avantage de préciser l'élément qui la compose. Tumeur embryoplastique est un terme générique, comme gomme et tubercule.

La cellule conjonctive peut s'élever plus haut et donner un élément plus parfait, représenté par la cellule fibro-plastique, d'où le genre tumeur fibro-plastique de Lebert et Robin.

Après, nous voyons des tumeurs où les éléments se développent entièrement et ne subissent pas de dégénérescence : ce sont les tumeurs fibreuses ; et enfin celles dont le trait caractéristique est le développement de la vésicule adipeuse, ou le genre lipome.

Nous n'avons classé ici que les tumeurs, mais sur chaque courbe il faudrait ajouter les lésions généralisées d'un système : ainsi, l'éléphantiasis est une maladie du système lamineux caractérisée par la multiplication des fibres ; il en est de même des scléroses des parenchymes. La polysarcie est une maladie du système adipeux.

Premier genre de lésions : Envahissement des autres tissus par le tissu conjonctif. — Dans le développement du système nerveux central, nous avons vu que le tissu conjonctif et les vaisseaux ne s'y montraient qu'à une époque très-tardive ; le même phénomène se produit pour la plupart des organes. Leurs éléments sont formés, en grande partie, avant les cloisons lamineuses accompagnant les vaisseaux sanguins. Si cette sorte de pénétration progressive, qui s'accomplit pendant la développement normal, se poursuit, alors que le parenchyme est complétement formé, il en résulte la sclérose.

La sclérose consiste dans l'envahissement progressif d'un parenchyme, comme le foie, le poumon, par du tissu lamineux de nouvelle formation. Ce tissu nouveau a d'autant plus de tendance à se développer, que les éléments conjonctifs du parenchyme ont la forme embryonnaire. Quand il a atteint son développement complet, il subit, comme dans la cicatrisation que nous avons exposée précédemment, un retrait ; de sorte que les éléments qu'il tend à envelopper peu à peu se trouvent comprimés, s'atrophient, arrivent à la dégénérescence graisseuse. Telles sont les lésions qui marquent la dernière période des affections rénales appelées à tort néphrites interstitielles.

Le poumon, de même, peut être atteint par la sclérose et arriver entièrement à l'état de masse dure, fibreuse.

Sclérose des centres nerveux. — La sclérose en plaques, la sclérose des cordons de la moelle, est caractérisée de même par la formation au milieu des éléments nerveux de tissu conjonctif condensé et peu vasculaire.

Ostéomalacie. — Dans cette maladie, lorsque la substance calcaire s'est résorbée, l'os est envahi par du tissu conjonctif de formation nouvelle. De même on en voit se former dans la maladie que j'ai décrite sous le nom d'ostéite rhumatismale. Dans ces deux cas, la formation du tissu conjonctif n'est qu'un phénomène consécutif et accessoire.

Éléphantiasis. — L'éléphantiasis est produit par l'hypertrophie la génération excessive du tissu lamineux sous-cutané, dans lequel se forme, en même temps que les fibres lamineuses, une quantité considérable de substance amorphe intermédiaire.

Paralysie infantile. — La forme de paralysie décrite par Duchenne (de Boulogne), dans laquelle les masses musculaires sont en apparence conservées ou même hypertrophiées, s'accompagne d'un envahissement du muscle par du tissu conjonctif et adipeux, qui prend peu à peu la place des faisceaux musculaires. Il faut noter que, dans les altérations dont nous avons parlé, les éléments de formation nouvelle étaient simplement représentés par les fibres lamineuses ; mais, dans le cas actuel, il se forme en plus des vésicules adipeuses. C'est donc plutôt du tissu adipeux qui se produit que du tissu conjonctif.

Tubercule. — Le tubercule est caractérisé par la formation de petits noyaux de fibres lamineuses dont le mode de développement n'a pu encore être suivi d'une façon précise, dont la durée est très-courte et qui subit la dégénérescence très-peu de temps après s'être formé.

Ces éléments n'ont en moyenne que 0mm,005 à 0mm,006 de diamètre, et néanmoins la plupart de ceux que l'on rencontre sont déjà séniles, c'est-à-dire qu'ils sont remplis de granulations graisseuses. Ils se développent par des traînées partout où se rencontrent des éléments du tissu lamineux ; quand ils se sont accumulés en amas assez considérables, ils forment de petits nodules de teinte gris bleuâtre, auxquels on a donné le nom de granulations grises.

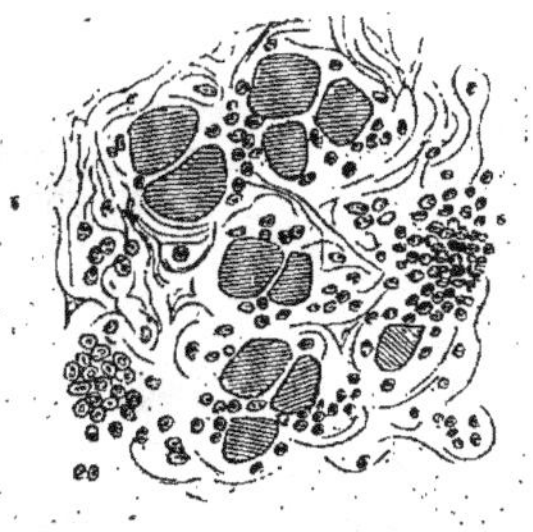

FIG. 156. — Noyaux du tubercule envahissant des faisceaux musculaires sous la muqueuse du pharynx.

A une période un peu plus avancée, ceux qui occupent la partie centrale de la granulation passent à l'état graisseux et se désagrégent ; alors la petite tumeur prend une teinte jaune (tubercule cru de Laennec). Enfin, la dégénérescence des éléments se poursuivant toujours, le tubercule s'ouvre, laisse échapper une matière liquide semblable à du pus, et à sa place il reste une ulcération ou une caverne.

C'est ainsi que se développe la lésion tuberculeuse dans tous les tissus. J'ai montré que pour les muqueuses elle était toujours la même ; l'hypothèse de la dualité de la phthisie, émise par quelques auteurs de pathologie en Allemagne, se trouvait par cela même très-ébranlée. M. Grancher est arrivé de son côté au même résultat en étudiant le poumon.

Gomme. — Les gommes sont produites par les mêmes éléments que la granulation tuberculeuse; mais ces éléments ont une évolution un peu différente. Doués d'une vitalité plus grande, ils forment des amas volumineux avant de subir la dégénérescence graisseuse. En outre, ces tumeurs sont limitées, leurs éléments n'étant pas diffus et infiltrés au milieu des autres tissus comme ceux du tubercule.

Deuxième genre : Tumeurs dérivées du tissu lamineux. — Après les produits morbides que nous venons de décrire il faut étudier ceux qui forment les tumeurs proprement dites.

Toutes les variétés d'aspect que le tissu conjonctif présente dans les différentes phases du développement chez l'embryon ou même chez les animaux, peuvent être offertes par les tumeurs dont nous avons à parler. Suivant le nombre des éléments figurés, la proportion de matière amorphe qui leur est mélangée, suivant aussi les différentes colorations qui résultent de la présence des vaisseaux et même de sang épanché par places, et encore du degré de développement que les éléments ont pu atteindre, on voit des tumeurs qui offrent des aspects variables.

Ce sont ces seuls aspects qui leur ont fait donner les noms de sarcomes, myxomes, psammomes, etc., adoptés par la plupart des auteurs de pathologie. Ces dénominations et les classifications qu'elles consacrent ne reposent donc que sur des caractères tout à fait accessoires : ceux qui résultent de la présence d'une plus ou moins grande quantité de matière amorphe, intermédiaire aux éléments figurés, ou bien de dépôts calcaires qui n'ont rien de plus spécial ici que dans une foule de lésions.

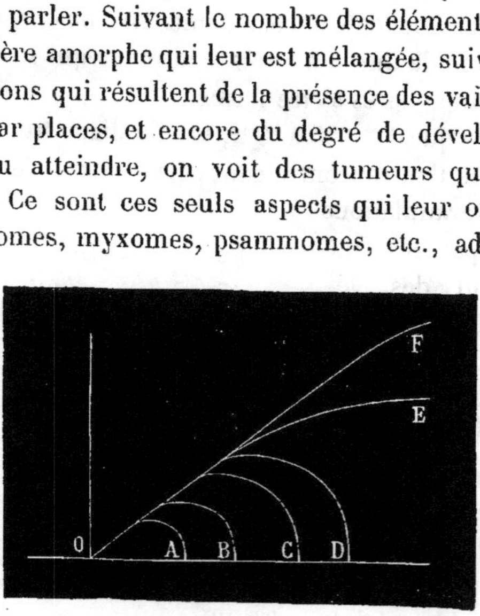

Fig. 157. — Courbes représentant l'évolution des éléments conjonctifs. — A, éléments du tubercule; B, de la gomme; C, des tumeurs embryoplastiques; D, des tumeurs fibro-plastique; E, des tumeurs fibreuses; F, des lipomes.

Il y a là une erreur de méthode évidente, car s'il est impossible dans les sciences naturelles de donner des règles précises pour créer des classifications, il n'en est pas moins certain que la nature de l'élément fondamental et son évolution établissent des caractères qui priment tous les autres. Avant même d'étudier ces produits pathologiques, toutes les considérations dans lesquelles nous sommes entré à propos du développement des éléments, soit dans la série animale, soit chez un même être, devaient nous faire pressentir que c'était de leur nature et de leur évolution que nous devions tirer les données nécessaires pour arriver à classer les lésions.

Si l'on se reporte à ce que nous avons dit page 207, sur les différents modes de développement de la cellule lamineuse, que nous avons figurés par des courbes, on voit que nous devons avoir six divisions de tumeurs marquées par l'évolution de l'élément fondamental. Mais il ne faut pas oublier que ces divisions ne correspondent qu'à des genres et qu'il reste encore à déterminer les espèces.

Le premier genre est celui des tumeurs appelées par Ch. Robin du nom d'*embryoplastiques*. Elles sont formées par des noyaux et des cellules sphériques ou ovoïdes plus ou moins volumineuses, semblables à toutes celles qui chez l'embryon ont précédé les éléments conjonctifs. Ces cellules et ces noyaux se multiplient par segmentation. Ils atteignent un grand développement, sans cependant arriver à l'état de fibres lamineuses ou de vésicules adipeuses.

Néanmoins, un grand nombre d'entre eux se désagrégent, subissent la dégénérescence graisseuse, quand ils sont arrivés à former des masses considérables dont le volume n'est pas en rapport avec celui des vaisseaux nourriciers. Cette altération produit des taches jaunes dans la tumeur et souvent son ulcération. Elle est toute différente de la réplétion régulière par de la matière grasse, déterminant la formation d'une vésicule adipeuse, et correspondant à des tumeurs d'un autre genre. Ces tumeurs sont molles, et souvent ressemblent à de la pulpe cérébrale, d'où le nom d'encéphaloïdes qu'on leur a souvent donné. Elles sont gélatiniformes, avec des teintes variables suivant l'abondance des vaisseaux, les taches hémorrhagiques, le nombre de points envahis par la dégénérescence graisseuse.

Tumeurs fibro-plastiques. — 4° Mode de développement de la cellule conjonctive. — L'élément fondamental est l'élément fusiforme, étoilé, chez lequel la nutrition est active, qui se multiplie rapidement, exige beaucoup de matières nutritives et s'altère vite quand elles lui manquent. Il en résulte des tumeurs qui diffèrent peu des précédentes dans leur forme et tous leurs caractères extérieurs. Suivant la quantité de matière amorphe plus ou moins abondante qui se trouve mêlée aux éléments figurés, elles sont gélatineuses, fongueuses, transparentes ou très-dures et de couleur blanche; comme les précédentes elles peuvent être envahissantes et s'ulcérer, suivant les propriétés de l'élément fondamental. Elles sont quelquefois infiltrées dans les autres tissus, d'autres fois circonscrites. On n'y rencontre jamais de fibres élastiques. Ces tumeurs ont été aussi appelées *myxomes*, quand elles étaient gélatineuses ; *sarcomes*, quand elles étaient plus dures, etc.

Tumeurs fibreuses. — 5° *Mode de développement.* — L'élément fondamental est une fibre lamineuse, complétement développée, n'exigeant que peu de matériaux de nutrition, pouvant rester indéfiniment dans les tissus sous la même forme. Les éléments accessoires sont des corps fibro-plastiques en voie de développement et formant des fibres lamineuses nouvelles.

Il résulte des propriétés de l'élément fondamental, la fibre lamineuse, du mode d'évolution de la cellule conjonctive qui tend toujours, dans ce cas, à engendrer des fibres, que le tissu morbide offre les caractères d'une masse plus ou moins condensée de fibres lamineuses. C'est donc un tissu serré, dur, n'ayant point de tendance à l'envahissement et à l'ulcération. Les névromes appartiennent généralement à cette catégorie de tumeurs; elles peuvent se rencontrer partout. Sur les gencives, elles constituent une variété d'épulis et souvent des tumeurs énormes.

Lipomes. — 6° *Mode de développement.* — Lorsque la cellule conjonctive qui forme la tumeur se développe en vésicule adipeuse, il en résulte encore une variété de tumeurs nettement déterminée qui emprunte ses caractères généraux à ceux de l'élément fondamental.

Quels sont les caractères des lobes adipeux du tissu conjonctif au point de vue qui intéresse le plus le chirurgien ? C'est d'être circonscrits, toujours sous le même volume, quand une fois leur développement est achevé, et de pouvoir être facilement isolés des tissus ambiants.

Or, l'expérience démontre que lorsque le mode d'évolution de l'élément fondamental fait que la tumeur est un lipome, celle-ci offre tous les caractères des lobes adipeux normaux.

Mais on comprend tout de suite que pour arriver à l'état de vésicule adipeuse l'élément doit traverser des phases intermédiaires. Ainsi dans une tumeur de ce genre on peut trouver des cellules qui marquent toutes ces périodes : les unes, à l'état de corps fibro-plastiques, les autres, commençant à se remplir de graisse, ou à l'état de vésicules adipeuses parfaites.

Or, suivant que la tumeur renferme un plus ou moins grand nombre d'éléments de l'une ou de l'autre espèce, son aspect peut varier depuis celui de la tumeur fibro-plastique jusqu'à celui du tissu adipeux normal. Dans les lipomes en voie de développement, on trouve donc à la périphérie un tissu gélatineux, transparent, et au centre, des masses jaunes de véritable tissu adipeux. Les auteurs dont nous avons déjà parlé et qui ont introduit les mots de sarcomes lipomateux, myxomes lipomateux, etc., n'ont pas vu encore qu'ici le caractère primordial était l'évolution de l'élément en vésicule adipeuse, et ils ont désigné ces tumeurs toujours d'après l'aspect extérieur. Or, ce qui prouve combien les dénominations sont défectueuses, c'est qu'elles consacrent implicitement l'existence des lésions mixtes. Des lésions de cette nature sont en contradiction complète avec toutes les données de la pathologie.

DISCUSSION DES DIVERSES HYPOTHÈSES ÉMISES SUR LA NATURE ET LA CONSTITUTION DU TISSU CONJONCTIF.

§ 73. Nous avons exposé la structure du tissu conjonctif, telle qu'elle a été faite par les différents anatomistes français, Velpeau, Chassaignac, Richet et surtout Ch. Robin. Les hypothèses qui ont été émises à toutes les époques sur la constitution de ce tissu ont soulevé tant de discussions, ont eu par cela même une telle importance, que nous devons leur consacrer quelques pages. Nous avons reporté l'exposé de toutes les théories à la fin de cet article afin de ne pas compliquer notre description. Mais nous ne pouvons les passer sous silence; car, pour comprendre la plupart des descriptions d'anatomie pathologique, il est nécessaire de connaître l'historique de cette question.

Toutes les hypothèses sur la constitution du tissu lamineux, sur ses rapports avec le système lymphatique, se retrouvent dans Mascagni (1787), dans Bichat et dans la thèse de Breschet. Les théories des auteurs allemands, qui ont reçu en France un accueil si favorable, ne sont donc pas nouvelles, elles ont seulement revêtu une forme différente chaque fois qu'elles se sont présentées. Mascagni, Bichat, ne connaissant pas les phénomènes découverts par Dutrochet, n'avaient d'autre moyen pour expliquer l'absorption et les mouvements des liquides nourriciers dans les tissus que d'imaginer : le premier, que le tissu cellulaire était un ensemble de cavités lymphatiques ; le second, la théorie des exhalants et des absorbants, c'est-à-dire d'un système de petits vaisseaux très-fins faisant suite aux vaisseaux sanguins et lymphatiques.

Cette dernière idée fut reprise par Virchow, qui changea les mots d'absorbants et d'exhalants en conduits plasmatiques. L'os, avec ses canalicules dont nous connaissons mal les usages, fut pris par lui comme un type dont se rapprochait l'ivoire avec ses conduits.

De là il passa au cartilage qui a bien des cavités et point de canaux.

Mais l'auteur allemand ne s'arrête pas à ces objections. Enfin, des éléments pleins, solides du tissu lamineux, furent considérés comme des conduits.

Cette théorie fut abandonnée, mais l'idée qui avait inspiré l'auteur allemand, celle de Mascagni et de Bichat restaurée, ne fut pas oubliée pour cela, elle prit une autre forme, quitte à tomber d'elle-même une seconde fois. Et cependant les anatomistes et les chirurgiens français, qui ont fait du tissu conjonctif une description si simple, si conforme à la vérité et si pratique au point de vue de la physiologie générale et de la médecine, ont été considérés comme retardataires vis-à-vis des professeurs de l'Allemagne.

Pour appuyer cette théorie des absorbants et des exhalants réhabilitée, il était nécessaire de faire un certain nombre d'hypothèses tant anatomiques que physiologiques.

Nous en ferons l'examen, non pour la vaine satisfaction de relever des erreurs commises par les partisans d'idées que nous avons toujours combattues, mais parce qu'il est instructif de voir combien des esprits éminents ont de peine à se dégager des opinions préconçues, même quand il s'agit des faits positifs de l'anatomie, et surtout parce que ces hypothèses ont une influence considérable sur les progrès de l'anatomie générale, et qu'on en trouve les traces à chaque pas.

Hypothèses sur la nature des éléments. — Les éléments fusiformes et étoilés qui engendrent des fibres lamineuses, ou se transforment en vésicules adipeuses, ou restent dans le tissu sous la forme embryonnaire, ont été considérés comme des conduits (conduits plasmatiques).

Or, leur évolution, la façon dont ils se remplissent d'huile qui ne va jamais dans les prolongements lorsqu'ils se transforment en vésicules adipeuses (Ch. Robin), l'absence de cavité, sauf dans les altérations pathologiques et cadavériques, ont fait de tout temps soutenir à ce dernier auteur que les fibres étaient pleines et que ces éléments n'étaient pas des confluents de conduits.

Il était si facile de voir où était la vérité, que l'hypothèse des canaux plasmatiques ne put vivre longtemps ; elle fut bientôt abandonnée pour l'ancienne conception de Mascagni, restaurée avec les ressources de l'histologie moderne. Ranvier trouva dans le tissu conjonctif et dans les tendons, des corps fibro-plastiques aplatis, ayant pris la forme de lamelles : il en fit des épithéliums tapissant les cavités qu'il fallait à tout prix voir dans ce tissu ; ces cavités, d'ailleurs, ne devaient être que la continuation des vaisseaux lymphatiques. Mais ces cavités sont artificielles, et nous n'aurons pas de peine à réunir toutes les preuves pour montrer que les systèmes lymphatique et conjonctif sont absolument distincts l'un de l'autre.

L'auteur que nous citons aurait dû au moins produire un dessin représentant ces prétendues lacunes tapissées de leur épithélium, en donner la forme, les dimensions, le mode d'abouchement avec les conduits lymphatiques. Or, une description de ce genre, faite suivant les méthodes de l'anatomie, n'a encore été apportée nulle part.

Par contre, en suivant le développement des éléments fibro-plastiques dans toutes les conditions où ils naissent, on voit qu'ils prennent, ainsi que nous l'avons déjà dit, les formes les plus variées ; ils s'aplatissent entre les faisceaux tendineux et y demeurent comme des parties accessoires qui n'ont plus d'emploi, une fois que la période du développement est passée.

Ils offrent, lorsqu'on les considère dans la série animale, toutes les formes possibles, depuis les cellules irisantes jusqu'aux chromoblastes des batraciens, quelquefois celles de cellules aplaties comme des lamelles ; mais toute leur histoire prouve qu'ils n'ont aucun rapport avec les éléments épithéliaux ; jamais leurs formes ne permettent de les rapprocher des épithéliums des vaisseaux lymphatiques qui sont si caractéristiques et si faciles à reconnaître.

Enfin, d'après M. Renaut, ces cellules plates qu'on trouve dans le tissu cellulaire et dans le tendon et qui, pour nous, ont un rôle accessoire, *formeraient dans le tissu conjonctif lâche des nappes protoplasmiques, disposées de manière à constituer au sein de la substance fondamentale de vastes surfaces d'échanges communiquant plus ou moins régulièrement entre elles par leurs expansions protoplasmiques.* De quels échanges s'agit-il? et quelles sont les preuves de ces échanges? C'est ce que l'auteur ne nous dit pas.

En résumé, jusqu'ici nous ne voyons aucune description précise, aucune preuve anatomique sérieuse pour soutenir les théories dont ces éléments ont été l'origine.

Substance conjonctive. — Au point de vue de la théorie des exhalants et des absorbants, ces éléments ramifiés auxquels on donnait toutes les formes imaginables étaient les parties importantes ; les autres devenaient accessoires. On devait alors identifier tous les tissus dans lesquels on supposait l'existence de ces conduits nourriciers ou de ces cellules qui exerçaient une influence sur la nutrition périphérique (théorie des territoires cellulaires).

Alors l'hypothèse de Reichert, que le tissu conjonctif était une masse homogène striée, parsemée de cellules, fut admise sans restriction; les fibres lamineuses n'étant qu'*un produit artificiel* (Virchow, *Pathologie cellulaire*). C'est ainsi que certains auteurs traitent les questions d'anatomie. Un élément est utile à une théorie, on l'ajoute ; un autre est un obstacle, on le supprime.

Or, l'examen le plus élémentaire montre dans les tendons, les ligaments, le tissu lamineux, ces fibres comme élément principal. Il est impossible de ne pas les voir, soit chez l'adulte, soit chez l'embryon, isolées ou en faisceaux. Les effets de la polarisation par réfraction ou par réflexion, donnant les teintes irisées aux aponévroses, prouvent encore que celles-ci sont formées de fibres parallèles. On ne peut même comprendre le jeu d'un tendon, d'un ligament sans ces fibres. Elles réalisent pour la transmission intégrale des efforts des dispositions d'une perfection extrême et que les mécaniciens cherchent sans le savoir à reproduire, sans toutefois y arriver. Si elles n'existaient pas, on ne peut imaginer ce qui en tiendrait la place.

Les fibres lamineuses étant supprimées rien ne gênait plus la théorie, sauf peut-être quelques considérations de chimie. Mais la chimie est elle-même si peu avancée, la composition des matières albuminoïdes si incertaine, que là on ne trouvera pas d'obstacles sérieux.

Le cartilage, l'os, la cornée, le tendon, le tissu lamineux, le corps vitré, la corde dorsale, la matière amorphe ou névroglie des centres nerveux, toute substance amorphe fut considérée comme une paroi cellulaire plus ou moins épaisse, et tous ces tisssus regardés comme des masses homogènes, parsemées de cellules ; l'ensemble formait le systèmede tissus de substance conjonctive.

Mais le mot de système comporte, sans aller plus loin, sans voir de quoi chaque tissu est composé, l'idée de parties ayant les mêmes propriétés physiques, chimiques, physiologiques et pathologiques (Bichat). Or, quel rapport physique entre un tissu mou, sans consistance, et celui qui est destiné à supporter comme le tendon les puissantes tractions musculaires? Dans la vie de l'ensemble, ce sont deux organes fonctionnant de façons absolument différentes.

En quoi l'élément du cartilage ressemble-t-il à celui du tissu cellulaire et de l'os? Au point de vue chimique, l'un des tissus renferme de l'osséine, de la gélatine, l'autre de la cartilagéine. La névroglie n'a aucun des caractères chimiques du tissu conjonctif, elle est durcie par les mêmes acides qui rendent ce dernier transparent et gélatineux.

Quel rapport pathologique entre un tissu où les inflammations ont le caractère du phlegmon et celui qui ne s'enflamme jamais? Aucun. Alors on fait une théorie nouvelle sur l'inflammation, on bouleverse des doctrines rationnelles, appuyées sur des siècles d'observations et que depuis Galien aucune découverte n'avait pu renverser.

Si maintenant on veut examiner de près chaque point de la question, qu'on étudie ce qui est relatif à chaque élément en détail, tout cet échafaudage de théories s'écroule entièrement.

Kölliker est le seul anatomiste qui ait vu que sous cette théorie des tissus de substance conjonctive, il y avait pour l'anatomie comparée un problème à résoudre. D'après lui, ces tissus se substituent les uns aux autres dans la série animale pour former des pièces identiques : ainsi le cartilage remplace le tissu conjonctif pour former les vertèbres de sélaciens. J'ai montré, de mon côté, qu'il existait une partie du système fibreux ayant des particularités de texture spéciales, qui se substituait au squelette, et auquel j'ai donné le nom de système fibro-squelettique. Mais quels que soient les rapports embryogéniques et philogéniques existant entre ces différents tissus, en résulte-t-il qu'ils soient les mêmes à leur état de développement complet, qu'ils aient les mêmes attributs physiologiques? Si peu familiarisé que l'on soit avec la notion de tissu, comment confondre des choses aussi dissemblables que le tissu cellulaire et l'os. C'est par des raisonnements presque métaphysiques que les anatomistes allemands les ont assimilés les uns aux autres.

Existe-t-il pour tous ces tissus une pathologie commune? Certainement non. Renferment-ils une *substance conjonctive* qu'on puisse isoler par l'analyse chimique? Pas davantage. Ont-ils une origine embryonnaire commune? On ne le sait pas. Et cela serait que cette preuve n'aurait aucune valeur. Nous avons, en effet, vu qu'un même feuillet blastodermique pouvait donner des produits absolument distincts. Le muscle et l'os ne naissent-ils pas dans le feuillet moyen?

Hypothèses sur la texture. — 1° Le tissu lamineux est formé de cavités.

Cette idée vient de l'aspect qu'il offre après insufflation et du nom de cellulaire qui lui a été donné. Mais ces cavités sont aussi artificielles que les bulles de l'eau de savon, car jamais sur les coupes on n'aperçoit le moindre vide. Les nappes de fibres sont intimement unies et ne se séparent que lorsqu'on injecte un liquide ou un gaz.

2° Ces cavités communiquent avec le système lymphatique.

Or, la composition chimique du liquide de l'œdème est absolument différente de celle de la lymphe. Aucun anatomiste n'a pu figurer l'abouchement des conduits lymphatiques dans ces cavités; les injections de lymphatiques faites avec des pressions énormes n'y pénètrent jamais.

Hypothèses sur les attributs physiologiques du tissu conjonctif. — A une époque où Dutrochet n'avait pas encore découvert les phénomènes de l'endosmose, Bichat avait pu faire du tissu conjonctif un parenchyme commun de nutrition et y placer ses vaisseaux exhalants et absorbants. De même, de Blainville, alors que l'histogénie n'existait pas, pouvait supposer que ce tissu était un élément générateur commun vis-à-vis des autres. Mais les erreurs commises par ces deux grands anatomistes devaient tomber d'elles-mêmes avec les progrès de la science. Malheureusement quand des théories sont signées de noms aussi illustres, elles mettent des siècles à disparaître et reviennent sans cesse sous des formes différentes. C'est ainsi que la théorie des exhalants et des absorbants a engendré toutes ces hypothèses sur la physiologie des systèmes conjonctif et lymphatique; le parenchyme commun générateur de de Blainville se retrouve dans la substance conjonctive de Reichert et la formation de tous les éléments aux dépens du tissu conjonctif. Broussais est en partie dans Virchow. La théorie des humeurs de Galien, à part les esprits éclairés, règne encore en souveraine en médecine.

Or, la théorie du parenchyme commun de nutrition de Bichat est contredite par ce fait, que le tissu conjonctif ne renferme qu'une très-faible proportion de matière albuminoïde coagulable; par tous les faits de pathologie qui montrent que chaque fois qu'une congestion non fonctionnelle se produit dans un organe, c'est lui qui se développe au détriment des autres tissus; car ce sont les vaisseaux qu'il accompagne qui représentent les agents de la nutrition et non pas ses propres éléments.

La seconde de de Blainville n'est pas plus soutenable. De quoi, en effet, ce tissu est-il générateur? Est-ce des épithéliums qui sont formés bien avant lui dans les deux premiers feuillets du blastoderme? Est-ce des éléments nerveux qui proviennent de l'involution du feuillet externe? Est-ce des globules rouges du sang dont on suit la généalogie jusque dans les cellules de segmentation du vitellus? Est-ce des éléments musculaires qui sont formés dans les plaques musculaires bien loin de tout élément du tissu lamineux, et dérivent aussi des cellules blastodermiques? Est-ce du cartilage dont les premiers éléments pour le cartilage basilaire et hyoïdien dérivent des cellules blastodermiques.

Tout prouve au contraire qu'il vient un des derniers, qu'il se développe parallèlement aux autres, qu'il les pénètre peu à peu, et quand sa nutrition est trop active il amène l'atrophie des tissus qui sont en contact avec lui.

CHAPITRE VIII

SYSTÈME TENDINEUX.

§ 74. Les tendons sont des organes d'une composition très-simple, qui prolongent les muscles, et servent à transmettre l'effort exercé par la contraction musculaire. Ils remplissent ce rôle grâce aux propriétés de tissu que nous allons étudier.

Éléments du tissu tendineux. — Les *éléments fondamentaux* du tissu tendineux sont les *fibres lamineuses*. Nous avons vu, chapitre V, que ces éléments étaient à peu près inextensibles et ne possédaient qu'un très-faible degré d'élasticité dans le sens longitudinal. En outre, étant arrivés à l'état de développement complet, leur nutrition est peu active, par conséquent ils remplissent toutes les conditions exigées pour les usages exclusivement mécaniques auquels sont destinés les tendons.

Les *éléments accessoires* du tissu tendineux sont : quelques *fibres élastiques*, des *cellules fibro-plastiques* appelées improprement cellules des tendons et qui n'ont d'importance que par le bruit qu'on a fait mal à propos à leur sujet; des *vaisseaux sanguins* et des *nerfs*.

Les fibres lamineuses des tendons sont en général beaucoup plus fines que celles qu'on rencontre dans le tissu conjonctif.

Elles sont rectilignes; quand on les a séparées dans une préparation, un grand nombre se présentent pliées suivant des angles aigus. Mais jamais elles ne se contournent, ne décrivent des sinuosités comme celles du tissu conjonctif. On voit tout de suite comme conséquence de ces dispositions que la fibre tendineuse ne peut s'étendre; l'autre, au contraire, peut se dérouler, s'étaler plus ou moins pour faciliter les mouvements du tissu qu'elle contribue à former.

Le *tissu tendineux*, tel qu'il se présente dans les dissections, est très-résistant, d'une teinte grise bleuâtre, avec des reflets irisés, quelquefois un aspect nacré resplendissant des plus remarquables. On sait que ce phénomène est dû aux interférences produites par la réflexion de la lumière blanche sur des lames parallèles; on peut donc déjà prévoir, par ce simple fait, quelle sera à peu près la texture de ce tissu.

Dans le sens longitudinal le tendon offre une résistance telle, que dans les violentes contractions musculaires on voit plutôt l'os arraché que le tendon rompre au milieu de sa longueur. Dans le sens transversal il n'en est pas de même : il est facile de séparer le tendon en faisceaux parallèles plus ou moins volumineux. En vertu de son inextensibilité, le tissu tendineux n'offre pas d'obstacles à une section transversale ; c'est ainsi que dans la ténotomie il se coupe aisément sur l'instrument, alors que des organes plus souples, plus élastiques, ne sont pas intéressés s'ils sont rencontrés par lui.

Sous l'influence de l'ébullition, des acides faibles, ce tissu se gonfle, devient transparent et donne de la gélatine, comme tous les tissus qui

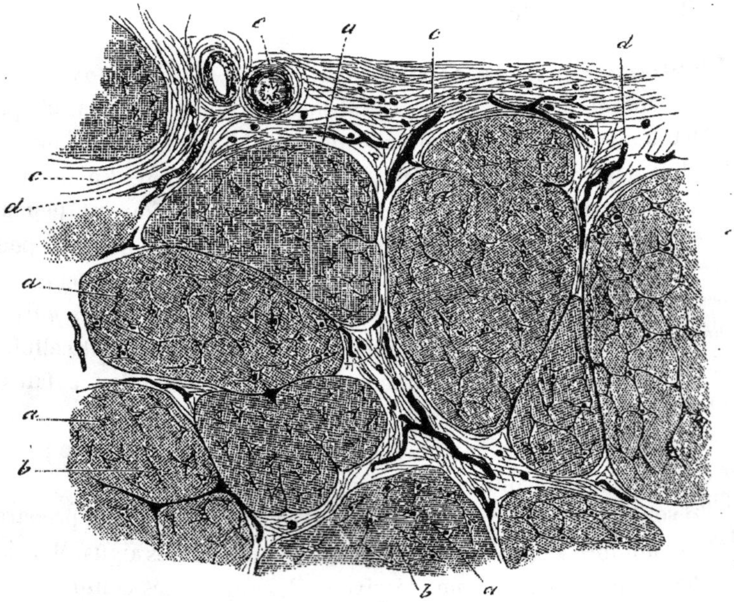

FIG. 158. — Coupe d'un tendon pris sur un fœtus à terme. Entre les faisceaux primitifs se trouvent des cloisons de tissu conjonctif avec des vaisseaux sanguins. Les figures étoilées du faisceau ne sont pas encore aplaties comme elles le seront plus tard ; elles ont encore l'aspect de corps fibro-plastiques. — *a*, *a*, cellules de tendons; *b*, faisceaux de fibres compris entre les figures étoilées; *c*, cloisons de tissu conjonctif; *d*, vaisseaux sanguins; *e*, artère.

ont la fibre lamineuse comme élément fondamental. Il résiste à la putréfaction, à la macération prolongée dans l'eau froide ; seulement il y perd ses teintes irisées.

Quand on pénètre dans l'étude de ce tissu au moyen du microscope, on voit qu'il est formé par l'accolement de fibres lamineuses, exactement parallèles les unes aux autres et intimement unies. Ces fibres forment ainsi des faisceaux très-serrés, dont les plus petits ont de deux à trois dizièmes de millimètre de diamètre. Ils sont par conséquent visibles à l'œil nu. On peut les séparer par dissection. Si l'on fait une coupe transversale de ces faisceaux, on aperçoit, dans l'aire du polygone qui représente la section de l'un d'eux, des figures étoilées nombreuses. Ces étoiles à trois ou quatre branches se terminent par des lignes très-fines qui vont quelquefois de l'une à l'autre. Elles représentent les sections de cloisons incomplètes partageant le faisceau tendineux dans sa longueur. En outre de ces figures étoilées, on voit la coupe de paquets de fibres lamineuses, mais si fines, si exactement accolées, que l'ensemble paraît homogène. Les fibres comprises ainsi dans l'espace laissé par ces cloisons forment ce qu'on pourrait appeler le *faisceau primitif* de tendon, parce qu'il correspond à un faisceau primitif de muscle. Mais, en somme, le véritable faisceau primitif est celui dont nous avons parlé primitivement, que l'on peut séparer par dissection. En effet, les sections portant sur un tendon entier montrent que chacun de ces polygones, de $0^{mm},1$ à $0^{mm},2$, est nettement délimité et enveloppé par une couche de tissu conjonctif. Les différents faisceaux primitifs sont donc isolés les uns des autres par du tissu conjonctif dans lequel pénètrent des vaisseaux. Un seul faisceau primitif tendineux fait suite, ainsi que nous le verrons, à un certain nombre de faisceaux primitifs musculaires.

Vaisseaux sanguins. — Les capillaires sanguins ne dépassent pas les cloisons de tissu conjonctif, sauf de rares exceptions, contrairement à ce que nous verrons pour les muscles ; ce fait montre tout de suite la différence si grande qui existe entre ces deux ordres de tissus au point de vue de la vascularité.

Le faisceau secondaire du muscle qui fait suite à un de ces faisceaux tendineux primitifs, est entièrement parcouru par un réseau de capillaires. Ceux-ci entourent d'une maille chacun des espaces qui sur la coupe correspondrait à l'intervalle de deux figures étoilées du tendon. On peut compter d'après cela, que dans le sens transversal le tendon est à peu près trois fois moins vasculaire que le muscle, et neuf fois moins, en tenant compte des trois dimensions.

Les cellules dites des tendons seront décrites avec le développement.

Développement des tendons. — D'après ce que nous savons sur le développement des fibres lamineuses, il est facile de prévoir ce qui doit se passer lorsqu'il s'agit de faisceaux de fibres parallèles constituant le tissu tendineux.

Les tendons sont représentés, sur les embryons de moutons de 4 à 5 centimètres de long, par des fascicules de corps fibro-plastiques rangés les uns à côté des autres. Ces éléments possèdent souvent chacun deux ou trois noyaux placés bout à bout, ce qui marque un travail de segmentation nucléaire dans le sens longitudinal. Sur des embryons du même animal ayant 6 à 7 centimètres de long, on trouve que ces corps fibro-plastiques ont été écartés les uns des autres par l'interposition de faisceaux de fibres lamineuses, et presque tous se terminent par deux ou plusieurs fibres. On peut voir même dans certains cas, ainsi que je l'ai figuré, des cylindres formés par ces éléments fusiformes qui peu à peu se sont allongés et ont donné naissance par leur surface externe à des faisceaux de fibres lamineuses (voy. fig. 111).

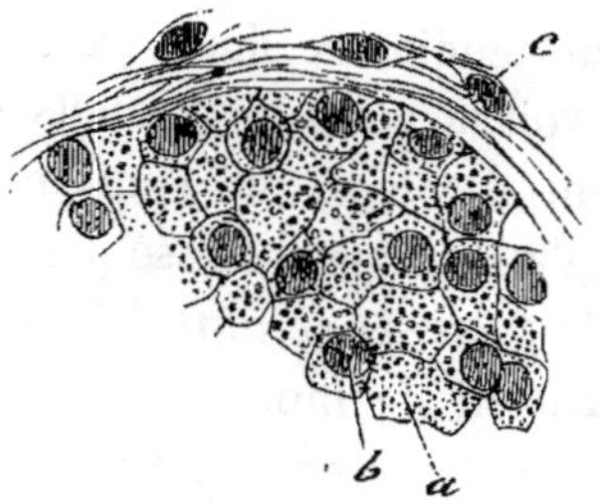

FIG. 159. — Coupe d'un faisceau du tendon d'Achille pris sur un embryon de mouton de 5 centimètres. — *a*, coupe d'un faisceau de fibres lamineuses émanant d'un noyau qui n'est pas dans le plan de la coupe ; *b*, coupe d'un faisceau passant au niveau d'un noyau de corps fibro-plastiques duquel partent les fibres. Ce sont ces noyaux qui formeront la partie centrale des figures étoilées du tendon de l'adulte.

Ces fibres naissent donc, ou bien aux deux extrémités d'une cellule fibro-plastique, ou bien à la surface d'un des cylindres résultant de leur allongement par segmentation nucléaire.

Si l'on examine un point limité d'un tendon en voie de développement, on trouve des fascicules de fibres à la surface desquels adhèrent des corps fibro-plastiques placés de distance en distance. Ces dispositions en ont imposé à la plupart des auteurs et leur ont fait croire que la fibre tendineuse n'avait pas de rapport avec la cellule fusiforme. Mais il est bien certain que si l'on regarde, non pas ce qui se passe en un point limité d'une préparation, mais sur une étendue suffisante, on reconnaît que la cellule en question n'a pas de rapport avec le faisceau qui lui est accolé, mais avec celui qui est à ses deux extrémités et la prolonge dans le sens longitudinal (voy. fig. 141, *g. h*).

Les fascicules de fibres qui réunies forment des faisceaux primitifs, correspondent aux faisceaux primitifs des muscles. Ceux-ci sont entourés d'une gaîne de myolemme. La même enveloppe existe-t-elle pour les tendons? C'est une question qui n'est pas encore élucidée. D'après Ch. Robin, cette gaîne se montrerait sur les coupes de tendons sous forme de lignes claires de 0m,001 d'épaisseur, faisant suite aux figures étoilées qui occupent l'aire du polygone de section du faisceau tendineux primitif. La substance comprise sur cette ligne n'aurait pas les mêmes réactions chimiques que les fibres lamineuses. Sur des embryons de mouton de 15 à 20 centimètres, on distingue, en effet, une enveloppe à la surface de la plupart des faisceaux tendineux.

Cellules des tendons. — Les éléments fibro-plastiques que nous avons vus dans le développement des fibres tendineuses ne sont pas tous utilisés ; il en reste dans les cloisons un nombre variable, suivant les animaux, d'après la loi générale de formation de tous les tissus. Or, ici ces éléments continuent à se développer, mais d'une façon incomplète et souvent irrégulière (1). Serrés entre les faisceaux, ils ne peuvent pas gagner en épaisseur ; alors ils s'étendent en surface et forment des sortes de cellules d'aspects très-variés. Chez le rat, elles continuent à se segmenter et finissent par produire des séries de lamelles plates quadrilatères à la surface des fascicules. D'autres fois elles se ramifient et donnent des prolongements irréguliers. Renaut a figuré des éléments identiques dans le tissu conjonctif, mais en exagérant leur rôle physiologique. Dans le tendon d'Achille de la grenouille, on trouve certaines de ces cellules tendineuses qui ont pris exactement l'aspect de cellules épithéliales ; mais, d'après ce que nous savons des différentes formes de cellules fibro-plastiques, quand on les considère sur les animaux, il n'y a pas lieu d'être étonné des dispositions qu'elles offrent dans les tendons.

Ces cellules sont situées dans l'intérieur du faisceau primitif ; elles forment sur les coupes les figures étoilées que nous avons décrites, et qui ont été considérées comme des confluents de canaux plasmatiques, d'après la théorie de Virchow. L'attention des histologistes s'est alors portée sur elles ; sans quoi, elles auraient passé inaperçues, car elles n'offrent en anatomie qu'un intérêt tout à fait secondaire.

Déductions pathologiques. — *Régénération des tendons.* — Lorsque des tendons ont été coupés, voici, d'après Ch. Robin, les phénomènes qui se passent : la réunion peut se faire par première intention ; elle est complète au bout de cinq à six jours. Dans ce cas, la cicatrisation s'opère au moyen d'éléments nouveaux appartenant au tissu conjonctif des cloisons interfasciculaires. Ils forment une bande grisâtre correspondant à la ligne sur laquelle a porté la section.

Dans le cas où la cicatrisation ne se fait pas avec autant de rapidité, on

(1) Voy. Legoff et Ramonat, *Journal de l'anatomie*, 1875.

voit d'abord le sang épanché se résorber, phénomène indispensable pour que la réunion puisse s'opérer. En même temps, le tissu lamineux interfasciculaire se tuméfie, de sorte que les deux extrémités du tendon divisé prennent la forme de massues. Ce gonflement est dû à plusieurs phénomènes, et d'abord à la congestion des capillaires et à l'exsudation d'une certaine quantité de matière amorphe. A partir du deuxième ou du troisième jour, naissent des éléments nouveaux du tissu lamineux. Un tissu de bourgeons charnus se développe peu à peu et finit par constituer, vers le douzième jour, un cordon grisâtre qui réunit les deux extrémités séparées du tendon. Cette teinte grise de la cicatrice disparaît à la longue; le tendon reprend alors son aspect nacré, mais incomplétement, car les fibres lamineuses de formation nouvelle naissant aux dépens des cloisons, ne peuvent jamais avoir la direction et le parallélisme des anciennes.

Dans le cas où le tendon a été coupé dans une coulisse, la réunion ne se fait pas, s'il y a entre les bouts, de part et d'autre, un intervalle de plus de 1 centimètre, la circulation établie par le moyen du méso-tendon étant insuffisante pour faire les frais du travail de cicatrisation.

Inflammation des tendons. — Les tendons ne sont jamais le siége de ces troubles vasculaires violents spéciaux aux tissus renfermant beaucoup de vaisseaux, et les seuls qu'on doive appeler inflammatoires (voy. *Système capillaire*). Le peu de vitalité, la circulation peu active de ce tissu, le mettent à l'abri des désordres qui se passent souvent dans son voisinage. Les tumeurs mêmes qui envahissent les autres tissus le respectent pendant un espace de temps assez long.

Tumeurs des tendons. — Dans les tendons se développent quelquefois des tumeurs fibreuses. Elles naissent dans les cloisons interfasciculaires. Ces couches de tissu conjonctif, qui font, comme nous l'avons vu plus haut, les frais du travail cicatriciel, sont les seules parties où puissent se former des éléments nouveaux. Ce fait prouve d'une façon évidente que des éléments complétement développés, comme les fibres lamineuses, ne sont pas susceptibles de reproduction. Les tumeurs fibreuses, nées ainsi dans les cloisons interfasciculaires, dissocient peu à peu les faisceaux des tendons et forment à sa surface des noyaux durs plus ou moins volumineux.

Altération des tendons dits du doigt en massue. — Cette altération, d'après Ch. Robin, se voit aux doigts, au niveau des points d'insertion des tendons fléchisseurs. Elle a aussi comme point de départ le tissu conjonctif interfasciculaire. Elle est caractérisée par la production d'un tissu fongueux de même genre que celui des tumeurs fibro-plastiques et des bourgeons charnus. Ce tissu s'infiltre entre les faisceaux sans les pénétrer, comme dans le cas précédent. Il arrive quelquefois qu'au niveau de ces altérations la peau soit envahie et qu'il se forme une ulcération plus ou moins large, excavée au centre et à bords relevés. Dans les tissus qui environnent la plaie on ne rencontre que des noyaux conjonctifs et de la matière amorphe. Cette affection a, dans sa forme anatomique, des analogies avec l'esthiomène. La maladie générale dont elle dépend est la scrofule.

SYSTÈME TENDINEUX.

§ 75. Le système tendineux est très-nettement défini. Il est formé par un ensemble d'organes premiers : les tendons. Ceux-ci font suite aux muscles dont ils transmettent les efforts sur les os et les parties mobiles.

La physiologie nous montre que ces organes premiers ont des attributs particuliers, et l'anatomie fait voir d'ailleurs qu'ils ont une texture spéciale et tout à fait appropriée au rôle qu'ils remplissent.

Le système fibreux dans lequel Bichat et d'autres anatomistes ont rangé les tendons a des attributs tout autres, et la texture du tissu fibreux, malgré des analogies apparentes, n'est pas la même que celle des tendons. Seules les propriétés de tissu sont communes, ce qui tient à la nature des éléments fondamentaux composant de l'un et de l'autre. C'est donc avec raison que Ch. Robin a séparé le système tendineux du système fibreux.

Le système tendineux comprend : les *cordons tendineux*, comme le tendon d'Achille, les tendons des fléchisseurs de la main et du pied, etc.;

Les *tendons plats*, l'expansion aponévrotique du biceps, le tendon des couturiers, etc.;

Les *aponévroses d'insertion :* telle est l'aponévrose d'insertion du grand oblique de l'abdomen, du transverse, des pectoraux, etc.

Parmi les aponévroses d'insertion, il faut noter les aponévroses communes à plusieurs ventres musculaires : telles sont celles des muscles épithrocléens, épicondyliens, la grande cloison aponévrotique de la région supéro-externe de la cuisse, etc.

Ces aponévroses sont de véritables tendons plats très-étalés. Chacune de leurs fibres se continue en effet avec une fibre musculaire, et la dissection permet de les séparer très-souvent des aponévroses d'enveloppe, qui ne représentent vis-à-vis du muscle que des moyens de contention; mais la plupart du temps les fibres tendineuses et aponévrotiques s'unissent intimement.

Les tendons s'insèrent sur les os ou sur des ligaments particuliers, qui appartiennent à une division du tissu fibreux que nous avons appelé le système fibro-squelettique. Tels sont les ménisques interarticulaires, celui de l'articulation temporo-maxillaire, de l'articulation phalangienne du gros orteil, etc.

Quelquefois les tendons s'insèrent sur les aponévroses d'enveloppe, comme l'expansion aponévrotique du biceps, celle du petit palmaire, qui s'insère sur l'aponévrose palmaire, etc.

CHAPITRE IX

SYSTÈME FIBREUX.

§ 76. Le **tissu fibreux** forme les ligaments articulaires, les capsules articulaires, les aponévroses d'enveloppe, la sclérotique, l'albuginée, etc.

Il renferme le même élément fondamental que le tissu lamineux et tendineux, mais disposé d'une autre façon. Les autres, vaisseaux, nerfs, etc., ne sont plus dans les mêmes rapports de quantité. Ce sont encore les fibres lamineuses qui forment essentiellement le tissu fibreux, mais les dispositions de ces fibres ne sont plus les mêmes. Certaines parties du tissu fibreux diffèrent si peu des tendons qu'au premier examen on serait tenté de les confondre. Par contre, il n'y a que peu d'analogie entre ce tissu et le lamineux.

Nous trouvons en outre des fibres lamineuses, comme éléments accessoires : des fibres élastiques, des noyaux embryoplastiques, de la matière amorphe dense, des vaisseaux et des nerfs (Sappey).

La simple dissection montre, lorsqu'on étudie comparativement le tissu fibreux et le tissu conjonctif, qu'ils n'ont entre eux aucun rapport, tant au point de vue des usages physiologiques que des altérations dont ils peuvent être le siége. L'un est souple, élastique, s'imbibe facilement de liquide ; l'autre est résistant, inextensible, serré. Les histologistes qui les ont confondus sous une même dénomination n'ont tenu compte que d'un seul caractère : la présence des fibres lamineuses, et ne se sont pas préoccupés de la texture.

Caractères extérieurs.— Ce tissu est consistant, tenace, inextensible, sans élasticité ; sa couleur est blanche un peu nacrée, il est loin d'avoir cependant les colorations irisées des tendons. Il est peu hygrométrique à cause de sa texture serrée. Sa densité prise sur la dure-mère varie de 1071 (Engel) à 1076 (Krause et Fischer).

Caractères chimiques.—Ces caractères, comme pour des tendons, sont un peu ceux des fibres lamineuses isolées. Les acides le gonflent, le rendent transparent, gélatineux. L'ébullition donne de la gélatine, c'est pourquoi les gelées culinaires se font avec les articulations.

Le tissu fibreux de certaines régions donne aussi de la chondrine : telle est la sclérotique, qui chez les oiseaux présente des plaques cartilagineuses; du reste, les éléments fibreux et cartilagineux sont souvent associés. Le tissu fibreux, comme nous le verrons plus loin, résiste énergiquement à la putréfaction; aussi pour préparer une articulation la laisse-t-on souvent macérer dans l'eau. Dans les parties gangrénées on le retrouve intact.

Texture. — Le tissu fibreux est formé par des faisceaux de fibres lamineuses, rectilignes dans les ligaments, comme ceux des tendons; légèrement onduleux dans les membranes, et entre-croisés dans toutes les directions. Ces faisceaux et les fibres isolées sont unis par une matière amorphe très-tenace, qui s'oppose énergiquement à la dissociation des éléments.

Les fibres lamineuses, dans le tissu fibreux, sont groupées en faisceaux primitifs souvent rassemblés eux-mêmes en faisceaux secondaires, ce qu'on ne voit pas dans le tissu lamineux. Ces faisceaux sont d'ailleurs très-inégaux, caractère qui les distingue des tendons; ils sont entre-croisés en tous sens, dans les membranes, comme la dure-mère, les capsules, etc.; tendent à devenir parallèles dans certains ligaments, comme le ligament latéral externe du genou, les ligaments de l'articulation tibio-tarsienne, mais jamais ils n'atteignent le parallélisme qu'on leur voit sur les tendons. Il y a toujours des fibres ou des faisceaux entre-croisés alors qu'ils ressemblent le plus à ces derniers.

Entre l'entre-croisement irrégulier des membranes fibreuses et le parallélisme des tendons, on trouve, du reste, tous les intermédiaires.

Les faisceaux sont intimement accolés et souvent entourés de fibres élastiques fines enroulées en spirales. Entre eux sont de minces cloisons de tissu cellulaire, facilement reconnaissables. Les fibres qui les composent sont séparées les unes des autres et non réunies en faisceaux.

Dans ces cloisons interfasciculaires rampent les capillaires sanguins qui ne pénètrent jamais dans l'intérieur des faisceaux. Le tissu fibreux des ligaments ne renferme pas de gros vaisseaux. Aussi, comme le fait remarquer M. Richet (*Anatomie chirurgicale*), il ne saigne pas lorsqu'on le coupe. Mais toutes les parties du système fibreux ne sont pas également vasculaires.

Certaines membranes le sont beaucoup. Telle est la dure-mère, comme l'avait bien remarqué P.-A. Béclard (*Anatomie générale*). On peut ajouter la sclérotique, surtout chez les animaux plongeurs, dont le système veineux est très-développé, l'albuginée qui est aussi très-riche en vaisseaux sanguins et lymphatiques. Par contre, il y a peu de vaisseaux dans les capsules articulaires, presque point dans les disques intervertébraux.

M. Sappey a démontré l'existence de nerfs dans les cloisons celluleuses interfasciculaires ; ils accompagnent les vaisseaux sanguins et se terminent d'une façon encore indéterminée.

Propriétés végétatives. — Le tissu fibreux apparaît de bonne heure et précède dans les mêmes régions la formation du tissu lamineux. La dure-mère est indiquée tout d'abord par une couche de corps fusiformes entourant le système nerveux central et la vésicule oculaire. Ce qui prouve bien que le tissu fibreux n'est pas du tissu lamineux condensé, c'est que chez l'embryon, où il est bien facile de les distinguer l'un de l'autre avant le développement des fibres, les ligaments se développent par des faisceaux de corps fusiformes rangés parallèlement, identiques à ceux des tendons et offrant la même évolution. Chacun des faisceaux ligamenteux est semblable à un faisceau tendineux, l'ensemble seul diffère à cause de l'arrangement réciproque de ces faisceaux.

L'aspect du tissu fibreux à toutes les périodes est bien distinct du tissu lamineux. Il se reconnaît à des nappes de corps fusiformes régulièrement serrés les uns contre les autres. Dans le tissu lamineux la matière amorphe est beaucoup plus abondante, relativement aux éléments figurés ; la disposition de ces derniers est irrégulière, les couches qu'ils forment sont onduleuses.

Ainsi, ce n'est pas en se modifiant d'une certaine façon que le tissu lamineux arrive à former un ligament ou un tendon. Ces deux organes ont leur raison d'être, leur rôle déterminé, pour lequel s'opère un travail embryogénique spécial, analogue à celui qui prépare l'apparition de tous les autres organes.

Comme tous les tissus résistants, denses, serrés, le tissu fibreux se développe lentement, aussi apparaît-il de bonne heure.

Régénération. — La régénération est lente aussi, à cause de son peu de vascularité.

Le tissu fibreux de nouvelle formation tend sans cesse à se rétracter. Nous avons expliqué à l'article *Tissu conjonctif*, à propos de la cicatrisation, le mécanisme de cette rétraction.

Ce travail se produit partout où accidentellement s'est formé du tissu fibreux, et dans certaines circonstances, sur les ligaments et les aponévroses. L'immobilité prolongée des membres détermine des raideurs articulaires souvent difficiles à rompre. Les efforts de distension souvent répétés parviennent à allonger un peu le tissu fibreux, c'est ainsi que par l'exercice on donne plus de souplesse aux articulations et que par des cathétérismes fréquents on dilate les rétrécissements de l'urèthre; mais lorsqu'on abandonne ce tissu à lui-même, il ne tarde pas à reprendre sa forme primitive.

Nutrition.—La nutrition du tissu fibreux est lente. Aussi lorsqu'un tendon ou un ligament a été isolé sur le vivant, il s'altère avec rapidité et s'exfolie. Par la même raison il résiste à l'envahissement des produits morbides. Les aponévroses limitent les abcès, et au milieu des désordres des tumeurs blanches, on retrouve encore intacts bien souvent les ligaments articulaires.

L'inextensibilité du tissu fibreux fait que dans certains cas, lorsqu'une inflammation siége au-dessous, on voit se produire l'un des phénomènes suivants.

Ou bien une compression extrêmement douloureuse, un véritable étranglement de l'organe serré dans sa capsule, comme l'est le testicule dans l'orchite; ou bien, si le travail inflammatoire dure longtemps, la membrane fibreuse finit par s'altérer, s'amincir et se déformer. C'est ce que l'on voit dans les affections oculaires, les scléro-choroïdites amenant les staphylomes de la sclérotique.

Lorsque les enveloppes fibreuses des kystes augmentent en surface, à mesure que le kyste grossit, ce n'est pas en vertu d'un simple phénomène de distension mécanique, mais par la génération d'éléments nouveaux.

Tumeurs. — La génération d'éléments fibroplastiques et le développement complet de ces éléments amènent la production de tumeurs fibreuses. Ces tumeurs n'ont point de siége précis. Un grand nombre se forment à la mamelle; leur origine, comme nous le verrons, est glandulaire, et elles n'arrivent à l'état fibreux que par des transformations que nous aurons à étudier.

D'autres se forment dans la continuité des membres, sur le tissu fibreux préexistant, sur le trajet des nerfs, etc.

Beaucoup de tumeurs fibreuses sont inégales de consistance, molles dans certains points : ce sont ceux où n'existent encore que des éléments sous la forme embryonnaire; ailleurs très-dures, là où le tissu fibreux est complétement constitué.

Toutes les conditions qui peuvent faire multiplier les éléments fibroplastiques amènent la formation de tissu fibreux et non de tissu lamineux, pour une raison bien simple : c'est que dans le tissu lamineux, pour qu'il y ait cette souplesse, cette laxité, il faut qu'entre tous les éléments qui le composent existe un juste équilibre. Mais du moment que l'un d'entre eux se multiplie, forme par conséquent des masses épaisses, le tissu lamineux perd ses caractères. Or, le tissu fibreux n'étant, d'après ce que nous avons vu, qu'une réunion plus ou moins serrée de fibres lamineuses, du moment que ces fibres seules se produisent en grand nombre, il se forme un tissu plus ou moins semblable au tissu fibreux normal.

Certaines conditions sont aptes à la génération des éléments fibro-plastiques. Ce sont toutes les causes troublant la nutrition anormale du tissu lamineux : l'inflammation sous toutes ses formes, aiguës ou chroniques, les involutions épithéliales se faisant dans le feuillet moyen, etc.

C'est ainsi qu'au sein des organes soumis à des congestions répétées on voit se produire des réseaux de tractus fibreux qui compriment par leur rétraction les éléments du parenchyme, et en amènent l'atrophie.

Les inflammations des muqueuses laissent de même des brides fibreuses cicatricielles ; les tumeurs épithéliales, le squirrhe, les adénomes, déterminent la formation de masses fibreuses plus ou moins considérables.

Très-souvent le tissu fibreux donne naissance à des tumeurs où les deux éléments cartilagineux et fibreux se trouvent mélangés.

SYSTÈME FIBREUX.

§ 77. Le système fibreux renferme des organes premiers qui ne jouent dans l'économie qu'un rôle mécanique, comme les tendons. Mais tandis que le tendon est un organe qui n'a pas de raison d'être en dehors du muscle ; les ligaments, les aponévroses d'enveloppe, peuvent se retrouver partout ailleurs.

Les différents auteurs d'anatomie générale, depuis Bichat, P.-A. Béclard, Ch. Robin dans son Programme du cours d'histologie, divisent le système fibreux en plusieurs classes. Mais ces divisions sont basées sur la forme extérieure, et ne tiennent pas compte suffisamment des attributs physiologiques. Ch. Robin cependant a mis avec raison les tendons en dehors du système fibreux. Cette distinction n'est pas la seule que l'on peut établir. En effet, certains ligaments, certaines membranes fibreuses, fournissent aux muscles des points d'insertion ; d'autres, comme les ménisques articulaires, complètent dans les articulations les surfaces qui doivent s'appliquer réciproquement les unes aux autres. Or, si l'on considère ces parties du système fibreux chez différents sujets et chez les animaux, on voit que le ménisque interarticulaire est souvent remplacé par un os sésamoïde; que des membranes occupent la place de certains os. Ainsi l'aponévrose temporale n'est en somme que le prolongement de l'apophyse zygomatique qui est plus ou moins large suivant les animaux. Chez les chéloniens, les sauriens, etc., cette apophyse devient une large plaque calcaire qui va rejoindre les pariétaux sur la suture sagittale. Elle a donc exactement la disposition de l'aponévrose temporale des carnassiers. Or, à mesure que cette apophyse diminue de largeur, une membrane fibreuse, l'aponévrose temporale, lui est substituée peu à peu; mais elle occupe exactement la même place que l'os, et fournit au muscle temporal les mêmes attaches.

De même nous voyons chez l'homme et les mammifères les intersections fibreuses des muscles droits de l'abdomen, sur lesquelles ces muscles viennent s'insérer. Or, quelle est la raison de cette disposition anatomique ? N'est-ce pas évidemment parce que ces intersections fibreuses représentent un prolongement des côtes de la région lombaire. Ce sont les côtes ventrales des sauriens. Le ligament stylo-hyoïdien tient la place d'une pièce osseuse de la chaîne hyoïdienne. La colonne vertébrale aussi est tantôt osseuse, tantôt cartilagineuse chez les plagiostomes, et fibreuse chez certains cyclostomes, les branchiostomes et les myxines.

Le ligament transverso-costal supérieur représente la branche de bifurcation de la côte qui existe chez les sauriens.

Certaines membranes fibreuses renferment des plaques cartilagineuses; ainsi la sclérotique est en grande partie cartilagineuse chez les oiseaux.

Le ménisque interarticulaire de l'articulation temporo-maxillaire reçoit une insertion musculaire du ptérygoïdien externe, de même nous voyons les os sésamoïdes de l'articulation métatarso-phalangienne du gros orteil recevoir les insertions des muscles adducteurs et courts fléchisseurs. Mais ce qui prouve encore que ces ligaments et certaines pièces du squelette peuvent se remplacer réciproquement, c'est ce fait qu'à l'articulation de la première et de la seconde phalange du gros orteil, tantôt on ne trouve qu'un ménisque fibreux, tantôt un os sésamoïde. Du reste, dans les ménisques articulaires on rencontre toujours du cartilage en plus ou moins grande quantité; il en est de même des disques intervertébraux. Ce tissu fibreux est en outre très-peu vasculaire, beaucoup moins que les ligaments articulaires ou les aponévroses d'enveloppe. Mais, bien qu'il remplace l'os dans le squelette, il ne s'ensuit pas qu'il y ait, au point de vue histogénétique, de rapports entre ces trois tissus, l'osseux, le cartilagineux et le fibreux; que le squelette fibreux soit, suivant la théorie de Goodsir, le squelette primitif dans lequel se forme d'abord le cartilage, ensuite l'os, car la formation du cartilage est antérieure à celle du tissu fibreux. Ceux des corps vertébraux se développent avant les disques intervertébraux. Les ligaments interarticulaires des amphiarthroses, ainsi que M. Sappey l'a fait voir, se développent après les cartilages des articulations correspondantes ; c'est à peine si ces ligaments sont formés à la naissance. Ces trois tissus ne résultent pas d'ailleurs d'une transformation successive du fibreux en cartilage et en os. Nous verrons en effet que dans le phénomène de l'ossification il y a substitution et non transformation.

Nous diviserons donc le système fibreux en : *membraneux, ligamenteux* et *fibro-squelettique*.

La *première division*, ou système membraneux, comprend les aponévroses d'enveloppe des muscles, les capsules fibreuses du foie, du rein, le péricarde, la dure-mère, l'albuginée, etc.

Les aponévroses d'enveloppe entourent complétement les muscles et se perdent aux deux extrémités sur le tendon ; ce sont des moyens de contention analogues par leur forme et leurs usages aux capsules fibreuses des divers organes que nous avons énumérés.

La *seconde*, ou système ligamenteux, renferme les ligaments articulaires. Ces ligaments unissent des os mobiles des diarthroses. Tantôt ils ont la forme de cordons, de rubans ou de capsules articulaires.

Enfin, la *troisième division* est représentée par des masses de tissu fibreux très-peu vasculaire, intimement unies au squelette et renfermant presque toujours du cartilage.

C'est le tissu fibreux des aponévroses d'insertion, des intersections des muscles de l'abdomen, des ménisques interarticulaires, des disques intervertébraux, des ligaments des amphiarthroses, des coulisses tendineuses, des bourrelets péri-articulaires.

Structure des disques intervertébraux. — Les disques intervertébraux méritent une description spéciale à cause du rôle important qu'ils jouent dans les mouvements de la colonne vertébrale.

Voici, d'après Ch. Robin, la structure de ces disques :

Ils se composent : 1° d'une partie périphérique principale et fibreuse comme les ligaments des diarthroses; 2° d'une cavité centrale tapissée d'une couche fibro-cartilagineuse; 3° des restes de la corde dorsale remplissant cette cavité.

Cette troisième partie disparaît dès l'âge fœtal, chez les animaux dont la colonne vertébrale est peu flexible, les ruminants et les équidés; chez l'homme elle persiste jusque dans la vieillesse; chez les carnassiers, au contraire, elle est plus développée et persistante. Ces amas de cellules de la corde dorsale constituent en effet, au centre du disque intervertébral, une masse gluante, visqueuse, moins coulante que la synovie à laquelle on l'a assimilée à tort. Cette masse incompressible comme tous les liquides représente une sorte de sphère sur laquelle tourne le disque, dans les mouvements de flexion et d'extension de la colonne vertébrale.

La partie périphérique fibreuse du ligament reste mince toute la vie chez les poissons et les mammifères, dont la colonne vertébrale est flexible, et constitue une véritable capsule courte dont la cavité est remplie par le tissu de la corde dorsale. Cette disposition persiste chez l'homme, tant qu'il reste de ce tissu entre les vertèbres ; mais à mesure qu'il disparaît, la capsule augmente d'épaisseur et finit par se fermer entièrement à un âge plus ou moins avancé et suivant les régions : vers cinq ou six ans pour le sacrum, le coccyx ; à soixante ans, pour le reste de la colonne vertébrale.

Le tissu de ces ligaments est blanc mat ; les fibres qui le forment sont très-fines, à peu près rectilignes, disposées en faisceaux entre lesquels ne passe aucune cloison de tissu conjonctif, d'où l'aspect fin et serré du tissu de ces disques. En outre, on n'y rencontre que très-peu de fibres élastiques. Les coupes n'y montrent pas les nerfs ni les vaisseaux qu'on voit pourtant dans les surtouts ligamenteux qui leur adhèrent.

Ainsi constitué, le tissu fibreux qui forme ces disques est disposé par couches concentriques, dont les plus épaisses ont 1 millimètre, autour de l'axe des vertèbres. La plus extérieure de ces couches est formée de faisceaux circulaires couchés un peu obliquement.

En dedans s'en trouve une autre composée de fibres verticales, croisant à angle droit la direction des premières et allant d'une face articulaire vertébrale à l'autre. Entre ces couches concentriques on ne voit pas de tissu conjonctif.

Entre les disques et les surfaces osseuses des corps des vertèbres, il existe une couche de cartilage, de quelques dizièmes de millimètre d'épaisseur, et c'est sur elle que s'insèrent les fibres ligamenteuses. Ce cartilage décrit par Tood et Bowmann, est hyalin, ses cellules sont parallèles à la surface du disque.

La cavité centrale du disque change de forme avec l'âge. Vers le deuxième mois de la vie intra-utérine, sa surface cesse d'être unie ; elle devient aréolaire et présente des prolongements villeux, fibreux ou fibrocartilagineux, signalés par Tood et Bowmann, offrant des dispositions variées et qui plongent au sein de la substance gélatiniforme. Cette substance elle même se prolonge dans les aréoles qu'offre la surface interne de la cavité.

Les cavités commencent à se combler peu à peu et à disparaître vers le quatrième mois, chez les fœtus de vache. Les premières qui s'oblitèrent appartiennent au troisième et au quatrième disque du sacrum. Au sixième mois de la vie intra-utérine chez ces animaux, il n'y a plus de cavité dans aucun disque interarticulaire.

Chez l'homme, à partir de vingt ans, la substance des cavités devient grisâtre, friable, demi-solide. Cette modification tient à la multiplication des prolongements fibreux et fibro-cartilagineux et à la production de fibro-cartilage entre les prolongements fibreux traversant le centre de la cavité.

Quand la cavité centrale des disques s'est oblitérée, l'épaisseur de ceux-ci diminue, d'où résulte un abaissement proportionnel de la taille des sujets.

CORNÉE.

La cornée est formée par plusieurs couches dont la plus épaisse, la plus importante fait suite à la sclérotique.

Cette membrane peut donc être considérée comme une membrane fibreuse avec un revêtement épithélial dépendant de la conjonctive.

Nous devrions donner ici sa description complète, mais nous avons préféré réunir dans un article spécial tous les faits qui se rapportent à l'histoire de la vésicule oculaire qu'on ne pourrait sans inconvénient séparer les uns des autres.

CHAPITRE X

SYSTÈME DE LA CORDE DORSALE.

§ 78. La corde dorsale, ou colonne vertébrale provisoire de la vie embryonnaire, se présente d'abord sous la forme d'un filament cylindrique, puis d'un cordon renflé de distance en distance. Chez certains animaux elle règne dans presque toute la longueur de la colonne vertébrale, traversant le corps des vertèbres et les disques intervertébraux (Robin).

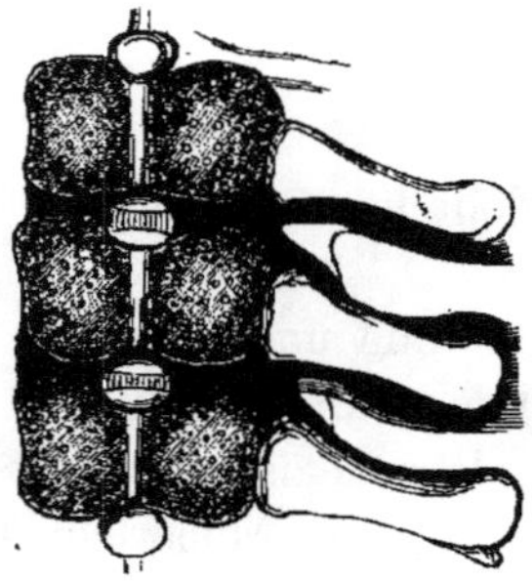

FIG. 160. — Corde dorsale du lapin, traversant les corps vertébraux. Les renflements correspondent aux intervalles dans lesquels se formeront les disques intervertébraux (d'après Ch. Robin).

Chez l'homme, elle offre les mêmes dispositions pendant une certaine période de la vie embryonnaire. Plus tard, le développement des corps vertébraux la décompose en une série de segments superposés dans le sens longitudinal.

Sur divers mammifères, elle est légèrement renflée en massue à son extrémité céphalique, qui s'étend jusqu'au niveau des vésicules auditives, et à la place qu'occupera le cartilage de l'apophyse basilaire de l'occipital. Dans le reste de son étendue elle est cylindrique et elle s'effile seulement un peu au niveau de l'extrémité caudale. Au milieu de son trajet son diamètre est $0^{mm},05$.

« Le corps cartilagineux de l'apophyse basilaire, de l'apophyse odontoïde et celui de chaque vertèbre naissent autour de la corde dorsale comme axe central, de telle sorte que tous ces corps vertébraux sont traversés par ce cordon jusqu'à la dernière vertèbre coccygienne inclusivement, comme un fil traverse les grains d'un chapelet. » (Ch. Robin.)

Ce filament traverse de part en part l'apophyse odontoïde de l'axis et passe en arrière de l'arc antérieur de l'atlas, de sorte que l'atlas n'est traversé dans aucune de ses parties par la corde dorsale. Ce fait se rattache à cette particularité importante en anatomie descriptive, que l'apophyse odontoïde naît toujours par un corps cartilagineux distinct, qui représente en réalité le corps de l'atlas, et qui, au lieu de s'unir à l'arc antérieur de cette vertèbre, se soude assez tard au corps de l'axis. Cette soudure est tardive, parce qu'il reste un renflement de la corde dorsale entre l'apophyse odontoïde et le corps de l'axis.

Les cartilages du corps de chaque vertèbre, au début de leur formation, sont séparés les uns des autres par des espaces réguliers, occupés par le tissu des disques intervertébraux. Lorsque ce tissu se développe, la notocorde se renfle vers le centre de ces disques, se dilaté sous forme de masses ovoïdes ou lenticulaires régulières ; en sorte que cet organe, qui représente alors l'axe réel de la colonne vertébrale, et qui s'allonge en même temps qu'elle, offre l'aspect d'une tige cylindrique avec des renflements régulièrement disposés. La notocorde constitue ainsi un filament grisâtre plus épais au niveau des disques intervertébraux, mince dans les portions qui traversent les cartilages du corps des vertèbres, comme il l'était lors de son apparition.

Bientôt l'ossification du centre des vertèbres interrompt la continuité des portions restées cylindriques de la notocorde, et ne laisse plus de cet organe que les cavités intervertébrales qui ne cessent pas de s'agrandir ; mais elles disparaissent ensuite plus ou moins tôt, suivant les espèces de mammifères : au sacrum, au coccyx et même dans tous les espaces intervertébraux chez quelques-uns.

La corde dorsale est formée de deux parties :

1° D'un filament plein, composé de cellules ;

2° D'une enveloppe.

Texture du filament. — Les cellules qui composent le filament ont un diamètre de 0mm,025 à 0mm,040 chez les mammifères et les oiseaux. Elles sont polyédriques, grisâtres, assez transparentes, finement granuleuses avec des granulations grisâtres. Toutes renferment un noyau sphérique, quelquefois un peu ovoïde, très-transparent, avec un nucléole brillant et petit.

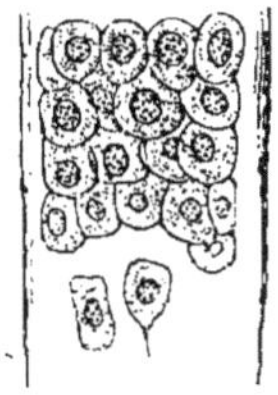

FIG. 161. — Éléments et gaîne de la corde dorsale d'un embryon humain de 6 millimètres, d'après Ch. Robin.

Ces cellules se gonflent rapidement au contact de l'eau et deviennent sphériques, mais elles ne prennent cette forme que dans ces conditions, en même temps que l'eau dissout leurs granulations et les rend transparentes. Les cellules ne sont pas toutes égales entre elles : celles de la surface sont plus grenues et beaucoup sont plus petites que celles du centre.

Chez les mammifères, il existe une certaine quantité d'un liquide hyalin et visqueux entre le cordon de cellules et la gaîne; il ne se trouve pas chez les vertébrés à température variable.

Les cellules qui forment les amas du tissu de la notocorde remplissant les cavités intervertébrales, appartiennent, en général, à la variété des plus petites; mais elles sont toujours plus grandes que les cellules cartilagineuses. Aucun élément, fibre lamineuse ou autre, n'est interposé à ces cellules pour former le cordon de la notocorde.

La gaîne de la notocorde l'isole assez bien des tissus environnants pour qu'on puisse par une simple traction retirer le cordon plein et son enveloppe. Son épaisseur avant l'apparition du premier point osseux est en général de 0mm,004. Elle est formée d'une substance incolore, homogène, sans granulations ni noyaux; elle peut se plisser, mais ne présente pas de stries. Sa surface externe est lisse, régulière. Lorsqu'apparaît le premier point osseux de chaque vertèbre, elle disparaît en s'atrophiant graduellement, depuis le petit canal des corps des vertèbres qui la loge jusqu'à la cavité des disques intervertébraux.

Certains auteurs ont supposé à tort que les corps vertébraux cartilagineux proviennent d'un chondrification de la gaîne de la notocorde, ou d'une transformation de celle-ci en cartilage, tandis que les disques intervertébraux résulteraient du passage à l'état fibreux de ces mêmes parties. Ce sont des hypothèses contredites par l'observation embryogénique, qui ont fait donner le nom de membrane externe de la corde dorsale à cette portion axile des vertèbres primordiales, devant former bientôt les corps vertébraux et leurs disques.

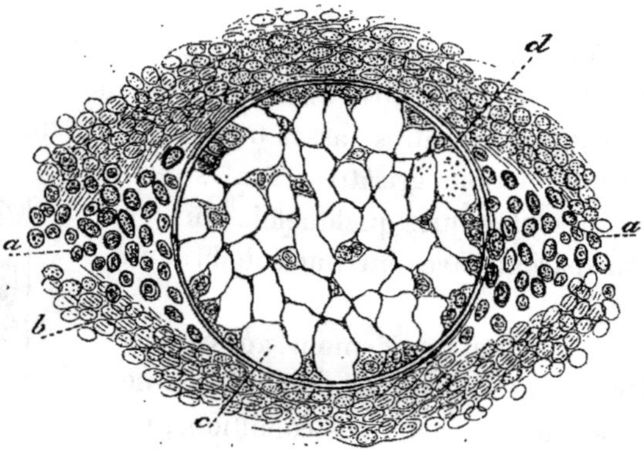

Fig. 162. — Corde dorsale d'un embryon de poulet de cinq jours.

En résumé, cette notocorde représente une colonne vertébrale provisoire à laquelle se substitue d'abord une colonne cartilagineuse, puis une colonne osseuse : en considérant des embryons de différents âges on assiste à cette substitution progressive ; de même, en considérant des vertébrés plus ou moins élevés en organisation. Là où la colonne vertébrale atteint son maximum de développement chez l'homme et chez les mammifères, par exemple, la corde dorsale est réduite à un mince filament comme celui que nous avons décrit, filament qui cesse d'exister lorsque l'animal atteint un âge assez avancé. Chez l'homme, la partie qui traverse l'apophyse odontoïde de l'axis disparaît de la deuxième à la sixième année ; vers neuf à douze ans, la partie du cordon qui traverse le sacrum s'atrophie complétement ; enfin les dilatations intervertébrales disparaissent à leur tour vers l'âge de soixante ans. La substance molle qui occupe le centre des disques intervertébraux est peu à peu envahie par du tissu fibreux, de telle sorte que sur les sujets très-âgés on ne trouve plus trace du tissu de la corde dorsale. Ainsi l'atrophie de cet organe commence au sacrum vers la douzième année et se poursuit jusque dans la vieillesse.

Mais il n'en est pas de même chez tous les animaux. Chez les poissons, la corde dorsale conserve toute la vie des dimensions considérables, relativement à la colonne vertébrale osseuse ou cartilagineuse. Elle forme un cordon grisâtre très-facile à voir au travers du corps transparent de la vertèbre, et elle s'élargit dans l'espace intervertébral pour remplir toute la cavité que forment par leur accolement les deux cupules en forme de sablier que présente de part et d'autre chaque corps de vertèbre.

Enfin, chez les poissons les plus inférieurs, certains cyclostomes, la corde dorsale forme presque seule toute la tige de soutien du système nerveux central.

Développement de la corde dorsale. — La corde dorsale, d'après van Beneden, provient du feuillet interne et sa formation est contemporaine de celle du névraxe. Elle ne résulte pas d'une involution de la couche de cellules endodermiques, mais d'une sorte de gemmation ou plutôt de bourgeonnement du feuillet interne se faisant de bas en haut et dans presque toute la longueur de l'embryon. Les cellules de formation nouvelle constituent ainsi un épaississement longitudinal, une sorte de cylindre tangent par sa surface supérieure à la partie la plus profonde de la gouttière médullaire et se continuant par une base étalée avec l'endoderme. Ainsi le mésoderme se trouve séparé en deux moitiés symétriques. Peu à peu le cylindre se resserre par la partie adhérente au feuillet interne et prend une forme circulaire.

Lorsque le cordon épithélial est ainsi isolé, on voit apparaître à sa surface extérieure une sorte de cuticule qui représente la gaîne de la corde dorsale.

Le mode de formation de la corde dorsale a des analogies avec celle du cristallin; la gaîne se développe aussi comme la cristalloïde.

Les éléments de la notocorde ont tous les attributs de cellules épithéliales pendant toute la durée de la vie, et, d'après Ch. Robin, ces cellules présenteraient même des analogies évidentes avec toutes celles qui proviennent du feuillet interne et, par contre, n'ont aucun des caractères des cellules épidermiques.

CHAPITRE XI

SYSTÈME ÉLASTIQUE

Tissu élastique. — Le tissu élastique renferme comme éléments fondamentaux les fibres élastiques et les membranes élastiques que nous avons décrites chapitre V.

Si l'on étudie ce tissu sur les ligaments jaunes des vertèbres, le ligament cervical postérieur des quadrupèdes, c'est-à-dire dans les parties où il se trouve très-développé, on voit qu'il contient, en outre des éléments élastiques, un peu de tissu conjonctif et des vaisseaux sanguins.

Dans les ligaments jaunes des vertèbres on rencontre deux espèces de fibres : les premières, larges de $0^{mm},004$ à $0^{mm},005$, bifides et anastomosées entre elles : elles correspondent à la variété dartoïque ; les secondes sont très-fines ; mais les unes et les autres ne sont point mélangées, elles forment des faisceaux séparés de fibres larges et de fibres fines. Entre les faisceaux de fibres élastiques passent de minces cloisons de tissu lamineux avec des capillaires sanguins.

Considéré dans son ensemble, ce tissu possède à peu près les propriétés que nous avons signalées pour les fibres qui le composent. Il est aussi élastique que du caoutchouc ; il résiste à tous les réactifs, aux acides concentrés, à la soude. Dans les gangrènes des membres, sur les cadavres en putréfaction, il se retrouve intact. Les liquides du tube digestif ne l'attaquent pas.

Génération du tissu élastique. — Ce tissu est long à se développer, aussi commence-t-il à paraître de bonne heure chez l'embryon. Le ligament cervical postérieur se distingue facilement sur des embryons de mouton de quelques centimètres de long. Il se présente sous la forme d'un double faisceau gris jaunâtre, situé en arrière des apophyses épineuses des vertèbres cervicales et dorsales. Son volume, par rapport aux muscles, est considérable. Sur des embryons de 3 à 4 centimètres, il est formé de noyaux ovoïdes rangés parallèlement les uns à côté des autres, comme ceux qui donnent naissance aux tendons. Les fibres élastiques naissent de ces noyaux, ainsi que je l'ai exposé page 208.

A la naissance, chez l'homme, les ligaments jaunes des vertèbres sont incomplétement développés ; ils renferment encore un grand nombre de noyaux et des fibres élastiques très-fines qui n'offrent pas aux acides la résistance qu'elles auront dans la suite.

Les *propriétés végétatives* de ce tissu, qui nous sont révélées par la lenteur de son développement, font qu'il se régénère avec beaucoup de difficulté. Partout où il est détruit accidentellement, il est remplacé par du tissu cicatriciel qui ne renferme point d'éléments élastiques, et ainsi le fonctionnement des organes se trouve entravé, l'élément élastique leur faisant défaut. Par contre, on ne connaît point de tumeurs formées aux dépens du tissu élastique, ni aucune maladie de ce tissu.

SYSTÈME ÉLASTIQUE.

§ 79. Le système élastique forme, chez l'homme : 1° Les **ligaments jaunes** des vertèbres. Ce sont des bandes quadrilatères très-fortes, épaisses de 1 à 2 millimètres, unissant entre elles les lames des vertèbres. Ces ligaments élastiques sont très-résistants. Dans les mouvements de flexion de la colonne vertébrale en avant, ils agissent avec énergie pour la ramener dans ses courbures normales, une fois que les muscles qui produisent ces mouvements ont achevé leur contraction. 2° L'**appareil suspenseur de la verge** et de cloisonnement des bourses (voy. dans les Traités d'anatomie descriptive, les dispositions de cet appareil).

Dans le ligament suspenseur de la verge, le tissu élastique prend l'aspect du tissu conjonctif, avec lequel on le confondrait souvent si ce n'était sa couleur jaune. Si la verge n'était pas soutenue par un ligament élastique, pendant l'érection elle serait fixée sur la paroi abdominale. Il serait impossible, en outre, de l'abaisser comme on le fait dans le cathétérisme.

Ligament cervical postérieur. — Ce ligament est atrophié chez l'homme, très-développé au contraire chez les quadrupèdes. Il s'insère de chaque côté de la protubérance occipitale externe et sur les apophyses épineuses des premières dorsales; il envoie au niveau du cou une expansion pour chaque vertèbre de cette région. Son action est opposée à celle de la pesanteur pour maintenir sans effort la tête dans une position intermédiaire entre l'extension forcée et la flexion. Chez l'homme, on trouve à la place un cordon fibreux renfermant un grand nombre de fibres élastiques.

Ligament de l'aile des oiseaux. — Ce ligament, représenté par un long ruban élastique, est situé entre les deux lames du repli cutané qui comble l'angle formé par l'humérus avec les os de l'avant-bras; il contribue à fermer ainsi un triangle dont il représente la base. Il a pour but de rapprocher sans effort l'humérus du radius et du cubitus quand l'oiseau est au repos, et ainsi l'aile reste repliée sans contraction musculaire.

Ligament rétracteur de la phalangette des félins. — C'est une forte bandelette élastique qui s'insère, d'une part sur la phalange unguéale, de l'autre au-dessus de la trochlée que présente la deuxième phalange. Il a pour action, par conséquent, de relever en haut la griffe et de l'empêcher de s'user pendant la marche. Pour sortir leurs griffes, les félins sont donc obligés de contracter les muscles fléchisseurs de l'avant-bras.

Enfin, parmi les organes formés par le tissu élastique chez les invertébrés, il faut signaler le ligament de la coquille des mollusques bivalves, qui tend à écarter les deux valves de la coquille.

L'action de ces ligaments élastiques est de maintenir des parties mobiles qui autrement ne pourraient garder leur position que par une contraction musculaire permanente. Les organes premiers que nous venons de décrire sont exclusivement élastiques, ils n'ont pas d'autres attributs.

Par contre, l'élément élastique se trouve en plus ou moins grande abondance dans d'autres tissus, où il joue un rôle important, mais accessoire. Il est mélangé à d'autres éléments, et le tissu résultant de cette combinaison est plus ou moins élastique, suivant la quantité de fibres de cette espèce qui s'y trouvent; tels sont : le tissu conjonctif, les parois des artères, les séreuses, l'endocarde, le poumon, etc. Lorsque l'élasticité de ces différents tissus est détruite, ils ne cessent pas pour cela d'agir, mais avec une certaine difficulté. L'élasticité joue un rôle important dans les artères, mais les artères frappées d'athérome servent encore de canaux pour conduire le sang; de même le poumon, où cette propriété est essentielle, peut encore fonctionner quand des pleurésies l'ont rendu adhérent aux côtes.

CHAPITRE XII

SYSTÈME CARTILAGINEUX

§ 80. **Tissu cartilagineux**. — La texture du tissu cartilagineux est d'une très-grande simplicité. Nous avons décrit chapitre V, les éléments figurés de ce tissu et la substance amorphe qui les sépare. Il suffit de se représenter cette matière homogène creusée de distance en distance par des cavités remplies de cellules, pour avoir la structure générale du tissu cartilagineux. Mais la forme de ces cavités, leur nombre relativement à la substance intermédiaire, la quantité d'éléments accessoires surajoutés, déterminent les différentes variétés de cartilages. On distingue, en effet, dans le système cartilagineux deux variétés principales qui sont :

1° Le *cartilage hyalin*.

2° Le *fibro-cartilage*.

Le **cartilage hyalin** n'est pas le même dans toutes les régions et à tous les âges.

Chez l'adulte, il se présente comme un tissu homogène, transparent, de teinte bleuâtre légèrement opaline, résistant et élastique. Sur les sujets sains, lorsqu'on cherche à le couper ou à le traverser avec une pointe, il repousse l'instrument en vertu de son élasticité. Il n'en est pas de même sur les cartilages d'encroûtement des os malades; alors le tissu perd de son homogénéité, les surfaces de section ne sont plus aussi unies, l'élasticité diminue.

Chez l'embryon, les cartilages sont d'une mollesse extrême; ils s'écrasent entre les lames de verre qui servent aux observations microscopiques. Il en est de même des productions pathologiques dérivant de ce tissu, et qui offrent la même mollesse et les caractères des tissus embryonnaires. Certains enchondromes donnent sur le vivant la sensation de fluctuation comme des collections liquides.

Le cartilage renferme, d'après Chevreul, une proportion d'eau considérable, 740 p. 1000, alors que le tissu fibreux en renferme 500 p. 1000.

L'incinération du cartilage donne 3 p. 100 de sels chez l'enfant, et 6 p. 100 chez l'adulte. Le phosphate de chaux représente le cinquième de la quantité qu'on trouve chez l'enfant, et moins du dixième de celle de l'adulte.

La coction dans l'eau dissout la substance intermédiaire sans s'arrêter à la limite des cavités, comme elle le ferait si autour d'elles se trouvait une membrane enveloppante, une paroi cellulaire; cependant les cellules renfermées dans les chondroplastes ne font que se gonfler légèrement sans se liquéfier, ni même se séparer les unes des autres (Ch. Robin).

L'ébullition prolongée finit par donner de la chondrine, substance différente de la gélatine que l'on obtient par l'ébullition du tissu conjonctif, des tendons, des ligaments.

La gélatine traitée par l'acide sulfurique donne du glycocolle que l'on n'obtient pas avec la chondrine.

Le tissu cartilagineux résiste à la putréfaction. Il reste intact au milieu des membres gangrénés, sauf quelques changements de coloration dus aux liquides qui les imbibent.

Le cartilage hyalin, chez l'adulte, se présente comme un tissu homogène, creusé de ces cavités que nous avons décrites. Ces chondroplastes sont disposés sans aucun ordre déterminé au centre du cartilage. A la périphérie elles sont lenticulaires ou fusiformes, leurs grands axes étant parallèles à la surface libre.

Dans quelques régions, à la trachée par exemple, les chondroplastes sont par groupes. Cette disposition est constante chez certains animaux, chez les raies par exemple; ces éléments forment alors des agglomérations qui paraissent manifestement le produit de la segmentation d'une cellule cartilagineuse primordiale.

Au lieu d'être en masses formant des îlots, les chondroplastes forment quelquefois des séries parallèles, ainsi dans les parties envahies par l'ossification.

Cartilage fœtal.— Les premiers cartilages qui apparaissent dans l'économie sont ceux des corps vertébraux. En décrivant la formation des cellules cartilagineuses, nous avons vu que pour certaines d'entre elles, Ch. Robin et Kölliker avaient pu suivre leur généalogie jusqu'aux cellules blastodermiques, c'était pour les cartilages basilaire et hyoïdien.

Sur les embryons d'oiseaux et de mammifères, on peut voir tout le long du système nerveux se former les premiers éléments des cartilages qui doivent constituer les corps des vertèbres. Ces éléments apparaissent autour de la corde dorsale au milieu des éléments du tissu conjonctif représentés alors par des noyaux qu'ils écartent peu à peu ; ils n'ont aucun rapport dès l'origine avec les cellules de la corde dorsale qui en est séparée de la façon la plus nette par son enveloppe (voy. fig. 87).

Les éléments du cartilage sont représentés au début par de petits noyaux ovoïdes ou par de petites cellules de $0^{mm},01$ à $0^{mm},15$ de long. Ils se distinguent de ceux qui les environnent, et dont une partie appartient au tissu conjonctif, par un contour plus net, souvent double, délimitant un noyau dans le corps de la cellule. Enfin la réfringence spéciale du cartilage se reconnaît déjà dans la matière amorphe interposée à ces éléments.

L'origine de ces cellules primordiales du tissu cartilagineux n'est pas encore déterminée. Il est impossible d'admettre, comme certains auteurs, qu'elles proviennent des éléments de la corde dorsale ; les faire provenir de ceux du tissu conjonctif est encore une hypothèse qui n'a pas plus de valeur, car il faudrait prouver d'abord où commence, pour chaque région, ce qu'on doit appeler tissu conjonctif.

Quoi qu'il en soit, au début les premières cellules cartilagineuses sont serrées les unes sur les autres, et le cartilage embryonnaire se présente comme formé simplement de noyaux ou de cellules ovoïdes, agglutinés par une petite quantité de substance intermédiaire, et facilement séparables. Peu à peu cette substance se développe, augmente de masse et écarte les cellules les unes des autres. Au moment où les corps vertébraux sont délimités, la substance fondamentale a acquis assez de consistance pour conserver sa forme, lorsqu'une action mécanique a chassé le contenu des chondroplastes. Alors on peut reconnaître que la cellule cartilagineuse est réellement contenue dans une cavité formée par la matière homogène du cartilage.

De même les cartilages des membres, en voie de développement, se présentent comme des masses de substance plus claire que les tissus environnants. Au centre de la masse on voit des chondroplastes ovoïdes ou sphériques, séparés les uns des autres par une matière amorphe abondante. Mais auprès de la surface qui représente la couche de cartilage nouvellement formée, on ne rencontre que des cellules ovoïdes accumulées et séparées seulement par une faible quantité de substance intermédiaire. Déjà ces cellules sont distinctes des éléments au milieu desquels elles se forment.

La plupart des éléments figurés cartilagineux débutent, selon Ch. Robin, par des noyaux. La cellule serait constituée ensuite peu à peu grâce au dépôt d'une couche de substance granuleuse entre ce noyau et les parois de la cavité : ainsi se formerait le corps cellulaire. La paroi de la cellule n'existe pas toujours; on la voit sur les cartilages au moment où va commencer l'ossification.

Le cartilage embryonnaire renferme des vaisseaux sanguins ; ceux-ci proviennent du périchondre. Ils pénètrent peu à peu dans des conduits qu'ils se creusent au travers de la substance fondamentale, et sont toujours accompagnés dans ces conduits par quelques éléments du tissu conjonctif.

Cartilage d'ossification. — Les cartilages sur lesquels a commencé le travail d'ossification offrent, en dehors de la surface où ce phénomène se produit, des dispositions particulières. Les chondroplastes ont des formes très-irrégulières. Tantôt ils sont très-allongés, quadrilatères ou triangulaires; ils ont souvent celle d'une étoile à trois branches; les plus petits renferment une cellule unique, les plus volumineux deux cellules avec une ligne de séparation et des noyaux de $0^{mm},03$ à $0^{mm},08$. La disposition étoilée est commune dans les tumeurs cartilagineuses.

Les vaisseaux sont rares dans le cartilage embryonnaire, tant que l'ossification n'a pas commencé; mais dans les points où le travail d'ossification est actif, les conduits vasculaires se développent et forment des anses qui accompagnent le dépôt de matière calcaire. Seulement il faut bien remarquer ce fait, que les vaisseaux de l'os n'auront aucun rapport avec ceux du cartilage : dans l'ossification, l'os se substitue au cartilage avec tous ses éléments y compris ses réseaux vasculaires.

Ces conduits vasculaires ont une largeur de $0^{mm},02$ à $0^{mm},01$, et même 5 dixièmes de millimètre (Legros et Robin). Les veines sont séparées des artères.

Le premier point d'ossification apparaît, pour certains os, avant la formation des vaisseaux du cartilage préexistant. Il en est ainsi pour les os longs, l'occipital, le sphénoïde, les vertèbres et leurs masses latérales. Dans les os longs, les appendices des vertèbres, les côtes, c'est même le point osseux qui est traversé le premier par les capillaires ; ceux-ci passent ensuite dans le cartilage auquel l'os doit se substituer plus tard (Legros et Ch. Robin).

Fibro-cartilage. — Les fibro-cartilages renferment des éléments du cartilage associés soit à des fibres élastiques, soit à des fibres lamineuses, d'où deux variétés de fibro-cartilage : le fibro-cartilage élastique et le tissu fibro-cartilagineux proprement dit.

Fibro-cartilage élastique. — Ce tissu diffère, au premier aspect, du cartilage hyalin par sa souplesse et sa couleur. Il forme des membranes résistantes, mais souples néanmoins; sa teinte est jaune, ou blanc jaunâtre; elle est due aux fibres élastiques qu'il renferme. Il réagit en présence de l'eau bouillante, des acides et des bases alcalines, de la même façon que le cartilage hyalin; mais laisse seulement, quand la substance fondamentale est dissoute, un résidu de cellules et de fibres élastiques.

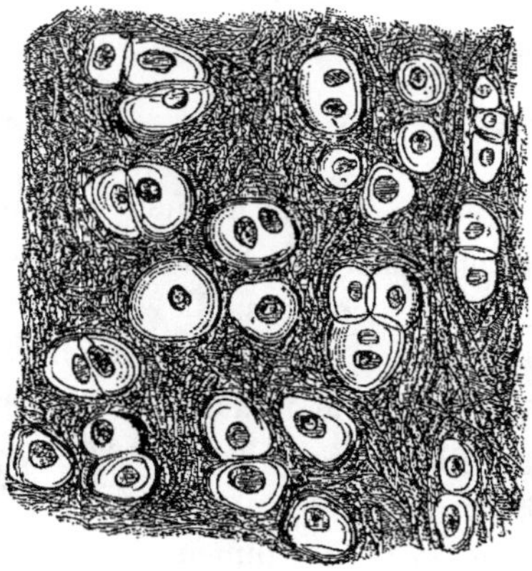

FIG. 163. — Fibro-cartilage élastique.

Au microscope, ce tissu se présente avec des dispositions plus régulières que le précédent. Les chondroplastes sont sphériques ou ovoïdes, ne renferment en général qu'une ou deux cellules. Ils sont serrés les uns contre les autres, de façon à ne laisser entre eux qu'une couche mince de substance intermédiaire. Là où les chondroplastes sont vidés de leur contenu, cette couche a dans son ensemble un aspect réticulé. Dans ces cloisons de substance cartilagineuse se trouvent les fibres élastiques; elles se distinguent facilement par leurs contours nets, leur teinte jaunâtre, leurs réactions chimiques. Ces fibres sont fines comme celles de la partie interne de la tunique moyenne des grosses artères.

Cette variété de cartilage forme les cartilages du pavillon de l'oreille, l'épiglotte, les cartilages aryténoïdes, de Wrisberg, de Santorini, de la trompe d'Eustache.

Tissu fibro-cartilagineux à fibres lamineuses. — Ce tissu a une composition très-variable, suivant les points où on l'examine. Nous en avons déjà parlé à propos du tissu fibreux. Il est formé de tissu fibreux au milieu duquel se trouvent des cellules cartilagineuses en quantité plus ou moins grande. En général, la substance intermédiaire occupe un volume beaucoup plus considérable que

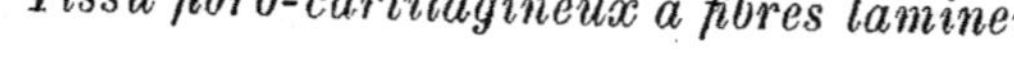

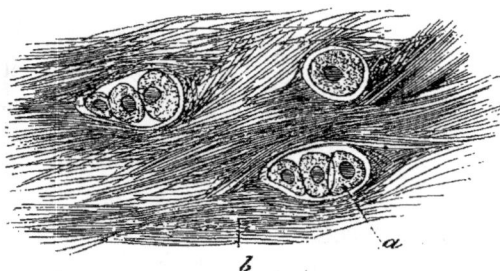

FIG. 164. — Fibro-cartilage à fibres lamineuses.

les éléments figurés. Elle a un aspect strié, dû aux fibres lamineuses qui entrent dans sa composition; il se mêle surtout à ces fibres lamineuses quelques fibres élastiques.

Ce cartilage se trouve en petite quantité dans les symphyses, les ménisques interarticulaires, les disques intervertébraux; il contribue à former les petites saillies villiformes qu'on trouve entre les surfaces de jonction des amphiarthroses, les bourrelets périarticulaires qui se continuent avec la couche cartilagineuse d'encroûtement.

SYSTÈME CARTILAGINEUX.

§ 81. Le système cartilagineux forme, chez l'embryon de la plupart des vertébrés, un squelette transitoire, et un squelette définitif, chez un certain nombre de vertébrés, les poissons cartilagineux. Chez les invertébrés, on ne le trouve guère que chez les mollusques céphalopodes, où il est représenté par le squelette qui soutient les ganglions cérébraux, les organes des sens, et donne insertion à des muscles comme le squelette cartilagineux des vertébrés. D'après Leydig, on trouve encore ce tissu dans le squelette de l'appareil respiratoire des vers à branchies.

En dehors du squelette transitoire, dont une partie persiste jusqu'à un âge avancé, il forme, chez l'homme adulte et chez les animaux voisins de lui, un certain nombre de pièces dans lesquelles il était indispensable d'unir l'élasticité à la solidité.

Squelette cartilagineux transitoire des vertébrés. — Ce squelette se compose d'abord de la série des pièces vertébrales dans lesquelles il faut comprendre les vertèbres crâniennes, c'est-à-dire l'ethmoïde, qui est rattaché par les uns aux os de la face, par les autres à l'appareil vertébral; le sphénoïde, sauf l'aile externe de l'apophyse ptérygoïde; les portions non écailleuses de l'occipital, du temporal et du frontal.

Le cartilage constitue par conséquent la série des pièces qui se développent immédiatement au-dessous du système nerveux central et autour de la corde dorsale. C'est ainsi que se forment d'abord les corps vertébraux, pour faire une colonne résistante enveloppant la notocorde; elle commence donc au-dessous de la vésicule cérébrale antérieure et se prolonge jusqu'à l'extrémité caudale. La disposition du névraxe règle celle du squelette cartilagineux primitif.

Le crâne cartilagineux primordial est continu; la segmentation des pièces vertébrales qui le représentent ne se produit que par le fait du travail d'ossification.

Les premières masses de cartilage destinées aux corps vertébraux apparaissent dès que l'embryon a atteint 4 à 6 millimètres de long; chez l'embryon de poulet, c'est vers le cinquième jour d'incubation. En quelques jours le nombre de ces masses cartilagineuses vertébrales s'élève à 24. Plus tard apparaissent les cartilages des vertèbres coccygiennes (Ch. Robin). Entre ces amas de tissu cartilagineux se trouvent des espaces clairs, étroits, réguliers, dans lesquels se formeront les disques intervertébraux. Ceux-ci commencent par des séries de noyaux conjonctifs, ovoïdes, allongés, plus étroits que ceux qui naissent au début des cartilages. Il existe toujours une ligne de démarcation très-nette entre le corps vertébral cartilagineux primitif et le disque fibreux. Les amas cartilagineux n'ont jamais de vaisseaux à l'origine.

Sur les parties latérales du névraxe se développent, de part et d'autre, des pièces cartilagineuses pour former les lames des vertèbres. Au crâne, les parties correspondantes ne sont pas précédées de cartilage, ainsi que nous le verrons à propos de l'ossification. Il n'est donc pas permis de conclure qu'une pièce du squelette osseux appartient ou non à l'appareil vertébral parce qu'elle n'a pas de cartilage préexistant.

Lorsque les membres se développent, les noyaux de cartilage s'y forment d'une façon complétement indépendante des pièces vertébrales. Ces noyaux s'étendent en longueur à mesure que le membre s'accroît, et quand ils ont atteint une certaine dimension, ils se segmentent là où se formeront les interlignes articulaires (voy. *Séreuses*). Le nombre des pièces cartilagineuses primitives n'est donc pas en rapport avec celui des pièces osseuses. C'est là un fait très-important dans la recherche des parties analogues. Lorsqu'il s'agit de déterminer pour un os du crâne, chez un vertébré inférieur, l'os correspondant, chez l'homme ou un mammifère, la considération du squelette cartilagineux n'est d'aucune valeur. On peut dire par conséquent qu'il n'existe pas de rapport, tant au point de vue morphologique qu'au point de vue de la composition intime des tissus, entre le squelette primordial et le squelette définitif. On ne doit donc pas s'appuyer, ainsi que l'ont fait Huxley et Gegenbaur, sur ce fait que le crâne cartilagineux est continu, pour attaquer la théorie des vertèbres crâniennes.

Nous voyons ici qu'une pièce cartilagineuse primitive peut donner naissance à plusieurs os; le phénomène inverse a souvent lieu, c'est-à-dire que plusieurs pièces cartilagineuses se réunissent pour former un seul os. Ces pièces correspondent généralement chacune à des points d'ossification différents. Ainsi les vertèbres sont formées par trois pièces cartilagineuses principales, une pour le corps, deux pour les lames. Le bassin est précédé par trois plaques cartilagineuses ; à chacune correspond un point d'ossification qui formera : l'un le pubis, l'autre l'os iliaque, le troisième l'ischion.

Ce squelette primordial ne cesse pas de s'accroître jusqu'à l'âge adulte, en même temps qu'il est envahi par l'ossification. De très-bonne heure, dès le second mois de la vie intra-utérine chez l'homme, il est envahi dans sa plus grande partie par le tissu osseux. Il ne reste bientôt plus que des couches de cartilage intercalées de distance en distance dans les os en voie d'accroissement ; ce sont ces pièces qui, en continuant à se développer, facilitent l'allongement ultérieur du squelette osseux.

Enfin, un certain nombre de pièces cartilagineuses ne sont jamais envahies par l'ossification ; elles représentent le sous-système des cartilages permanents.

Cartilages permanents. — A. *Articulaires.* — Les cartilages articulaires ou cartilages d'encroûtement forment, à la surface des os unis entre eux dans une même articulation, une couche lisse et élastique destinée à faciliter le glissement et à amortir les chocs. L'épaisseur de cette couche est toujours subordonnée à la direction et à l'intensité des pressions qui s'exercent entre les surfaces articulaires. Ainsi la tête du fémur est recouverte d'une couche de cartilage plus épaisse sur la face supérieure que sur la face opposée. Il en est de même des surfaces correspondantes de la cavité cotyloïde.

Cartilages des diarthroses. — Les cartilages des diarthroses forment une couche qui, d'après M. Sappey, peut atteindre 4 à 5 millimètres sur la cavité glénoïde externe du tibia, mais qui a en moyenne, sur la plupart des articulations, de 1 à 2 millimètres.

Ils s'étendent dans toutes les parties des os sur lesquelles s'exercent des frottements réciproques. Leur surface libre est absolument unie et glissante, leur surface adhérente fait corps avec l'os et ne peut en être séparée.

Les coupes perpendiculaires à la surface de ces cartilages montrent d'abord qu'ils sont formés de cartilage hyalin, et ensuite elles permettent de voir les dispositions des chondroplastes. La plupart de ces cavités ont une forme sphérique ou ovoïde régulière ; elles renferment une cellule ou deux la remplissant tout entière. Les chondroplastes de la partie profonde sont allongés et leur direction est perpendiculaire à la surface de séparation de l'os et du cartilage ; ceux du milieu n'ont aucune direction déterminée. En se rapprochant de la surface libre, on voit des chondroplastes qui tendent de plus en plus à s'aplatir ; les plus superficiels se présentent, sur les coupes, comme des fentes étroites couchées horizontalement ou comme des espaces presque linéaires.

B. *Cartilages des amphiarthroses.* — Le cartilage des amphiarthroses est hyalin au voisinage de l'os, où il forme une couche mince ; ailleurs il est mélangé au tissu fibreux du ligament interarticulaire. Les saillies villiformes existant dans la cavité centrale sont, ainsi que nous l'avons déjà vu (voy. *Tissu fibreux*), formées de tissu fibro-cartilagineux : telles sont celles que l'on trouve au centre de la symphyse pubienne. Dans l'articulation temporo-maxillaire il n'existe point de cartilage hyalin, mais seulement du fibro-cartilage. Sur la partie antérieure du condyle, se trouve une double couche profonde fibro-cartilagineuse et la superficielle est fibreuse. La partie postérieure du condyle est simplement doublée par le périoste.

Cartilages des cavités (Bichat). — Les cartilages des cavités sont longs comme ceux des côtes, ou plats comme ceux du larynx et de la cloison nasale, disposés en anneaux comme aux bronches et à la trachée.

Ils sont tapissés par une couche de tissu conjonctif analogue au périoste : le périchondre, sur lequel s'insèrent les muscles. Ces cartilages ne sont point pénétrés par les vaisseaux sanguins ; leurs surfaces sont généralement unies. La forme, du reste, varie avec chacun d'eux.

Ces cartilages servent à maintenir béants certains conduits, comme ceux des voies aériennes. Ils soutiennent le pavillon de l'oreille, l'ouverture de la glotte, etc. Suivant qu'ils sont destinés à subir des changements de forme plus considérables, leur nature change. Le tissu des cartilages costaux est hyalin ; de même celui des cartilages du larynx et de la trachée. Par contre, à l'épiglotte, au pavillon de l'oreille, on trouve du cartilage fibro-élastique.

Cartilages costaux. — Ces cartilages renferment des chondroplastes très-volumineux, lenticulaires ou fusiformes. Dans certains d'entre eux, on rencontre jusqu'à quinze à vingt cellules. Le noyau de ces cellules se remplit généralement de gouttes d'huile. C'est surtout dans ces cavités que l'on voit des couches d'une matière grenue se déposer à la surface interne et simuler une paroi.

Ces cartilages sont enveloppés d'une épaisse membrane de tissu conjonctif analogue au périoste, et qui remplit les mêmes usages relativement aux phénomènes de nutrition; seulement ses vaisseaux ne pénètrent pas dans le cartilage.

Les cartilages costaux jouent un rôle très-important dans la respiration; ils permettent les mouvements de dilatation du thorax. Quand la cage thoracique s'est soulevée pendant l'inspiration, elle revient sur elle-même sans effort musculaire, en grande partie par la seule élasticité des cartilages costaux.

PROPRIÉTÉS VÉGÉTATIVES.

§ 82. **Nutrition des cartilages.** — Les cartilages vasculaires de l'embryon se nourrissent comme les autres tissus. Ceux de l'adulte se trouvent dans la situation des tissus non vasculaires, tels que l'épiderme, les poils, etc.; les matières nutritives leur sont apportées par les vaisseaux du périchondre ou de l'os qu'ils recouvrent. Les matières colorantes injectées dans le sang imbibent rapidement toute l'épaisseur des cartilages. Le même phénomène se produit dans l'ictère, où les cartilages sont colorés par la matière biliaire. Néanmoins, dans les conditions où se trouvent placées les cellules cartilagineuses relativement aux vaisseaux sanguins, il leur faut une puissance nutritive très-énergique, caractère qui distingue, comme nous l'avons déjà dit, tous les éléments à forme cellulaire (Ch. Robin). Sur le vivant, il est fort probable que les cartilages s'usent à la longue et que les éléments superficiels qui disparaissent sont remplacés par de nouvelles cellules. Les expériences de Legros, de Peyraud (thèse, Paris, 1869), ont montré que le cartilage pouvait se régénérer, aussi bien celui des articulations que celui des anneaux de la trachée.

Il se passe donc dans ce tissu un travail formateur très-lent, mais dont il est possible néanmoins de constater l'existence. Chez certains sujets et chez les vieillards, il n'existe plus; aussi, lorsqu'une maladie articulaire a altéré les cartilages, les a rendus moins polis, et que des craquements articulaires ont été la conséquence de ces lésions, voit-on ces craquements persister souvent toute la vie. Chez les vieillards, les cartilages s'usent et ne sont point renouvelés. Souvent ils disparaissent sur les surfaces articulaires, on dit alors que l'ossification a envahi le cartilage.

Il est plus probable que c'est là le fait d'une simple usure par défaut de nutrition, car, dans ces conditions, la plupart du temps les os diminuent aussi de volume.

Nécrose des cartilages. — Lorsque la circulation des tissus osseux ou

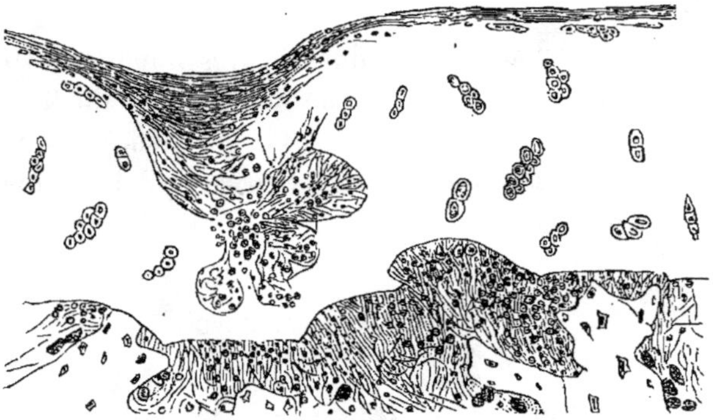

FIG. 165. — Altérations du cartilage dans une tumeur blanche suppurée. Le cartilage est résorbé par places, et dans les espaces médullaires se trouvent des cellules nouvelles appartenant au tissu conjonctif et à la moelle. Sur les travées osseuses sont des myéloplaxes en grand nombre.

du périchondre est troublée, il se produit pour les cartilages le même phénomène que pour l'épiderme, dans le cas d'inflammation ou de congestion du derme. Le cartilage s'altère dans les couches les plus éloignées des parties vasculaires, au centre s'il s'agit des cartilages costaux, à la surface dans le cas des cartilages articulaires. Sur les cartilages d'encroûtement, après les arthrites, on voit se produire des pertes de substance plus ou moins profondes, suivant l'intensité de la maladie; ce sont ces ulcérations qui produisent les craquements articulaires. Si l'inflammation de l'os persiste, que dans la partie articulaire se développent des lésions graves, des fongosités, comme on le voit dans le cas de tumeurs blanches, alors de larges ulcérations se creusent sur le cartilage d'encroûtement; dans les intervalles de ces pertes de substance il n'a plus son aspect brillant et sa transparence, la substance fondamentale devient granuleuse et les chondroplastes s'ouvrent dans la cavité articulaire. Des pertes de substance taillées comme à l'emporte-pièce découvrent la surface osseuse. Alors, sur ces points dénudés se forment des masses de tissu conjonctif ayant la structure que nous avons décrite à propos des bourgeons charnus. Mais les éléments de ce tissu nouveau n'ont aucun rapport de parenté originelle avec les cellules du cartilage. Il est facile de s'en assurer en regardant les bords de ces cavités remplies par les fongosités. En aucun point on ne peut même trouver les traces d'un travail de multiplication des éléments cartilagineux. Ce sont ces fongosités articulaires qui remplissent bientôt toute la synoviale. On voit aussi, dans ces conditions, des espèces de canaux se creuser dans le cartilage depuis la partie profonde jusqu'à la surface, et dans ces canaux, se former des éléments du tissu conjonctif et des vaisseaux sanguins. Mais toujours ces éléments sont en continuité, soit du côté de l'os, soit sur la surface libre articulaire, avec le tissu des fongosités périphériques. Dans les espaces médullaires de l'os, qui tendent à s'élargir, se forment en même temps que des éléments du tissu conjonctif, des médullocelles et des myéloplaxes en grand nombre. Tel est le mode de destruction des cartilages, dans le cas d'inflammation chronique des extrémités osseuses sur lesquelles ils reposent.

Mais dans certaines circonstances, lorsque le trouble circulatoire est très-intense, le cartilage se nécrose en masse et se détache de la surface de l'os. Quelquefois, ainsi que l'ont noté les auteurs du *Compendium de chirurgie*, la séparation se fait même dans la couche osseuse. Dans les plaies pénétrantes articulaires, on voit le même phénomène se produire. Le cartilage forme alors un véritable séquestre, comme ceux que produit la nécrose des os.

Pour que la plaie articulaire puisse se fermer, il faut alors que ce séquestre disparaisse et soit remplacé par des bourgeons charnus. Dans les désarticulations, le cartilage est résorbé peu à peu et couvert par ces mêmes bourgeons; aussi n'est-il pas un obstacle à ce genre d'opérations (Richet).

Fissuration velvétique du cartilage. — Dans les lésions articulaires appelées improprement arthrites sèches (voy. *Tissu osseux*), la substance fondamentale du cartilage devient striée et elle se fissure à la surface. Les couches superficielles disparaissent peu à peu, mais sans former les ulcérations régulières que nous avons décrites précédemment. La surface articulaire offre alors l'aspect du velours, d'où le nom d'altération velvétique qui lui a été donné. Sur les coupes perpendiculaires on voit que les couches superficielles ont disparu ; et entre ces sortes de prolongements, de saillies filiformes que fait la substance fondamentale, se trouvent des chondroplastes, qui s'ouvrent peu à peu dans la cavité articulaire, à mesure que l'altération descend jusqu'à eux. Mais ce fait est accessoire, et ce serait à tort qu'on lui attribuerait, avec quelques auteurs, un rôle dans la production des accidents ultérieurs. Loin de se multiplier, les cellules cartilagineuses s'atrophient et disparaissent, pour que des éléments conjonctifs, sous forme de tissu de fongosités, viennent en prendre la place.

Inflammation des cartilages. — La génération d'éléments nouveaux, dans quelque tissu que ce soit, ayant été considérée par Virchow et ceux qui depuis ont accepté cette théorie, comme caractéristique de l'inflammation; on a admis par suite que les cartilages pouvaient s'enflammer, parce que, dans certaines circonstances, on a vu sur quelques-unes de leurs cellules des signes, contestables encore, d'une segmentation nouvelle. Ces tissus non vasculaires, que Cruveilhier, Velpeau, Blandin, se refusaient à regarder comme parties vivantes, tant les signes de vitalité qu'ils accusent dans les conditions normales sont obscurs, ont été considérés comme la cause première des arthrites, et même des tumeurs blanches. Les lésions qui portaient sur eux, comme un contre-coup des désordres périphériques, parce que leur nutrition étant toute d'emprunt, ils ne pouvaient, comme les muscles, lutter contre l'envahissement de la maladie par leur circulation propre, ont été regardées comme la cause même des désordres si violents et si étendus d'une tumeur blanche. Les auteurs que nous avons cités précédemment étaient certainement mieux inspirés, en se basant sur l'observation clinique, et en refusant toute vitalité au cartilage; car, au point de vue physiologique et pathologique, le cartilage d'encroûtement des surfaces articulaires est toujours absolument passif.

Les médecins qui mettent en avant de semblables théories paraissent ne pas se douter des conséquences qu'elles entraînent. Avant de toucher aux définitions consacrées par une immense série d'observations et de faits, il faut accumuler les preuves, car l'erreur sur certaines questions d'anatomie générale a une influence pernicieuse en médecine. En effet, si les cartilages s'enflamment, alors l'inflammation n'est plus le phénomène que l'on pense; mais comme dans toute maladie on rencontre l'inflammation : toutes les définitions, toutes les nomenclatures sont à changer: de là aux méthodes thérapeutiques les plus étranges il n'y a qu'un pas.

Nous verrons, en étudiant ces phénomènes morbides propres aux tissus vasculaires, et dont nous n'avons pas à nous occuper ici, les cartilages étant privés de vaisseaux, qu'il est facile, en s'appuyant sur les acquisitions nouvelles de la physiologie et de l'anatomie générale, de définir l'inflammation d'une façon précise. Pour la confondre avec des troubles de nutrition comme ceux qui se produisent dans le cartilage en voie de destruction, il faut ne tenir aucun compte de l'observation médicale et s'astreindre à voir seulement des malades ce qu'on peut apercevoir par le cercle étroit de l'observation microscopique pure et simple, oublier que la maladie a cessé avec la vie et qu'elle n'a laissé que les traces de son passage.

Altérations goutteuses. — Dans la goutte, les urates de chaux et de soude en dissolution dans le sang pénètrent peu à peu la substance du cartilage, comme les matières colorantes dont nous avons parlé plus haut. Ces sels peu solubles se précipitent à la surface du cartilage articulaire, sous forme de houppes, d'aiguilles cristallines, disséminées dans la substance fondamentale et dans les cellules, en formant çà et là des noyaux plus ou moins volumineux.

Productions polypiformes. — Sur les vieillards et les goutteux, on rencontre souvent (Ch. Robin) de petites saillies polypiformes ou villiformes, à peine visibles à l'œil nu, et qui adhèrent aux cartilages articulaires. Elles sont situées à la périphérie, sur la ligne où cesse la synoviale. Elles sont quelquefois formées entièrement de cartilage, ou bien elles offrent un pédicule fibreux, duquel part une expansion qui les enveloppe. Bien souvent elles ont la constitution de ces végétations de tissu fibro-cartilagineux que l'on trouve au centre des disques intervertébraux, c'est-à-dire formées d'une masse fibreuse dans laquelle sont disséminées quelques cellules cartilagineuses.

Tumeurs cartilagineuses. — Le tissu cartilagineux se retrouve avec tous ses caractères et ses attributs physiologiques dans les tumeurs qu'il engendre. Au point de vue physique, les unes sont dures comme le cartilage de l'adulte, les autres molles comme le cartilage de l'embryon. Elles renferment tantôt des éléments du cartilage seuls, à toutes les périodes du développement, tantôt un mélange de cartilage et de tissu fibreux. Il en est sur lesquelles on trouve tous les éléments qui concourent au travail d'ossification : éléments de la moelle osseuse, du cartilage et des os. Nous décrirons cette variété, qui est en général de très-mauvaise nature, à propos du tissu osseux.

Parmi les tumeurs cartilagineuses, les unes restent circonscrites, les autres se développent avec rapidité, envahissent les tissus voisins comme les tumeurs épithéliales, et sont comme elles souvent généralisées. Ces dernières renferment ordinairement des éléments de la moelle des os.

Les enchondromes formés de cartilage pur, quand ils ont atteint un certain volume, s'altèrent dans leur partie centrale, trop éloignée des vaisseaux sanguins. Il en résulte une dégénérescence graisseuse des éléments et un dépôt de matière calcaire, formant des noyaux crétacés qu'il ne faut pas confondre avec une ossification véritable.

CHAPITRE XIII

SYSTÈME DE LA MOELLE DES OS

§ 82. La moelle des os se rencontre dans presque toutes les cavités osseuses d'une certaine dimension. C'est une substance molle, un peu transparente, jaune ou rougeâtre, très-vasculaire ; elle remplit le canal central des os longs et les cavités du tissu spongieux. Sous le périoste des embryons et chez les jeunes sujets, dans les conduits de Havers largement dilatés, appartenant aux dernières couches osseuses formées, on rencontre des *ostéoblastes* en grand nombre et peut-être quelques médullocelles et des myéloplaxes. Mais on ne peut pas dire pour cela que la moelle se prolonge dans toute l'épaisseur de l'os et dans les canaux vasculaires ; la moelle, en effet, à son état de développement complet, est un tissu spécial dans lequel l'élément prédominant est la vésicule adipeuse ; c'est un tissu de remplissage succédant généalogiquement aux éléments qui ont formé l'os, et dans lequel les éléments caractéristiques ont presque entièrement disparu. Nous ne savons pas encore suffisamment quel est son rôle dans le cas de régénération osseuse, de formation de tumeurs, pour affirmer qu'il y a identité, au point de vue physiologique, entre ce tissu graisseux de l'adulte et ces accumulations d'éléments qui précèdent l'os nouveau chez les enfants. Les phénomènes qui se produisent dans le tissu osseux sont encore trop obscurs pour ne pas nous obliger à une grande réserve (1).

Les épiphyses des os longs, le diploé des os plats, les os courts renferment donc de la moelle.

La moelle se présente sous trois aspects différents, qu'on peut décrire comme trois variétés :

(1) Ce n'est que chez l'embryon même qu'il y a une couche d'ostéoblastes sous le périoste. Chez les jeunes enfants et même chez les adolescents, ainsi que nous l'avons observé avec M. Variot, on ne trouve ces éléments qu'à l'embouchure des conduits vasculaires. En dehors de ces points il n'y a sous le périoste que quelques cellules très-petites et très-éloignées les unes des autres, cellules qui ont perdu les caractères d'ostéoblastes. L'expression de moelle périostale, employée par quelques auteurs, n'a donc pas de sens de quelque façon qu'on l'envisage.

A. La moelle *rouge ou fœtale ;*
B. La moelle *graisseuse ;*
C. La moelle *gélatiniforme.*

Texture. — La moelle est formée des éléments que nous avons décrits page 169, c'est-à-dire de médullocelles et de quelques myéloplaxes comme parties fondamentales. A ces éléments est ajoutée une fine trame de fibres lamineuses, qui accompagne surtout les vaisseaux sanguins et se fixe sur les trabécules osseuses. Nulle part cette trame ne constitue une membrane à la face interne des os longs (Gosselin et Regnault), membrane qu'on pourrait appeler périoste interne. Jusqu'à une époque avancée de la vie, et dans certains points, on trouve quelques-unes de ces fibres lamineuses qui sont restées à l'état de cellules fibro-plastiques anastomosées en réseau, disposition offrant quelque analogie avec celle des ganglions lymphatiques.

La texture de la moelle est des plus simples. Ses éléments propres sont entassés sans aucun ordre particulier dans les cavités osseuses, séparés seulement, de distance en distance, par des capillaires volumineux de $0^{mm},015$ à $0^{mm},02$ de diamètre et formant des mailles larges de $0^{mm},1$ à $0^{mm},015$, surtout abondants au voisinage de l'os, et un peu de matière amorphe ; les vésicules adipeuses sont très-nombreuses, et sur la variété jaune ou graisseuse elles arrivent à masquer tous les autres éléments.

La moelle renferme des nerfs provenant du nerf diaphysaire découvert par Gros. Les ramifications de ce nerf accompagnent celles des artères. Ces nerfs sont formés de filets vaso-moteurs et de filets sensitifs ; et en effet, d'après les expériences de Bichat et de Cruveilhier, la moelle est sensible : elle l'est plus au voisinage de l'os, dans le canal médullaire, qu'au centre ; elle l'est moins près des extrémités de l'os.

Variétés. — *Moelle rouge.* — La moelle rouge ou fœtale doit sa coloration à ce que les éléments fondamentaux, les médullocelles et quelques myéloplaxes s'y trouvent en quantité beaucoup plus grande que dans les autres variétés. Ces éléments ont en effet une teinte rouge spéciale, quand ils se présentent en masse. Le développement de la matière amorphe lui donne l'aspect gélatineux ; celui des vésicules adipeuses lui donne une teinte jaune graisseuse.

Moelle gélatiniforme. — Sa coloration est grisâtre ou jaunâtre, demi-transparente. Elle est grise quand elle renferme peu de vésicules adipeuses, et devient d'autant plus jaune qu'elle en contient davantage. Ce qui lui donne son aspect, c'est, ainsi que nous venons de le dire, la matière amorphe plus ou moins abondante interposée aux éléments figurés. La moelle est gélatiniforme, surtout dans les conditions pathologiques, au voisinage des lésions osseuses, des tumeurs.

Moelle graisseuse. — C'est la moelle normale des sujets adultes lorsque le travail d'ossification est achevé. Sa teinte est jaune ou légèrement rosée. C'est ainsi qu'elle se présente sur les os d'amputés et chez les suppliciés. Sa consistance est celle du beurre, mais un peu plus glutineuse. Les incisions font échapper des gouttes d'une huile fluide, incolore. Cette moelle devient opaque, jaunâtre par le refroidissement. Dans cette variété, les myéloplaxes et les médullocelles disparaissent au milieu de la masse de vésicules adipeuses, et sont difficiles à retrouver, sauf les cas de lésions osseuses. Lors de maladie amenant l'émaciation, la moelle repasse à l'état gélatiniforme (Ch. Robin).

ATTRIBUTS PHYSIOLOGIQUES.

§ 83. La moelle n'apparaît pas dans le tissu osseux avant sa formation, ainsi que quelques auteurs l'ont prétendu, mais à une distance assez grande du cartilage, et alors que les lamelles osseuses ont pris une certaine épaisseur. Les éléments qui viennent se substituer immédiatement à ceux du cartilage et former les cellules osseuses sont des *ostéoblastes*, dont l'origine, ainsi que nous le verrons, n'est pas connue ; mais qui diffèrent dans tous les cas des véritables éléments de la moelle : les médullocelles et les myéloplaxes. Dans les cavités que circonscrivent les premières trabécules osseuses, se trouvent couchés à la surface de celles-ci les ostéoblastes, et au centre on aperçoit les vaisseaux capillaires de formation nouvelle. Il n'y a pas encore trace d'éléments de la moelle. Ceux-ci apparaissent au milieu des ostéoblastes, sous forme d'amas de cellules sphériques à contours nettement arrêtés et faciles à distinguer des ostéoblastes polyédriques, irréguliers, avec un gros noyau, et trois ou quatre fois plus volumineux (voy. *Ossification*).

Je n'oserai pas affirmer que les cellules de la moelle n'en dérivent pas. Mais, dans tous les cas, ces deux espèces d'éléments sont bien distinctes : les uns sont liés au travail d'ossification, ils disparaissent presque entièrement quand ce travail est terminé ; les autres, au contraire, persistent toute la vie et n'ont qu'un rôle accessoire.

Dans le cas de régénération du tissu osseux, on ne peut savoir encore si les médullocelles ont une part quelconque au travail formateur, en produisant de nouveaux ostéoblastes, ceux-ci en effet accompagnant toujours l'ossification. Dans les cas de congestion de la moelle chez l'adulte, on voit se reformer des médullocelles et des myéloplaxes, et en même temps l'os se résorbe. Une circulation plus active dans les os des jeunes sujets, chez qui les ostéoblastes sont en grand nombre, amène au contraire une formation active de tissu osseux.

Ce qui prouve bien encore les différences qui existent entre ces éléments, ce sont les tumeurs. Les éléments de la moelle forment des tumeurs volumineuses dans lesquelles il n'y a point trace d'os nouveau, et certaines tumeurs osseuses ne sont pas précédées de médullocelles et de myéloplaxes (voy. *Système osseux*). Elles ont chacune une physionomie spéciale, en rapport avec la nature de l'élément qui les compose.

S'il n'y avait que ce seul exemple d'une cellule donnant naissance à plusieurs éléments distincts, on pourrait être tenté de considérer ces différents éléments qui se succèdent dans les cavités osseuses comme identiques. Mais nous avons déjà vu dans le tissu conjonctif un exemple de cette variété de produits donnés par une même cellule originelle.

Les éléments de la moelle apparaissent dans les points où se creusent les cavités médullaires, alors que les ostéoblastes au contraire se trouvent sur les travées osseuses en voie de développement. Y a-t-il un rapport de cause à effet entre ces phénomènes? En un mot, les médullocelles déterminent-ils par leur développement l'atrophie, la résorption de la substance osseuse, jusqu'au moment où la moelle ayant passé à l'état adipeux, telle qu'elle est sur l'adulte, n'aurait plus qu'un rôle de remplissage? Cette théorie, adoptée pour la moelle en général par Dubuisson, Christot et Flourens, n'est pas contredite par les expériences de Goujon sur les greffes. Ce dernier a bien fait voir que la moelle transplantée produisait de l'os comme le périoste. Mais en greffant de la moelle, de même qu'en greffant du périoste, on emporte toujours, lorsqu'il s'agit de jeunes animaux sur lesquels ces expériences réussissent, une couche d'ostéoblastes. Rien ne prouve jusqu'ici que la véritable moelle, celle de l'adulte, pourrait produire de l'os, ni surtout que les médullocelles pourraient former des cellules osseuses. Ch. Robin objecte avec raison que chez les oiseaux, les os des membres qui servent de conduits aériens continuent à grandir alors qu'ils sont dépourvus de moelle. Ces deux phénomènes : la production des premières cavités de l'os qui sont destinées à persister chez l'adulte, et la formation des éléments de la moelle, se passent donc en même temps, sans qu'on puisse dire qu'ils dépendent l'un de l'autre.

La nutrition de l'os et de la moelle est dans un rapport intime, surtout pour ce qui est de la partie spongieuse des os. La destruction de la moelle, dans l'expérience de Troja, amène la mortification en masse de la diaphyse des os longs; ses inflammations dans la substance spongieuse produisent la nécrose, la résorption progressive de l'os, suivant l'intensité du trouble vasculaire. Néanmoins la moelle ne représente pas vis-à-vis du tissu osseux un élément nutritif indispensable, car beaucoup d'os en sont absolument dépourvus : tels sont ceux des oiseaux qui servent de conduits aériens. Si les lésions de ce tissu ont une si grande influence sur la nutrition de l'os, c'est par ses vaisseaux sanguins et non par ses éléments spéciaux. Ceux-ci ne jouent, surtout chez l'adulte, dès que la moelle a pris l'état graisseux, qu'un rôle de remplissage.

La moelle des os est douée d'une puissance d'absorption considérable, ainsi que Dubuisson, Christot et Flourens l'ont montré. Des liquides injectés dans le canal médullaire des os longs sont absorbés plus rapidement qu'ils ne l'auraient été dans le péritoine. Il y a lieu de tenir compte de ces faits pour expliquer les phénomènes d'intoxication putride qui se produisent si facilement dans les blessures des os. Mais je pense, néanmoins, qu'il ne faut accepter que sous toute réserve les observations d'embolies graisseuses qui ont été relatées en Allemagne et en France par M. Dejerine. A l'état normal, en effet, la graisse qui est dans le sang se trouve à l'état d'émulsion tellement fine, qu'on peut à peine la distinguer. Il en est de même du chyle pendant la digestion. Dans le sang des cavités droites du cœur, qui a pris à l'œil nu une teinte laiteuse par le mélange d'une grande quantité de matière grasse, on a beaucoup de peine à voir les gouttelettes graisseuses ; ce qui n'empêche pas qu'elles existent. Or, dans certaines conditions pathologiques (voy. *Leçons sur les humeurs*, Ch. Robin), cette graisse en émulsion fine dans le sang peut se réunir en gouttelettes beaucoup plus grosses; si un semblable phénomène se produit dans des conditions accidentelles, en aucun organe il ne se fera sentir avec plus d'évidence qu'au poumon, qui se trouve sur le courant sanguin, à une très-petite distance de l'embouchure du canal thoracique. Avant donc de considérer cette graisse, que l'on rencontre dans le sang, comme provenant de la moelle des os, il serait indispensable de voir si, lors de traumatismes très-graves ou d'autres causes n'intéressant pas les os, on ne trouverait pas des lésions identiques dans le poumon.

Certains auteurs ont encore attribué à la moelle un rôle *hématopoiétique*, c'est-à-dire un rôle analogue à celui que l'on suppose aux glandes vasculaires sanguines et aux ganglions lymphatiques. Pour soutenir cette théorie, ils se sont appuyés sur de prétendues analogies entre les médullocelles, les leucocytes et les épithéliums des ganglions lymphatiques. La trame de corps fibro-plastiques de la moelle fut regardée comme identique à celle des ganglions (Bizzozero, Newmann et Morat).

« Ce serait là, dit M. Robin, une singulière fonction que cette héma-« topoïèse médullaire qui : 1° manquerait durant les deux ou trois pre-» miers mois de la vie intra-utérine, apparaîtrait ensuite et disparaîtrait » lors du passage de la moelle à l'état graisseux ; 2° qui manquerait » dans les extrémités épiphysaires des os, tout en s'accomplissant dans » la moelle de la diaphyse ; 3° qui manquerait chez tous les poissons car-» tilagineux et sur la plupart des autres de ces animaux qui, normale-» ment, ne possèdent jamais du tissu médullaire ; 4° qui manquerait dans » la plupart des os longs, courts et plats des oiseaux. On comprend aisé-» ment qu'au point de vue logique, le premier fait à déterminer ici, c'est » celui de savoir si les médullocelles sont bien réellement semblables aux » globules blancs du sang ; si dans la moelle les cellules intra-vasculaires » sont identiques aux éléments intra-vasculaires. Or, non-seulement ces » éléments s'altèrent pathologiquement d'une façon tout à fait dissem-» blable, mais encore ils diffèrent on ne peut plus au premier coup d'œil » chez tous les vertébrés, et présentent des modifications nettement di-» verses, au contact des même réactifs, tels que l'eau, l'acide acétique, la » bile, etc. »

En résumé, dans les conditions physiologiques, la moelle ne paraît avoir qu'un rôle très-borné ; ses vésicules adipeuses sont des éléments inertes, et ses médullocelles restent pendant toute la vie dans un état d'immobilité à peu près complet ; dans le cas de fracture, de tumeurs osseuses, ces médullocelles se multiplient ; mais surtout on voit apparaître en grand nombre des ostéoblastes qui représentent, ainsi que nous le verrons, les véritables agents de l'ossification. Quelle est la part de la moelle dans la formation de ces derniers éléments ? On ne le sait pas plus, qu'on ne sait quelle peut être l'influence du tissu conjonctif dans le développement de ces mêmes ostéoblastes, quand ils font leur première apparition chez l'embryon. Rien ne nous autorise jusqu'ici, par conséquent, à dire que c'est à la moelle, qu'il faut rapporter tous les phénomènes vitaux dont l'os est le siége à l'état normal ou pathologique.

CHAPITRE XIV

SYSTÈME OSSEUX

§ 84. Le tissu osseux et celui de la moelle des os ont été décrits séparément par Bichat, et ensemble par P. A. Béclard. Ch. Robin les considère comme formant deux tissus distincts. Malgré les découvertes récentes sur l'ossification, qui semblent à priori rattacher davantage le tissu osseux au tissu médullaire, je pense qu'il faut accepter la division de Bichat. J'ai cru tout d'abord pouvoir réunir ces deux tissus, mais j'ai été bientôt forcé de reconnaître que l'os possédait son individualité au milieu des éléments de la moelle. De même la charpente conjonctive du foie, du poumon, se retrouve avec toutes ses propriétés au milieu des éléments spéciaux à ces organes.

Si l'on considère l'os pendant le travail de développement, il est certain que le tissu qui occupe la place de la moelle à cette époque lui est entièrement lié. Mais plus tard il n'en est plus de même; ce tissu s'est transformé, n'a plus les mêmes propriétés, et ce qui le prouve c'est qu'il ne fait plus d'os nouveau.

Dans les altérations pathologiques, on voit aussi manifestement que l'os et la moelle ont chacun leur individualité. Ainsi dans les affections portant sur le tissu spongieux, tantôt les parties dures, tantôt les parties molles se prennent isolément, les unes à l'exclusion des autres. Il existe aussi des tumeurs, les unes uniquement composées par des éléments osseux, les autres par des éléments médullaires. La moelle et l'os doivent donc être étudiés séparément, ils forment deux systèmes anatomiques distincts. Seulement dans la partie spongieuse des os ils se combinent et donnent un système composé spécial, ayant aussi, envisagé dans son ensemble, des attributs physiologiques et des lésions qui n'appartiennent qu'à lui.

TISSU OSSEUX.

Le tissu osseux a la même structure dans quelque point qu'on l'examine, soit sur la diaphyse des os longs, soit sur les lamelles du tissu spongieux.

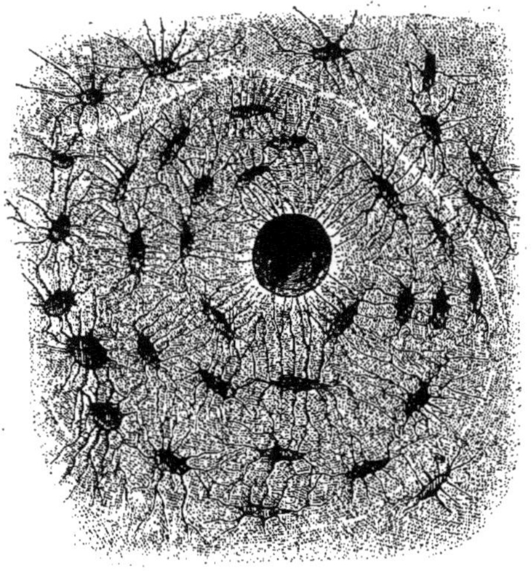

FIG. 166. — Coupe d'un système de Havers. Gross. 1/500.

Nous avons décrit page 166 les éléments qui formaient la substance d'un des os. Ces éléments sont représentés par des cellules dites cellules osseuses, et une matière dure interposée à ces cellules et dont nous avons donné les caractères et la composition chimique.

Les *cellules osseuses* sont disséminées dans le tissu osseux, et logées dans des cavités spéciales : les *ostéoplastes*. Ces cavités ont, comme les cellules sur lesquelles elles se moulent, une longueur de 0mm,04 à 0mm,05 sur 0mm,006 à 0mm,005 de largeur.

Lorsqu'on pratique de minces coupes d'os et qu'on les trempe dans la glycérine, ces cavités apparaissent sous la forme de taches noires irrégulières et offrant à leur surface un grand nombre de prolongements très-fins. Ces prolongements constituent les canalicules osseux ou les canalicules des ostéoplastes. Ils se ramifient à une certaine distance de la cellule, et s'anastomosent d'un ostéoplaste à l'autre.

Ces conduits ont environ 0mm,001 de largeur. Ils ne sont réellement visibles que sur les os plongés dans la glycérine ou desséchés ; ils deviennent alors noirs comme les ostéoplastes. Cet aspect particulier que prennent les cavités des os sous l'influence de la glycérine, serait dû, d'après Doyère et Serres, à la présence d'une certaine quantité de gaz que ce réactif ferait dégager de la substance osseuse, et qui remplirait les ostéoplastes et leurs canalicules. En effet, les bulles de gaz qui se trouvent dans les liquides soumis à l'examen microscopique, se présentent toujours, en vertu de leur faible indice de réfraction, comme des taches noires. Cette action de la glycérine prouve en même temps que la cellule osseuse est réduite à sa paroi, qu'elle ne possède ni noyau, ni corps cellulaire.

Les ostéoplastes sont disposés dans un certain ordre au sein du tissu. Cet ordre est déterminé par les phénomènes qui se produisent lors de l'ossification. Ils forment des rangées régulières, suivant des circonférences concentriques autour des conduits vasculaires des os, dits *conduits de Havers*. Sur les coupes, les ostéoplastes forment donc autour de chaque vaisseau capillaire de l'os ce qu'on a appelé un *système de Havers*, c'est-à-dire l'ensemble des ostéoplastes entourant un capillaire. Les canalicules des différents ostéoplastes d'un système de Havers s'anastomosent entre eux. Ceux de la rangée la plus intérieure vont s'ouvrir sur la paroi même du canal. D'un système de Havers à l'autre les anastomoses au moyen de ces canalicules sont assez rares. Elles ont été même niées par Ranvier, mais il est facile néanmoins d'en constater l'existence.

Les canalicules des ostéoplastes sont trop étroits pour permettre la circulation d'un liquide, d'autant qu'il n'y a aucune force pour le pousser. Mais il n'y a pas de raison pour se refuser à admettre que les liquides qui remplissent ces conduits étant immobiles, les substances solubles qui servent à la nutrition de l'os les pénètrent peu à peu par simple diffusibilité; et ainsi la pénétration, au travers de ce tissu dur, des sels en dissolution et d'autres matières, serait facilitée par ces canaux dont on ne comprendrait pas autrement la raison. Il existe d'autres tissus dans lesquels la diffusion des principes du plasma sanguin est difficile, vu leur dureté : tels sont la cornée, les tendons, etc. Là aussi on a voulu trouver des conduits analogues aux canalicules des os. Leur existence n'est point démontrée, mais à supposer qu'elle le fût, il n'y a aucune analogie à établir entre ces espaces et les canaux lymphatiques, dans lesquels se fait une circulation véritable. Il n'y avait pas non plus à chercher les analogues de ces canalicules, dans un tissu mou, hygrométrique, s'imbibant facilement; comme l'est le tissu conjonctif.

Fibres de Sharpey. — Les fibres de Sharpey sont des sortes d'aiguilles, de fibres décrites par cet auteur, et qui se trouvent dans la substance intermédiaire aux ostéoplastes. On les rencontre dans les pariétaux, les couches superficielles des os longs, celles qui sont immédiatement en rapport avec le périoste, et en général dans toutes les parties de l'os qui se sont formées au milieu du tissu conjonctif. D'après Kölliker, ces fibres auraient comme origine des fibres lamineuses incrustées de sels calcaires. Elles se mettent surtout en évidence lorsqu'on a dissous la matière calcaire de l'os au moyen des acides. Alors l'os se décompose facilement en lamelles concentriques, correspondant aux couches des systèmes de Havers, et en cherchant à les séparer les unes des autres on voit des fibres nombreuses (voy. fig. 167) qui passent d'une lamelle à l'autre; leur longueur, leurs dispositions semblent tout à fait d'accord avec l'opinion de l'anatomiste que nous venons de citer.

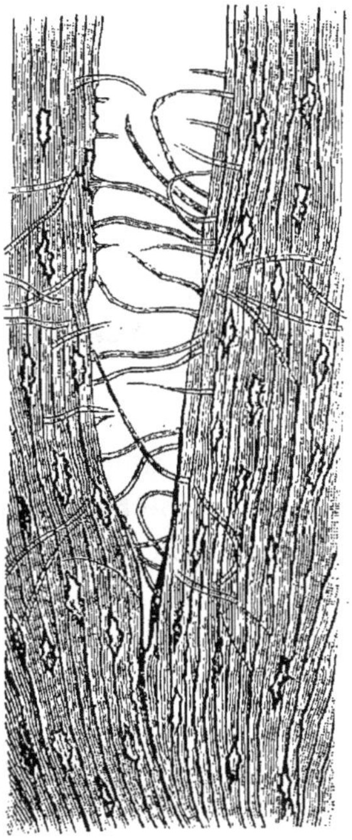

FIG. 167. — Fibres de Sharpey entre deux lamelles osseuses.

Canaux de Havers. — Les vaisseaux de la substance compacte des os sont représentés par des capillaires anastomosés en réseaux, renfermés dans des conduits qui traversent la matière calcaire, et auxquels on donne le nom de *canaux de Havers*.

Les canaux de Havers affectent des dispositions assez régulières. Dans les os longs, les mailles qu'ils forment sont parallèles au grand axe de la diaphyse, et des anastomoses perpendiculaires unissent les canaux des différentes couches. Dans les os plats et les lamelles qui recouvrent les os courts, les canaux sont parallèles en général à la surface.

Ces canaux ne se trouvent que là où le tissu osseux offre une certaine épaisseur. Ainsi les lamelles du tissu spongieux qui ont moins de 0mm,1 d'épaisseur en sont dépourvues (Ch. Robin).

La nutrition de ces lamelles se fait donc par l'intermédiaire des vaisseaux de la moelle. Au-dessous du périoste et dans les espaces médullaires, on distingue de très-petits pertuis visibles seulement à la loupe, et qui représentent les ouvertures des canaux de Havers. Ils renferment des capillaires qui font suite aux artères et aux veines du périoste.

Dans la substance compacte de l'os, il n'y a jamais de vaisseaux plus volumineux que ces capillaires renfermés dans les conduits de Havers; les artères et les veines de l'os se trouvent dans la moelle, le canal médullaire, ou les espaces médullaires du tissu spongieux.

Le diamètre des conduits de Havers est de 0mm,01 à 0mm,012. Le diamètre des mailles qu'ils forment est de 0mm,15 à 0mm,3.

En outre du vaisseau sanguin, on trouve, selon certains auteurs, dans l'intérieur de ces conduits quelques éléments du tissu conjonctif à forme embryonnaire et des éléments de la moelle des os. Mais si, chez les jeunes sujets, quelques ostéoblastes peuvent se trouver encore dans ces conduits, dans tous les cas, chez l'adulte, le capillaire sanguin est toujours en contact immédiat avec la substance osseuse.

Presque tous les ostéoplastes appartiennent aux systèmes de Havers. Mais sur des coupes perpendiculaires on peut apercevoir certains de ces éléments qui ne dépendent point des zones concentriques, et se trouvent disséminés sur des sortes de bandes intermédiaires. Kölliker est disposé à les considérer comme des restes de systèmes de Havers ayant une direction oblique et dont les vaisseaux centraux ont disparu.

Variétés de tissus osseux. — Le tissu osseux, pour former les pièces du squelette, se dispose de deux façons différentes : tantôt en masses compactes, tantôt en lamelles ou trabécules minces circonscrivant des aréoles. Il forme alors les deux variétés de tissus osseux que l'on peut appeler le tissu compacte et le tissu spongieux.

Tissu compacte. — Le tissu compacte est dur, pierreux. Néanmoins il offre, surtout chez le vivant, une certaine élasticité. Sa couleur est blanc jaunâtre à l'état normal. Il est toujours disposé en cylindres creux pour former la diaphyse des os longs, ou en lames plus ou moins épaisses pour recouvrir le tissu spongieux. Ainsi dans les os plats, au crâne particulièrement, une couche de tissu spongieux, le diploé, est comprise entre les deux tables de tissu compacte. Sur les os courts, les extrémités des os longs, il forme une couche mince à la surface du tissu spongieux.

La nutrition de ce tissu compacte se fait au moyen du réseau capillaire qui le parcourt, et qui se trouve logé dans les canalicules de Havers; ses vaisseaux sortent donc du périoste ou de la moelle à l'état de capillaires. On comprend dès lors, comment l'arrachement du périoste ou la destruction de la moelle, rompant les rameaux artériels qui vont se distribuer à ce réseau capillaire, puisse amener la nécrose de l'os. Là où le tissu compacte est sur une grande épaisseur, il n'est jamais traversé par des vaisseaux volumineux ; il n'en est pas de même pour les couches minces qui recouvrent le tissu spongieux, et sur lesquelles on aperçoit des orifices multiples donnant passage aux vaisseaux qui vont à la moelle.

Le tissu compacte, vu sa résistance, peut constituer les leviers sur lesquels les muscles exercent des efforts considérables. L'intensité des efforts supportés par l'os doit être mesurée, non par la résistance vaincue, mais par cette résistance multipliée par le rapport de la longueur du levier, à la distance qui sépare l'insertion musculaire, de l'axe de rotation. On obtient ainsi des chiffres très-élevés, qui donnent une idée de la résistance du squelette et de la force des leviers que représentent les os longs.

Nous devons à ce sujet relever une erreur qui se trouve reproduite dans tous les traités de physiologie. Les insertions musculaires sont toutes disposées de façon à augmenter la vitesse et à perdre sur la force. Or, il semble, à voir la description des mouvements du pied, que cette loi ne soit plus vraie, pour ce cas particulier ; car on donne un bras de levier à la force des muscles jumeaux et soléaire plus grand que celui de la résistance représentée par le poids du corps. Il serait trop long d'exposer les raisons mécaniques, qui prouvent que les auteurs de physiologie n'ont pas placé l'axe de rotation où il doit se trouver réellement. Si l'on pose l'équation d'équilibre pour de tels mouvements, on arrive à un résultat tout opposé. On peut voir alors que la loi suivant laquelle se font les insertions musculaires, est toujours la même, et que les jumeaux exercent, pour soulever le corps sur le calcanéum, une traction égale à cinq ou six fois son poids environ. Ce simple calcul permet d'apprécier la résistance des os.

Tissu spongieux. — Le tissu spongieux, sur les pièces desséchées se présente sous l'aspect d'un tissu aréolaire. Les trabécules ou cloisons, qui limitent les aréoles, sont formées par de minces lames de tissu osseux identique à celui de la partie compacte de l'os. Ces cavités communiquent toutes entre elles, ainsi qu'on peut s'en rendre compte facilement de la façon suivante : on coupe un os long au milieu de la diaphyse, et l'on injecte de l'eau par le canal médullaire ; aussitôt on la voit sortir par les orifices de la partie spongieuse. On peut aussi couper une côte à ses deux extrémités : en soufflant par un bout, l'autre étant maintenu sous l'eau, des bulles d'air sortent sur la surface de section.

Dans les aréoles, se trouvent la moelle et un grand nombre de vaisseaux qui s'anastomosent largement avec ceux des parties molles recouvrant l'os.

Le tissu spongieux combiné à la moelle forme un tissu complexe, qui n'a pas les mêmes propriétés que les parties compactes des diaphyses. Il constitue des pièces, qui ne jouent pas le rôle de leviers comme les diaphyses, et qui offrent une surface extérieure très-étendue, pour se prêter aux insertions musculaires et ligamenteuses. Aux extrémités des os longs, le tissu spongieux représente une sorte de support pour le cartilage articulaire, qui lui emprunte ses moyens de nutrition. Considéré dans son ensemble, il est pour cette raison beaucoup plus vasculaire que le tissu compacte, et les vaisseaux qui le traversent sont en communication très-large avec ceux du périoste, des capsules articulaires et des synoviales.

Les dispositions spéciales de ces parties du squelette entraînent, comme conséquence, des lésions d'un certain ordre, qu'on trouvera, par contre, beaucoup plus rarement sur les diaphyses : le tissu spongieux s'enflamme facilement, il est le siége d'inflammations persistantes ; l'autre au contraire se nécrose en masse pour peu que sa circulation soit troublée.

Mais, en outre, le tissu spongieux des épiphyses partage les troubles circulatoires périphériques. Ainsi, certaines inflammations articulaires ont un retentissement immédiat sur les extrémités osseuses ; et réciproquement, les lésions qui débutent dans l'os peuvent y rester longtemps circonscrites ; mais tôt ou tard, comme on le voit dans l'arthrite sèche, elles peuvent envahir la synoviale et les autres parties molles de l'articulation.

Le tissu spongieux, là où il n'est pas appelé à doubler les lames de tissu compacte, comme dans le diploé, constitue des pièces qui ne doivent résister qu'à des efforts de pression ; il ne pourrait, comme ce dernier servir de levier, et résister à des tractions transversales, s'il était disposé en longueur. Il forme par conséquent de petits os associés entre eux, comme les pierres d'une voûte, tels sont les os du tarse et du carpe ; ou superposés en colonne comme les corps des vertèbres.

Disposition générale du système.

Les os se divisent en os longs, os plats et os courts.

Les os longs sont formés de trois parties : un corps ou diaphyse et deux extrémités.

Sur les os, à quelque variété qu'ils appartiennent, se trouvent des saillies que l'on désigne suivant leur volume en apophyses, tubérosités, éminences, crêtes, etc.

La diaphyse des os longs est toujours formée de tissu compacte ; elle représente un cylindre creux rempli par de la moelle. Ce canal central se prolonge dans les aréoles du tissu spongieux des extrémités. Chez les oiseaux, les os longs des membres, dépourvus de moelle, sont en continuité avec les réservoirs aériens.

Cette forme des diaphyses leur permet d'unir la résistance à la légèreté ; on sait, en effet, que la même quantité de matière disposée en colonne creuse offre beaucoup plus de solidité que si elle formait un cylindre plein. La moelle, d'après cela, semble ne jouer qu'un rôle tout à fait accessoire.

Les diaphyses reçoivent une artère nourricière, qui pénètre par un orifice situé toujours du côté de la flexion des membres.

Les extrémités des os longs sont composées de tissu spongieux recouvert par une couche plus ou moins épaisse de tissu compacte. Les os plats sont formés par deux lames de tissu compacte, entre lesquelles est une couche de tissu spongieux, qui prend au crâne le nom de diploé. Ce tissu spongieux des os plats est parcouru par des canaux, dans lesquels se trouvent des veines volumineuses désignées généralement sous le nom de sinus et plus larges que les vaisseaux nourriciers ; elles sont surtout développées dans le diploé des os du crâne. Les os plats circonscrivent les cavités du corps, le crâne, les côtes, le bassin, l'omoplate. Enfin les os courts sont formés de tissu spongieux recouvert d'une mince couche de tissu compacte. Ces os offrent aussi des canaux dont la direction est parallèle à celle des surfaces articulaires.

DÉVELOPPEMENT DU SYSTÈME OSSEUX.

§ 85. **Formation du tissu osseux, ou ossification.** — L'ossification consiste essentiellement dans le dépôt, au sein de certains tissus, d'une matière calcaire combinée à une substance organique, l'osséine, dans des proportions que nous avons données à la page 10.

Cette combinaison semble bien définie, car, d'après les recherches de MM. Sappey et Nélaton, les proportions de chacun des corps ne varient ni avec les âges ni avec les sujets. Elle se substitue aux tissus préexistants, sans qu'elle résulte d'une transformation de ces tissus. Dans la vieillesse, lorsqu'un travail inverse de résorption se produit sur le système osseux, les os s'amincissent, mais leur composition chimique ne change pas.

En même temps que se dépose la substance calcaire fondamentale des os, se produisent des cavités (ostéoplastes) remplies temporairement par des cellules. Mais la formation de ces éléments n'est que le fait accessoire de l'ossification ; car leur forme et leur nombre relatif varient avec les classes d'animaux ; ainsi elles n'existent pas chez la plupart des poissons. On sait aujourd'hui d'où proviennent ces cellules ; mais le fait fondamental de l'ostéogénie, c'est-à-dire le phénomène chimique qui donne la matière calcaire, nous échappe entièrement.

La plupart des os se forment, en se substituant à un cartilage préexistant, d'autres sans cartilage. Mais dans l'un et l'autre cas, ainsi que l'ont avancé MM. G. Pouchet et Tourneux, le mode de formation des éléments osseux est le même ; seulement, dans le premier cas, le tissu nouveau n'est précédé par aucun autre ; dans le second, le cartilage qui le précède est envahi peu à peu et disparaît devant lui.

Les os qui se développent sans cartilage préexistant chez l'homme, sont : la moitié supérieure de la portion écailleuse de l'occipital, les pariétaux, le frontal, moins la portion orbitaire qui est primitivement cartilagineuse, la portion écailleuse des temporaux, le cadre du tympan, les os du nez, unguis, malaires, palatins, maxillaires supérieurs et inférieurs, le vomer, l'aile interne de l'apophyse ptérygoïde et les grandes ailes du sphénoïde.

Ossification dans le tissu conjonctif. — Lorsqu'on suit l'ossification dans le tissu conjonctif, on aperçoit tout d'abord ces éléments appelés ostéoblastes par Gegenbaur, et que nous avons décrits page 171. Ils se retrouvent partout où se produit un travail d'ossification. Ce sont les éléments formateurs des cellules osseuses. Que l'os soit ou non précédé d'un cartilage, on rencontre toujours ces éléments dans les parties où il se développe.

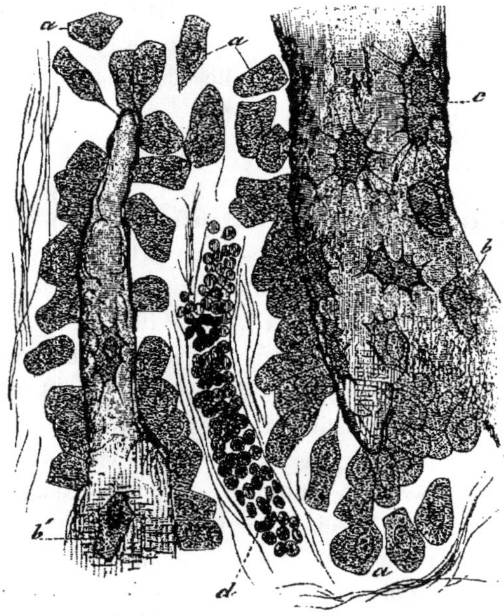

FIG. 168. — Ossification dans le tissu conjonctif. Os pariétal d'embryon. — *a*, *a*, ostéoblastes ; *b*, *b'*, *c*, ostéoblastes passant à l'état d'ostéoplastes ; *d*, vaisseaux sanguins.

Dans le tissu conjonctif, ainsi qu'on peut le voir lors de la formation des pariétaux, la substance osseuse se dépose par fines traînées disposées en réseau irrégulier.

Or, à la surface des travées de ce réseau se trouve une couche d'ostéoblastes rangés régulièrement comme des cellules épithéliales. Elles existent à la surface des os longs, sous le périoste, au début du travail d'ossification (voy. p. 171 pour la description de ces éléments). Dans la matière calcaire immédiatement sous-jacente aux ostéoblastes, on aperçoit des cellules analogues, bien qu'un peu déformées. Ce sont les mêmes éléments englobés par le dépôt calcaire, et qui vont passer à l'état de cellules osseuses.

Les cellules osseuses se forment donc aux dépens des *ostéoblastes*. Quand elles ont été ainsi enveloppées, elles envoient dans tous les sens des prolongements qui creusent peu à peu les canalicules ramifiés des *ostéoplastes*.

En même temps que ces phénomènes se produisent, des vaisseaux sanguins à l'état de capillaires se développent avec les trabécules osseuses, et au milieu des espaces qui existent entre elles ; ils s'étendent peu à peu en rayonnant à partir d'un point central, et leur apparition, dans les parties en voie d'ossification, est toujours contemporaine de celle des ostéoplastes. A mesure que les cloisons osseuses s'épaississent, l'espace laissé aux capillaires se rétrécit de plus en plus, par le dépôt de couches concentriques de matière calcaire, envahissant la zone des ostéoblastes, qui se renouvelle sans cesse. Ainsi se forment les systèmes de Havers.

Ossification dans le cartilage. — Lorsqu'on suit l'ossification sur un os long d'embryon, on voit d'abord des modifications importantes se produire dans le cartilage, au moment où la matière calcaire a envahi une grande partie de la diaphyse.

Au-dessus de la couche osseuse se trouve une zone de cartilage épaisse de 1/2 à 1 millimètre, qui, à l'œil nu, tranche par son aspect sur le reste du cartilage. Tout le cylindre cartilagineux correspondant à cette zone est occupé par de longues rangées de cellules cartilagineuses disposées par groupes régulièrement alignés. Leur aspect varie, depuis la cellule qui est la plus éloignée jusqu'à celle qui est au contact de l'os.

La première, celle qui surmonte la rangée, se confond par ses formes avec celles du cartilage environnant ; elle est seulement un peu plus volumineuse. Les suivantes sont de plus en plus grosses et segmentées. On voit tout de suite que toute la partie inférieure de la rangée est engendrée par la segmentation des cellules les plus élevées. Il est fort probable que c'est une seule cellule qui a donné toute la série qui vient après elle. La colonne s'allonge ainsi peu à peu, par son extrémité supérieure, grâce à la segmentation de l'élément le plus éloigné de l'os.

Les cellules les plus anciennes, par conséquent celles qui occupent la partie inférieure et qui sont près de l'os, augmentent progressivement de volume jusqu'à une certaine limite ; après quoi elles s'atrophient. Ainsi, dans les trois, quatre ou cinq dernières rangées, toutes les cellules sont atrophiées. Mais les chondroplastes de la série se sont dilatés proportionnellement à l'augmentation du volume des cellules ; de telle sorte qu'à partir du point où celles-ci commencent à s'atrophier, un vide se fait entre la cellule et la paroi du chondroplaste qui la loge. Enfin, les derniers chondroplastes, ceux qui touchent immédiatement l'os, ont des parois très-minces, et dans la cavité spacieuse qu'ils offrent se trouve une cellule flétrie, revenue sur elle-même, et qui n'en occupe qu'une très-petite partie.

Cette atrophie des cellules cartilagineuses au voisinage de l'os avait été

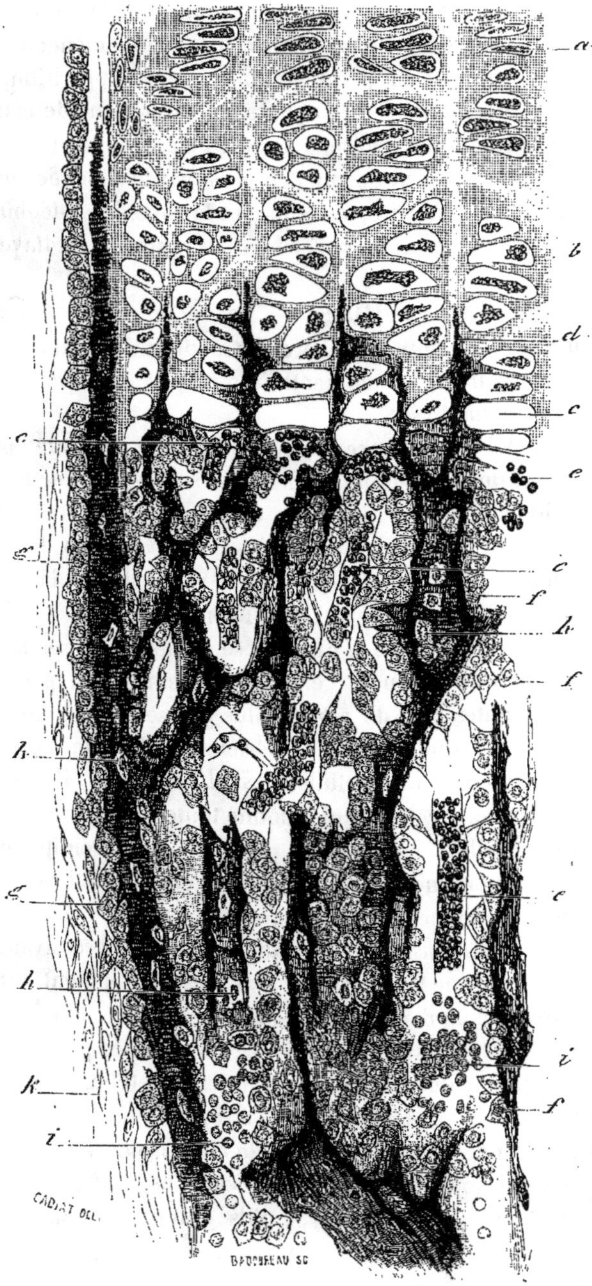

FIG. 169. — Ossification dans le cartilage, d'après une coupe longitudinale faite sur un embryon. — *a*, cellule du cartilage en voie de développement; *b*, le chondroplaste a atteint son maximum de dilatation, la cellule commence à s'atrophier; *c*, chondroplaste dont les parois sont amincies et sur le point d'être envahi par les vaisseaux et les ostéoblastes; *d*, dépôts calcaires se faisant entre les files de chondroplastes; *e*, vaisseaux sanguins; *f*, ostéoblastes; *g*, ostéoblastes de la couche sous-périostée; *h*, ostéoblastes passant à l'état d'ostéoplastes; *i*, premiers médullocelles apparaissant au milieu des ostéoblastes; *k*, éléments du périoste.

vue en particulier par Ch. Robin, et par tous les auteurs qui se refusaient à admettre la théorie de Müller, celle de la transformation directe des cellules du cartilage en éléments de la moelle ; car il est bien démontré que des éléments flétris et atrophiés ne sont plus susceptibles de reproduction.

On comprend, d'après ce que nous venons de dire, comment le cartilage se développant du côté opposé à l'os, et se laissant envahir en même temps par l'autre côté, une mince couche de cartilage, comme celui qui sépare les épiphyses, peut suffire longtemps au travail d'ossification et à l'allongement de la diaphyse.

Modifications des éléments osseux. — Si l'on examine maintenant ce qui se passe du côté de l'os nouveau, on aperçoit des travées osseuses longitudinales, exactement dans le prolongement des colonnes de cellules cartilagineuses. Les cloisons séparant ces travées empiètent peu à peu sur la substance intermédiaire du cartilage. Entre elles se trouvent des cavités remplies par des ostéoblastes. En outre, on y rencontre des vaisseaux et généralement un capillaire volumineux dans la partie centrale. Ce vaisseau s'avance jusqu'à la limite extrême du cartilage, jusqu'à la dernière cloison qui sépare le chondroplaste des cellules osseuses. Or, c'est là le fait important mis en évidence par MM. Pouchet et Tourneux, et que j'avais aussi aperçu sur des pièces injectées par Legros, mais sans en tirer toutes les conséquences. Ces auteurs, par contre, en ont déduit, avec raison, que les vaisseaux sanguins précédaient les éléments de l'os dans leur développement.

Les capillaires accompagnés des ostéoblastes progressent donc peu à peu dans un sens longitudinal, en ouvrant devant eux, et une à une, les cavités cartilagineuses, dont les parois, comme nous l'avons vu, se sont amincies, et qui ne sont plus remplies par des cellules.

Lorsque le premier point d'ossification apparaît sur la diaphyse, il est accompagné d'un vaisseau qui sera plus tard l'artère nourricière. Ce vaisseau pénètre dans le cartilage avec les ostéoblastes, qui naissent ici, comme dans le cas de l'ossification dans le tissu conjonctif. Mais il tend toujours à gagner dans le sens de la longueur. En même temps les ostéoblastes se forment autour de lui, de sorte que c'est l'ensemble de ces éléments et du capillaire sanguin qui se substitue tout d'abord au cartilage, en déterminant successivement la résorption des cloisons des chondroplastes. Le cartilage est donc en réalité envahi par les vaisseaux sanguins, accompagnés des éléments du tissu conjonctif.

Si nous considérons maintenant les espaces remplis de cellules que laissent entre elles les trabécules de l'os nouvellement formé, voici les phénomènes qui s'y passent. Les ostéoblastes rangés à la surface de l'os sont peu à peu entourés par la matière calcaire, comme dans l'ossification du tissu conjonctif. C'est ainsi que se forment les cellules osseuses nouvelles. Mais, comme le vaisseau sanguin est toujours au centre des ostéoblastes, et que ceux-ci se reforment à mesure que la matière calcaire les englobe, il en résulte que sur les lamelles osseuses on voit se disposer des couches concentriques correspondant à chaque rangée d'ostéo-

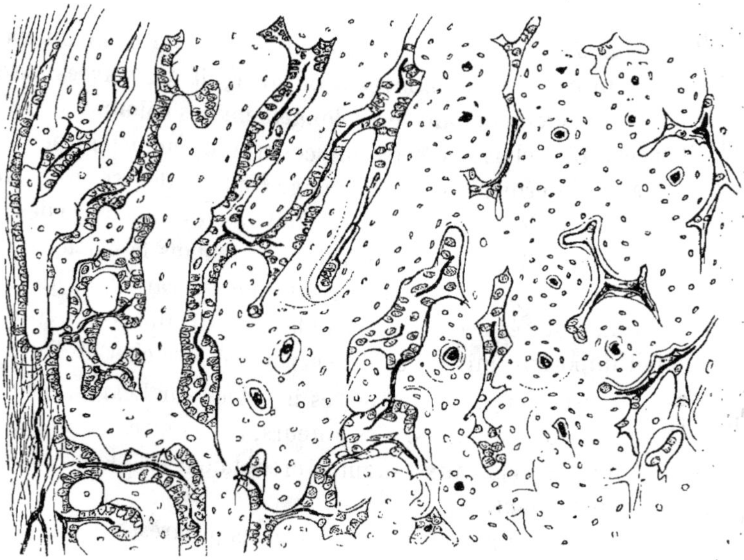

FIG. 170. — Coupe transversale sur le milieu de la diaphyse d'un os long pris sur un fœtus à terme. Les cavités vasculaires, qui seront plus tard des canaux de Havers, sont largement ouvertes au voisinage du périoste; elles sont aussi remplies d'ostéoblastes. Sur des enfants de cinq, huit, jusqu'à quatorze ans, on trouve la même disposition à un ou deux centimètres de l'épiphyse dans les couches compactes qui seront plus tard de l'os.

blastes. Ainsi, chaque travée correspond à un système de Havers. Mais tant que l'os n'a pas atteint des dimensions suffisantes, le travail d'ossification ne va pas jusque-là, car tout l'os qui se forme actuellement est destiné à se résorber pour former la cavité médullaire. Ainsi, à mesure que s'ébauchent ces premiers systèmes de Havers, on voit en arrière des cloisons osseuses qui ont atteint déjà un certain volume, et à 3 ou 4 millimètres du cartilage, se former des cavités plus spacieuses, par résorption de ce même os qui vient de se constituer. Au centre de ces cavités, au milieu des ostéoblastes qui en tapissent les parois, apparaissent alors des amas de cellules plus petites, sphériques, régulières, à bords nettement accusés. Ce sont les premières cellules de la moelle proprement dite, ou médullocelles, disposées en amas très-faciles à distinguer à ce moment des rangées d'ostéoblastes qui garnissent les travées osseuses. Ces cellules, qui représentent les véritables éléments médullaires, se forment donc loin de la zone où le travail d'ossification est le plus actif. Lorsque ces premiers vaisseaux et ces premiers systèmes de Havers formés autour d'eux auront disparu, d'autres se formeront un peu plus loin, mais avec les mêmes dispositions, les capillaires qui les représentent restant toujours parallèles au grand axe de l'os.

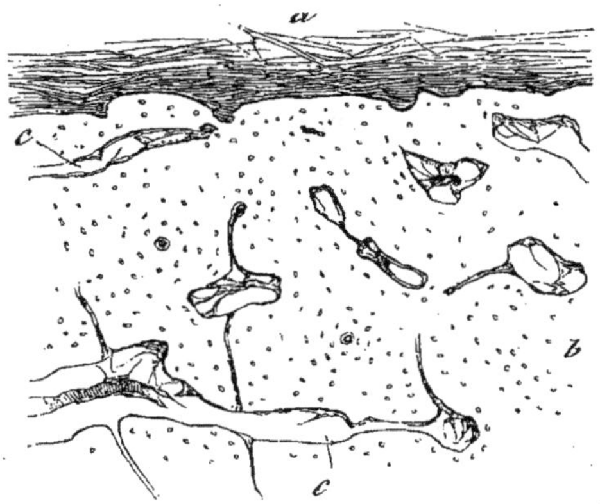

FIG. 171. — Coupe transversale sur la diaphyse du tibia d'un enfant de six ans, vers la partie supérieure pour montrer les dimensions des canaux de Havers à cette époque. — *a*, périoste; *b*, substance intermédiaire avec des ostéoplastes; *c*, canaux de Havers.

Si l'on examine des diaphyses de fœtus de différents âges, on voit que la structure de l'os compacte se modifie progressivement. Les cavités vasculaires remplies d'ostéoblastes sont au début très-larges, puis peu à peu elles se rétrécissent jusqu'à n'avoir plus que les dimensions qu'elles offrent chez l'adulte. Aussi, sur les coupes faites au moment de la naissance, on voit, au voisinage du canal médullaire, des canaux de Havers qui n'ont qu'un diamètre double de celui du vaisseau sanguin, tandis que sous le périoste ces mêmes conduits sont si largement ouverts, que le capillaire central est très-éloigné des parois osseuses, et le vide est comblé par des ostéoblastes et des éléments du tissu conjonctif.

Cette disposition des couches osseuses sous-périostées persiste tant que dure l'accroissement de l'os; elle se voit sur les enfants du premier âge et jusqu'à l'adolescence.

Si les inflammations se développent avec tant de facilité pendant toute la première période de la vie, il faut en chercher évidemment la cause secondaire dans ces conditions anatomiques spéciales. Le périoste est alors très-épais et très-vasculaire; toute la partie superficielle de l'os offre de larges conduits, en communication avec la couche sous-périostée, et dans tous ces tissus il existe une circulation active, pour faire les frais du travail d'ossification. Il n'est donc pas étonnant d'y voir se développer des troubles vasculaires violents, comme ceux qu'on a désignés sous le nom de périostite phlegmoneuse. Telle est la seule raison anatomique qu'il faille invoquer comme cause déterminante.

Mais il est bien certain, d'ailleurs, qu'on ne doit pas établir la moindre analogie entre les inflammations de la moelle qui peuvent, dans les cas d'amputation par exemple, se développer chez l'adulte, et ces phlegmons des couches sous-périostées particulières à l'enfance ; la structure de l'os n'est plus la même, les éléments ont changé de nature, la vascularisation a diminué avec l'âge. Nous avons dit que le tissu spongieux et le tissu compacte avaient chacun ses lésions propres. Or, la surface de l'os pendant le développement se rapproche du tissu spongieux, sauf par la nature des éléments, et ce n'est qu'à l'état adulte qu'elle a réellement la structure de l'os compacte. Entre cet os embryonnaire et l'os complétement formé, il y a la même différence qu'entre le tissu conjonctif et le tissu fibreux. Or, le premier est le siége d'inflammations fréquentes ; l'autre, au contraire, n'en est presque jamais atteint, et les lésions ne s'y montrent plus avec les mêmes caractères.

Il faut remarquer aussi que la diaphyse d'un os long n'a pas la même structure dans toute son étendue, pendant la première période de la vie et l'adolescence. Sur un enfant, à la naissance, toute la diaphyse est spongieuse ; quelques années après, à cinq ans, la partie médiane est passée à l'état de tissu compacte ; et au voisinage du cartilage épiphysaire, sur une étendue de 4 à 5 centimètres, les couches sous-périostées sont encore aréolaires et très-vasculaires. A quatorze ans, il ne reste plus guère que 2 à 3 centimètres de diaphyse, qui n'ont pas encore pris la structure du tissu compacte. Or, cette portion, encore à l'état embryonnaire, est le siége le plus habituel des inflammations phlegmoneuses (1).

Quand on examine la coupe des os longs ou des côtes à une certaine époque du développement, on aperçoit souvent une ligne de démarcation très-nette, séparant deux cylindres emboîtés l'un dans l'autre ; le plus interne a semblé, à certains auteurs, appartenir à l'os formé aux dépens du cartilage, l'externe à l'os périostal. Mais, d'après ce que nous avons dit plus haut, il est facile de comprendre que le cylindre extérieur correspond aux vaisseaux se développant parallèlement à l'axe de la diaphyse, et le cylindre intérieur à ceux qui pénètrent directement des couches sous-périostées. A un certain moment ces deux cylindres se confondent, et la ligne de démarcation s'efface entièrement.

(1) Il serait intéressant de voir si les ostéites phlegmoneuses se développent tantôt sur la diaphyse, tantôt aux extrémités, suivant l'âge des sujets.

Quand on considère le volume d'une diaphyse d'embryon et celui de l'os correspondant chez l'adulte, on voit que le premier n'occupe qu'une très-faible partie du canal médullaire. Les premières couches osseuses avec les premiers canaux vasculaires ont donc disparu pour être remplacées par d'autres. Celles-ci se sont résorbées à leur tour, et ainsi de suite ; de sorte que l'os définitif ne possède aucun élément de l'os primordial.

DÉVELOPPEMENT DU SYSTÈME OSSEUX.

§ 86. L'ossification commence par la partie centrale des os. Ces points, appelés *points d'ossification primitifs*, sont d'abord superficiels. Ils gagnent rapidement vers la profondeur, et s'étendent peu à peu dans tous les sens, surtout en longueur, s'il s'agit d'un os long, en épaisseur, s'il s'agit d'un os court. Mais la formation des os ne résulte pas seulement du développement de ces points primitifs : à une époque variable, apparaissent des points d'ossification secondaires qui portent le nom d'*épiphyses*. Les épiphyses ont des positions variables suivant les os. Pour les os longs, elles occupent les extrémités ; pour les corps des vertèbres, elles sont sur chacune des faces ; pour l'os iliaque, il existe une épiphyse marginale occupant toute la crête iliaque, etc.

Voici, d'après M. Sappey, l'ordre d'apparition d'un certain nombre de points primitifs.

Le premier est celui de la clavicule, qui apparaît à la fin du premier mois de la vie intra-utérine. Du 30 au 40e jour, naissent ceux de la mâchoire inférieure, du corps de l'humérus, des os de l'avant-bras, du fémur, du tibia ;

Du 40 au 45e jour, les six côtes supérieures ;

A la fin du 2e mois, le maxillaire supérieur, les lames des vertèbres cervicales et l'ilion ;

De 2 mois à 2 mois 1/2, les condyles de l'occipital, son apophyse basilaire, le corps des vertèbres dorsales, les métacarpiens et les métatarsiens ;

De 2 mois 1/2 à 3, le pariétal, le sphénoïde, les os du nez, le malaire, les palatins, les phalanges de la main ;

De 3 mois à 3 mois 1/2, le corps des vertèbres lombaires ;

De 3 mois 1/2 à 4, le corps des vertèbres cervicales, l'apophyse odontoïde ;

De 4 à 5 mois, le cercle tympanal, le pubis ;

De 5 à 6 mois, le sternum, le calcanéum, etc. ;

A 1 an, le corps de l'atlas, le grand os, l'os crochu ;

A 3 ans, le grand et le petit cunéiforme;

De 3 ans 1/2 à 4; le scaphoïde du pied;

De 4 à 5 ans, le semi-lunaire, le scaphoïde de la main, le trapézoïde, etc.

Comme le dit avec raison l'auteur auquel nous empruntons ces chiffres, aucun ordre ne préside à l'apparition des points osseux primitifs et complémentaires.

Tous les points primitifs d'ossification correspondent aux corps des différents os. On voit, par conséquent, d'après cette énumération, que les pièces principales du squelette sont formées de très-bonne heure. Ainsi, des fœtus âgés seulement de deux mois possèdent déjà une série de points osseux correspondant aux vertèbres, depuis l'occipital jusqu'à la région lombaire; les côtes sont en partie formées, ainsi que les os des membres. Il en est de même de la clavicule, de l'omoplate, d'une partie du bassin. Dès cette époque, le système est donc dessiné dans son ensemble; il ne lui reste plus, sauf quelques petits os comme ceux du carpe et du tarse, qui, nous l'avons vu, apparaissent très-tard, qu'à se perfectionner par l'accroissement des points primitifs et la formation des points complémentaires.

Les points d'ossification complémentaires des épiphyses apparaissent après les autres, pour chaque pièce, et dans un ordre qui n'a rien de précis. Le premier se montre à la naissance, c'est celui de l'extrémité inférieure du fémur.

Quand un os se développe par plusieurs points primitifs, ceux-ci sont soudés avant l'apparition des points complémentaires.

Une fois que les points primitifs et les points complémentaires ont atteint les uns et les autres un assez grand volume, le cartilage se trouve réduit progressivement à une mince lame, séparant l'épiphyse du corps de l'os. Cette lame cartilagineuse joue évidemment un rôle important dans l'accroissement de l'os; car lorsqu'elle disparaît et que la soudure des épiphyses est opérée, les os cessent de croître. Néanmoins on peut comprendre leur augmentation de volume sans l'intervention de cette couche de cartilage; car chez l'adulte on voit, dans certains cas pathologiques, les os s'allonger, et les exostoxes ne représentent qu'un cas particulier de ce mode d'accroissement. L'influence du cartilage épiphysaire dans l'ossification a été surtout étudiée pour les os longs; à propos de ces os nous traiterons complétement cette question.

Serres a essayé d'établir un certain nombre de règles relativement à l'ossification des différents os; ce sont les lois dites de symétrie, des éminences et des cavités. Mais ces lois n'ont rien de bien rigoureux, ainsi qu'on peut en juger.

Loi de symétrie. — Tout os médian est d'abord double. Or, le corps des vertèbres, comme le remarque M. Sappey, débute par un seul point.

Loi des éminences. — Toute saillie osseuse a un point d'ossification qui lui est propre. Cette loi n'est pas vraie pour les condyles du fémur, la malléole interne.

M. Sappey regarde aussi l'apophyse zygomatique et l'apophyse mastoïde comme faisant exception. Mais la première correspond à un os absolument séparé chez beaucoup d'animaux : ce n'est pas en réalité une apophyse.

Loi des cavités. — Toute excavation est formée par la conjugaison de deux ou plusieurs pièces : ainsi la cavité cotyloïde, le trou optique. Cette loi des cavités n'a pas une signification bien précise ; elle s'applique à certains os, pour d'autres elle n'est pas exacte.

Développement de chaque espèce d'organes premiers. — *Os longs.* — Les os longs sont précédés d'un cartilage au milieu duquel apparaît un point osseux qui marque, comme nous l'avons dit, la place du trou nourricier de l'os. Ce point s'étend bientôt horizontalement et forme un disque qui sépare en deux segments le cartilage primitif. En s'épaississant de plus en plus, ce disque arrive bientôt à constituer un cylindre osseux qui s'étend vers les deux extrémités de l'os, et bientôt il n'y a plus que les extrémités renflées qui soient encore à l'état cartilagineux. Alors apparaît, à une époque très-avancée du développement, car ce phénomène ne s'accomplit qu'après la naissance, un point d'ossification dans le cartilage épiphysaire. C'est de la première à la huitième année que se forment presque toutes les épiphyses des os longs. Leur apparition est d'autant plus précoce qu'elles sont destinées à acquérir un volume plus considérable.

Voici, d'après M. Sappey, un tableau indiquant l'ordre d'apparition des principales épiphyses :

A la naissance.....	Extrémité inférieure du fémur. — supérieure du tibia.
A 1 an...........	Extrémité supérieure du fémur. — supérieure de l'humérus.
A 1 an et demi.....	Extrémité inférieure du tibia. — inférieure de l'humérus.
A 2 ans.	Extrémité inférieure du radius. — inférieure du péroné.
A 3 ans...........	Grand trochanter. Grosse tubérosité.
A 4 ans...........	Extrémité supérieure du cubitus. — supérieure du péroné.

De 5 à 6 ans......	Extrémité supérieure du radius. Tête des quatre derniers métacarpiens. Tête des quatre derniers métatarsiens.
De 6 à 7 ans......	Extrémité supérieure des phalanges de la main. — postérieure des phalanges du pied.
A 7 ans..........	Extrémité supérieure du premier métacarpien. — supérieure du premier métatarsien.
A 8 ans..........	Extrémité inférieure du cubitus. Petit trochanter.

Le premier point d'ossification de l'épiphyse, dès son apparition, tend à s'accroître dans tous les sens; de sorte que bientôt le cartilage épiphysaire envahi de tous les côtés, se trouve réduit à cette mince lame, qui sépare le corps de l'os de l'épiphyse. Sur un enfant de cinq ans, la lame de cartilage interposée à la tête du tibia et à la diaphyse, n'a guère qu'un millimètre d'épaisseur. Elle se trouve au col anatomique, pour l'humérus et pour le fémur; une couche semblable sépare le grand et le petit trochanter du corps de l'os. Ce cartilage ne disparaît, qu'à vingt-cinq ans, pour certains os, comme l'extrémité supérieure du tibia et inférieure du radius. Tant qu'il existe, les os peuvent croître en longueur; parce que les éléments qui le constituent se reforment d'un côté, à mesure que de l'autre ils sont envahis par l'ossification. Lorsqu'il disparaît, l'os a atteint toute sa longueur et le sujet cesse de grandir. Néanmoins le travail d'ossification n'est pas complétement arrêté, puisque la soudure de certaines pièces du squelette ne se fait qu'à un âge très-avancé. C'est vers quarante ans que se soudent les os de la voûte du crâne; et l'appendice xyphoïde du sternum ne s'unit au corps de cet os que vers cinquante ou soixante ans.

Os larges. — Ces os se développent : les uns, comme l'omoplate, les pariétaux, par un seul point d'ossification primitif; d'autres, comme le frontal, le vomer, par deux; les temporaux par trois, correspondant à l'articulaire, au tympanal, au mastoïdien des reptiles; l'os iliaque par trois points, correspondant aussi à trois os séparés chez ces mêmes animaux.

Les points primitifs débutent sous la forme d'un disque qui s'étale progressivement en conservant toujours la même épaisseur. D'après M. Sappey, ces os à la naissance n'auraient encore que leur couche moyenne et les deux tables ne seraient pas encore formées. Il y a là, selon nous, une erreur d'interprétation, en ce sens que, d'après ce que nous avons vu page 358, le tissu osseux est spongieux au début et ne devient compacte que par les progrès du développement; les diaphyses, à la naissance, sont d'un tissu identique à celui qui forme toute l'épaisseur des os plats à la même époque, mais différent par ses éléments du tissu aréolaire des extrémités et qui n'est pas non plus du tissu compacte.

L'ossification se faisant dans ces os en rayonnant à partir d'un point central, et ce phénomène étant subordonné au développement des vaisseaux sanguins, il en résulte que les canaux vasculaires de l'os adulte doivent affecter des dispositions rayonnées.

Les *os courts*, comme les corps des vertèbres, se développent au moyen d'un point primitif qui se forme sur une des faces, s'étend rapidement vers le centre, et s'accroît en épaisseur dans tous les sens à la fois. Les travées osseuses qui pénètrent le cartilage, en quelque point qu'on les examine, ont donc des directions convergentes vers un centre comme les rayons d'une sphère. Les points complémentaires se forment ensuite en nombre variable, et affectent des dispositions en rapport avec la forme de la surface qu'ils contribuent à constituer.

Les points primitifs de certains os courts apparaissent, nous l'avons vu, plusieurs années après la naissance.

Soudure des épiphyses. — La soudure des points épiphysaires n'est pas en rapport avec leur ordre d'apparition. On peut dire qu'en général les épiphyses les plus tardives sont les premières qui s'unissent au corps de l'os. A. Bérard a remarqué que dans les os longs, qui se développent par trois points d'ossification, un pour le corps et un pour chaque extrémité, c'est l'extrémité vers laquelle se dirige l'artère nourricière qui se soude la première. Ainsi, les conduits nourriciers des os du bras et de l'avant-bras se dirigent vers le coude ; ce sont en conséquence les extrémités articulaires, contribuant à former cette articulation, qui se soudent avant celles de l'épaule et du poignet. Au membre inférieur on voit un phénomène inverse : les épiphyses supérieures du fémur, inférieures du tibia et du péroné, se soudent avant celles de l'articulation du genou.

Quand les os longs naissent par deux points d'ossification au lieu de trois, l'extrémité qui se développe par simple allongement du corps est encore celle vers laquelle se dirige l'artère nourricière.

On peut observer ce mode d'accroissement des os sur les métacarpiens, les métatarsiens et les phalanges.

La soudure des épiphyses, d'après M. Sappey, est achevée à vingt-deux ans chez la femme, et seulement à vingt-quatre ou vingt-cinq ans chez l'homme.

Les plus tardives sont celles de l'extrémité supérieure du tibia, de l'extrémité inférieure du fémur, supérieure de l'humérus et inférieure du radius.

Accroissement des os. — 1° *En longueur*. — Duhamel le premier, en 1742, émit l'idée que les os croissaient dans le sens de la longueur par apposition de couches nouvelles. Pour le démontrer, dans les os d'un jeune animal il perça plusieurs trous à des distances déterminées. L'animal ayant été sacrifié quelques temps après, alors que les dimensions de ses membres s'étaient accrues d'une façon notable, les intervalles marqués sur l'os se trouvèrent égaux à ce qu'ils étaient primitivement.

Flourens répéta la même expérience en enfonçant des clous d'argent dans la diaphyse, et arriva à une conclusion identique. Néanmoins, les résultats de ces expériences, qui paraissaient absolument concluantes, furent contestés par plusieurs observateurs, et en particulier par Volf et Volkmann en Allemagne. Aussi, dans ces dernières années, MM. Philipeaux et Vulpian crurent devoir répéter, avec d'autres méthodes, les expériences de Duhamel. Ils mirent pendant quelque temps de jeunes porcs au régime de la garance, comme Duhamel l'avait fait, pour démontrer l'accroissement en épaisseur par couches concentriques ; s'ils tuaient ensuite ces animaux, après avoir longtemps suspendu ce régime, chacun des os longs présentait au milieu de la diaphyse une partie colorée correspondant exactement aux dimensions qu'avait l'os à l'époque où la matière colorante avait été mêlée aux aliments. Les extrémités, par contre, étaient incolores ; par conséquent elles avaient dû se former par l'apposition de couches nouvelles, et non par un écartement, un accroissement interstitiel du tissu osseux primitif.

Ollier (1) aussi a cherché à montrer que la résection du cartilage épiphysaire arrêtait le développement de l'os dans le sens de la longueur. Néanmoins, il ne faudrait pas conclure de ces expériences que le cartilage soit pour ainsi dire l'organe formateur du tissu osseux ; il représente simplement un milieu plus favorable à son développement. Ces expériences, pour lesquelles il a fallu produire de grands désordres dans la profondeur des membres, ne sont peut-être pas non plus à l'abri de toute critique ; les conclusions qu'on en peut tirer dépendent aussi de l'état de l'épiphyse au moment de l'opération.

2° *En épaisseur*. — Duhamel, en 1743, montra, le premier, comment se faisait l'accroissement des os dans le sens de l'épaisseur, au moyen des expériences bien connues avec la garance. Il mêlait pendant quelque temps de la garance aux aliments d'un jeune porc, puis brusquement cessait ce régime pendant une période à peu près

(1) *Archives de physiologie*, 1873.

égale, et le reprenait ensuite. Lorsque après cela il tuait l'animal, il voyait sur la section des os des zones alternativement rouges et blanches. S'il entourait d'un fil d'argent la diaphyse d'un jeune pigeon, ce fil ne tardait pas à disparaître, recouvert par les couches de formation nouvelle, et au bout d'un temps suffisamment long, on le retrouvait même dans le canal médullaire.

Ainsi se trouvait démontrée cette théorie, que l'os se développe en épaisseur au moyen de couches concentriques déposées sous le périoste.

Les expériences de Flourens, relatives à la même question, ne firent que confirmer les résultats obtenus par Duhamel.

En résumé, les os se développent toujours de la même façon, par le dépôt de matière calcaire se faisant dans le sens des trois dimensions. Dans les os longs, les couches nouvelles se déposent en zones concentriques, et en même temps comme des disques superposés suivant l'axe de la diaphyse. On voit, d'après cela, que l'os n'est pas, ainsi que certains auteurs l'ont prétendu, une sorte de sécrétion du périoste ; car, en dehors de la surface, loin de cette membrane par conséquent, l'accroissement continue à se faire comme dans les couches superficielles qui lui sont sous-jacentes. Ce qui fait l'os, ce sont ces éléments dits ostéoblastes, qui accompagnent la matière calcaire partout où elle se dépose, que ce soit immédiatement sous le périoste ou au sein du cartilage. Tant que ces éléments existent, tant qu'il s'en forme de nouveaux, le travail d'ossification se poursuit. Leur formation est le phénomène représentant la condition nécessaire et en grande partie suffisante de l'ossification ; et le développement s'arrête quand ces éléments ont disparu.

Chez les animaux adultes, le régime de la garance ne détermine pas de coloration des os, si ce n'est en certains points. On peut en conclure que la nutrition de ce tissu complétement formé est peu active.

Modifications consécutives. — Quand les os ont atteint leur développement complet, les canaux de Havers des couches superficielles, encore largement ouverts et tapissés d'ostéoblastes, se resserrent et le travail d'ossification se trouve suspendu, à moins qu'il ne survienne une lésion de l'os. Alors il peut reprendre, et de l'os nouveau se reforme, suivant un processus qu'on ne connaît pas encore bien.

Dans la vieillesse, les os se raréfient. Sur les os longs, cette résorption s'opère à la fois sur les parois du canal médullaire et sur le tissu spongieux des extrémités. Le tissu compacte diminue d'épaisseur ; en même temps il se creuse, et tend à se rapprocher par sa structure du tissu spongieux. Dans les os larges, la résorption se fait surtout sur la partie spongieuse, dont les trabécules prennent une minceur extrême. Les deux tables se rapprochent l'une de l'autre. Au frontal il se produit un phénomène inverse, dû cependant au même travail de résorption. Mais, dans ce cas particulier, les deux tables de cet os s'écartent de toute l'épaisseur que prend en se développant le sinus frontal.

La résorption du tissu dans les os courts se produit de la même façon; elle amène, d'après M. Sappey, la déformation des vertèbres, et, par suite, la diminution de la taille.

Tels sont les phénomènes qui se produisent dans les conditions physiologiques; ils montrent assez que ce tissu, malgré sa dureté, son peu de vitalité au premier abord, est le siége de phénomènes nutritifs encore assez accusés, et qui peuvent s'exagérer à certains moments; mais ces propriétés seront mises en évidence encore bien mieux par l'étude sommaire que nous ferons de ses diverses altérations.

DES MALADIES DU SYSTÈME OSSEUX.

§87. **Cal.** — La cicatrisation des os a pour agents nécessaires les éléments contenus dans le canal médullaire et les différentes cavités osseuses. Lorsque le canal d'une diaphyse est ouvert, on voit s'y former rapidement des vaisseaux nouveaux accompagnés d'une masse considérable d'ostéoblastes. Mais les véritables éléments de la moelle disparaissent. Or, on ne peut savoir jusqu'ici quels rapprochements on doit faire entre ces différents phénomènes (1). L'origine des ostéoblastes nouveaux, dans ces conditions accidentelles, est enveloppée d'autant d'obscurité que leur génération première chez l'embryon. Rien ne prouve qu'ils dérivent des médullo-

(1) Pour me rendre compte du développement du cal, j'ai pris deux chiens, un jeune dont les épiphyses n'étaient pas soudées, et un vieux. Au même niveau du tibia je leur ai enlevé sur une étendue de 2 centimètres toute l'épaisseur de la diaphyse. Au bout de huit jours, les deux os ayant été soumis à des réactifs appropriés, j'ai entièrement coupé en tranches minces toutes les parties malades, et ainsi j'ai pu suivre le travail de cicatrisation sur ces deux animaux. Sur l'os du jeune chien on voyait des dépôts de cartilage sous le périoste et d'un seul côté. Je n'en ai point vu dans le canal médullaire. Sur le vieux je n'en ai rencontré en aucun point. A part cela, les dispositions du cal étaient les mêmes. Le canal médullaire, sur l'un et l'autre, était rempli par du tissu spongieux de formation nouvelle qui sortait par l'ouverture de la diaphyse et s'étalait sous le périoste. L'os nouveau semblait donc s'être formé surtout dans le conduit de l'os ancien et de là s'être répandu pour ainsi dire de tous les côtés. Ce tissu spongieux de formation nouvelle était représenté par des trabécules osseuses minces couvertes d'ostéoblastes. Ces éléments étaient excessivement nombreux, beaucoup plus abondants que dans l'ossification chez l'embryon; et l'on voyait partout les signes d'un envahissement très-rapide par la matière calcaire. La structure de l'os ancien n'était pas modifiée, sauf sur les surfaces de section dans lesquelles se creusaient de dehors en dedans de larges canaux vasculaires établissant ainsi des rapports entre lui et l'os nouveau.

celles préexistants. Quoi qu'il en soit, ils sont, comme dans l'ossification normale, rangés en couches épaisses et serrées à la surface des trabécules osseuses disposées elles-mêmes en réticulum. L'ensemble forme un tissu spongieux qui bouche très-rapidement le canal médullaire, et qui, continuant à se développer, s'étale sous le périoste, entoure les fragments de l'os ancien, et forme autour de lui des sortes de viroles qui maintiennent en rapport les parties séparées par la fracture.

Le cartilage paraît se développer seulement chez les jeunes animaux et représenter un produit accessoire, disposé irrégulièrement.

L'os ancien ne prend aucune part au travail de cicatrisation. Sa structure ne change pas, sauf dans les parties superficielles qui sont en contact avec l'os nouveau. Le cal est donc un tissu formé par des éléments qui se développent dans la moelle; ce tissu comble tout l'intervalle laissé entre les fragments, les pénètre peu à peu et les soude d'une façon définitive, une fois qu'il a pris assez de consistance.

La solution des différents problèmes qui se rattachent à la question du cal, serait sans aucun doute d'une grande utilité pour l'interprétation des phénomènes dont les os sont si souvent le siége, surtout chez les jeunes sujets.

La formation de ces tumeurs, qui prennent naissance dans la diaphyse des os longs, et qui renferment du cartilage et des éléments de la moelle, doit être rapprochée du développement de ces mêmes tissus dans la cicatrisation normale. Ainsi, chez les jeunes sujets, on rencontre souvent des tumeurs cartilagineuses développées sur les diaphyses. La présence du cartilage dans le cal des animaux dont les épiphyses ne sont pas soudées, son abondance chez les enfants (Ch. Robin), nous donnent en partie la raison d'être de ces productions pathologiques.

Ostéite. — L'ostéite est l'inflammation du tissu osseux. D'après la définition que nous donnons de l'inflammation (voy. *Système capillaire*), on voit que l'ostéite est primitivement un trouble circulatoire dans les réseaux sanguins qui servent à la nutrition de l'os.

Il est nécessaire, avant de faire une étude quelconque des maladies du système osseux, d'être bien fixé sur la nature de ce phénomène que l'on retrouve à chaque instant et qui complique tous les autres. Ici, comme dans toutes les inflammations de tissu, certains auteurs, se fondant sur cette théorie, émise en Allemagne, que l'inflammation était primitivement une lésion de la cellule, ont cherché à localiser les inflammations des os, tantôt dans les éléments osseux, tantôt dans ceux de la moelle, au lieu de ne considérer que les réseaux vasculaires.

Or, suivant la partie où siége l'inflammation, suivant l'intensité de ce phénomène, suivant l'état de développement de l'os, on peut avoir bien des effets différents. Sur la partie du squelette affectée, de même que sur une portion déterminée du tégument cutané, du tissu conjonctif, etc., lorsque l'inflammation se déclare, toutes les parties ne sont pas atteintes au même degré. Sur les unes se produiront les désordres caractéristiques de l'inflammation confirmée, avec arrêt complet de la circulation représentant dans leur ensemble la lésion caractéristique; sur d'autres, des troubles accessoires, consécutifs, secondaires et en particulier ceux de la congestion simple, c'est-à-dire ceux qui résultent d'une circulation plus active.

Dans le tissu osseux, comme dans les membranes et le tissu conjonctif, là où l'inflammation a atteint son summum d'intensité, il y a mortification, sphacèle ; là, au contraire, où la congestion existe seule, on ne voit que les effets d'une circulation activée et d'une nutrition plus intense. Le séquestre formé par une ostéite est pour ainsi dire la marque spécifique de la maladie. Mais autour de lui la congestion engendre du tissu osseux nouveau sous forme de stalactiques, ou bien produit l'éburnation du tissu spongieux préexistant. Ces lésions sont accessoires, consécutives à la lésion fondamentale. Ce n'est donc pas d'après ces productions secondaires qu'il faut caractériser les inflammations osseuses et les diviser en ostéites raréfiantes, condensantes, etc.

Ces désignations peuvent être commodes pour le langage, mais elles consacrent des erreurs, et reposent sur une analyse incomplète. Les phénomènes naturels, en effet, ne sont pas simples en général dans leurs manifestations, et les désigner d'un mot c'est négliger souvent la plus grande partie des faits.

La véritable inflammation se rencontre dans les maladies de l'enfance, époque à laquelle l'os se prête si bien par sa texture à des désordres de ce genre. Ces inflammations sont en tous points comparables au phlegmon.

A un degré moins avancé nous avons la congestion dont les effets sont tout différents ; car, au lieu d'être destructive, elle détermine la formation de tissus nouveaux.

Nécrose. — La nécrose est la mortification en masse du tissu osseux. Cette lésion, qui se produit dans tous les tissus dont la circulation est brusquement et violemment interrompue, doit être beaucoup plus fréquente sur l'os compacte que sur l'os spongieux, étant données leurs dispositions vasculaires. Néanmoins elle existe sur l'un et l'autre dans les mêmes conditions. La destruction de la moelle, comme dans l'expérience de

Troja, par introduction d'un corps étranger dans le canal central, amène la mortification de la diaphyse, mais une inflammation violente, comme celle de l'ostéopériostite des adolescents, sépare quelquefois toute une épiphyse nécrosée, d'autres fois le tissu spongieux s'élimine par petits fragments dans l'affection dite de la carie fongueuse.

Carie. — La carie est une affection presque spéciale au tissu spongieux, mais qui peut, dans certaines circonstances, exister dans le tissu compacte et s'y développer surtout par propagation; ainsi elle débute bien souvent par une extrémité articulaire d'un os et envahit ensuite la diaphyse.

Chez l'enfant, elle est beaucoup plus commune dans les parties compactes que chez l'adulte, fait qui s'explique par les dispositions vasculaires du tissu osseux (voy. *Ossification*).

On désigne du nom de carie un certain nombre d'affections des os, qui sont manifestement différentes les unes des autres par leurs causes et leurs caractères anatomiques. Aussi la plupart des auteurs ne peuvent s'entendre lorsqu'ils cherchent à la définir. Ranvier y voit comme lésion caractéristique la dégénérescence graisseuse d'un élément; Ollier, une inflammation chronique suppurée du tissu osseux à marche lente et progressive, etc. En même temps il donne comme phénomènes accompagnant cette affection : la production de séquestres, la génération d'un tissu médullaire nouveau dans des aréoles du tissu spongieux, et aussi la formation d'abcès circonscrits. Au milieu de ces descriptions de symptômes variables, accompagnant des lésions peut-être très-différentes les unes des autres, il est bien difficile de trouver la caractéristique, la lésion élémentaire. Or, l'étude des altérations de tissus ne nous a pas habitués jusqu'ici à cette extrême complexité dans les causes des lésions. Le processus pathologique initial présente une unité constante pour chaque genre de maladie; sous des désordres multiples et variés, nous devons donc chercher toujours la lésion originelle simple qui entraîne toutes les autres. Les pathologistes qui ont cherché à définir la carie étaient bien pénétrés de la même idée; seulement ils ont eu le tort de croire que sous ce mot de carie employé depuis très-longtemps par les chirurgiens, se trouvait une définition nette ayant un sens anatomique précis; ils n'ont pas vu que toute l'histoire des affections osseuses était à refaire, et qu'il était impossible, étant données les acquisitions nouvelles de la science, de conserver des dénominations qui s'appliquaient à des groupes de lésions différentes, à tous les points de vue, et réunies par ce seul caractère d'entraîner des abcès, des fistules et la destruction des os.

Les altérations des os dans les tumeurs blanches, dans le *morbus coxæ senilis*, dans les ostéites de nature rhumatismale, dans les ostéites suivies de suppuration produisant le développement de fongosités, les tubercules des os eux-mêmes, toutes ces affections furent groupées sous le nom de carie.

Actuellement l'analyse anatomique, avec les moyens qu'elle met en œuvre, pourrait certainement nous permettre d'abandonner une expression qui ne doit plus avoir cours, et de désigner ces différentes lésions par des termes fondés sur leur nature intime, leur forme et leur étiologie.

Dans les extrémités osseuses au voisinage d'une tumeur blanche, on rencontre des désordres qui sont, à peu de chose près, au point de vue anatomique, semblables à ceux du rhumatisme chronique atrophique, et de l'atrophie des os dans les maladies du système nerveux, comme l'ataxie, enfin du *morbus coxæ senilis*. Ce qui prouve assez que des causes d'affaiblissement variées sur l'organisme peuvent conduire à la même lésion élémentaire.

L'os, dans ces conditions, a pris une teinte jaunâtre, il est devenu plus fragile et se laisse couper facilement. Les trabécules du tissu spongieux, ainsi que l'ont remarqué tous les observateurs et entre autres Billroth, Cornil et Ranvier, ont diminué de volume et sont remplacées par la graisse des espaces médullaires.

Ces lésions ont été bien décrites par les auteurs du *Compendium de chirurgie*, et voici comment ils s'expriment : « Il est une dernière altération des os qui n'appartient pas spécialement aux tumeurs blanches, mais qui les accompagne souvent, c'est le ramollissement de la substance spongieuse avec décoloration et dépôt de matière huileuse dans ses cellules. Les cartilages diarthrodiaux n'offrent que des lésions superficielles; mais si l'on incise le cartilage sur une des extrémités osseuses, et que l'on exerce une traction, on voit qu'il se décortique aisément et s'enlève avec la lamelle compacte sous-cartilagineuse; la substance spongieuse mise à nu par ce moyen se laisse entamer très-facilement; la pression exercée sur la coupe refoule aisément les lamelles et les fibrilles de l'os, et fait suinter des cellules agrandies une quantité notable de matière huileuse; la surface de cette coupe est en même temps très-pâle, ce qui paraît dû à la disparition d'une partie des vaisseaux capillaires. *Il est difficile de trouver un nom pour désigner cette altération* qui est due à un trouble profond dans la nutrition des os; mais on conçoit que ce *trouble s'étende jusqu'au cartilage* dont la nutrition est liée si intimement à celle de la substance osseuse, et que consécutivement la synoviale et toute l'articulation puissent devenir malades. »

Ces lésions ressemblent à celles de l'ostéomalacie, mais elles en diffèrent, en ce sens qu'ici l'os se résorbe tout entier, tandis que dans cette dernière maladie, la matière calcaire seule disparaît et la substance organique persiste.

Cette affection produit une atrophie de l'os et sa résorption plus ou moins complète. La suppuration qui l'accompagne, qui entraîne les fistules péri-articulaires, ne se forme pas dans la partie centrale de l'os, mais autour de lui.

Dans cette affection, les éléments osseux sont remplis de gouttes de graisse, ce que Ranvier considère comme une lésion primitive et caractéristique. Ce serait, pour lui, le signe d'une dégénérescence graisseuse des ostéoplastes ; mais si l'on considère ce que sont ces éléments lorsque l'os est entièrement développé, on voit qu'ils n'offrent pas en réalité, et Kölliker partage cette opinion, le caractère de cellules : ils n'ont plus de protoplasma, jamais ils ne donnent les signes de phénomènes nutritifs de développement et de reproduction ; il est même très-probable qu'ils sont réduits à leur paroi. Comment donc admettre que la dégénérescence graisseuse d'un élément absolument passif ait un rôle prépondérant dans la pathologie d'un tissu ?

Un autre genre d'affections peut être désigné du nom d'ostéite suppurée. Dans celle-ci le tissu spongieux s'enflamme comme tout tissu vasculaire dont les vaisseaux peuvent se dilater, n'étant pas maintenus dans des cavités étroites (voy. *Inflammation*). L'inflammation, s'accompagnant de ses désordres habituels, amène alors la formation du pus et la nécrose de particules osseuses plus ou moins épaisses. Cette ostéite suppurée peut entraîner aussi la formation d'un tissu cicatriciel fourni par les éléments fibro-plastiques renfermés dans la moelle. Alors se développent des bourgeons charnus, comme il s'en formerait autour d'une perte de substance ou d'un abcès du tissu conjonctif. Le mélange à ces bourgeons d'une plus ou moins grande quantité de médullocelles, de vaisseaux, la disposition de ce tissu dans des aréoles circonscrites, produisent une foule d'aspects différents que l'on a décrits avec la carie.

La *carie fongueuse*, n'est donc qu'une suite de l'ostéite suppurée ou non suppurée, et développée dans le tissu spongieux ; elle n'est qu'une suite de la maladie primitive, qui est l'inflammation.

Mais le tissu compacte, comme le tissu spongieux, peut à la longue présenter des altérations du même ordre. Et en effet, sous l'influence d'une congestion chronique persistante, ses cavités vasculaires s'agrandissent, il reprend à peu près la forme qu'il avait chez l'enfant, et alors il se trouve de nouveau apte à devenir le siége de ces lésions si fréquentes dans le tissu spongieux.

En résumé, parmi les lésions désignées du nom de carie, l'une est primitivement une atrophie progressive, une résorption de l'os sous l'influence d'une maladie constitutionnelle ou de lésions articulaires périphériques; l'autre une inflammation. Telles sont les divisions que de prime abord on peut établir dans ces affections des os. Mais elles ne correspondent encore qu'à des genres; reste à déterminer les espèces d'après l'étiologie et les caractères anatomiques secondaires.

Ostéite rhumatismale. — Cette affection étant encore peu connue, et les auteurs qui en ont parlé n'ayant pas encore accepté entièrement les idées que j'ai émises un des premiers sur sa nature, je crois devoir en donner ici une description détaillée.

L'ostéite rhumatismale a pour caractère anatomique un gonflement hypertrophique des os; gonflement persistant, amenant des déformations parfois monstrueuses, comme celles qui ont été figurées par Adams. Son siége est en général le tissu spongieux, les extrémités articulaires des os longs, les os courts, comme les corps des vertèbres, leurs lames, leurs apophyses épineuses, les os du carpe, du tarse. Elle peut se manifester aussi sur la diaphyse des os longs (Gosselin), les tables des os plats. La première pièce que j'ai pu étudier provenait d'un maxillaire inférieur prodigieusement hypertrophié et qui avait été réséqué par des chirurgiens qui avaient cru avoir affaire à une tumeur cancéreuse.

On pouvait voir sur cette pièce toutes les cavités vasculaires dilatées; le canal dentaire avait un diamètre double au moins de son diamètre normal. La substance osseuse avait perdu sa dureté et son homogénéité, elle était devenue fragile, et présentait tous les caractères d'un tissu de formation nouvelle; au microscope, elle offrait la structure des os du fœtus ou de l'os qui constitue le cal au début. Les parties compactes avaient disparu ou s'étaient transformées. Enfin, dans les cavités vasculaires de l'os malade, on trouvait en dehors des vaisseaux, et couchés sur les travées osseuses, des ostéoblastes en grand nombre et en voie d'ossification. En outre de ces éléments, on voyait des fibres du tissu conjonctif, mais nulle part de vésicules adipeuses ou de gouttes de graisse, comme dans les lésions que nous avons précédemment décrites.

Cette affection n'est pas accompagnée de formation de pus ou de fongosités autour des os malades, si ce n'est dans des cas pour ainsi dire accidentels; c'est là une donnée très-importante dont il faut tenir compte pour comprendre les symptômes que l'on peut constater sur le vivant.

Pour bien voir le caractère de cette maladie, il est nécessaire de sortir un peu des données purement anatomiques, et d'étudier les symptômes par lesquels elle se manifeste ; je me crois d'autant plus autorisé à le faire, que jusqu'ici je n'ai pas encore réussi à faire admettre que l'arthrite sèche n'est pas autre chose qu'une inflammation de cette nature, siégeant primitivement à l'extrémité d'un os.

M. Gosselin entre autres, tout en reconnaissant l'exactitude de ma description, m'a trouvé trop absolu dans cette théorie de l'arthrite sèche. Mais je répondrai au savant professeur de la Charité qu'on ne l'est jamais assez quand il faut déterminer l'origine d'une lésion primitive, quel que soit son siége. Ou la conception de Bichat qui est le point de départ de l'anatomie générale est complétement fausse, ou il faut l'accepter sans restriction. En face d'une articulation malade il faut nécessairement trouver la lésion primitive dans l'os ou dans la synoviale, ou dans les ligaments. Arthrite est un mot vide de sens, à part les cas de traumatisme ; et dans les inflammations spontanées il n'y a jamais que des ostéites, des synovites, etc.

Or, dans le cas particulier de l'arthrite sèche, aucune lésion primitive, ou de système, ne s'impose avec un tel caractère d'évidence que l'ostéite épiphysaire qui précède cette maladie.

J'ai suivi des malades sur lesquels il y avait comme symptôme et comme lésion unique, une tuméfaction évidente d'une extrémité articulaire, pendant plusieurs mois et même des années. L'os était douloureux à la pression, à certaines époques, quand le temps était froid ou humide ; ces douleurs disparaissaient pour revenir bientôt, selon les influences atmosphériques. Plus tard, on voyait survenir des craquements articulaires dus évidemment à l'altération du cartilage diarthrodial qui recouvrait l'épiphyse malade ; et enfin, à des époques variables, le malade éprouvait de la gêne, de la douleur dans les mouvements, et tous les désordres d'une arthrite.

Les examens anatomiques que j'ai faits des articulations atteintes par cette maladie, m'ont toujours montré des lésions beaucoup plus avancées sur une des surfaces articulaires que sur l'autre. Dans une articulation de l'épaule, par exemple, j'ai rencontré des ostéophytes volumineux sur l'omoplate, tandis que la tête humérale paraissait simplement érodée superficiellement par simple action de contact.

J'ai pu suivre sur certains malades le développement de ces lésions, soit au genou où l'observation est facile, soit à la hanche. Lorsque cette dernière articulation est attaquée, bien avant les désordres graves des parties molles, on sent, en prenant le grand trochanter à pleine main, que son volume a doublé ou triplé. Il y a peu de temps encore, je voyais un jeune homme dont l'extrémité supérieure du tibia avait considérablement augmenté de volume, et cela depuis un an au moins; les douleurs étaient peu violentes et s'exaspéraient sous l'influence du froid. Quant à l'articulation du genou, elle n'offrait pas le moindre désordre, pas d'épanchement ni même de craquements articulaires. Or, il n'est pas douteux que cet homme finira par avoir un jour au genou tous les accidents d'une arthrite sèche.

Il me paraît donc bien démontré que les arthrites de cette nature débutent à l'extrémité d'un os où elles restent longtemps localisées, et qu'à la longue elles envahissent l'articulation voisine.

Ce sont là des données qui doivent servir à l'histoire du rhumatisme, car ces lésions osseuses ne se présentent pas chez les sujets qui ont les fluxions intenses et mobiles, du rhumatisme articulaire aigu; les auteurs de pathologie, et en particulier M. Jaccoud, ont déjà reconnu qu'il existait deux formes de cette maladie : celle qui se localise dans les séreuses, et celle qui se localise dans le tissu fibreux. Les lésions osseuses ajoutent un terme à la série. Il paraît ainsi démontré par ces faits que la même maladie se manifeste sur des systèmes différents, suivant sa forme et suivant sa période d'évolution.

Le rhumatisme n'est donc pas une maladie localisée sur le système séreux, mais ayant des manifestations sur presque tous : la peau, les muqueuses, les séreuses, le système fibreux, les os et le système nerveux. Reste à déterminer pour chaque tissu la forme précise qu'affectent ses lésions.

Rachitisme. — Dans le rachitisme, la cause primitive de tous les désordres paraît être un retard dans le dépôt des sels calcaires. Les autres phénomènes s'accomplissent dans les conditions normales. Les éléments du cartilage se multiplient comme dans l'ossification régulière, mais au fur et à mesure que les chondroplastes se préparent à l'envahissement des éléments osseux, par dilatation de leur cavité et atrophie de la cellule qu'ils renferment, le dépôt de substance osseuse ne se produit pas avec une rapidité proportionnelle; il en résulte un retard et une irrégularité très-grande dans la constitution des parties osseuses nouvelles. Ainsi, d'après Kölliker, les cartilages épiphysaires sont développés d'une façon disproportionnée, ayant continué leur accroissement sans être envahis par le tissu osseux.

En second lieu, la couche des cellules de cartilage en voie d'ossification est très-élargie, ainsi que Broca l'avait bien observé ; elle mesure de 4 à 11 millimètres au lieu de 0mm,75. Enfin, la limite du point d'ossification est très-irrégulière. Dans les diaphyses, l'ossification marche aussi plus lentement ; de sorte qu'à la surface de l'os on trouve un tissu mou renfermant même quelquefois du cartilage.

On comprend, d'après ces phénomènes qui marquent partout un retard dans la formation du tissu osseux, que certaines parties se développant pendant que d'autres restent atrophiées et sans résistance, il puisse en résulter toutes ces déformations des membres et du thorax spéciales aux sujets rachitiques.

Quant aux détails des phénomènes histologiques qui se produisent dans le rachitisme, ils sont encore à étudier, en partant des nouvelles notions acquises sur le phénomène normal de l'ossification.

Ostéomalacie. — Dans l'ostéomalacie, il n'y a pas résorption complète du tissu osseux, comme dans la carie et les lésions des tumeurs blanches dont nous avons parlé, mais seulement disparition de la matière calcaire. De sorte qu'à la place de l'os il reste une substance organique molle, qui représente, très-probablement, la plus grande partie de l'osséine.

Les portions de tissu spongieux altérées se présentent avec leur forme normale, seulement le centre des trabécules seul est osseux, alors que la périphérie est formée d'une substance molle qui ne renferme plus ni sels calcaires ni ostéoplastes. Elle ressemble, selon la comparaison de Rindfleisch, à du tissu osseux dont on aurait dissous les sels avec l'acide chlorhydrique. Lorsqu'il ne reste que la substance organique, celle-ci ne tarde pas à se résorber à son tour. Ainsi toutes les cavités de l'os s'agrandissent ; les parois des canaux médullaires, dans les os longs, deviennent d'une minceur extrême. La moelle prend un aspect comparable à celui de la pulpe splénique, dû surtout à du sang extravasé et à des hémorrhagies fréquentes, ayant comme origine des capillaires très-dilatés.

Tumeurs des os. — Les os sont le siége de nombreuses tumeurs dont l'histoire complète au point de vue de l'histogénie n'est pas faite. Ces tumeurs offrent autant de variétés distinctes qu'il y a d'éléments entrant dans la constitution de l'os et prenant part au travail d'ossification.

Ainsi on voit se former des tumeurs uniquement cartilagineuses, ou quelquefois renfermant des petits noyaux osseux tout à fait accessoires; d'autres qui ne sont composées que par des éléments de la moelle; il en est qui représentent une simple hypertrophie de l'os, comme les exostoses.

Mais les plus intéressantes sont les tumeurs sur lesquelles on retrouve une foule d'éléments divers, et qui ont reçu les noms de cancers primitifs des os, sarcomes des os, ostéosarcomes, etc.

La plupart des auteurs classent ces tumeurs, comme celles du tissu conjonctif, d'après la forme extérieure ou d'après la nature de l'élément prédominant, sans tenir compte de l'ensemble des caractères, et sans chercher à rattacher la formation de ces produits morbides à des phénomènes embryogéniques normaux.

Or, leur étude nous amène de plus en plus à voir qu'à l'idée de tumeur se rattache celle d'un certain mouvement pathologique dont il faut définir le sens, et non l'idée d'un état morbide stationnaire.

Ces tumeurs osseuses supposent un processus pathologique général, dont le genre est déterminé, comme toujours, par le mode d'évolution des éléments anatomiques qui composent le tissu de formation nouvelle.

Prenant pour terme de comparaison le phénomène de l'ossification normale, certaines tumeurs reproduisent simplement le développement du cartilage qui préexiste au système osseux : ce sont les enchondromes; d'autres, le développement des éléments de la moelle : ce sont les tumeurs à médullocelles et à myéloplaxes.

Dans ces tumeurs en général localisées, qui semblent se développer d'une façon tout à fait accidentelle, il est impossible de saisir le lien entre la lésion locale et l'état général dont elle peut dépendre. Mais il en est, par contre, qui, par l'époque de la vie où elles apparaissent, leur forme anatomique, leur généralisation, doivent certainement se rattacher au travail de l'ossification physiologique Ce sont ces tumeurs formées de plusieurs éléments différents auxquelles on a donné précisément les noms de cancers des os, ostéosarcomes, cancers myéloïdes, etc.

En résumé, on voit se former sur les os un certain nombre de variétés de tumeurs dont nous allons indiquer rapidement la nature.

Exostoses. — Ce sont de simples hypertrophies localisées. Bien qu'à l'état adulte on ne décrive pas d'ostéoblastes sous le périoste, il est très-probable cependant que les exostoses proviennent d'éléments de cette nature, qui doivent se former de nouveau sous cette membrane ou dans les cavités médullaires.

Parmi les exostoses, les unes sont constituées par du tissu spongieux, les autres par du tissu dur, éburné. Ces dernières sont disposées en couches concentriques comme les productions périostées.

Exostoses épiphysaires. — Ces sont des tumeurs développées chez les jeunes sujets au niveau du cartilage épiphysaire; elles sont certainement un résultat du travail de nutrition énergique qui s'opère dans cette partie au moment de la croissance. Ces exostoses se présentent en effet au début à l'état de cartilage et s'ossifient consécutivement.

Il est donc permis d'attribuer ces productions à un développement excessif du cartilage épiphysaire.

Enchondromes. — Ces tumeurs sont formées par du cartilage hyalin, quelquefois par du fibro-cartilage à fibres lamineuses, mais jamais par du fibro-cartilage élastique. Elles se développent dans la continuité des os, et dans certains organes qui semblent être pour eux un siége de prédilection, comme la parotide et le testicule, mais on ne les voit pas sur les cartilages articulaires.

Dans l'état actuel de nos connaissances, il est bien difficile de savoir quels sont les éléments de l'os complétement formé qui peuvent leur donner naissance; de même qu'on ne sait pas d'où peut provenir le cartilage qui précède le cal. La solution de la première question est naturellement liée à celle de la seconde.

Tumeurs des os dites ostéosarcomes. — Ces tumeurs, généralement volumineuses, à marche rapide, renferment du cartilage, des éléments de la moelle accumulés dans des sortes de kystes, des masses de tissu conjonctif embryonnaire, et des points ossifiés sur une étendue plus ou moins grande.

A première vue, il semble difficile de leur donner un nom en rapport avec la nature des éléments qui les composent; mais en suivant leur développement d'après les dispositions anatomiques, on voit bientôt que tous les éléments et les tissus qu'elles contiennent sont ceux qui se succèdent dans la formation des os. On pourrait donner à ces tumeurs le nom de cancers ossifiants, si l'expression de cancer pouvait être employée seulement dans le sens de tumeur généralisée et envahissante.

Müller leur donna le nom d'ostéoïdes et les distingua en ostéoïde malin et ostéoïde bénin.

Une seconde forme de tumeurs du même genre ne renferme point d'éléments de cartilage. Elle est caractérisée par des noyaux osseux se formant dans toutes les parties du corps et en suivant les phases habituelles de l'ossification. La première étude qui en a été donnée est de M. Bouveret qui l'a désignée sous le nom de tumeur à ostéoblastes (thèse de doctorat, 1877).

On voit, en résumé, que, depuis les tumeurs les plus simples, celles qui sont composées d'une seule espèce d'éléments, jusqu'à ces *ostéosarcomes* dont nous venons de parler, il existe toute une série de productions de plus en plus complexes. Chacune d'elles représente un des phénomènes de l'ossification physiologique. Les dernières seulement et les plus malignes, si toutefois ce caractère doit être invoqué dans une classification, les reproduisent tous à la fois et dans l'ordre où ils se succèdent normalement.

En étudiant ces tumeurs dans lesquelles les éléments de chaque espèce se présentent avec des caractères amplifiés, il est facile de voir que toutes les cellules qui se rencontrent dans les pièces du squelette à des phases diverses de développement, ne sont pas identiques les unes aux autres, et qu'il n'est pas permis de les désigner toutes par une même expression, celle de cellules de la moelle.

En récapitulant la description sommaire que nous avons donnée précédemment de tous ces produits pathologiques, nous voyons des enchondromes simples sans ossification, des tumeurs à myéloplaxes, des tumeurs renfermant des médullocelles et s'ossifiant, des tumeurs à ostéoblastes, etc. Toutes ont des caractères spéciaux. Ainsi la tumeur à myéloplaxes a une forme anatomique et correspond à un type clinique parfaitement déterminé ; il en est de même de l'enchondrome et de ces énormes tumeurs dites ostéoïdes. La génération d'un seul de ces éléments que nous avons rencontrés dans les os, donne une certaine variété de tumeurs. La génération d'un autre élément répond à une autre variété. Il faut donc admettre qu'ils ne sont pas tous les mêmes. Si les myéloplaxes et les médullocelles sont identiques aux ostéoblastes, comment se fait-il que les tumeurs qu'ils constituent ne s'ossifient pas, alors que ces derniers ne peuvent se montrer dans le périoste ou dans les espaces médullaires, sans déterminer aussitôt autour d'eux le dépôt d'une couche calcaire ?

Tubercules et gommes des os. — Les tubercules formés de ces mêmes éléments que nous avons vus chapitre V et VII, offrent dans les os des caractères identiques à ceux qu'ils possèdent dans les autres tissus. La granulation grise transparente se rencontre dans les aréoles du tissu spongieux, tantôt isolée, tantôt en masses confluentes ; on peut aussi voir, mais très-rarement, de véritables tubercules. Néanmoins il faut prendre garde de confondre des masses caséeuses formées par la suppuration avec des produits de cette nature. Quant à l'évolution du tubercule et de la granulation, elle est dans les os telle que nous l'avons déjà décrite.

Le mal de Pott a été considéré comme une tuberculose des os. C'est là une question qui n'est rien moins que démontrée pour la généralité des cas.

Les gommes des os sont encore formées des mêmes éléments que celles du tissu conjonctif, elles se développent et s'ulcèrent de la même façon.

SYSTÈME OSSEUX DANS LA SÉRIE ANIMALE.

§ 88. Le système osseux appartenant exclusivement aux vertébrés offre dans ses dispositions générales une uniformité constante, et il appartient à l'anatomie générale de chercher à savoir quelles sont les règles qui président à la distribution des différentes pièces qui le composent.

L'étude de cette question nous amène à voir aussi comment, d'une espèce à l'autre, la forme des parties secondaires se modifie insensiblement, et quelles influences peuvent à la longue agir sur le système osseux. Il y a lieu de se demander, en effet, si l'animal dont toute la structure et la physiologie sont si bien retracées par la forme de son squelette, qu'il est possible de reconstruire l'histoire des vertébrés des périodes géologiques, est assujetti à ne jamais sortir des dispositions anatomiques parfaitement déterminées pour chaque espèce.

Le système osseux est-il absolument fixe dans ses dispositions générales et la forme de chaque pièce, ou peut-il se prêter à des déformations comme tout le reste de l'organisme? En un mot, l'animal est-il lié entièrement à cette sorte de charpente intérieure dont la forme invariable ne peut se prêter à aucun perfectionnement?

Or, les faits que nous avons déjà exposés prouvent certainement que le système osseux est avant tout subordonné au système nerveux. Il se développe après lui et se moule sur lui pour ainsi dire; si les centres nerveux encéphaliques se perfectionnent et prennent plus d'importance, la cavité crânienne est forcée de s'agrandir. Ainsi la dimension moyenne du crâne chez l'homme dépend de l'état de civilisation (Broca); elle s'est accrue depuis le moyen âge jusqu'à nos jours pour les classes privilégiées.

Le système musculaire, par l'intensité de la direction des efforts, peut aussi influer puissamment sur les formes du squelette. Ce n'est pas, ainsi que j'ai cherché à le démontrer dans cet article, la forme des os, la direction de chacun d'eux, qui limitent l'amplitude et le sens de l'effort; mais il semble résulter, au contraire, de la comparaison d'une série d'animaux, que les leviers osseux soient forcés de se plier aux ordres de la volonté manifestés par les muscles.

Étant donnés les faits que nous avons exposés sur le développement du système nerveux central et de ses enveloppes cartilagineuses ou osseuses, il est évident que les pièces vertébrales, chez un même animal et d'un animal à l'autre, doivent offrir entre elles de grandes analogies. Considérant aussi les différentes parties qui viennent s'ajouter, dans le développement embryonnaire, à cet appareil vertébral, représentant l'appareil de soutien du névraxe, parties identiques au début et dont les différences de structure ne s'accusent que dans la suite, il est bien évident que le plan d'ensemble de tous les vertébrés doit être le même. Mais s'ensuit-il que pour les détails, toutes les pièces osseuses d'un squelette appartenant à un groupe aient leurs analogues dans un autre? L'examen le plus élémentaire montre qu'il n'est rien, car il existe des os détachés annexés à la peau ou à certains organes : tel est l'os du cœur chez les grands ruminants, l'os de la verge chez le chien, et les os cutanés des reptiles et des poissons, les os des nageoires dorsales et ventrales des poissons. Mais les pièces principales de chacun des grands appareils formés par le système osseux sont disposées dans un tel ordre, que celles d'une même série présentent entre elles des relations fixes, suivant le principe des connexions anatomiques posé par Geoffroy Saint-Hilaire.

Ainsi : « les pièces qui se trouvent chez un animal dans un ordre et des rapports déterminés doivent se retrouver chez tous les autres dans le même ordre et les mêmes rapports. »

Le système osseux, dans toutes les classes de vertébrés, est composé de la façon suivante, il renferme :

1° Un appareil vertébral ou tige de soutien du système nerveux central;

2° Des côtes avec un appareil sternal, fermant en avant la cage thoracique;

3° Un appareil hyoïdien, servant de support aux organes de la respiration;

4° Un appareil mandibulaire, ou squelette des mâchoires;

5° Enfin un appareil appendiculaire formant les os des membres pelviens et thoraciques.

L'*appareil vertébral* est formé par une série de pièces superposées : les vertèbres. Chacune d'elles se compose d'un corps développé autour de la corde dorsale. De chaque côté de ce corps, part un arc qui tend à se fermer plus ou moins sur la partie antérieure de l'animal en enveloppant les viscères, c'est l'arc hœmatal. En arrière du corps de la vertèbre s'élève de même un double arc osseux, ou arc neural, formant les lames des vertèbres et enveloppant le système nerveux central.

L'analogie entre les vertèbres proprement dites et les pièces du sacrum et du coccyx est évidente. De même certains os du crâne, le sphénoïde, l'occipital surtout, lorsqu'on les considère chez des animaux plus ou moins éloignés de l'homme, offrent une ressemblance frappante avec les autres pièces de la colonne vertébrale. On pourrait en dire autant du frontal uni au sphénoïde antérieur.

C'est Gœthe qui, le premier, eut l'idée d'assimiler les os du crâne à des vertèbres ; depuis, plusieurs anatomistes, entre autres Owen, ont voulu rattacher tous les os à l'appareil vertébral. Or, il y a là une erreur évidente qu'on a combattue assez souvent pour que nous n'ayons pas besoin d'insister sur ce point. Mais, si cette théorie poussée aussi loin que l'avait fait Owen n'est plus exacte, elle s'impose si bien, lorsqu'il s'agit des pièces principales du crâne, que ce serait en vain qu'on voudrait la renverser en s'appuyant sur l'étude du crâne cartilagineux (voy. *Système cartilagineux*).

Si nous considérons maintenant les pièces du crâne, il est facile de voir, à mesure que nous suivons en descendant la série des vertébrés, que leur nombre va en se multipliant. Le sphénoïde se dédouble déjà chez les singes. Le temporal commence à se séparer aussi chez les carnassiers en tympanal, rocher et caisse vésiculeuse, ou en cercle tympanique. Mais chez les reptiles et surtout chez les poissons, on arrive à une subdivision encore bien plus grande. Ainsi, à la place de la partie non écailleuse de l'occipital, il existe quatre pièces distinctes : deux articulaires, une basilaire et un occipital supérieur.

Entre tous ces os séparés du crâne des poissons et les vertèbres crâniennes des mammifères, il semble, à priori, qu'il n'y ait plus aucun rapport. Or, d'après Geoffroy Saint-Hilaire, ce qui rétablit l'analogie, c'est la considération des points d'ossification. En effet, chez l'homme, l'occipital se développe par quatre points d'ossification, laissant de côté la portion écailleuse ; et ces quatre points correspondent aux quatre occipitaux des poissons et des reptiles. Le sphénoïde est divisé en deux parties qui ne se soudent qu'au septième mois de la vie intra-utérine, et qui correspondent aux deux sphénoïdes de tous les autres animaux.

Enfin, le temporal de l'homme se développe par trois points osseux : un pour la portion écailleuse, l'autre pour le rocher et la portion mastoïdienne, l'autre pour le cercle tympanal, l'apophyse styloïde n'appartenant pas au temporal mais à l'appareil hyoïdien.

Ces homologies établies par la considération des points d'ossification sont vraies pour la généralité des cas, mais ne sont certainement pas d'une rigueur absolue. Il est bien difficile de retrouver dans les points d'ossification du crâne humain les homologues des différents os qui portent le nom de frontal, chez les reptiles et les poissons. L'interpariétal n'aurait comme représentant, d'après Geoffroy Saint-Hilaire, que les os wormiens. Du reste, depuis les travaux de cet éminent anatomiste ces recherches n'ont pas été reprises, de sorte qu'on ne sait pas au juste jusqu'à quelles limites doit s'étendre la loi qu'il a voulu établir.

Appareil costal. — Les côtes représentent des arcs osseux, contribuant avec les apophyses transverses des vertèbres à envelopper les viscères, situés en avant de la colonne vertébrale. Elles ne sont pas liées à l'appareil respiratoire, car elles existent tout le long de la colonne vertébrale, chez les ophidiens ; au cou, chez les crocodiliens ; à la région caudale, chez les cétacés et chez les poissons. Dans la région lombaire de l'homme, elles sont représentées par le tubercule situé à la base de l'apophyse transverse et par la partie la plus externe de l'apophyse transverse à la région cervicale.

L'arc hœmatal de la vertèbre n'est pas représenté par l'apophyse transverse et la côte, mais simplement par l'apophyse transverse, et pour cette raison ces deux parties sont toujours séparées, sauf dans le cas où la côte s'atrophie et tend à disparaître, comme au cou, à la région lombaire chez les mammifères. Alors le reste de la côte se soude à la vertèbre.

Ainsi chez les cétacés, au niveau de la queue, la côte vient se placer immédiatement en avant du corps de la vertèbre, et l'apophyse transverse ne change pas ses rapports Chez les sauriens, il existe des côtes à la région abdominale, et la partie correspondante de la colonne vertébrale en est dépourvue.

On sait que les premières côtes dorsales des crocodiliens sont bifides à leur extrémité vertébrale ; l'une des branches s'articule avec l'apophyse transverse, l'autre avec le corps de la même vertèbre. Au cou il existe des côtes réduites seulement à ces deux branches de bifurcation. La soudure de ces côtes bifides à la vertèbre reproduit la disposition des apophyses transverses des vertèbres cervicales, telles qu'on les voit chez les mammifères. Il est certain aussi que le ligament costo-transversaire supérieur des mammifères représente l'une des branches de bifurcation de la côte des sauriens.

Chez les oiseaux, les côtes sont divisées en deux parties ; celle qui tient au sternum représente plutôt une dépendance de cet os que de la colonne vertébrale, l'autre portion offre les mêmes attaches que chez les mammifères.

Enfin, chez les poissons les rayons branchiostèges que Geoffroy Saint-Hilaire considère comme des côtes n'ont aucun rapport avec les vertèbres : la pièce osseuse qui les porte et que la plupart des anatomistes désignent du nom d'hyoïde est pour lui l'analogue du sternum.

L'appareil costal est donc un appareil indépendant qu'il ne faut pas considérer, par conséquent, comme un prolongement des arcs hæmataux des vertèbres.

Le bassin pourrait être regardé dans sa portion iliaque, plutôt comme une dépendance immédiate des arcs hæmataux, un élargissement des apophyses transverses des vertèbres. Chez les oiseaux, en effet, il se continue directement avec ces apophyses. Chez la grenouille il est exactement dans le prolongement de la colonne vertébrale. Chez certains mammifères (les édentés), le mode d'union qu'il affecte avec le sacrum est encore très-intime, puisqu'il se fait au moyen d'une double articulation de chaque côté avec la colonne vertébrale. Mais il est manifeste néanmoins qu'il doit être séparé de l'arc hæmatal et qu'il correspond à la ceinture scapulaire du membre supérieur.

Os des mandibules et de la face. — Si l'on se rapporte à ce que nous avons dit du développement de la face (voy. p. 118), on voit qu'autour des dépressions ectodermiques, qui représentent les trois sens de l'olfaction, de la vue et de l'ouïe, se forment successivement des bourgeons qui sont : le bourgeon incisif, correspondant à l'os intermaxillaire et à la cloison des fosses nasales ; le bourgeon naso-oculaire correspondant à l'apophyse montante du maxillaire supérieur ; et enfin le bourgeon qui passe en arrière de la vésicule oculaire et doit donner les deux maxillaires. Il y a lieu de penser à priori qu'à chacun de ces bourgeons correspondent des pièces osseuses principales, qui doivent être homologues dans toute la série des vertébrés, puisque tous ces animaux ont primitivement à peu près la forme embryonnaire.

Le bourgeon incisif forme en effet la cloison des fosses nasales et l'os intermaxillaire, pièces constantes d'autant plus développées en général que l'animal est moins élevé en organisation. Le bourgeon naso-oculaire donne de son côté l'os lacrymal, les os nasaux, et une portion du frontal antérieur ; le bourgeon maxillaire engendre d'abord le maxillaire supérieur. Ce bourgeon vient se joindre à celui de l'os incisif en se rapprochant de la ligne médiane. Or, ce dernier occupe un espace considérable au début. A supposer que le développement n'aille pas plus loin, que la branche maxillaire supérieure se développe peu relativement à ce bourgeon incisif, la pièce osseuse correspondante occupe presque toute la mandibule supérieure. Telle est la disposition qui existe chez les ophidiens et les poissons, où l'intermaxillaire forme presque à lui seul la mandibule supérieure, et où la cloison des fosses nasales, le vomer, l'épine du sphénoïde ont des proportions considérables. Si, au contraire, les maxillaires supérieurs tendent à se rapprocher de la ligne médiane, l'intermaxillaire est réduit aux faibles dimensions qu'il possède chez les mammifères et surtout chez l'homme, où il ne porte que les incisives.

Le maxillaire inférieur n'est évidemment assujetti à aucune règle, d'après la loi du développement embryonnaire, dans la disposition des pièces nombreuses qui le représentent chez les reptiles ou les poissons; et il n'y a lieu de chercher les analogues du dentaire, de l'articulaire, de l'angulaire, du coronoïdien, etc., que dans les limites restreintes entre ces deux classes d'animaux seulement.

Les recherches de Geoffroy Saint-Hilaire ont apporté un vif intérêt dans l'histoire des pièces osseuses qui se développent de part et d'autre de la première fente branchiale, séparant le bourgeon maxillaire du premier arc branchial proprement dit.

La vésicule auditive se forme à l'extrémité la plus externe de cette fente, qui elle-même donne naissance à un conduit allant de la cavité buccopharyngienne à la vésicule auditive, c'est-à-dire le canal représenté par la trompe d'Eustache, la caisse et le conduit auditif externe. Lorsque cette fente persiste en restant largement ouverte, elle devient l'ouverture des branchies, chez les poissons.

Or, chez les mammifères, la vésicule auditive, profondément enfouie dans la tête, se trouve recouverte par plusieurs pièces osseuses qui se forment autour d'elle; et chez les poissons, la portion d'arc maxillaire située au-dessus de cette fente donne naissance à quatre pièces operculaires qui ferment l'ouverture des ouïes. Peut-on établir maintenant un rapprochement entre ces os de l'opercule et les diverses parties du temporal formés les uns et les autres dans le même arc branchial?

Geoffroy Saint-Hilaire avait voulu établir cette théorie, qui fut acceptée d'ailleurs par Cuvier : 1° que toutes les parties du temporal, le rocher excepté, se détachent successivement de la tête; 2° que le cadre du tympan forme l'os carré ou le pédicule de la mâchoire inférieure chez l'oiseau, et, par suite, l'articulaire des reptiles et des poissons ; 3° que les osselets de l'ouïe ont leurs homologues, chez le poisson, dans les quatre pièces operculaires.

La première proposition est exacte, mais, malgré l'autorité de Geoffroy Saint-Hilaire, je ne pense pas qu'il en soit de même des deux autres.

Le temporal est en effet composé de trois pièces séparées : le rocher, qui, proéminant plus ou moins en dehors, donne l'apophyse mastoïde ; le tympanal, que nous appellerons l'articulaire parce qu'il fait corps avec l'apophyse zygomatique ; et enfin la caisse vésiculeuse de la plupart des singes, des carnassiers, des ruminants, etc. Ces trois parties correspondent chacune à un point d'ossification distinct. Or, le point inférieur ne donne jamais un os articulaire, mais la caisse vésiculeuse qui a son homologue dans le cadre du tympan, ainsi que je m'en suis assuré sur de jeunes animaux. Je pense donc qu'on doit plutôt considérer l'os carré comme l'analogue de la racine transverse de l'apophyse zygomatique. Cette racine transverse est, en effet, la seule partie du temporal réellement articulaire. Ses connexions avec le maxillaire supérieur sont établies par l'os malaire ; avec le sphénoïde, au moyen de la base de l'apophyse ptérygoïde. Or, entre l'os carré des oiseaux et le maxillaire, il n'existe qu'un seul os très-grêle et allongé, représentant évidemment l'os malaire. En outre, cet os carré est lié par son bord interne avec le ptérygoïdien ; ce sont donc les mêmes connexions existant chez les mammifères qu'on retrouve ici. En second lieu, cette partie articulaire du temporal se sépare de plus en plus du reste de l'os, et déjà chez les rongeurs (le cabiai) elle semble former un os distinct qui tend de plus en plus à se séparer du temporal. En acceptant cette opinion, contraire il est vrai à celle du grand anatomiste que j'ai cité plus haut, que la racine transverse de l'apophyse zygomatique s'isole peu à peu sans perdre ses connexions avec le sphénoïde au moyen du ptérygoïdien, avec le maxillaire supérieur au moyen de l'os malaire, et avec le maxillaire inférieur par une diarthrose, on passe très-facilement des dispositions des mammifères à celles des oiseaux, et enfin à celles des reptiles. L'articulaire des sauriens offre encore les mêmes connexions. Il en est de même du préopercule des poissons, qui est encore, d'après nous, cette racine transverse de

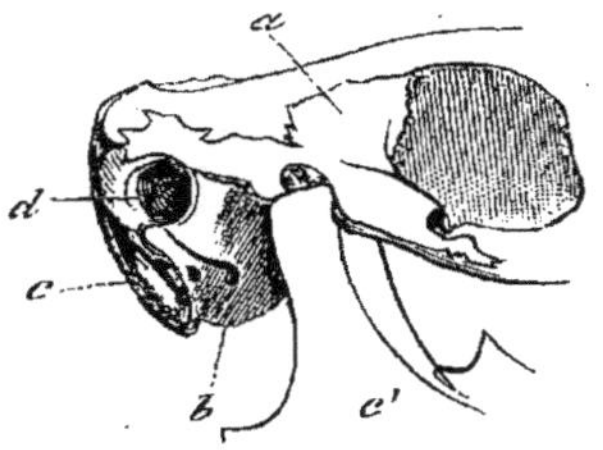

FIG 172. — Articulation temporo-maxillaire du cabiai. — *a*, racine transverse de l'apophyse zygomatique, formant à elle seule la cavité articulaire qui reçoit le condyle ; *b*, rocher ; *c*, mastoïdien ; *d*, conduit auditif ; *c'*, maxillaire.

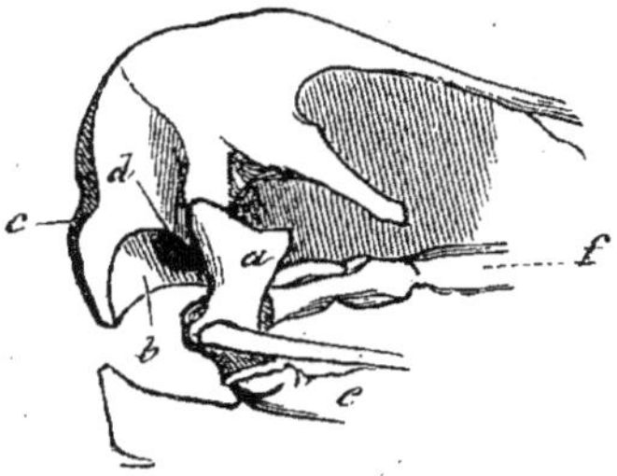

FIG. 173. — Tête d'oiseau. — *a*, os carré articulé avec (*e*) le maxillaire inférieur et uni au ptérygoïdien (*f*) ; *b*, caisse ; *c*, mastoïdien ; *d*, conduit auditif.

l'apophyse zygomatique. Le préopercule est en effet articulé, d'une part, avec le ptérygoïdien, et il offre une cavité glénoïde au maxillaire inférieur. Pour prouver, par contre, que le cadre du tympan devient l'os carré, il faudrait montrer des termes intermédiaires. Or, ces termes n'existent nulle part. Alors que la racine transverse s'isole de plus en plus, on ne voit chez aucun mammifère, chez les marsupiaux, les ornithorinques, le cadre du tympan devenir articulaire.

Quant à la seconde proposition relative aux osselets de l'ouïe, elle peut être vraie ; mais, malgré les arguments donnés par son auteur, elle ne nous paraît encore qu'à l'état d'hypothèse. Il montre bien qu'un des osselets de l'ouïe s'atrophie et n'a plus d'usage chez l'oiseau ; mais il ne nous fait pas voir sa disparition complète et aucun intermédiaire pour arriver aux os operculaires. On ne trouve pas dans l'embryogénie les preuves qui seraient en sa faveur.

Le marteau est formé, chez les mammifères, par le cartilage de Meckel, qui naît dans l'épaisseur du bourgeon maxillaire. Pour démontrer que la proposition de Geoffroy Saint-Hilaire fût vraie, il faudrait prouver qu'il existe chez les poissons un cartilage de Meckel formant un des os de l'appareil operculaire.

Il est bien certain, dans tous les cas, que l'opercule ne provient pas de différentes pièces du maxillaire inférieur détachées, comme l'avait soutenu de Blainville ; car, ainsi que l'observe Geoffroy Saint-Hilaire, on trouve chez les reptiles, à la fois les osselets de l'ouïe et les mêmes pièces dans le maxillaire inférieur que chez les poissons.

De l'appareil hyoïdien. — L'appareil hyoïdien est représenté par une chaîne d'osselets, formant un arc à concavité supérieure et s'attachant par ses deux extrémités sous la base du crâne. Cette chaîne est destinée à fournir des insertions à la langue en avant, et à servir de moyen de suspension à l'organe respiratoire.

On peut dire aujourd'hui que cette chaîne appartient au deuxième arc branchial, celui qui est immédiatement au-dessous de l'arc des maxillaires.

L'arc hyoïdien se compose : 1° D'une pièce centrale (corps de l'hyoïde) qui donne attache à la fois à des muscles linguaux et au conduit aérien, c'est le basihyal de Geoffroy Saint-Hilaire ;

2° De trois pièces de chaque côté formant une chaîne, l'apohyal, le cératohyal et le stylhyal.

L'apohyal correspond, chez l'homme, aux petites cornes de l'hyoïde ; le cératohyal, au ligament stylo hyoïdien, ossifié quelquefois ; le stylhyal, à l'apophyse styloïde. Sur le corps de l'hyoïde viennent s'articuler encore deux os, dont la direction est très-variable. Ils sont liés à la langue et fournissent, chez l'homme, de larges insertions à l'hyoglosse. Ce sont les grandes cornes de l'hyoïde ou glossohyaux.

3° Enfin, de deux pièces médianes, impaires et accessoires, disposées à la suite l'une de l'autre et dont l'existence n'est pas constante : l'urohyal et l'entohyal.

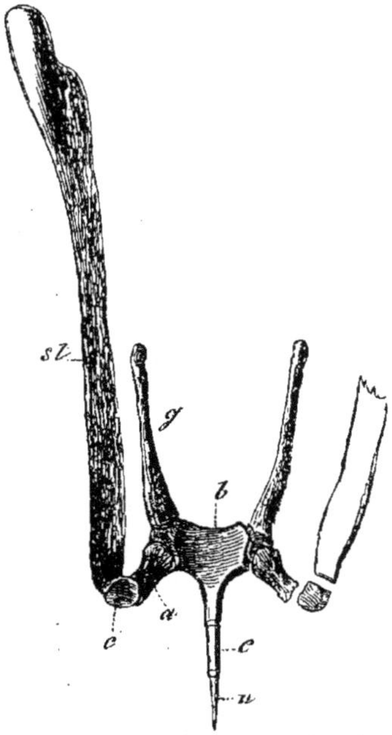

FIG. 174. — Os hyoïde de cheval. — *a*, apohyal; *b*, basihyal; *c*, cératohyal *st*, stylhyal; *e*, entohyal; *u*, urohyal; *g*, glossohyal ou grandes cornes.

D'après Geoffroy Saint-Hilaire, les pièces principales se retrouveraient dans tout appareil hyoïdien. Chez l'oiseau, vu la longueur du cou et les dispositions de la langue, l'arc hyoïdien s'allonge démesurément. Le basihyal prend la forme d'une sorte de colonne surmontée d'un os très-long en forme de fer de lance, qui représente les deux glossohyaux soudés. Chez la chouette, l'arc hyoïdien est plus court et les deux glossohyaux sont seulement accolés.

Chez les oiseaux, les pièces principales de l'hyoïde se disposent déjà en série longitudinale ; ce qui, d'après Geoffroy Saint-Hilaire, établit une transition entre les dispositions offertes par ces animaux et celles des poissons. L'hyoïde de l'oiseau possède, en effet, déjà trois pièces sur la ligne médiane : le glossohyal, le basihyal, l'urohyal.

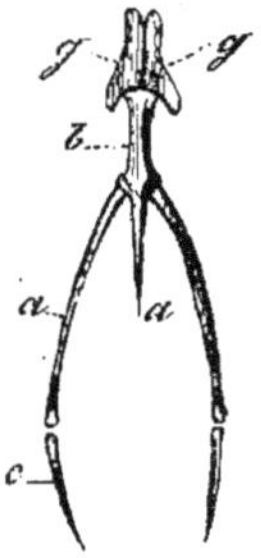

FIG. 175. — Os hyoïde de chouette. — *a*, *b*, *c*, *g*, même signification.

Or, chez les poissons, cette sorte de carène sur laquelle viennent s'attacher les arceaux des branchies, est formée de trois pièces alignées l'une derrière l'autre ; et ces pièces réunies, tantôt au nombre de trois, quelquefois de deux seulement, répondent à la définition de l'hyoïde, car elles donnent attache à l'organe respiratoire et à la langue. Mais ici la chaîne hyoïdienne serait interrompue par des pièces du sternum qui viendraient s'y intercaler.

Il est facile de comprendre comment se fait cette sorte de pénétration réciproque des deux appareils.

Lorsque nous avons étudié le développement de l'extrémité supérieure de l'embryon, nous avons vu, en effet, que le thorax, le cou et la face se formaient en même temps, par une sorte de bourgeonnement au-dessus du cul-de-sac supérieur de l'intestin. Or, ainsi que nous l'avons déjà dit, suivant que la portion cervicale subit une élongation plus ou moins considérable, on a tous les états intermédiaires entre les oiseaux, comme les échassiers et les poissons. Mais chacun des appareils lingual, respiratoire, sternal, exige un certain développement des muscles, et des os assez larges pour fournir des attaches musculaires. Les pièces qui les représentent doivent donc, chez les poissons, être mélangées les unes aux autres et se pénétrer réciproquement, car chez les poissons le cou et le thorax ne font qu'un.

L'opinion émise par Geoffroy Saint-Hilaire n'a pas été discutée par les anatomistes, et ils ont continué à appeler hyoïde ces quatre os unis par leurs extrémités, deux à deux, et qui partent de la base du crâne pour former, en se réunissant sur la carène, une chaîne continue. Ce sont eux qui portent les rayons branchiostèges; l'auteur de la *Philosophie anatomique* les considérait comme des parties du sternum, rejetées sur les côtés par la pénétration réciproque des deux appareils sternal et hyoïdien.

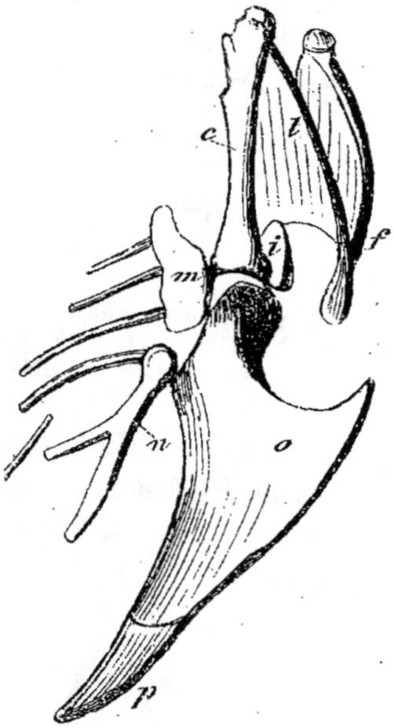

FIG. 176. — Appareil sternal d'oiseau. — *o*, breschet; *p*, xiphisternal; *m*, hyosternal; *n*, hyposternal; *i*, épisternal; *c*, coracoïdien; *f*, clavicule furculaire.

Appareil sternal. — Le sternum a son maximum de développement chez l'oiseau. Il est formé d'un os volumineux occupant la ligne médiane, le breschet, audessous duquel se trouve le xiphisternal ou appendice xiphoïde, formé de deux os réunis souvent en un seul.

Au-dessus du breschet, l'épisternal; enfin, de quatre pièces latérales sur lesquelles viennent s'articuler les côtes, l'hyosternal et l'hyposternal.

Chez les poissons, les pièces médianes disparaissent, en passant progressivement en avant des insertions claviculaires.

On peut déjà voir que, sur la grenouille et le lézard, une partie de l'appareil sternal s'est séparée et s'est élevée dans la région cervicale. Chez les poissons, il ne reste plus alors que ces quatre os latéraux qui ont suivi eux-mêmes le mouvement, et se sont placés en avant des clavicules avec l'organe respiratoire, afin de fournir à ce dernier un moyen de protection sur sa partie antérieure.

Ils constituent alors ces fortes pièces osseuses, reliées d'une part au crâne, de l'autre à l'hyoïde, et portant les rayons branchiostèges, lesquels

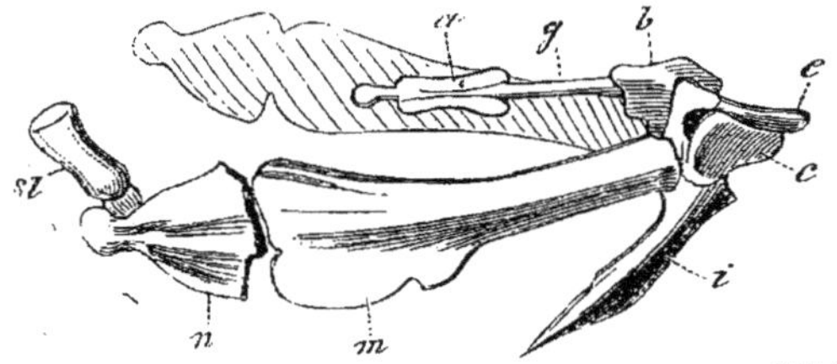

Fig. 177. — Hyoïde et sternum de poisson, d'après Geoffroy Saint-Hilaire. — *a*, apohyal; *g*, glossohyal; *b*, basihyal; *c*, cératohyal; *e*, entohyal; *i*, urohyal; *st*, stylhyal; *n*, hyosternal; *m*, hyposternal.

ne sont, pour Geoffroy Saint-Hilaire, que des côtes sternales. Chez certains poissons, cet anatomiste a retrouvé, du côté du crâne, l'apophyse styloïde, du côté de l'hyoïde, le cératohyal, entre lesquels ces pièces sternales seraient intercalées.

La chaîne hyoïdienne, complète se composerait donc chez les poissons, du stylhyal, puis de deux pièces sternales, et enfin du cératothyal et du basihyal.

Appareil appendiculaire ou des os des membres. — L'appareil appendiculaire destiné à la locomotion de l'animal se compose, chez les vertébrés supérieurs, des os des membres thoraciques et pelviens. Chez les poissons, on retrouve des nageoires correspondant aux membres thoraciques ; mais ces animaux possèdent, en outre, des nageoires dorsales et abdominales, qui n'ont point d'analogues chez les autres vertébrés.

Le membre pelvien, partout où il existe, est fait sur le même plan que le membre thoracique ; il est formé de plusieurs segments articulés ensemble. D'une part, nous avons donc le fémur, les os de la jambe, tibia et péroné ; les os du tarse, du métatarse et des phalanges. De l'autre, le membre supérieur représenté par l'humérus, les os de l'avant-bras, cubitus et radius, les os du carpe, du métacarpe et des phalanges des doigts.

Le membre thoracique s'articule avec l'omoplate qui est libre, chez les animaux non claviculés, reliée au crâne chez les poissons, en formant une ceinture scapulaire dont les deux segments s'arc-boutent réciproquement sur la ligne médiane antérieure.

Chez les oiseaux, la ceinture scapulaire est libre en arrière, mais en avant elle s'appuie solidement sur le sternum au moyen de la clavicule furculaire et de l'os coracoïdien.

De même, le membre pelvien s'articule avec le bassin, lequel est toujours formé de trois pièces réunies sur la surface articulaire qu'il offre au fémur. Ces trois pièces sont : l'os iliaque, le pubis et l'ischion, séparés chez les sauriens et les crocodiliens, et intimement unis chez les mammifères.

C'est par l'intermédiaire du bassin que le poids du corps tout entier est transmis aux membres inférieurs, chez l'homme et les oiseaux ; mais on peut dire aussi que les efforts exercés par les membres inférieurs pour pousser le corps en avant sont transmis à la colonne vertébrale par le bassin. Or, dans les mouvements rapides de l'animal, cette poussée transmise par les membres inférieurs au bassin et à l'appareil vertébral, est bien supérieure au simple effet de la pesanteur ; elle est égale, chez l'animal qui fait un bond, à tout son poids multiplié par le carré de la vitesse dont il est animé au moment du départ. Pour résister, chez des animaux coureurs et sauteurs, comme les félins, à des efforts aussi violents, il faut, ainsi que nous avons cherché à le démontrer avec M. Bordreau, que le bassin ait une direction qui soit toujours dans le sens de l'effort le plus considérable que peut exercer l'animal avec ses membres postérieurs.

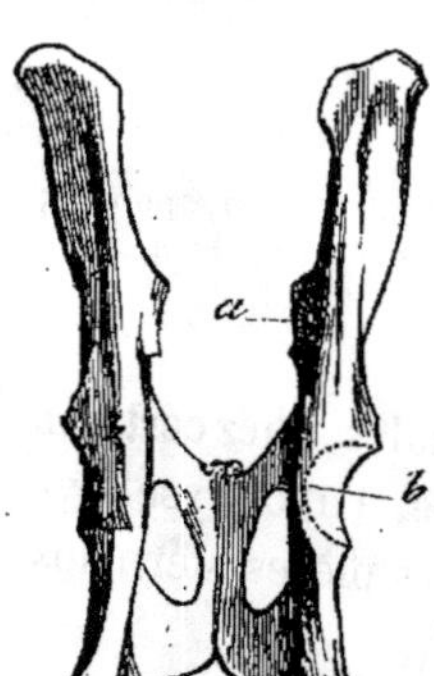

Fig. 178. — Bassin de lion. — *a*, surface auriculaire ; *b*, cavité cotyloïde.

Nous dirons donc que ce qui règle la direction du bassin, par rapport à la colonne vertébrale, c'est le sens de l'*effort principal*.

Chez des animaux de grande taille, les efforts transmis par l'intermédiaire du bassin à la colonne vertébrale, se mesurent par des centaines de kilogrammes. Pour peu, par conséquent, que le bassin fût légèrement en porte-à-faux, il serait impossible de comprendre qu'il n'y ait pas rupture. C'est donc la direction de l'effort principal exercé dans les différents mouvements de l'animal qui règle exactement la direction du bassin, et la longueur de la ligne qui joint la facette auriculaire de l'os iliaque à la partie la plus profonde de la cavité cotyloïde.

Plus l'animal exerce des efforts violents au moment du saut, et plus cette ligne est courte, se rapproche du plan médian et de la direction de la colonne vertébrale.

Si l'on détermine la longueur et la direction de cette ligne, par rapport à trois axes, dont l'un serait la direction de la colonne vertébrale, l'autre la perpendiculaire passant par le milieu du sacrum, et le troisième une horizontale aboutissant au même point, on peut dire que plus l'animal est sauteur, plus la projection, par rapport aux trois axes de la ligne qui va de la tête du fémur à l'articulation sacro-iliaque, tend à se rapprocher d'un point.

Ainsi l'éléphant, dont l'allure habituelle est la marche, a un bassin faisant un angle presque droit avec la colonne vertébrale ; il en est de même du rhinocéros. Par contre, chez l'hippopotame, animal nageur, le bassin commence à s'incliner ; chez les carnassiers et surtout chez les félins, le bassin est rétréci, en ligne droite et dans la direction de la colonne vertébrale ; chez la grenouille, qui fait, relativement à sa taille, des bonds si considérables, le bassin occupe la position du sacrum.

On peut tirer de là cette conclusion, que la direction des pièces du squelette se subordonne à celle des efforts exercés par les muscles : si l'effort principal change tant soit peu de direction avec les mœurs de l'animal appropriées à un nouveau milieu, les pièces du squelette doivent modifier leurs rapports réciproques.

On ne peut pas en tirer la conclusion opposée, c'est-à-dire que l'animal est assujetti dans des limites très-étroites aux mouvements que lui permet son squelette ; car le muscle est une variable, qui augmente ou diminue avec le plus ou moins d'exercice, et tel qui a peu d'action à un certain moment tend à devenir beaucoup plus puissant par les efforts répétés.

Sur les os des membres, plus encore peut-être que sur les autres pièces du squelette, il est facile de voir, en se plaçant au même point de vue, que des séries de formes intermédiaires unissent les ongulés aux onguiculés, les lémuriens et les singes à l'homme. Le pied du singe est identiquement le même que celui de l'homme, et n'en diffère que par le développement des muscles abducteurs, transverse et oblique, du gros orteil et la mobilité du premier métatarsien.

Et ce n'est pas seulement sur les animaux existant actuellement qu'on peut suivre ces transformations. En étudiant les vertébrés fossiles, on établit, au point de vue des formes du squelette, des séries qui tendent de plus en plus à devenir continues.

Ainsi les pachydermes imparidigités semblent manifestement avoir donné naissance à l'hipparion, et entre l'hipparion et le cheval les différences sont insensibles. Ils ne diffèrent l'un de l'autre que par ces deux séries de pièces latérales du métacarpe et des phalanges, qui n'ont aucun emploi chez l'hipparion, et qui établissent seulement ses liens généalogiques avec le *Paloplotherium minus* (Gaudry, *Mammifères tertiaires*).

Lorsque l'on considère ces formes qu'affecte le squelette des membres, et les modifications progressives entre les individus d'une même série, on ne peut en voir la cause ailleurs que dans une action lente des muscles, forçant les os à se soumettre à la direction et à la puissance des efforts. Ce que nous avons dit à propos du bassin doit s'appliquer à toutes les autres pièces du système.

Le système osseux, dont la formation est toujours tardive et postérieure à celle des autres systèmes, ne paraît plus, d'après ce que nous venons de voir, comme un ensemble de pièces immuables dans leurs dispositons, enchaînant pour ainsi dire l'individu ou l'espèce dans leur perfectionnement progressif, mais comme une variable soumise au système musculaire, lequel est dominé à son tour par le système nerveux. D'après la loi du développement embryogénique, c'est le système nerveux qui règle la position des organes, c'est lui qui apparaît le premier de tous. Il impose aussi à tous ceux de la vie de relation, y compris le squelette, les formes variées qu'ils affectent lorsqu'on les envisage dans la série des êtres.

En dehors des appareils que nous venons de décrire, le système osseux forme encore des pièces accessoires, disposées soit comme des annexes de l'appareil tégumentaire, soit comme charpente de certains organes. En première ligne il faut ranger le dermo-squelette des chéloniens, les plaques osseuses dermiques des poissons. Ces os n'affectent dans leurs dispositions aucune règle précise, et ne font partie d'aucun des grands appareils, vertébral, sternal, hyoïdien, etc., que nous avons décrits précédemment.

CHAPITRE XV

SYSTÈME DES SÉREUSES

§ 89. **Considérations préliminaires.** — L'anatomie des séreuses a été tellement discutée par les différents auteurs qui l'ont étudiée depuis Bichat, qu'avant d'entrer en matière il n'est pas inutile de présenter, au préalable, quelques considérations sur la nature de ces membranes et l'historique de la question.

Nous avons étudié les os, les cartilages, les tendons, agents passifs dans les phénomènes du mouvement. Avant de passer aux systèmes qui, par contre, ont un rôle actif, nous plaçons l'étude des séreuses, c'est-à-dire des organes premiers de glissement, sans lesquels aucun mouvement n'est possible.

Il faut être bien pénétré de cette idée que, dans la mécanique animale, chaque organe premier appartenant à un système quelconque est doué d'une action propre bien déterminée. Le muscle engendre la force, le tendon la transmet, l'os sert de levier, le tissu élastique ramène à leur place, comme un ressort, les parties déplacées, et enfin la séreuse supprime les frottements. Là où le mécanicien emploie des appareils de graissage compliqués et toujours insuffisants, nous voyons, pour faciliter les mouvements, une disposition des plus simples et un liquide spécial, la synovie qu'aucune huile ne peut égaler.

Bichat avait compris que partout où il pouvait y avoir frottement, se trouvaient des organes premiers de glissement, comme il y en avait de mouvement. Ces organes sont les séreuses, membranes bien définies, partout identiques, ayant leur anatomie, leur physiologie, leur pathologie spéciales, et telles, en un mot, que la formule d'une seule est applicable à toutes les autres. Cette idée si simple n'a pas été comprise, au point qu'on a émis sur la nature des séreuses toutes les hypothèses.

Les histologistes qui auraient dû remettre l'anatomie dans sa véritable voie n'ont fait que la dérouter davantage.

Et cependant, en reprenant cette question avec M. Ch. Robin, grâce aux moyens perfectionnés qu'on possède aujourd'hui sur l'étude des tissus, nous sommes revenus au point de départ, et nous avons vu que la conception de Bichat du système séreux devait être, sauf quelques détails, entièrement acceptée.

L'historique de cette question est pleine d'intérêt, car elle nous fait voir comment, pour une faute de peu d'importance, l'idée de Bichat, si féconde en applications médicales; fut si vite abandonnée ; tant il est vrai que les hommes de génie dont toutes les paroles ont une si grande portée ne peuvent commettre d'erreurs qui n'aient un long retentissement.

Bichat avait défini les séreuses de la façon suivante : Toute séreuse est un sac sans ouverture, fournissant, en s'enfonçant sur les organes comme un bonnet de coton qu'on enfonce sur la tête, un feuillet viscéral enveloppant l'organe, un feuillet pariétal tapissant la cavité qui le renferme. La théorie était fausse quand il s'agissait des articulations ; mais Bichat croyant sa loi générale, voulait voir le feuillet synovial jusque sur les cartilages d'encroûtement. Gerdy et Blandin cherchent à leur tour à retrouver ce feuillet ; ils le poursuivent vainement soit au-dessous, soit au-dessus du cartilage.

Par ce seul fait la doctrine est mise en doute. Velpeau, dans son mémoire sur les cavités closes, l'attaque jusque dans ses fondements. Sans réfléchir à tout ce que la médecine accumulait de preuves contre lui, en créant l'histoire du rhumastisme articulaire, à tout ce que l'embryogénie pourrait faire de son côté en montrant la préexistence de ces membranes à tout mouvement, il entreprit contre la théorie de Bichat un éloquent plaidoyer, aussi funeste à la pathologie générale que celui qu'il fit plus tard contre la scrofule.

Les séreuses, pour lui, ne sont pas des membranes distinctes, mais des surfaces séreuses, produites par le mouvement; le système de glissement de Bichat est du coup supprimé.

Valentin, à son tour, découvrit l'épithélium des séreuses. Comme la théorie de Velpeau n'était pas en tout point satisfaisante, on se crut sauvé avec cette nouvelle découverte. Ce fut le dernier coup porté à l'œuvre de Bichat, car l'idée des membranes bien définies fut remplacée par celle de revêtement épithélial.

A partir de ce moment les erreurs ne se comptent plus. La découverte d'éléments ayant quelque analogie avec l'épithélium des séreuses parmi ceux du tissu conjonctif, les hypothèses sur la constitution de ce dernier tissu qui en font une dépendance du système lymphatique, ont fait écrire, dans certains ouvrages, qu'il y avait un système anatomique composé par les *vaisseaux lymphatiques*, les *séreuses* et le *tissu conjonctif* ; c'est-à-dire des parties n'ayant entre elles absolument aucun rapport à quelque point de vue qu'on les envisage. Il est regrettable de voir tant d'efforts n'aboutir qu'à effacer de l'anatomie générale la plus belle page que Bichat y ait écrite.

Or, en ajoutant quelques notions d'histologie et d'embryogénie à la description de son système des séreuses, on peut dire qu'elle doit subsister en entier.

DESCRIPTION DES SÉREUSES.

Les séreuses sont des membranes minces, transparentes, laissant voir au travers de leur tissu les organes qu'elles enveloppent. Avec l'âge elles deviennent un peu opalescentes. Sur certains points du péritoine des mammifères, on trouve cette opalescence, où elle est due à la présence de fibres élastiques dont nous parlerons plus loin.

Leur surface est lisse, luisante, même sur les cadavres longtemps après la mort, alors que toute couche épithéliale a disparu. Leur face profonde adhère à divers organes : muscles, tendons, périoste, etc., dont elle est séparée par une couche de tissu lamineux ; ou bien elle leur est directement accolée. Ainsi, entre les ligaments latéraux du genou et la synoviale, on trouve non-seulement du tissu lamineux lâche, mais encore des vésicules adipeuses.

Elles sont tenaces et résistantes, aussi forment-elles de véritables ligaments, comme les ligaments suspenseurs du foie, le mésentère, etc. Leur élasticité est peu prononcée. Elles se prêtent à l'ampliation des organes, qu'elles enveloppent, par écartement de leurs lames bien plus que par distension de leur tissu.

Elles résistent longtemps à la putréfaction et à la gangrène.

Dispositions générales des séreuses. — Pour comprendre la disposition des séreuses, il suffit d'imaginer une cavité, comme la cavité abdominale, tapissée dans toute son étendue par une membrane. A supposer qu'on fasse pénétrer un organe, comme le foie, dans cette cavité, la membrane l'enveloppera plus ou moins. S'il n'y entre qu'à moitié, une partie restera adhérente aux parois, et la séreuse sera décomposée en deux feuillets : l'un pariétal, qui n'a point changé ses rapports; l'autre viscéral, qui s'applique sur la partie de l'organe enfoncé.

Mais si le foie que nous avons pris comme exemple s'avance profondément dans l'abdomen, il tend à se détacher des parois et entraîne avec lui des portions de péritoine, qui forment des replis ou ligaments suspenseurs. En réalité, pendant le développement embryonnaire c'est ainsi que les choses se passent.

Il y a donc deux feuillets dans toute séreuse : un feuillet pariétal et un feuillet viscéral. Bichat les avait toutes décrites de cette façon, en attachant à l'idée de feuillet celle de membrane distincte. Mais actuellement la séreuse n'est plus considérée, dans la généralité des cas, que comme un

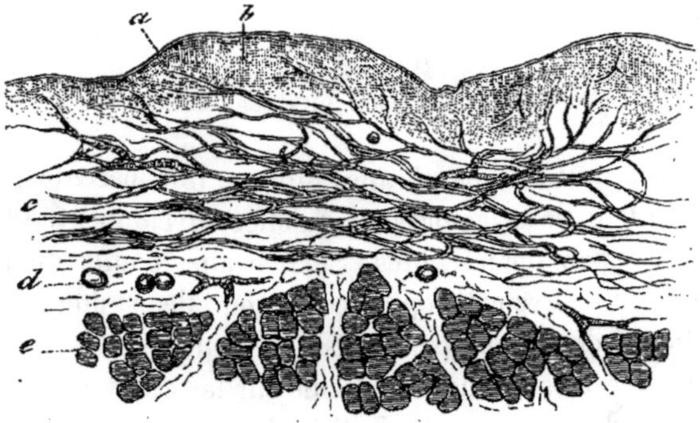

FIG. 179. — Coupe du péritoine au niveau de la paroi abdominale. — *a*, couche hyaline; *b*, tissu séreux proprement dit; *c*, réseau élastique; *e*, faisceaux musculaires; *d*, tissu conjonctif sous-séreux.

simple revêtement. Or, partout où il existe une surface séreuse on peut, ainsi que nous l'avons fait voir avec Ch. Robin, démontrer l'existence d'une couche spéciale, distincte des tissus sous-jacents, sauf sur les cartilages articulaires. Cette couche à l'état normal sur le vivant est formée de deux parties :

1° D'une trame qu'on ne saurait mieux comparer qu'au chorion des muqueuses;

2° D'un épithélium.

Texture des séreuses. — La *trame des séreuses* offre une surface lisse, sans papilles ni élevures. Son épaisseur moyenne est de $0^{mm},05$ à $0^{mm},03$, chez l'homme, pour la tunique vaginale, le péritoine, les plèvres, le péricarde viscéral. Dans les régions adhérentes, elle s'élève jusqu'à $0^{mm},10$.

Les éléments de la trame sont représentés par des fibres lamineuses, des fibres élastiques, de la matière amorphe, des vaisseaux sanguins et lymphatiques, et des nerfs. Ces fibres élastiques sont plus abondantes dans les séreuses que dans le tissu lamineux sous-jacent.

Les *fibres lamineuses* sont isolées ou en faisceaux entre-croisés. Les mailles qu'elles forment sont comblées par de la matière amorphe. Quand celle-ci manque, la séreuse est perforée comme le grand épiploon. Celui-ci, du reste, a primitivement la structure d'une membrane partout continue, et la résorption de la substance amorphe interposée aux faisceaux de fibres ne se fait qu'après la naissance.

Cette matière amorphe est tenace, résistante. C'est à elle très-probablement que la séreuse doit la plupart de ses propriétés, car nous voyons qu'elle ne renferme pas d'autres éléments que ceux du tissu conjonctif.

Sur les coupes perpendiculaires à la surface de la séreuse, on voit que cette matière dépasse un peu les éléments et forme une couche limitante hyaline de 0mm,001 à 0mm,003, vue par Todd et Bowman en 1845. Ils l'ont appelée *basement membrane*. C'est à elle que la séreuse doit son aspect lisse et brillant, et non à l'épithélium qui tombe quelques heures après la mort. Elle remplit les mailles que forment les éléments figurés de la membrane, comme le ferait un véritable vernis.

On a peine à comprendre pourquoi les anatomistes n'ont pas été plus frappés par l'aspect lisse des séreuses, et n'en n'ont pas cherché la raison. On ne comprend pas surtout qu'on ait pu supposer un instant, d'après ce que nous venons de dire, que la partie essentielle de ces membranes était la couche épithéliale.

Réseau élastique. — A la face profonde des séreuses se trouve un réseau plus ou moins riche de fibres élastiques ; souvent il forme une couche épaisse, variant de 0mm,01 à 0mm,03. Il manque dans les points où la séreuse adhère intimement à une membrane fibreuse (foie, rate, testicule), à la surface des organes qui ne sont pas soumis à des changements de volume.

C'est immédiatement au-dessous de ce réseau que sont les lobules adipeux du tissu lamineux, quand la séreuse est doublée par ce tissu. Il est d'autant plus épais que les organes enveloppés sont exposés à des changements de forme plus considérables. Todd et Bowman, Bizzerora, Salvioli, ont vu ce réseau sous-séreux ; ces derniers auteurs le nomment corps ou trame même de la séreuse.

Les artérioles, les veines, se trouvent au-dessous de cette couche élastique, sans jamais y pénétrer. Les capillaires seuls la traversent pour aller se rendre à la séreuse.

Lymphatiques des séreuses. — Les séreuses renferment un petit nombre de capillaires lymphatiques qu'on peut mettre en évidence par les injections ou les imprégnations de nitrate d'argent. En certains points, ils présentent des dilatations tapissées par l'épithélium caractéristique des lymphatiques, ce qui n'a pas empêché certains anatomistes allemands de les considérer comme des *lacunes*, auxquelles ils font jouer un rôle important; mais il est bien démontré que ces lymphatiques siègent dans la trame de la séreuse. Ils ne présentent aucune ouverture à la surface de la membrane; ils s'en approchent plus que les capillaires sanguins, mais ils ne l'atteignent jamais; au-dessus d'eux on trouve toujours la limitante hyaline ou *basement membrane*, et une couche de fibres lamineuses passant comme un pont au-dessus des dilatations lymphatiques.

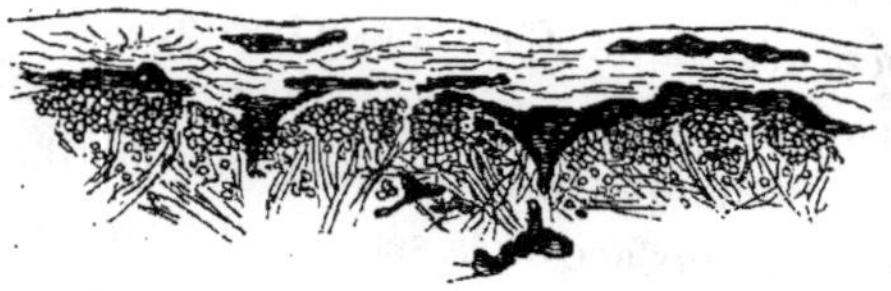

FIG. 180. — Lymphatiques du péritoine à la surface de l'utérus. Dans le tissu même de la séreuse on voit des vaisseaux lymphatiques.

On peut voir sur des coupes perpendiculaires que les lymphatiques de la séreuse sont tantôt immédiatement au-dessous d'elle, tantôt dans son épaisseur et à une distance variable de la surface libre. Les préparations de M. Mierzejewski ne laissent aucun doute à ce sujet.

Épithélium des séreuses (découvert dans la sérosité du péricarde par Valentin en 1836). Voy. page 158.

Il forme une rangée unique de cellules minces, polygonales, reposant sur la couche hyaline de la trame de la séreuse.

A l'état frais, ces cellules ont une forme polygonale; elles sont minces, transparentes, avec un noyau ovoïde entouré de granulations grisâtres. Ces cellules se présentent souvent de champ dans les préparations, de façon qu'elles ressemblent ainsi à des corps fibro-plastiques; mais lorsqu'elles nagent dans le liquide, il est facile de voir leur véritable forme.

Leur diamètre est de $0^{mm},04$ à $0^{mm},05$. Il y en a de moitié plus étroites, d'autres du double plus larges. Leur épaisseur est en moyenne de $0^{mm},002$. Le noyau de ces cellules possède un nucléole petit et brillant; sa largeur est de $0^{mm},009$ à $0^{mm},012$; son épaisseur, de $0^{mm},003$ à $0^{mm},004$. Il est placé souvent près d'un des bords de la cellule.

Il disparaît sous l'action du nitrate d'argent et reparaît avec l'hématine, l'hématoxyline et la teinture aqueuse d'iode. Ces cellules forment une couche sans aucune interruption à la surface de la séreuse; mais des accidents de préparation peuvent çà et là faire tomber quelques cellules et donner lieu à de fausses interprétations, faire croire à l'existence de lacunes, lorsqu'on ne tient pas compte du véritable tissu séreux qui double la couche épithéliale.

D'après Tourneux et Herrmann (*Journal d'anatomie*, 1876), la couche hyaline limitante n'est en aucune façon décomposable en cellules, ni directement, ni par le nitrate d'argent, contrairement à ce que

Debove et d'autres auteurs avaient cru démontrer pour les muqueuses.
Tourneux et Herrmann ont fait voir en outre, qu'au milieu des grandes cellules plates, on rencontre toujours des éléments plus petits, disposés d'espace en espace sous forme de traînées ou d'îlots et qu'on peut rattacher génériquement aux premiers. A propos du système épithélial, nous avons déjà décrit ces dispositions, et nous avons montré comment se développaient les éléments épithéliaux des séreuses.

Les petites cellules occupent les points excavés, moins exposés par conséquent aux frottements ; elles ne laissent entre elles aucun espace libre. Ainsi, sur le centre phrénique, toutes les dépressions intertendineuses, quelles que soient leurs formes, que ce soient des gouttières ou des dépressions triangulaires (voy. fig. 147), sont tapissées par ces petites cellules, représentant des centres de génération cellulaire. Ces centres de prolifération peuvent bourgeonner extérieurement ou intérieurement, en donnant des amas mûriformes pédiculés comme ceux de l'épiploon, ou des cônes pénétrant dans le tissu sous-jacent qu'on a décrits sous le nom de puits lymphatique (voy. plus loin, *Péritoine*).

Sécrétions des séreuses. — Ces liquides, à l'analyse chimique, semblent peu différents de ceux du tissu conjonctif, mais ils n'ont pas non plus d'analogie avec la lymphe. Aussi ne faut-il pas dire, avec Wundt, que l'œdème est une accumulation anormale de lymphe. En effet, aucun des liquides des séreuses à l'état normal n'est coagulable, ou spontanément, ou par la chaleur.

Les liquides des grandes séreuses se trouvent généralement en très-petite quantité ; mais, en outre, il est difficile de les recueillir à l'état de pureté, de sorte que les analyses qui sont données de ces liquides n'ont point de valeur si l'on ne spécifie pas exactement les conditions dans lesquelles on les a pris sur l'animal ; car dans les épanchements accidentels, leur composition change complétement. La proportion de liquide des grandes séreuses est en général plus faible, relativement à la surface de la membrane, que celle des articulations. Néanmoins, Colin a pu recueillir jusqu'à 100 et 200 grammes dans les plèvres, et 80 à 160 grammes dans le péricarde.

La synovie, qu'il est facile de recueillir à l'état de pureté, et en dehors de toute inflammation, présente la composition suivante :

Eau	928
Chlorure de sodium / Carbonate de soude	6
Phosphate de chaux	1,50
Phosphate amoniaco-magnésien	traces.

PRINCIPES DE LA 2e CLASSE.

Principes d'origine organique	non dosés.
Corps gras	0,60

PRINCIPES DE LA 3e CLASSE.

Synovine.	64 00

La synovie est filante, alors que les autres sérosités ne le sont pas. C'est là un caractère distinctif important. Elle renferme, comme on le voit, une matière albuminoïde en proportion considérable, mais cette matière n'est pas coagulable par la chaleur ; elle diffère donc essentiellement des humeurs contenues dans les canaux sanguins et lymphatiques.

Le liquide des œdèmes ne renferme que 5 à 7 pour 1000 de matières albuminoïdes ; il n'est pas filant non plus que le liquide céphalo-rachidien.

La synovie n'est donc pas une simple transsudation des parties liquides du sang, mais une sorte de sécrétion dans laquelle la membrane joue un rôle évident.

La synovie diffère encore des sérosités pleurales, par ce caractère, que Bichat avait remarqué, de ne former jamais des amas de substance analogue à de la gelée de groseille, tels qu'on en voit dans les kystes synoviaux (voy. *Leçons sur les humeurs*, de Ch. Robin).

Au point de vue des théories faites sur les séreuses, il est important de remarquer cette différence de composition entre les sérosités et la lymphe, car ce simple fait renverse absolument l'hypothèse touchant les communications des lymphatiques avec ces membranes. Il est impossible d'admettre, en effet, que des cavités communiquant entre elles assez facilement, pour que des parties solides puissent passer, renferment néanmoins des liquides de composition tout à fait différente.

Les séreuses absorbent rapidement les liquides épanchés : l'eau, les substances solubles, etc., les sels, qui se retrouvent en très-peu de temps, en quelques minutes, dans la circulation. Mais les matières non dialysables, comme les albuminoïdes, sont aussi résorbées : tels sont le sang, le liquide de la pleurésie.

Cette résorption se fait surtout lorsque la séreuse n'a pas été trop altérée par l'inflammation ; car les conditions exactes dans lesquelles les matières albuminoïdes peuvent dialyser ne sont pas bien connues.

La pression joue dans ce phénomène un rôle très-important ; aussi est-elle utilisée par les chirurgiens. C'est par ce moyen qu'on fait résorber les épanchements articulaires. Du reste, dans tous les phénomènes d'absorption par les membranes animales, et surtout pendant la vie, la pression a une part considérable.

On a beaucoup parlé, à propos de ces phénomènes, de la pénétration par les lymphatiques de liquides colorés injectés dans le péritoine. Pour me rendre compte de la façon dont pouvait se faire cette pénétration, j'ai reproduit en partie les expériences de Recklinghausen. Après avoir injecté du bleu de Prusse dans la cavité abdominale d'un lapin vivant, j'ai vu, en effet, que quelques lymphatiques du diaphragme étaient remplis par cette matière colorante; mais en examinant le centre phrénique, j'ai trouvé aussi des dépôts considérables de bleu dans les cloisons de tissu conjonctif, entre les faisceaux tendineux et musculaires. A partir de ces dépôts, on pouvait suivre de distance en distance de longues traînées de la même matière infiltrée dans les tissus, puis çà et là quelques lymphatiques injectés. Il est donc bien évident pour moi que la pénétration se fait au travers du tissu même de la séreuse, en vertu de la minceur de cette membrane, sans qu'il soit nécessaire d'invoquer des stomates. La matière colorante ayant ainsi pénétré, se trouve répandue dans le tissu conjonctif, et s'il se trouve dans le voisinage un vaisseau lymphatique, celui-ci se laisse traverser à son tour. Ce n'est pas le seul exemple de matières solides non dissoutes pénétrant dans les lymphatiques; la graisse arrive de la même façon dans les chylifères; les matières colorantes du tatouage se frayent un chemin jusqu'aux ganglions. Il en est de même des poussières de charbon qui ont traversé les parois des canalicules du poumon.

Le centre phrénique, et surtout celui du lapin qui est d'une minceur extrême, offre des conditions particulièrement favorables à la réussite de l'expérience. Mais jusqu'ici, elle n'a pas donné les mêmes résultats avec des animaux de plus forte taille, et dont les séreuses sont plus résistantes.

SYSTÈME SÉREUX.

§ 90. Le système séreux est le système des organes premiers de glissement. Ces organes sont représentés dans l'économie animale par des membranes lisses, recouvrant les surfaces placées au contact, et destinées à frotter les unes sur les autres. Les séreuses n'ont que des usages mécaniques. Leur rôle est bien déterminé, et pour le remplir elles affectent une texture et des dispositions spéciales. Comme tous les systèmes, et plus que tous les autres, elles sont le siége d'une foule de lésions qui leur sont particulières. En résumé, à tous les points de vue elles représentent un système très-nettement délimité n'ayant point d'analogue dans l'organisme.

On divise le système séreux en :

Grandes séreuses splanchniques ; synoviales articulaires ; synoviales tendineuses ; bourses séreuses naturelles.

Les grandes séreuses splanchniques comprennent : le péritoine avec la tunique vaginale, la plèvre, le péricarde et l'arachnoïde. Elles réalisent exactement le plan donné par Bichat ; c'est-à-dire qu'elles offrent d'une façon constante un double feuillet, l'un pariétal et l'autre viscéral, plus ou moins adhérent et facile à démontrer. Nous allons étudier successivement la structure et le développement de ces diverses membranes.

Péritoine. — Le péritoine se présente comme une membrane bien distincte et séparable par dissection, couvrant la face interne de la paroi de l'abdomen et tous les organes qui sont renfermés dans cette cavité. Il est très-épais sur la paroi abdominale, et se trouve séparé des muscles par une couche de tissu conjonctif lâche qui permet de le détacher facilement. Ce tissu se continue dans la fosse iliaque et autour de la vessie, jusque dans les ligaments larges chez la femme. Sur les coupes, le péritoine de ces régions se présente comme une couche amorphe, épaisse de près de $0^{mm},1$, avec un réseau élastique sous-jacent d'une richesse très-grande, et bien facile à distinguer du tissu cellulaire sous-séreux. Cette couche élastique se retrouve entre les replis du péritoine, sous les feuillets du mésentère, à la surface de l'intestin ; elle manque sur le foie.

La forme de l'épithélium péritonéal varie d'un animal à l'autre et d'un point à l'autre sur le même animal. Nous reviendrons sur cet épithélium à propos du centre phrénique. Il s'interrompt brusquement chez la femme en deux points : sur l'ovaire et sur le pavillon de la trompe.

L'ovaire possède, en effet, un épithélium cylindrique spécial : l'épithélium germinatif ; et la trompe un épithélium à cils vibratiles. Le passage de l'un à l'autre se fait brusquement. Il en est de même des poissons et des reptiles chez lesquels le péritoine est en continuité avec l'épiderme.

Grand épiploon. — Le grand épiploon présente à étudier : les orifices dont il est perforé, et les masses épithéliales qui végètent à sa surface. Les orifices se trouvent au centre des espaces intra-fasciculaires, dans la substance amorphe de la séreuse. Ils n'existent pas au début du développement de la membrane, qui est continue chez le fœtus, mais ils se produisent par un travail de résorption progressif. Suivant que cette matière amorphe se résorbe plus ou moins, la trame du grand épiploon prend, comme chez le lapin, l'aspect d'une membrane perforée seulement de distance en distance ; ou d'un réticulum, comme chez le rat, la taupe, le chien, le chat, le chevreuil (Pouchet et Tourneux).

Sur les mailles du réseau épiploïque sont appendues des cellules (Klein) qui diffèrent des cellules épithéliales du péritoine : au lieu d'avoir la forme lamellaire, elles sont sphériques, granuleuses, comme celles des espaces intertendineux du centre phrénique. Tourneux et Herrmann pensent qu'elles proviennent d'une prolifération des cellules épithéliales. En suivant la formation de ces éléments, on peut voir qu'ainsi se développent ces amas volumineux formant des sortes de bourgeons déjà signalés par Kölliker sur l'épiploon de l'homme.

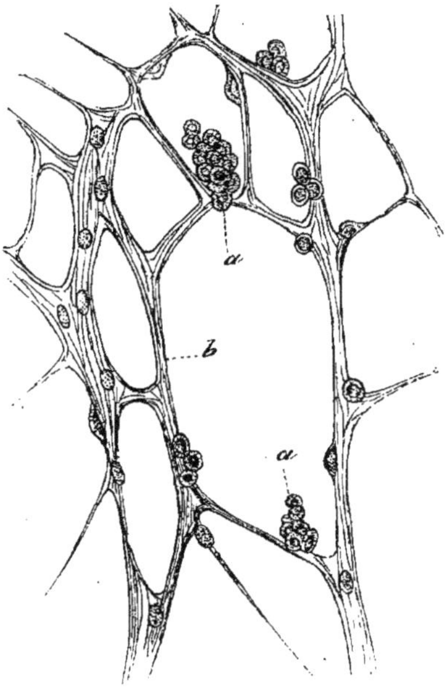

FIG. 180. — Réticulum du grand épiploon. — *a*, grappes de cellules épithéliales ; *b*, travées formées par le tissu de la séreuse.

Centre phrénique (face péritonéale). — Les dispositions du centre phrénique méritent d'être étudiées, car elles en ont imposé à plusieurs histologistes, qui ont cru trouver dans ces régions des orifices en communication avec les lymphatiques. L'épithélium, au lieu d'être continu, s'invagine dans les fentes intertendineuses. Les cellules des enfoncements sont plus petites que celles de la surface des faisceaux tendineux. Elles sont polyédriques par pression réciproque, ou sphériques, avec un noyau qui remplit tout le corps cellulaire. Leur protoplasma est granuleux et s'imbibe facilement de matières colorantes (voy. fig. 147, p. 263).

Ces petites cellules occupent les espaces que laissent entre eux les faisceaux tendineux ; tantôt disposées, par conséquent, en travées longitudinales, quand ces derniers sont parallèles, ou en amas circonscrits correspondant aux dépressions produites par leur entre-croisement. Elles sont, la plupart du temps, rangées à la surface de la séreuse ; d'autres fois elles bourgeonnent vers la profondeur.

Ces cellules ont été figurées par Ludwig et Schweiger Seidel, par Klein, comme des traînées de petites cellules placées sur un plan plus profond que les grandes. Sur ces points, les imprégnations de nitrate d'argent donnent une foule d'aspects variables, suivant les conditions de l'expérience, et ces aspects ont été pris par beaucoup d'auteurs pour des choses réelles. D'après Tourneux et Herrmann, ces stomates, les centres de segmentation de Ludwig et Schweiger Seidel, les canaux de communication de Klein, les puits lymphatiques de Ranvier, se rapportent à un seul objet : ce sont toujours des centres de formation épithéliale.

Souvent, au fond de la citerne que le nitrate d'argent n'a pas imprégnée, on voit un lymphatique dont l'épithélium est, par contre, délimité. C'est là ce qui a fait croire à une communication de la citerne avec le lymphatique. Mais, sur de bonnes préparations, on peut voir que l'épithélium de la dépression est partout continu ; et, d'autre part, l'épithélium du lymphatique sous-jacent ne présente aucune solution de continuité.

Plèvre. — La plèvre possède un feuillet pariétal isolable et séparé de la paroi thoracique, tantôt par du tissu lamineux, tantôt par une aponévrose au niveau des muscles intercostaux. Ce feuillet se décolle facilement dans toute son étendue, surtout au niveau des côtes ; aussi, quand les poumons sont devenus adhérents, il est facile de les enlever avec la séreuse tout entière.

La plèvre forme des replis comme ceux du péritoine, allant du feuillet viscéral au feuillet pariétal : tels sont les ligaments triangulaires du poumon. Le feuillet viscéral est séparé de cet organe par une mince couche de tissu lamineux, qui joue, ainsi que nous le verrons, un rôle important en pathologie.

Cette séreuse renferme des lymphatiques, mais en très-petit nombre, comme toutes les autres ; la plupart appartiennent au poumon ou à la paroi costale.

L'épithélium est formé par de larges cellules polygonales de $0^{mm},04$ à $0^{mm},05$, plus ou moins dentelées ; elles diffèrent à la surface des côtes et dans les espaces intercostaux. On voit encore dans ces espaces des traînées de petites cellules, où Dyblkowsky avait cru voir des stomates. Ces prétendues stomates étaient dus à des précipités irréguliers de nitrate d'argent (Tourneux et Herrmann). Sur la plèvre diaphragmatique, les cellules sont pentagonales et très-régulières.

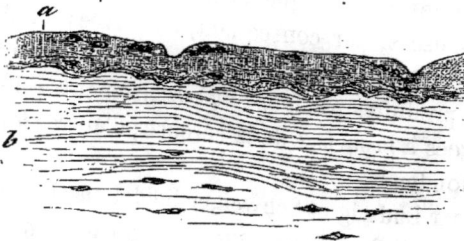

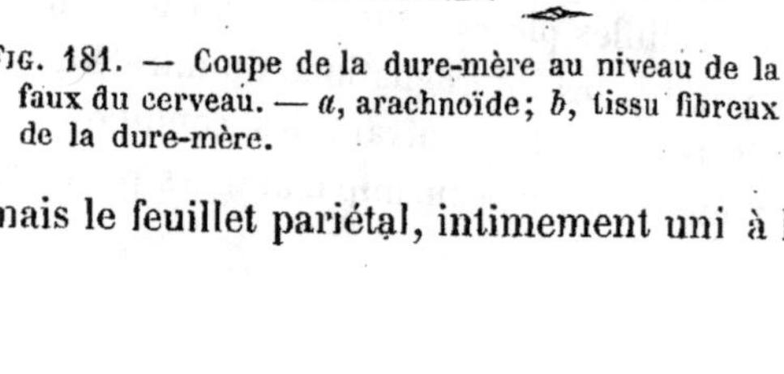

FIG. 181. — Coupe de la dure-mère au niveau de la faux du cerveau. — *a*, arachnoïde; *b*, tissu fibreux de la dure-mère.

Arachnoïde. — Le feuillet viscéral est facile à voir ; mais le feuillet pariétal, intimement uni à la dure-mère, ne se révèle au premier examen que par l'aspect luisant de cette membrane. Sur les coupes, des particularités de structure assez délicates, mais évidentes néanmoins, le font reconnaître. A la surface de la dure-mère on aperçoit une couche qui atteint $0^{mm},3$ à $0^{mm},5$ d'épaisseur sur la faux du cerveau. Elle est nettement délimitée et différente du tissu fibreux sous-jacent par la disposition de ses fibres et par sa coloration en présence de certains réactifs.

Dans les inflammations méningitiques, on voit ce feuillet épaissi présenter des lésions, à l'exclusion du tissu fibreux de la dure-mère (voy. Lancereaux, *Anat. pathol.*).

Tunique vaginale. — Le feuillet viscéral de cette séreuse, adhérent à la tunique albuginée du testicule, est souvent isolé sur une assez grande étendue, quand on pratique des injections lymphatiques avec le mercure. Il se montre sur les coupes, au-dessus de la membrane fibreuse, comme une couche distincte sans réseau élastique, pénétrée de distance en distance par des capillaires lymphatiques.

Péricarde. — Le péricarde présente un feuillet viscéral que l'on peut facilement séparer du cœur, et un feuillet pariétal intimement adhérent à l'enveloppe fibreuse. Sous le péricarde viscéral, on injecte facilement des lymphatiques; il n'en est pas de même du péricarde pariétal. Néanmoins, chez les animaux dont le péricarde est mince et transparent, il est facile de démontrer l'existence de ces vaisseaux au moyen du nitrate d'argent.

Les cellules épithéliales ont un diamètre de $0^{mm},015$ à $0^{mm},020$, et sont disposées en rosaces concentriques (Tourneux).

Gaînes tendineuses. — Les synoviales des gaînes tendineuses présentent encore un feuillet distinct, sur le tendon et sur les parois de la gaîne. Ces deux feuillets sont réunis par un repli, le mésotendon, très-bien figuré par M. Farabeuf dans sa thèse d'agrégation. C'est par ce repli que les vaisseaux arrivent à la portion de tendon qui se trouve renfermé dans la synoviale. Sur le tendon la séreuse est réduite à une couche distincte, mais d'une très-grande minceur et dépourvue souvent de vaisseaux. La synoviale est tapissée par une couche de cellules polygonales très-grandes et très-régulières, de $0^{mm},04$ à $0^{mm},06$; sur les tendons de la queue du rat elles sont surtout remarquables et dépassent en largeur $0^{mm},1$ et $0^{mm},2$.

Synoviales articulaires. — Les synoviales tapissent toutes les parties en rapport avec la cavité articulaire, sauf les cartilages. Elles s'arrêtent, en s'amincissant progressivement, un peu au delà de la ligne de séparation de l'os et du cartilage ; elles empiètent un peu sur ce dernier.

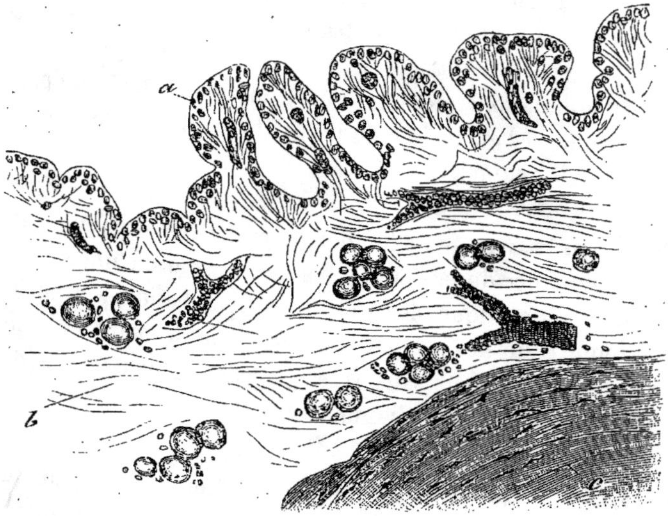

Fig. 182. — Coupe de la synoviale du genou au niveau du ligament latéral interne. — Cette préparation a été faite avec la synoviale du genou d'un supplicié de vingt-cinq ans. — *a*, tissu de la synoviale avec des végétations villiformes ; *b*, tissu conjonctif sous-séreux renfermant des vésicules adipeuses et interposée entre la synoviale et le ligament latéral interne.

On pourrait les comparer dans leur disposition générale à un manchon embrassant par ses deux extrémités les surfaces articulaires.

A l'état normal, la synoviale ne dépasse le cartilage que de 1, 2 ou 4 millimètres ; les vaisseaux sanguins arrivent à cette limite et forment des anses récurrentes. Mais dans les articulations maintenues immobiles, on voit la séreuse s'avancer peu à peu entre les cartilages sous forme d'un tissu mou et transparent (Ch. Robin). Dans le cas de tumeur blanche, ce tissu prend alors l'aspect de fongosités qui contribuent à établir des adhérences d'une extrémité osseuse à l'autre.

Les synoviales sont facilement isolables dans la plus grande partie de leur étendue ; une couche de tissu conjonctif avec des vésicules adipeuses les sépare même souvent des ligaments articulaires (voy. fig. 182). Sur les coupes, les parties qui sont munies de prolongements villiformes, ressemblent à s'y méprendre à des muqueuses : ce qui prouve assez que la membrane séreuse possède un tissu spécial.

La trame des synoviales manque de réseau élastique, à proprement parler ; elle est riche en noyaux du tissu conjonctif. On y voit des capillaires qui s'avancent jusqu'à $0^{mm},02$ à $0^{mm},03$ de la surface sous-épithéliale, mais jusqu'ici aucun anatomiste n'a pu découvrir de lymphatiques dans les séreuses articulaires.

Les franges synoviales forment des renflements supportés par un pédicule plus ou moins long et remplis souvent par des pelotons adipeux et par des vaisseaux sanguins. Dans les inflammations articulaires, ces franges se développent et constituent des sortes de villosités où pénètrent des vaisseaux capillaires volumineux. Les synoviales articulaires sont, en outre, repoussées de distance en distance par les bourrelets adipeux dont nous avons déjà parlé à propos du système adipeux, et qui jouent un rôle important dans la physiologie des mouvements.

Ces saillies de la séreuse renferment de petits nodules cartilagineux, qui, s'hypertrophiant dans quelques conditions pathologiques, peuvent se séparer et tomber dans l'articulation.

A part les vésicules adipeuses, la plus grande partie de ces prolongements synoviaux sont formés par le tissu de la séreuse.

Ces prolongements sont l'origine des corps étrangers que l'on rencontre dans les articulations. On a vu jusqu'à cinquante corps étrangers dans une seule jointure. Leur volume varie de la grosseur d'un grain de blé à celui d'une châtaigne. Les uns sont formés de cartilage avec des points ossifiés quelquefois dans la partie centrale, les autres de matière amorphe avec quelques éléments du tissu conjonctif : tels sont les grains riziformes que l'on trouve aussi dans les gaînes tendineuses.

Épithélium des synoviales. — Les cellules de cet épithélium sont très-irrégulières, inégales, à bords onduleux ; elles sont encore plus irrégulières dans les bourses séreuses. Dans les dépressions de la synoviale, et à la surface des franges, surtout quand elles sont hypertrophiées dans les cas d'arthrites, on aperçoit des cellules épithéliales polyédriques, de même nature que celles que nous avons vues dans les dépressions intertendineuses du centre phrénique. Dans les enfoncements, les cellules sont souvent sur plusieurs couches superposées ; mais il ne faudrait pas pour cela, avec Kölliker et Tillmann, considérer l'épithélium des synoviales comme stratifié.

DÉVELOPPEMENT DU SYSTÈME SÉREUX

§ 91. 1° **Formation du tissu.** — La première séreuse qui apparaisse est représentée par la fente pleuro-péritonéale destinée à former le péritoine, le péricarde et la plèvre. Elle est visible du côté de l'extrémité céphalique de l'embryon dès la formation des replis céphaliques. Nous avons vu qu'elle se produit par un simple écartement des éléments du feuillet moyen. Peu de temps après ce premier phénomène, les cellules superficielles qui tapissent les deux parois de la cavité ainsi produite prennent l'aspect caractéristique des épithéliums. Ces cellules sont d'abord polyédriques et régulièrement rangées les unes à côté des autres; elles se présentent ainsi sur la plèvre, le péritoine, dès que ces séreuses sont disposées en cavités distinctes. Au-dessous de l'épithélium, se développe peu à peu une membrane qui représente la trame propre de la séreuse. En même temps l'épithélium tend à prendre la forme lamellaire, mais à une époque plus ou moins tardive et suivant les régions que l'on considère. Il en est où ces cellules épithéliales sont toujours polyédriques; ce sont les enfoncements de la séreuse comme ceux que nous avons vus au centre phrénique dans les synoviales et les plèvres, où il conserve toute la vie les dispositions qu'il affecte pendant la vie embryonnaire. Chez des embryons humains de cinq mois, l'épithélium du péritoine est formé de cellules avec un gros noyau et offrant quelque analogie avec les cellules épidermiques de la couche de Malpighi.

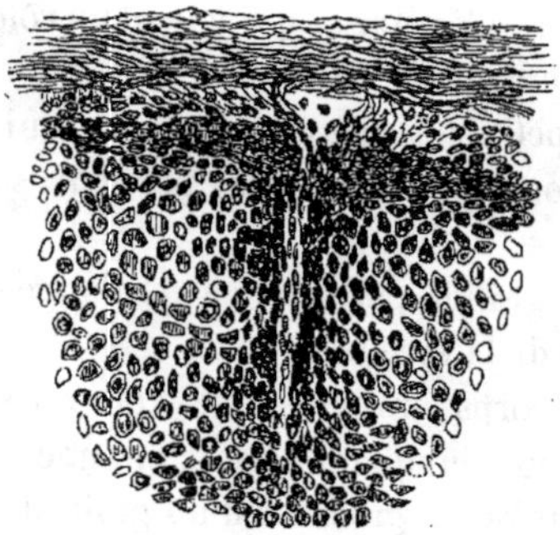

FIG. 183. — Segmentation d'un cartilage au niveau d'un interligne articulaire. Une ligne claire passe au milieu de la région où les chondroplastes sont serrés les uns contre les autres.

Les autres séreuses se forment de même, à des époques variables du développement, par un écartement des éléments du feuillet moyen. Ces époques n'ont pas encore été déterminées exactement pour les principales séreuses articulaires et splanchniques.

Lorsqu'on suit la formation des *synoviales articulaires*, on voit d'abord une segmentation se produire dans le cylindre cartilagineux primitif du moignon des membres. Sur la ligne qui représentera plus tard l'interligne articulaire, les chondroplastes sont plus petits et plus serrés. Bientôt une bande claire apparaît au milieu de la masse opaque formée par ces cellules cartilagineuses réunies. Au fond de la dépression correspondant à cet espace transparent, on aperçoit des cellules cartilagineuses moins colorées et qui semblent en voie d'atrophie ; une scissure se produit alors au milieu de ces cellules : c'est la première trace de la cavité articulaire. La division s'étend ensuite en dehors du cartilage dans les éléments périphériques ; et ainsi la synoviale se constitue peu à peu. On voit, par conséquent, que bien qu'à une époque beaucoup plus tardive, la formation des séreuses articulaires se fait de la même façon que la grande séreuse splanchnique, de laquelle dérivent le péritoine, la plèvre et le péricarde.

Développement des séreuses splanchniques. — *Division de la fente pleuro-péritonéale en trois cavités.* — Nous avons vu, page 91, comment se développait la fente pleuro-péritonéale. Des deux couches du feuillet moyen séparées par cette fente, l'une, la lame fibro-cutanée, a formé les parois abdominales avec la séreuse pariétale qui les double ; l'autre, la lame fibro-intestinale, de son côté, a produit l'enveloppe musculaire de l'intestin avec le péritoine viscéral.

La formation du péritoine est donc très-facile à comprendre, mais il n'en est pas de même des plèvres et du péricarde. Je me suis appliqué à résoudre cette seconde partie de la question, et je vais donner ici les résultats de mes propres recherches.

Ces trois séreuses, péricarde, plèvre, péritoine, dérivent toutes de la fente pleuro-péritonéale. Le péricarde apparaît le premier, ensuite le péritoine, et enfin la plèvre. Il devait en être ainsi, car ces séreuses suivent l'ordre de formation des organes dont elles dépendent. Le cœur, en effet, se développe bien avant le poumon.

Pour comprendre comment se forme le péricarde il faut se reporter à ce que nous avons dit sur le développement de l'aire vasculaire et du cœur. Or, nous avons vu que cet organe s'était développé en avant du capuchon céphalique, et dans la partie de la fente pleuro-péritonéale qui passe en avant de ce capuchon. Cette fente, en effet, suit le mouvement de flexion des lames qui composent l'extrémité céphalique lorsqu'elles s'incurvent pour former les capuchons (voy. fig. 48, p. 105).

A cette époque, c'est-à-dire vers quarante-quatre ou quarante-six heures, chez le poulet, le cœur est dans le prolongement antérieur de la cavité péritonéale. Il est placé entre deux lames qui s'écartent en avant de lui : l'une, pour se rejeter en arrière et former l'amnios ; l'autre, pour s'appliquer sur le jaune (voy. fig. 40, 41 et 43). Cette partie de la fente pleuro-péritonéale n'est donc fermée d'aucun côté. Le cœur occupe par conséquent un espace angulaire ouvert directement dans la cavité innominée en avant, et en continuité directe sur les côtés avec la partie de la fente pleuro-péritonéale qui règne le long du corps de l'embryon.

Dès la fin du troisième jour, on voit se former un cloisonnement entre la portion péricardique et la portion intestinale de la fente pleuro-péritonéale. Lorsqu'on suit en effet des séries de coupes transversales d'un embryon de quarante-huit heures, on peut voir sur les plus inférieures le cœur et l'aditus antérieur dans une cavité commune (fig. 184), et sur les plus élevées une cloison de séparation, D', régnant entre ces deux organes

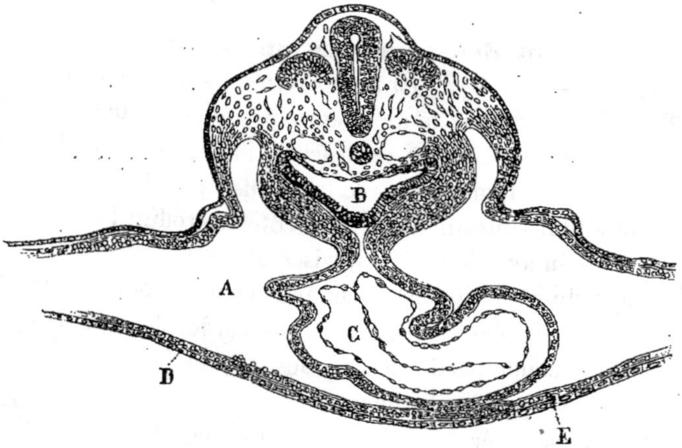

Fig. 184. — Coupe d'embryon de poulet de quarante-quatre heures, alors que l'intestin et le cœur sont compris dans la même portion de la fente pleuro-péritonéale. — A, fente pleuro-péritonéale avant sa division ; B, aditus antérieur ; C, cœur ; D, feuillet interne ; E, lame fibro-intestinale.

(fig. 185). On aurait considéré des coupes portant au même niveau sur des embryons d'âges différents qu'on aurait constaté la même chose.

A une certaine époque, la couche de mésoderme D' n'existe entre les deux dépendances, P et Q, de la cavité pleuro-péritonéale, que sur les coupes intéressant les parties les plus élevées de l'extrémité céphalique. Quelques heures plus tard, on voit aussi sur les coupes les plus inférieures cette cloison de séparation. Ainsi de très-bonne heure commence le cloisonnement qui isole en avant la cavité du péricarde : cloisonnement qui se fait progressivement de haut en bas. Il semble donc qu'une masse de mésoderme descende peu à peu des régions supérieures, et s'insinue entre la partie péricardique et la partie intestinale de la fente pleuro-péritonéale. Mais cette descente de la cloison de séparation n'est qu'un mouvement relatif. Ce qui se produit ici en réalité, c'est une pénétration du cœur et de l'intestin se faisant en sens inverse, c'est-à-dire de bas en haut, dans l'extrémité céphalique, qui continue toujours à grossir. Ces deux organes, en augmentant de hauteur, s'enfoncent dans la lame fibro-cutanée qui limite par une surface à concavité inférieure la fente pleuro-péritonéale (voy. fig. 48).

En même temps que cette pénétration se produit, le cœur et l'intestin antérieur s'éloignent l'un de l'autre; de sorte que la couche mésodermique

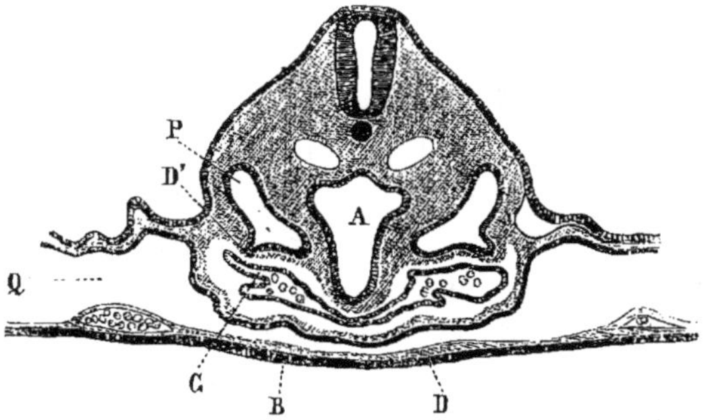

FIG. 185. — Coupe d'embryon de quarante-six heures, après la séparation de la fente pleuro-péritonéale en cavité du péricarde et en cavité péritonéale. La cavité du péricarde n'est pas encore fermée sur les côtés.— A, Aditus antérieur; B, feuillet interne; C, cœur; D, lame fibro-intestinale; D', couche de mésoderme séparant la cavité du péricarde de celle du péritoine; P, cavité péritonéale; Q, péricarde ouvert largement en dehors.

qui leur servait de paroi mitoyenne continue à augmenter d'épaisseur dans le sens antéro-postérieur et les écarte l'un de l'autre.

Ainsi le cœur se trouve bientôt au centre d'une sorte de cône renversé qui communique par les côtés de sa base avec la portion péritonéale de la fente pleuro-péritonéale, et en avant avec cet espace laissé par l'écartement du feuillet interne et de l'amnios, que nous avons appelé la cavité innominée. La fermeture de ce cône se complétera peu à peu par le rapprochement des lames ventrales; en même temps que se fermera aussi le péritoine.

Lorsque la cavité où se trouve le cœur est délimitée ainsi sur les côtés et en arrière, elle offre à considérer : une paroi postérieure verticale qui la sépare de l'intestin antérieur; une paroi inférieure qui tend à devenir de plus en plus horizontale et qui s'applique sur le jaune en doublant le feuillet interne; des parois latérales qui se confondent avec les lames ventrales (voy. fig. 186).

La fente pleuro-péritonéale est donc décomposée maintenant en deux parties : l'une antérieure ou péricardique, l'autre postérieure ou péritonéale. La plèvre n'existe pas encore; elle ne se formera qu'après le poumon et en même temps que le foie et le diaphragme. Si l'on considère le péricarde et le péritoine à un même niveau de la partie supérieure de l'embryon, on voit que le péricarde est très-étendu, le cœur ayant à cette époque un volume relativement considérable. La séreuse péritonéale, au contraire, n'est représentée là que par une simple fente tapissée d'épithélium (voy. fig. 186), mais elle va s'ouvrir de plus en plus à mesure que se développera le bourgeon pulmonaire qu'elle est appelée à recevoir.

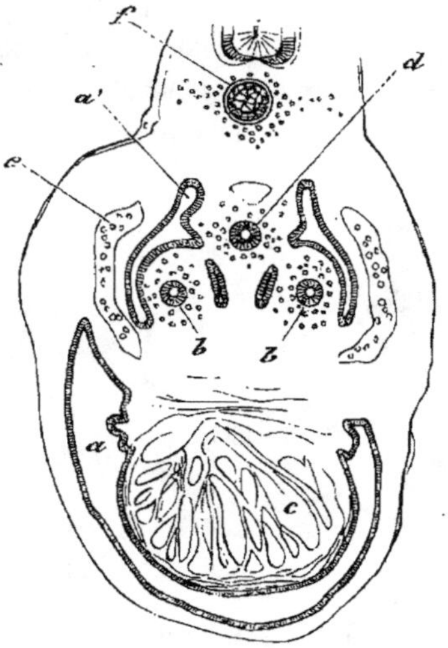

Fig. 186. — Coupe d'embryon de poulet du sixième jour, alors que le péricarde est fermé et que le bourgeon pulmonaire commence à faire saillie dans la cavité péritonéale. La cloison médiastine, qui, sur l'embryon de quarante-huit heures n'a que l'épaisseur de la couche représentée en D, fig. 43, *d*, s'étend maintenant depuis et jusqu'à la paroi postérieure du cœur. — *a*, péricarde ; *a'*, péritoine : cette portion du péritoine formera la plèvre plus tard ; *b*, bronches ; *c*, cœur ; *d*, intestin ; *f*, corde dorsale, etc.

Sur la figure 186, on peut voir que l'intestin s'est déjà très-écarté de la paroi postérieure du cœur. Cet organe était primitivement collé sur la paroi antérieure de l'aditus antérieur ; mais maintenant il existe une épaisse couche de mésoderme correspondant au médiastin.

Sur les coupes longitudinales d'embryon, représentées figures 53, 55 et 57, on peut suivre l'épaississement progressif de cette cloison médiastine. Elle se développe dans deux sens différents : en longueur et en largeur ; voyons d'abord ce qu'elle devient latéralement.

Quand le poumon apparaît, il fait saillie dans la partie la plus élevée de la cavité péritonéale. Le bourgeon qui le représente naît des parties latérales de la cavité œsophagienne, et dès qu'il atteint un assez grand volume, il force la séreuse postérieure à s'agrandir et à dépasser le péricarde. Alors des parties latérales de la cloison médiastine naissent deux cloisons transversales secondaires beaucoup plus minces. Sur les coupes elles se présentent comme les deux branches horizontales d'un T dont la verticale figurerait la cloison médiastine.

Les cloisons transversales sont peu à peu incurvées en avant par le poumon qui se développe, et elles se placent comme les deux parties d'un livre qu'on ouvrirait au milieu, et qui comprendraient le cœur dans l'angle qu'elles offrent ainsi en avant.

Ces cloisons tendant à se fermer de plus en plus, il vient un moment où le feuillet épithélial péritonéal enveloppe entièrement celui du péricarde, la plèvre n'étant pas encore délimitée. Entre ces deux couches de cellules le mésoderme en forme une troisième très-mince, qui sera représentée plus tard par le péricarde pariétal fibreux, le tissu propre de la plèvre et le tissu conjonctif intermédiaire à ces deux membranes.

Si l'on étudie maintenant le développement de la cloison médiastine dans le sens de la longueur, ainsi qu'on peut le faire sur des coupes longitudinales, on voit que cette cloison, qui n'est autre au début que la paroi antérieure de l'aditus antérieur, se continue directement avec la lame fibro-intestinale. Elle vient, ainsi que nous l'avons déjà dit, se réunir à la lame fibro-amniotique dans une région très-élevée et sur une ligne qui passerait en *g*, fig. 54, c'est-à-dire sur le bourgeon branchial le plus inférieur. Cette ligne, qui représente l'intersection des deux plans membraneux, celui de la lame fibro-amniotique et celui de la paroi antérieure de l'aditus, s'élargit peu à peu. D'une ligne mathématique elle devient un plan qui s'étale derrière le cœur ; mais ce plan lui-même s'épaissit et forme la cloison médiastine dont nous avons parlé à propos des coupes transversales.

En résumé, cette ligne de rencontre des deux membranes se transforme, en s'élargissant dans tous les sens, en une cloison qui se glisse pour ainsi dire entre le cœur et l'intestin, et les écarte l'un de l'autre.

Il est bien important de remarquer que son point de départ est situé très-haut dans la région pharyngienne. Or, comme c'est elle qui formera le diaphragme, ce muscle, qui sépare l'abdomen du thorax, est donc en rapport primitivement avec les parties les plus élevées du système nerveux central, puisqu'à cette époque il n'y a pas encore de régions cervicale et thoracique.

Si nous nous reportons maintenant à l'époque où nous étions restés du développement, alors que le poumon avait déjà atteint un certain volume, nous voyons que la plèvre commence à se délimiter dans le sens horizontal, mais inférieurement elle communique largement avec la séreuse qui enveloppe l'intestin. C'est par le développement du foie et du diaphragme qu'elle va se fermer de ce côté.

En effet, cette cloison médiastine dont nous avons parlé précédemment, de verticale qu'elle était primitivement dans toute son étendue, est forcée, lorsque le foie se développe au-dessous d'elle, de se replier horizontalement au milieu de sa hauteur, pour prendre la position de la couche représentée en *b* (1), fig. 57. Ainsi se constitue la paroi postérieure du péri-

(1) Les points *b* des figures 54 et 55 correspondent bien à la même couche mésodermique, mais à une région différente de cette couche.

carde, correspondant à la partie verticale de la cloison, et le diaphragme correspondant à la partie horizonrale.

Nous pouvons arriver à comprendre de cette façon la position du centre phrénique, qui, chez l'adulte, fait corps avec la paroi inférieure du péricarde ; mais pour voir comment se fait le cloisonnement de la séreuse péritonéale qui donne la plèvre, il faut suivre le développement du foie.

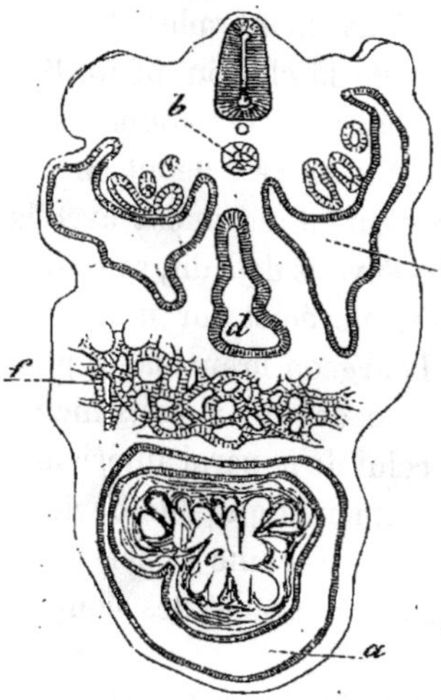

FIG. 187. — Coupe d'embryon de mouton de 5 millim. au moment où débute le foie. Cet organe se développe dans la cloison médiastine. — *a*, péricarde ; *a'*, péritoine ; *b*, corde dorsale ; *c*, cœur ; *d*, intestin ; *f*, foie.

Le bourgeonnement épithélial partant de l'intestin, qui donne naissance à cet organe, se fait encore dans l'épaisseur de cette cloison médiastine. C'est elle qui lui fournit sa capsule fibreuse avec les prolongements interlobulaires. Or, si l'on considère des coupes comme celles de la figure 187, on voit que le foie, en se développant, s'étale dans le mésoderme aussi bien de la cloison que des parois abdominales.

En s'étendant transversalement il soulève sur sa face supérieure une couche mésodermique adhérente de tous les côtés, et continue avec celle des lames ventrales. Comme le développement du foie est très-rapide, il s'ensuit qu'en très-peu de temps, cet organe divise la séreuse péritonéale en deux parties : l'une pleurale, l'autre péritonéale. On peut constater que chez les mammifères et les oiseaux ces phénomènes sont identiques au début.

Mais chez les uns (les mammifères) la couche mésodermique soulevée sur la face supérieure du foie se développe de plus en plus, engendre des fibres musculaires pour donner le diaphragme. Chez les oiseaux, cette même couche est décomposée, séparée en plusieurs lames par la formation des réservoirs aériens.

Le foie est donc beaucoup plus adhérent aux parois latérales de l'abdomen au commencement de son développement qu'à la naissance. Il fait même corps avec le poumon, sorti aussi de la cloison médiastine, de laquelle dépend encore l'intestin. Mais peu à peu il s'isole dans la cavité péritonéale et en s'écartant de ses parois il laisse des replis comme les ligaments triangulaires et falciformes.

Primitivement le foie s'étend donc transversalement d'un côté à l'autre, dans la couche de mésoderme qui couvre sa face supérieure, en partant de la paroi inférieure du péricarde qu'elle prolonge, se développe le centre

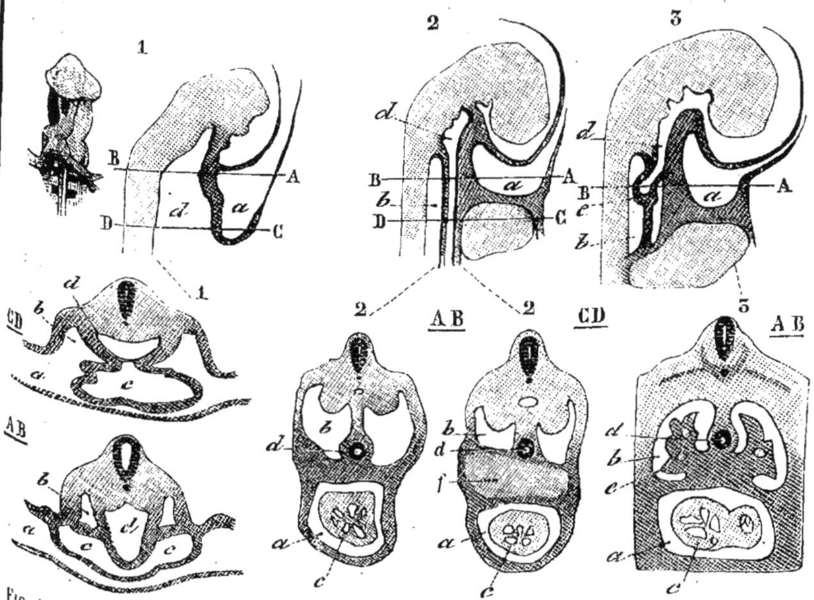

FIG. 188. — Cette planche résume tout le développement des plèvres et du diaphragme. — 1, 2, 3, représentent des coupes longitudinales d'embryons de plus en plus âgés; ces dessins reproduisent amplifiées les formes des figures 54, 55, 57, chapitre IV. Les figures situées au-dessous des précédentes correspondent à des coupes horizontales faites à des hauteurs différentes, marquées par les lignes AB et CD. Les parties plus foncées représentent la portion de la lame fibro-intestinale qui donne la cloison médiastine et se développe comme nous l'avons indiqué. (Les deux coupes longitudinales 2 et 3 seulement sont un peu schématiques).

1. — Aspect de l'extrémité céphalique d'un embryon de 46 heures et coupe longitudinale antéro-postérieure. — CD, coupe transversale correspondant à CD de la figure située au dessus : sur cette figure la fente pleuro-péritonéale n'est pas encore divisée; AB, coupe plus élevée : la division de la fente pleuro-péritonéale en cavité intestinale et cavité du péricarde est opérée; *a*, péricarde; *b*, cavité péritonéale; *c*, cœur; *d*, aditus antérieur.

2. — Coupes faites à l'époque où le foie a commencé à se développer; la cloison médiastine s'est considérablement développée; le poumon n'existe pas encore; le foie se développe dans la cloison médiastine; la cavité du péricarde est entièrement fermée; coupe AB, elle est faite au-dessus du foie; coupe CD, elle passe au niveau du foie; *a*, *b*, *c*, *d*, mêmes significations; *f*, foie.

3. — Coupes correspondant à l'époque où le diaphragme et le poumon se sont développés; sa coupe horizontale AB passe au-dessus du foie et au niveau du cœur; *a*, *b*, *c*, *d*, mêmes significations; *e*, poumon.

phrénique et le feuillet adhérent du péricarde; enfin le muscle diaphragme lui-même.

On comprend dès lors comment cette cloison de mésoderme, qui primitivement formait la paroi antérieure du capuchon céphalique, s'est ployée en deux pour former la paroi inférieure du péricarde, puis s'est étendue transversalement à la surface du foie en contractant en même temps que cet organe des adhérences sur tout le pourtour de la cavité abdominale. Ainsi se développe la cloison diaphragmatique.

Le diaphragme est donc développé aux dépens de la paroi inférieure du péricarde primitif. Il était facile de le prévoir, étant donné que le péricarde est intimement uni au centre phrénique, chez l'homme ; que chez les autres animaux il existe au moins un méso-péricarde ; enfin que le foie, de son côté, est suspendu à la face inférieure du diaphragme.

Quand le foie ne s'étend pas latéralement et ne contracte pas des adhérences multiples, dès le début, avec les parois abdominales, la cloison diaphragmatique reste limitée au cœur, et la cavité péritonéale est indivise. Le poumon dès lors, au lieu de se former dans une cavité distincte, occupe, comme chez les reptiles, la cavité abdominale.

Cette paroi inférieure de la cavité du péricarde primitif donne toujours naissance à une cloison transversale qui sépare le cœur de la cavité péritonéale. Seulement, cette cloison diaphragmatique ne dépasse pas forcément les limites du péricarde. Elle peut ne pas s'étendre en arrière dans la cavité péritonéale, comme chez les reptiles qui ont un diaphragme membraneux limité au péricarde. Chez certains mammifères et surtout chez l'homme, la cloison intermédiaire au foie et au cœur est simple et formée d'une seule couche. Chez les ruminants, les carnassiers, le feuillet pariétal de la séreuse péricardique s'en sépare ; chez les oiseaux, elle est creusée par une partie de l'appareil des sacs aériens.

Développement des plèvres. — En même temps que s'achève le cloisonnement transversal de la cavité péritonéale, pour donner, d'une part, la plèvre, de l'autre, le péritoine, le poumon commence à se développer à une époque relativement tardive. Il naît d'une des deux dernières fentes branchiales, sous forme d'un cylindre épithélial qui descend verticalement dans la cloison médiastine, sur la ligne d'intersection des deux plans qu'elle forme, et dont la coupe transversale, nous l'avons vu, figurait la lettre T renversée.

Arrivé au niveau de la cavité péritonéale (ou pleurale), ce bourgeon envoie des rameaux de chaque côté du plan médian, pour les deux poumons. Ces bourgeons sortent de la cloison médiastine d'avant en arrière en s'enveloppant du mésoderme qui en forme la plus grande épaisseur. Il en résulte deux petites masses qui tendent de plus en plus à se pédiculiser, mais qui, d'abord, sont libres en arrière dans la cavité séreuse, et en avant font corps avec le mésoderme de la cloison médiastine.

Au niveau du foie, la cloison médiastine fournissant en bas et en avant le tissu conjonctif de cet organe, en haut et en arrière celui des poumons, il en résulte qu'au début le foie et le poumon sont soudés l'un à l'autre. Ils se séparent par les progrès du développement ; mais chez les oiseaux, le poumon conserve toujours les traces de ses adhérences antérieures, dans le diaphragme pulmonaire qui reste intimément uni au parenchyme du poumon.

Pendant les premières périodes du développement du poumon, on ne constate point de différences notables du côté de la cavité séreuse destinée à cet organe, soit que l'on considère des mammifères ou des oiseaux.

La plèvre occupe chez les uns et les autres toute la partie postérieure et latérale du bourgeon pulmonaire. Mais chez les oiseaux le poumon reste à cet état de développement ; de sorte qu'à la naissance il existe une plèvre en rapport avec les gouttières rachidiennes, et le poumon est adhérent en avant et un peu sur les côtés. Chez les mammifères il n'en est pas de même ; cet organe se pédiculise de plus en plus et s'isole dans la cavité pleurale. A mesure qu'il se détache ainsi des parois médiastines et qu'il augmente de volume, il force, ainsi que nous l'avons vu, la cloison de séparation qui règne transversalement entre le péricarde et la plèvre à s'incliner en avant et à envelopper le cœur. Le péricarde est compris dans l'angle que forment les deux parties de cette cloison qui, nous l'avons vu, se rapprochant, comme les feuillets d'un livre que l'on fermerait, sur le cœur interposé, finissent par s'accoler sur la ligne médiane antérieure.

PATHOLOGIE DU SYSTÈME SÉREUX.

§ 92. Les lésions de ce système, que les maladies constitutionnelles semblent choisir comme le terrain le plus habituel de leurs manifestations, formeraient le plus vaste chapitre de la pathologie, si nous voulions les suivre en détail. Le cadre restreint que nous nous sommes imposé ne nous permet pas d'aller au delà de quelques considérations générales sur les affections de ces membranes, déduites de leur étude anatomique et embryogénique.

La pathologie du système séreux a fini par se constituer, grâce au nombre considérable de faits observés depuis Bichat. Mais les hésitations des anatomistes, leurs contradictions continuelles sur la nature de ces membranes, ont empêché de coordonner les observations et d'en tirer les déductions qu'on était en droit d'attendre. Comment, en effet, établir la pathologie d'un système dont on se refuse à admettre l'existence, malgré l'évidence des faits? La pathologie des systèmes anatomiques, qui est la véritable pathologie générale, ne peut se payer de mots et se contenter de données vagues et incertaines. S'il a été possible de faire l'histoire des maladies des systèmes nerveux, musculaire, osseux, c'est qu'il s'agissait là de tissus nettement définis. Mais comment placer des lésions sur une surface ou sur une couche de cellules qui n'ont qu'une nutrition d'emprunt? Cependant, à voir le nombre considérable d'affections qui viennent se localiser sur les séreuses, il semble que la pathologie de ce système représente le lien commun sans lequel il est impossible de tenter le moindre essai de généralisation.

Il serait trop long d'énumérer toutes les maladies qui peuvent, primitivement ou secondairement, se manifester sur les séreuses tantôt c'est le rhumatisme, l'albuminurie, la scrofule, la tuberculose, la diathèse cancéreuse, etc., l'infection puerpérale, les lymphangites suppurées, les érysipèles. « Quel champ plus vaste à parcourir, disait Bichat, pour l'anatomiste pathologique ! » Et en effet il appartient à l'anatomie d'étudier les épanchements séreux, leur marche, la formation des adhérences, des hémorrhagies, etc.; tantôt ce sont des affections chirurgicales telles que les plaies pénétrantes articulaires, les hydarthroses, les corps étrangers des synoviales.

Peut-on, en présence de tant de maladies, imaginer qu'elles viennent se donner rendez-vous sur des surfaces? Comment des anatomistes qui avaient sous les yeux tant de faits cliniques ont-ils eu l'esprit assez aveuglé par des idées préconçues, pour penser que le territoire choisi, pour ainsi dire, par toutes les maladies générales, n'avait pas des caractères spéciaux bien déterminés, et ne possédait pas son autonomie comme tous les autres systèmes? Il en serait autrement si les notions sur les propriétés de tissu étaient vulgarisées davantage. Aussi, lorsque Bichat s'élève contre cet enseignement qui se fait au moyen de dessins et de figures, où la dureté, la mollesse, l'élasticité des tissus ne peuvent être représentées, il semble déjà critiquer l'anatomie peu philosophique qui ne tient compte que de la forme extérieure. Il pense qu'on ne saurait trop les toucher, ces tissus animaux, afin de les bien connaître ; car là est la vraie science; on ne peut pas appeler anatomiste celui qui ne voit dans ses études que des nomenclatures, des questions de rapports, et qui ne comprend point quelle est la nature des parties qu'il dissèque, quelle part elles prennent dans le jeu des différents appareils et leur degré de résistance aux maladies.

Inflammation des séreuses. — Lorsque les séreuses sont le siége d'une congestion ou d'une inflammation (voy. *Système capillaire* et *Inflammation*), des lésions évidentes par le simple examen à l'œil nu se montrent de très-bonne heure sur la face libre et sur la face adhérente de la membrane. Celle-ci possède, ainsi que nous l'avons dit, ses vaisseaux propres, qui se trouvent, vu son étendue, disséminés sur une surface considérable. Un trouble vasculaire correspondant à un pareil département circulatoire ne peut se produire sans déterminer des désordres généraux plus ou moins graves.

On comprend aussi, quoique la membrane soit le point de départ, par action réflexe, des troubles vasculaires, et, pour ainsi dire, le centre vers lequel ils convergent, que néanmoins les désordres de l'inflammation dépassent de beaucoup ses deux surfaces limitantes.

Sur la surface libre, le premier phénomène accompagnant la congestion est un état poisseux. Elle prend un aspect dépoli, dû à l'exsudation d'une certaine quantité de matière amorphe demi-liquide. Certains auteurs ont attribué ce dépoli à la chute de l'épithélium. Or, nous l'avons dit plus haut, les séreuses dépouillées de leur revêtement épithélial n'en sont pas moins lisses et unies. Immédiatement après la mort, le péritoine prend souvent, sur les animaux, une teinte louche et granuleuse qui tient non à la chute, mais au soulèvement des cellules épithéliales commençant à se détacher. Les cellules se soulèvent donc et se séparent, en même temps que se fait cette exsudation au-dessous d'elles. Ces phénomènes peuvent être constatés après trois ou quatre heures sur les animaux en expérience. Au bout de vingt quatre heures, on voit dans la trame elle-même que les noyaux du tissu conjonctif se sont multipliés. Lorsqu'on détermine expérimentalement une péritonite sur un chien, on trouve, au bout de quatre à huit jours, les intestins agglutinés et adhérents entre eux; la matière qui les unit est épaisse, amorphe, et elle renferme des éléments du tissu lamineux de formation nouvelle. Ainsi s'établissent des adhérences entre les feuillets opposés de la séreuse (Ch. Robin). En même temps que les éléments conjonctifs se multiplient, les vaisseaux de l'un et l'autre feuillet s'envoient des bourgeons dont la structure est identique à celle des premiers vaisseaux qui apparaissent dans l'aire vasculaire de l'embryon (voy. *Vaisseaux capillaires*). Ces bourgeons s'unissent, se creusent peu à peu, et l'anastomose est rapidement établie d'un feuillet à l'autre. C'est ainsi que se forment les néomembranes des séreuses : courtes au début, elles s'allongent peu à peu, par les tiraillements auxquels elles sont soumises, et constituent des brides ou des nappes de tissu conjonctif. Ce sont là ces néomembranes qu'il faut distinguer des fausses membranes non organisées. Sur ces adhérences, la couche épithéliale de la séreuse se continue sans interruption. Ch. Robin, en 1856, a même fait voir que des vaisseaux lymphatiques s'y formaient et établissaient des anastomoses comme celles des vaisseaux sanguins.

Ces adhérences périphériques ne sont pas le fait de l'inflammation proprement dite, mais de la congestion qui l'accompagne. Là où la circulation est complétement arrêtée, comme le dit avec raison Ch. Robin, il ne se forme point de tissu nouveau.

Ainsi s'expliquent ces adhérences qui limitent les foyers inflammatoires développés dans les séreuses. Au centre, l'inflammation est très-intense ; on n'y voit que du pus ou des débris de tissus sphacélés, comme dans les perforations intestinales ; mais à la périphérie la congestion fait naître des adhérences qui opposent une barrière aux progrès des lésions.

Lésions du tissu sous-séreux. — Le travail formateur qui engendre des néomembranes, se produit aussi sur la face adhérente et amène le développement d'éléments conjonctifs nouveaux. Ceux-ci engendrent des fibres lamineuses. En même temps que se produisent des néomembranes à la surface de la séreuse enflammée, un travail analogue sur la face adhérente détermine donc la formation de couches de tissu conjonctif, qui ne tardent pas à passer à l'état de membranes fibreuses et à subir la rétraction spéciale à ce tissu. Ainsi, dans la pleurésie on voit se former audessous de la séreuse viscérale une couche molle d'abord, qui prend peu à peu une consistance plus grande ; et si les épanchements sont ponctionnés trop tard, quand cette couche a pris assez de résistance, le poumon ne se déplisse plus, le liquide ne s'écoule pas, lors de la thoracocentèse, et la suppuration survient fatalement. Il serait intéressant de voir si les raideurs articulaires consécutives aux arthrites ne sont pas produites aussi par l'épaississement du tissu conjonctif qui double la synoviale.

Causes immédiates de l'inflammation des séreuses. — Cl. Bernard, en enlevant le ganglion cervical inférieur, a pu déterminer des pleurésies chez les animaux. On est donc en droit de se demander si ce ganglion est un centre vaso-moteur pour la circulation pleurale, et si pour les autres séreuses il n'existerait pas de centres du même ordre. L'idée de territoire vasculaire éveille en effet celle de centre vaso-moteur, surtout lorsqu'il existe des troubles vasculaires correspondant non pas seulement à l'un de ces territoires, mais à tous ceux qui sont rangés dans la même catégorie. Pour expliquer la généralisation des congestions séreuses, leur mobilité si grande, il faut donc en chercher certainement la raison dans les rapports physiologiques qu'elles affectent avec le système nerveux.

Les séreuses sont peu sensibles à l'état normal, ainsi que Bichat l'a observé. Il fait remarquer que les chiens atteints de plaies abdominales mordent leur péritoine sans paraître s'en apercevoir; mais ces membranes deviennent très-sensibles par le fait de l'inflammation. Il est donc évident qu'elles ont des nerfs, mais surtout des nerfs du sympathique, qui déterminent des réactions motrices réflexes quand elles sont lésées.

Parmi les causes de leur inflammation, nous devons mettre en première ligne la cause la plus redoutée, c'est-à-dire le contact de l'air. On sait, en effet, combien sont graves les plaies pénétrantes articulaires, les ouvertures du péritoine. La façon dont se produisent ces inflammations si violentes et si rapides est un sujet qui mérite examen.

Il ne faut pas oublier que les séreuses articulaires, comme les autres, dans les conditions habituelles, ont leurs deux feuillets opposés exactement au contact. Comment se fait-il, par conséquent, qu'une simple plaie, qui ne met à découvert qu'une partie infiniment petite de la membrane, s'accompagne d'une inflammation généralisée? Est-ce en vertu d'une action sympathique ou réflexe? La théorie ingénieuse de Rindfleish va nous donner une explication beaucoup plus naturelle.

Supposons, dit-il, deux feuillets séreux en contact, de façon que les points A, B, C, D, etc., de l'un d'eux soient en rapport avec A′, B′, C′, D′, du feuillet opposé : qu'un mouvement de glissement se produise, A du premier se mettra en rapport avec B′ du second qui se trouve en dessous, et si A est altéré, il lui communiquera la lésion. B′, à son tour, quand les feuillets reprendront leur position première, produira une lésion sur B qui était primitivement en contact avec lui, et qui était sain; de sorte que sur le second feuillet, au lieu du seul point A, nous avons deux points lésés, A et B. Dans un autre mouvement, B contaminera C′, et ainsi de suite, de sorte qu'il est impossible de comprendre qu'un mouvement alternatif de glissement continu, si faible qu'il soit, puisse se produire entre deux feuillets séreux sans propager les lésions qui auront débuté en un point. Que ce soit un liquide altéré par la putréfaction, ou un noyau cancéreux, ou toute autre altération, on voit, par cette théorie si simple, quel est le mode d'envahissement de toute la membrane séreuse.

Or, ce n'est pas seulement sur les membranes séreuses que l'on constate des phénomènes de ce genre. Dans les interstices musculaires, si les muscles peuvent continuer leurs mouvements alternatifs, lors de blessures graves des membres, et quand les os brisés ne les soutiennent plus, les inflammations se propagent de la même façon.

Dans l'un et l'autre cas, si l'on supprime absolument tout mouvement, qu'il s'agisse de plaies articulaires ou de fractures compliquées, ainsi que je l'ai fait voir (1), les inflammations s'arrêtent ou ne se développent pas; qu'on rende tant soit peu la mobilité, aussitôt des accidents graves se déclarent.

On voit, en résumé, que dans la façon dont les séreuses s'enflamment quand elles sont mises en contact avec l'air, il n'y a rien de bien spécial à ces membranes; chez l'homme elles sont, à ce point de vue, d'une sensibilité excessive, car chez certains animaux les plaies du péritoine n'ont aucune gravité. Chez l'homme, d'ailleurs, il faut reconnaître une singulière aptitude à toutes les inflammations.

Une fois que l'inflammation a atteint un degré tel que la suppuration se soit établie, la séreuse n'existe plus; elle devient une simple poche purulente à parois bourgeonnantes, comme le sont celles de tout abcès développé dans le tissu cellulaire.

Les séreuses s'enflamment par voisinage, lorsque les organes qui les touchent immédiatement sont lésés. Il serait difficile de comprendre qu'il en fût autrement; néanmoins certaines inflammations ont sur les séreuses une influence difficile à analyser. Ce sont, par exemple, les érysipèles, dont nous avons déjà parlé, et les lymphangites; ainsi il existe un rapport évident entre les lymphangites utérines et les péritonites. Les recherches récentes de M. Mierzejewski ont montré qu'à la surface de l'utérus se trouvait un réseau lymphatique d'une richesse extrême, et dont beaucoup de vaisseaux pénétraient dans le tissu même de la séreuse, jusque sous la couche épithéliale. Faut-il voir dans ces dispositions anatomiques la cause de cette propagation si facile de la suppuration des lymphatiques utérins à celle du péritoine?

J'ai signalé une fois dans un érysipèle généralisé, accompagné de lymphangites du poumon et des vaisseaux des membres, une péritonite et une pleurésie. Ces cas, qui ont dû se rencontrer souvent, pourraient servir d'arguments aux histologistes qui considèrent les séreuses comme un département du système lymphatique; mais si l'on veut se lancer dans le champ des hypothèses, qu'on explique aussi les relations sympathiques entre la muqueuse uréthrale et les synoviales tendineuses et articulaires.

(1) *De l'immobilisation dans le traitement des fractures compliquées* (*Gazette hebdomadaire*, 1872).

Nous devons parler encore de certains faits qui ont pris de l'importance à cause des théories imaginées sur la nature des séreuses et leurs attributs physiologiques. Ce sont des accidents graves qui se manifestent dans les péritonites, accidents cholériformes tellement accusés, que ces maladies quelquefois ont pu passer aux yeux de médecins éminents pour des cas de choléra. Ils consistent en une dépression extrême, un état syncopal, de la cyanose et une diarrhée intense. Il n'en fallait pas davantage pour localiser encore, sur ces membranes, cette prétendue fonction *hématopoiétique*, qu'on place partout sans aucune raison ; or, ces accidents s'expliquent naturellement par des lésions du plexus solaire, et en particulier, des vaso-dilatateurs de l'intestin.

On sait, en effet, que l'excitation par action réflexe de ces nerfs amène un afflux sanguin considérable dans l'abdomen, et un abaissement de la tension artérielle qui peut aller jusqu'à la syncope; la simple contusion de l'abdomen détermine quelquefois des effets analogues (voy. les expériences de von Bezold, Ludwig, Thiry, Cyon, Schiff et Vulpian). La diarrhée elle-même s'explique par la suppression d'action de certains nerfs, comme dans l'expérience de A. Moreau qui détermine une sécrétion intestinale abondante en sectionnant les nerfs du sympathique.

On comprend, par conséquent, que dans la péritonite ces phénomènes peuvent s'accomplir simultanément, plusieurs filets nerveux étant intéressés à la fois.

Siége des lésions du rhumatisme. — Nous avons déjà eu l'occasion de faire voir que cette expression de rhumatisme articulaire consacrait une erreur, en ce sens qu'elle semble supposer toutes les parties composant une articulation : os, cartilage, séreuse, tendon, etc., lésées au même titre, ce qui est évidemment inexact. Il est bien certain, en effet, que dans les manifestations du rhumatisme sur les jointures, c'est tantôt un tissu, tantôt l'autre, qui est atteint, suivant la forme que revêt la maladie; mais dès le début tous ne sont pas pris en même temps. Or, dans le rhumatisme articulaire aigu la séreuse est toujours frappée la première. Ce qui le prouve, ce sont les épanchements articulaires et surtout la coïncidence de lésions identiques sur les membranes analogues. Cette forme de rhumatisme est donc une maladie du système séreux, et Bichat nous en avait donné déjà la raison anatomique.

« Vous remarquerez que toutes les maladies de ce système portent un caractère commun qui dérive évidemment de l'analogie d'organisation. Il est le seul, avec le synovial, où arrivent les collections séreuses en masses considérables, où se forment les inflammations lentes et tuberculeuses. La plupart de ses modes d'adhérences n'appartiennent qu'à lui. L'inflammation y a un caractère particulier et distinctif ; caractère auquel participent toutes les membranes séreuses, avec des modifications. On avait classé l'inflammation des méninges parmi les phlegmasies séreuses, par l'analogie des symptômes, bien avant que je n'eusse démontré que l'arachnoïde, l'une de ces méninges, appartient essentiellement au système séreux. *C'est à cause de cette membrane et non à cause de la dure-mère, qui est de nature fibreuse, qu'on doit rapporter la phrénésie aux membranes diaphanes*, etc. » (*Anatomie générale*, p. 525.)

Mais, si, dans les autopsies, les synoviales articulaires paraissent normales généralement, il ne faut pas en conclure que, pendant la vie, elles n'ont pas été le point de départ des lésions et pour ainsi dire le centre de la poussée congestive. C'est qu'en effet les congestions simples, même les plus intenses, disparaissent sur le cadavre. Ainsi les régions qui ont été envahies par l'érysipèle sont difficiles à reconnaître la plupart du temps. L'urticaire, l'eczéma, l'érythème papuleux, les congestions psoriasiques disparaissent entièrement après la mort.

Il n'en est pas moins vrai que souvent le rhumatisme laisse des lésions de la synoviale. Cornil et Ranvier en donnent même une longue description ; mais nous ne saurions trop reprocher à ces auteurs d'avoir mis sur le même plan les lésions accessoires de l'os ou du cartilage. Pourquoi alors n'avoir pas décrit celles de la peau qui est si souvent rouge et tuméfiée, ou celles du tissu cellulaire ?

Nous sommes loin de nier les lésions des os, dans le rhumatisme (voy. *Système osseux*), et nous en avons décrit de bien plus graves que celles que ces auteurs ont présentées ; seulement nous différons d'eux, en ce sens, que nous nous refusons absolument à admettre des désordres de cette nature, comme pouvant se rencontrer dans le rhumatisme articulaire aigu, celui qui, depuis Bichat et Bouillaud, doit être regardé comme une maladie du système séreux. Ce n'est donc pas sans raison que nous critiquons cette expression de rhumatisme articulaire, puisqu'elle entraîne des médecins distingués à ne pas voir les formes si différentes que peut revêtir une des maladies les plus communes.

La lésion élémentaire du rhumatisme articulaire aigu est, en résumé, une congestion, rarement une inflammation vraie de la synoviale articulaire. Cette congestion, de même nature que les poussées congestives de la peau dépendant de la même cause, est accompagnée d'exsudation séreuse et de troubles vasculaires périphériques et secondaires. Elle disparaît comme toutes les autres quand la vie s'éteint.

Épithéliomas des séreuses. — On rencontre sur les séreuses, et en particulier sur l'arachnoïde où elles forment certains fongus de la dure-mère, des tumeurs épithéliales qui ont été décrites par Ch. Robin (*Journal d'anatomie*, 1869). Ces tumeurs sont composées de cellules épithéliales lamellaires comme celles des séreuses normales, mais volumineuses et avec de gros noyaux. Vues de profil, ces cellules ressemblent à des corps fibro-plastiques ; aussi, certains auteurs ont-ils donné aux tumeurs qui les renferment le nom de sarcome. Mais il est manifeste que ces éléments sont bien de nature épithéliale. Ils se présentent souvent au centre des tumeurs en masses sphériques formant des globes dans lesquels ils sont enroulés les uns sur les autres ; d'après la disposition de ces globes et la forme des cellules qui les composent, on peut à première vue reconnaître la nature et l'origine de ces productions épithéliales.

Nous avons achevé la description des lésions que l'on rencontre le plus souvent sur les membranes séreuses : les inflammations, les adhérences, etc. Au point de vue anatomique, leur étude était indispensable pour nous faire connaître les propriétés de ces tissus. Il resterait encore à étudier les épanchements sanguins et purulents, la façon dont ils se résorbent et s'enkystent, puis les diverses collections séreuses, la tuberculose des séreuses, le cancer, etc. Nous renvoyons pour ces questions spéciales beaucoup trop étendues aux traités de pathologie (1).

(1) Voy. article SÉREUSE, *Dictionnaire encyclopédique*, Ch. Robin et Cadiat.

CHAPITRE XVI.

SYSTÈME ARTÉRIEL.

§ 93. **Structure des artères.** — Les artères sont formées de trois tuniques, que l'on peut isoler facilement par simple dissection sur des vaisseaux d'un certain volume, comme la fémorale ou la carotide, etc.

Ces trois tuniques sont les suivantes :

1° Une interne, qui porte le nom de tunique de Bichat ;

2° Une seconde, qui lui est superposée immédiatement, et qu'on appelle, en conséquence, tunique moyenne ou tunique musculaire ;

3° Une troisième, la plus superficielle : tunique adventice, celluleuse ou vasculaire.

Tunique de Bichat. — Cette tunique peut s'enlever, par fragments, sur la face interne des artères. Elle apparaît alors comme une pellicule hyaline, transparente, un peu élastique. Plongée dans des acides, elle n'est que très-peu modifiée, et ne se gonfle pas ainsi que le tissu conjonctif ou les membranes fibreuses. Bichat lui avait donné le nom de membrane commune du système vasculaire à sang rouge.

Lorsqu'on étudie cette tunique sur des coupes perpendiculaires à l'axe du vaisseau sanguin, on la distingue tout de suite. Elle est remarquable, surtout par ses plis longitudinaux qui la font reconnaître à première vue. Ce plissement prouve qu'elle est beaucoup moins élastique que la tunique moyenne, qui l'enveloppe et qui est uniformément revenue sur elle-même. Elle n'a pas la même structure dans toute son épaisseur.

On peut y reconnaître plusieurs couches distinctes :

a. Une couche épithéliale ;

b. Une couche à peu près homogène, striée et parsemée de noyaux (lame striée des auteurs allemands);

c. Une couche hyaline généralement très-mince, souvent remplacée par un réseau élastique.

La couche épithéliale peut se voir sans aucun artifice de préparation. Les éléments qui la composent sont des cellules lamellaires comme celles des séreuses (voy. *Épithéliums lamellaires*, p. 158).

De profil, ces éléments ont à peine 0^{mm},001 d'épaisseur, sauf au niveau du noyau, qui s'élève de 0^{mm},003 à 0^{mm},004 au-dessus du plan de la cellule. Vus de face, ces éléments forment sur la couche la plus superficielle de la tunique de Bichat, un carrelage régulier que l'on met en évidence avec les imprégnations de nitrate d'argent. Préparées de cette

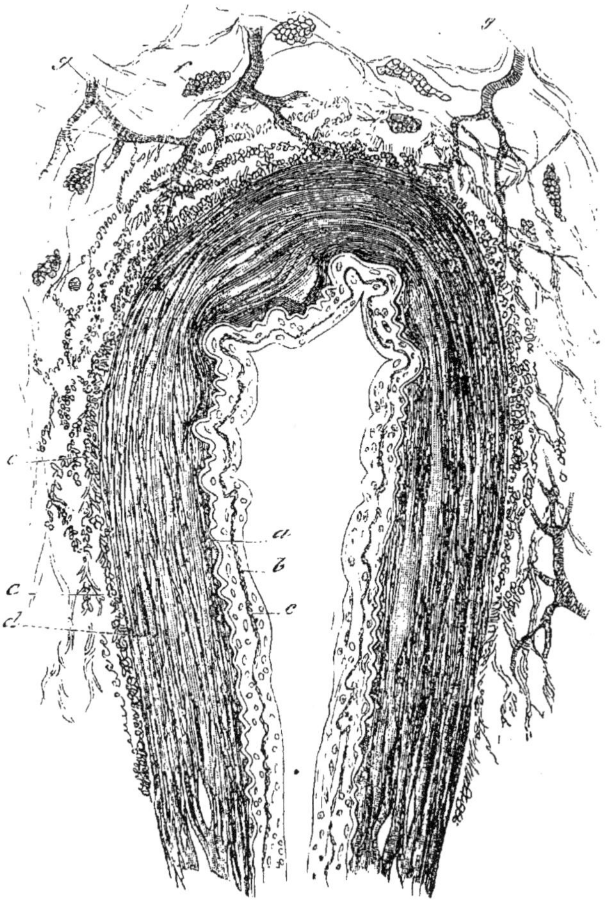

FIG. 189. — Tunique interne : *a*, couche hyaline; *b*, réseau élastique compris dans la lame striée; *c*, lame striée; *d*, tunique moyenne. — Tunique adventive : *e*, fibres élastiques longitudinales; *f*, fibres musculaires en faisceaux longitudinaux; *g*, vaisseaux sanguins ne dépassant pas la tunique adventice.

façon, les cellules épithéliales (dites endothéliales par certains auteurs) se présentent sous la forme de polygones irréguliers, allongés dans le sens des vaisseaux; généralement elles sont quadrangulaires et les inégalités de leurs bords s'engrènent réciproquement.

Cette couche épithéliale est un simple revêtement accessoire; elle tombe très-peu de temps après la mort. Néanmoins, la tunique artérielle conserve son aspect lisse et brillant qui ne provient pas de cette couche de cellules, pas plus que celui des membranes séreuses: la même tunique très-peu modifiée se retrouve à la face interne des veines et du cœur.

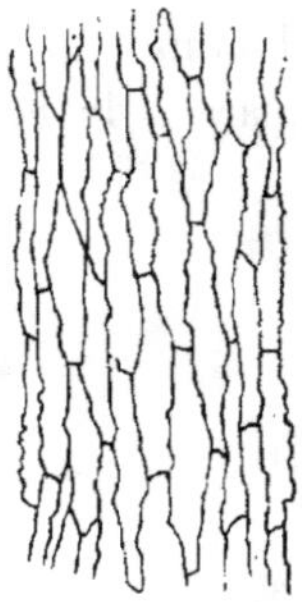

FIG. 190. — Épithélium de la tunique interne des artères.

La seconde couche est épaisse; son aspect strié provient des noyaux qu'elle renferme et de quelques fibres élastiques très-fines.

La troisième couche, souvent confondue avec la précédente, se présente sous l'aspect d'une lame transparente, hyaline, dont les surfaces sont très-nettement arrêtées, ainsi qu'on peut en juger par le double contour qu'elle offre sur les coupes. Cette lame ne forme pas un cylindre complet autour de l'artère; mais des anneaux qui embrassent la moitié ou les deux tiers du vaisseau, et se superposent l'un à l'autre par leurs bords. Cette couche est très-mince sur l'aorte, épaisse au contraire sur les artères du cerveau.

Ces trois couches réunies constituant la tunique de Bichat, ne sont séparables qu'artificiellement; elles sont intimement adhérentes et physiologiquement concourent aux mêmes usages: à former un revêtement lisse, uniforme, à la face interne des vaisseaux artériels. C'est à tort que beaucoup d'auteurs font rentrer la troisième couche de la tunique de Bichat dans la tunique moyenne: sur les coupes, en effet, on voit qu'elle est plissée comme la lame striée, et par conséquent fait corps avec celle-ci, et qu'elle n'est pas douée de plus d'élasticité. Quand cette couche interne se dépolit, aussitôt le sang se coagule sur ses aspérités; mais elle ne sécrète aucun liquide et n'a pas pour but de détruire la substance fibrinogène du plasma, comme Schmidt l'a prétendu.

Tunique moyenne. — La tunique moyenne est formée principalement par des éléments musculaires et des éléments élastiques. Les éléments musculaires sont des fibres lisses, ou fibres de la vie végétative. Ces fibres sont disposées par couches concentriques perpendiculairement à l'axe de l'artère. Elles s'y trouvent unies en fascicules plus ou moins épais, qui ne décrivent pas en général une circonférence complète.

Entre ces faisceaux passent de nombreuses fibres élastiques dirigées en long et en travers.

Les fibres élastiques de la tunique moyenne appartiennent aux trois variétés que nous avons décrites. Les unes sont d'une finesse excessive, les autres plus larges, et enfin, tantôt dans l'épaisseur même de la tunique moyenne ou à sa surface interne, on rencontre des lames élastiques fenêtrées. Ces lames s'écartent pour laisser passer les faisceaux musculaires. Les fibres larges ou lamelleuses s'unissent entre elles pour former des réseaux transversaux disposés comme les fibres musculaires par couches concentriques. D'après Frey, le nombre de ces couches peut s'élever à quarante ou cinquante et même plus ; elles alternent avec les couches musculaires. Dans les parois artérielles du bœuf et de la baleine, ces réseaux élastiques atteignent un développement considérable.

La tunique moyenne ne renferme pas de vaisseaux sanguins, si ce n'est dans les plus grosses artères des animaux dont nous venons de parler ; elle se nourrit par conséquent aux dépens de ceux de la tunique adventice.

Des trois tuniques des artères, c'est la moyenne qui offre le plus grand intérêt au point de vue physiologique. Nous verrons en effet, en étudiant le système artériel, quelle importance ont ses deux propriétés de contractilité et d'élasticité, dans les phénomènes de la circulation.

La tunique moyenne renferme d'autant plus de fibres élastiques qu'on se rapproche davantage du cœur, et plus de fibres musculaires lorsqu'on s'en éloigne. Cela se conçoit, étant donné que l'aorte et les gros troncs artériels qui en partent, agissent surtout comme réservoirs et les petites artères comme distributeurs du sang.

Certaines artères sont surtout riches en fibres musculaires : ce sont les artères des tissus érectiles (Legros), les artères ombilicales, les artères ovariques (Frey).

La tunique moyenne, considérée dans son ensemble, est la plus épaisse des trois enveloppes artérielles : elle est deux fois et demie à trois fois plus épaisse que la tunique interne.

Tunique adventice. — La tunique adventice est formée de tissu conjonctif ne renfermant jamais de graisse, ainsi que Bichat l'a remarqué. On comprend tout de suite quel obstacle causeraient à la circulation des masses adipeuses se développant autour des artères, comme dans les autres parties du tissu conjonctif. Cette couche présente encore comme caractères particuliers : des fibres élastiques nombreuses et quelques faisceaux longitudinaux de fibres musculaires lisses. Ces faisceaux musculaires rappellent, ainsi que nous le verrons, mais très-diminuée, la couche de fibres longitudinales des veines.

Dans cette tunique adventice se trouvent les vasa vasorum et les nerfs des parois artérielles : c'est la seule couche vasculaire des artères.

Les propriétés de cette tunique sont très-intéressantes à étudier au point de vue de la pathologie. Elle est, en effet, constituée par un tissu mou, susceptible de s'allonger, quand on exerce une traction longitudinale sur le vaisseau. Aussi dans les plaies par arrachement, elle s'étire comme un tube de verre que l'on chauffe à la lampe, et ferme de cette façon l'orifice béant du conduit. Telle est la cause qui met obstacle aux hémorrhagies dans les plaies par arrachement et par armes à feu.

Dans la ligature des artères, c'est encore cette tunique qui fait les frais du travail de cicatrisation. Lorsqu'on cherche à fermer une artère par un procédé quelconque, le fil, la torsion, etc., il faut obtenir la rupture des deux tuniques, interne et moyenne, et l'affrontement des parois opposées de la tunique adventice, si l'on veut éviter les hémorrhagies consécutives. Certains auteurs d'histologie ont prétendu que les deux tuniques internes pouvaient former le tissu cicatriciel qui doit oblitérer l'artère d'une façon définitive, contrairement à tous les faits observés par les chirurgiens (voy. *Ligature des artères* dans le *Compendium de chirurgie*).

De ces observations anatomiques incomplètes on pourrait, comme il est facile d'en juger, arriver à une déplorable pratique chirurgicale. C'est ainsi qu'on a vu des hémorrhagies foudroyantes de la fémorale survenues pour n'avoir pas tenu compte des préceptes posés par les auteurs du *Compendium*, et qui sont fondés sur la structure des artères telle que Bichat l'a donnée le premier, et telle que l'ont acceptée P.-A. Béclard et tous les anatomistes français. Lorsque la ligature a rompu la tunique moyenne et la tunique interne plus fragile, surtout dans le sens transversal, que la tunique adventice, celle-ci forme à l'extrémité du vaisseau un cône dont toutes les parois sont vasculaires et représentées par du tissu conjonctif. Ce tissu, qui est l'agent de tout travail de cicatrisation, bourgeonne comme à la surface d'une plaie, et finit par constituer un tissu fibreux inodulaire qui ferme définitivement le conduit. Tant que ce tissu n'est pas constitué, tant qu'il est mou comme le tissu conjonctif de formation nouvelle, on comprend qu'il soit insuffisant pour résister à l'impulsion sanguine, et c'est pourquoi les chirurgiens évitent de porter des ligatures trop près des grosses branches collatérales, afin d'avoir en même temps un caillot d'une certaine longueur. Mais quand ce tissu a acquis tout son développement, le caillot n'a plus d'utilité ; seulement il faut savoir que le tissu cicatriciel est long à se former.

Vaisseaux des artères.—Les artères d'un certain calibre, jusqu'à celles de 1 millimètre et même au-dessous, sont pourvues de vaisseaux nourriciers ou vasa vasorum (Kölliker). Ces vaisseaux pénètrent dans la tunique adventice à l'état de capillaires, et y forment un riche réseau à mailles irrégulières que l'on voit facilement à l'œil nu sur des injections fines. De ce réseau sortent des veines qui suivent un trajet parallèle aux artérioles correspondantes. Les vasa vasorum ne pénètrent pas dans la tunique moyenne ni dans la tunique interne, si ce n'est pourtant les couches les plus superficielles de la tunique moyenne, chez les grands mammifères (Sappey).

Nerfs des artères. — Les nerfs des parois artérielles ont été décrits pour la première fois par Kölliker. Ils sont représentés par de minces faisceaux de fibres de Remak anastomosés entre eux, sous forme de plexus. Aux points d'entre-croisement de ces faisceaux se trouvent des ganglions microscopiques étudiés par Stilling, Klebs, Hénocque, Arnold, Ordonnez.

On décrit généralement plusieurs plexus superposés dans les parois artérielles ; certains auteurs en auraient suivi les branches terminales jusqu'aux éléments musculaires. Si l'on excepte les annélides, chez lesquelles les dispositions de ces nerfs sont faciles à voir, nous pensons qu'il n'y a pas lieu de trop insister sur ces détails, qui n'ont pas été suffisamment contrôlés. Il est certain qu'on rencontre des nerfs et des cellules nerveuses, disposés en plexus, dans les parois des artères, et en général de tous les vaisseaux sanguins à tunique contractile ; mais on ne possède encore que des données assez vagues sur le mode de terminaison de ces nerfs.

SYSTÈME ARTÉRIEL.

§ 94. *Aperçu historique.* — Hippocrate, Aristote, Hérophile et Érasistrate avaient distingué les veines des artères. Ils considéraient les veines comme les seuls vaisseaux sanguins et pensaient que les artères vides sur le cadavre ne contenaient que de l'air. Galien (131) découvrit que les artères renfermaient aussi du sang ; il reconnut même qu'elles communiquaient avec le cœur. Mais il croyait à des ouvertures entre le cœur droit et le cœur gauche. Au XVIe siècle, Vésale montra la séparation des deux cœurs, et Michel Servet, en 1552, exposa le premier le mécanisme de la circulation pulmonaire. Charles Étienne (1503) fit voir les valvules des veines. Enfin Harvey, au XVIIe siècle seulement, trouva la circulation du sang. Il fallut donc plus de quinze siècles pour passer de la découverte de Galien à cette conception qui paraît si simple aujourd'hui; et cependant la pratique chirurgicale précédant la théorie avait déjà inauguré une méthode qui aurait dû être une conséquence de la découverte de Harvey. Ambroise Paré, au XVIe siècle, avait institué la ligature des artères, l'une des plus brillantes conquêtes de la chirurgie.

Le **système artériel** représente un ensemble de canaux ramifiés destinés à porter aux organes le sang qui a subi l'hématose. Les mammifères possèdent un cœur exclusivement artériel; on peut en dire autant des mollusques céphalopodes. Mais il n'en est pas de même chez tous les animaux qui ont un système général de vaisseaux sanguins. Or, la règle est que chez les vertébrés ce soit le cœur qui disparaisse le premier quand ce système se simplifie. Ainsi les poissons ont un cœur exclusivement veineux, et le sang artérialisé sort directement des branchies pour aller dans l'aorte, et de là être distribué dans tous les tissus de l'économie.

Chez les mollusques et les articulés, le cœur qui persiste est artériel; ainsi chez les mollusques gastéropodes il n'existe qu'un cœur artériel; il en est de même des acéphales brachiopodes et des lamellibranches, dont le système veineux se réduit de plus en plus.

Les crustacés décapodes possèdent encore un cœur qui reçoit le sang oxygéné des branchies et le renvoie à toutes les parties du corps; d'après Milne Edwards, il n'y a jamais chez eux mélange de sang veineux et de sang artériel.

Les crustacés inférieurs ont toujours un renflement cardiaque, mais leurs vaisseaux périphériques seraient lacunaires, fait qui mériterait peut-être examen : tels sont les branchiopodes, les entomostracés, les siphonostomes. Chez les crustacés, dont la respiration est cutanée et diffuse, le cœur semble un renflement commun au sang veineux et au sang artériel. Le cœur des arachnides et des myriapodes est encore artériel, alors que chez ces animaux le système veineux est réduit à sa plus simple expression.

Les artères se ramifient à partir de l'aorte, mais de telle façon que la somme des surfaces de section des rameaux est toujours plus considérable que la surface du vaisseau d'origine. La subdivision des artères se poursuit jusqu'aux réseaux capillaires; avant cela le trajet des artères est généralement direct. Elles sont parallèles aux veines, auxquelles elles sont très-souvent accolées; les anastomoses entre les branches des artères sont plus ou moins fréquentes, suivant les régions, mais elles sont toujours moins nombreuses que celles des veines. En certains points cependant elles sont si multipliées au voisinage de leur terminaison, qu'elles constituent de véritables réseaux, comme sous la peau de la face, dans la pie-mère, dans la peau des doigts, etc. Ailleurs, par contre, les rameaux artériels ne s'anastomosent pas. Ainsi, au poumon, les artérioles des lobules correspondent à des départements isolés. Il en est de même des petites branches de la rate.

Les dispositions générales des artères ont été étudiées, depuis Bichat, par beaucoup d'anatomistes, qui ont examiné l'influence des courbures, des angles, de la direction des vaisseaux, etc. Mais actuellement, depuis les progrès de la physiologie, il n'y a plus lieu de tenir compte de tous ces détails.

Le système artériel représente, en effet, un réservoir élastique et contractile, servant à emmagasiner du sang sous une certaine pression moyenne, et à le distribuer aux différents tissus suivant leurs besoins physiologiques. Le cœur n'est en rapport avec les organes que par l'intermédiaire de cette sorte de réservoir, qui, grâce à son élasticité, accumule de la force vive sous forme de tension intra-artérielle, pour la dépenser dans l'irrigation de chacune des parties de l'organisme. Si les artères étaient de simples tubes rigides, la pression tomberait à zéro pendant la diastole cardiaque, et atteindrait 2 mètres pendant la systole. Or il n'en est rien. Grâce à l'élasticité des gros vaisseaux, la tension artérielle ne descend jamais au-dessous de certaines limites, qui ne sont pas en rapport avec la taille des différents animaux. Poiseuille avait cru même que cette tension était égale dans les grosses et les petites artères.

Il y a donc dans le système artériel une pression moyenne à peu près constante avec des maxima et des minima dépendant du cœur. Cette évaluation de la tension moyenne des artères, qui semble à priori très-facile à faire, a été l'objet des recherches de beaucoup de physiologistes éminents, qui n'ont pas encore donné des résultats absolument positifs. Hales, Magendie, Cl. Bernard, Ludwig, Volkmann, Marey, se sont occupés de cette question, ont expérimenté avec des procédés différents, et néanmoins on ne sait pas encore au juste suivant quelle loi précise décroissent les pressions dans l'arbre artériel. Il ressort néanmoins de ces expériences que la pression moyenne ne varie pas beaucoup d'un animal à l'autre, quelque différence de taille qu'il y ait entre eux.

Toute la force vive emmagasinée dans le système artériel vient des contractions du cœur. Or, si les grands animaux, comme le cheval et le bœuf, peuvent avoir des contractions plus vigoureuses, elles sont, dans tous les cas, moins fréquentes que celles du chien ou du lapin ; en outre, chez les premiers, la pression du cœur s'exerce sur une surface de liquide plus considérable; pour obtenir le même effet il faut donc une masse musculaire bien plus grande que chez les seconds. Le système artériel est comme le réservoir d'une presse hydraulique, dans lequel on peut accumuler la même quantité de force vive ou de travail mécanique avec une petite pompe animée de mouvements rapides, ou avec une grande pompe exerçant d'un seul coup un effort énergique et sur une grande surface.

Cette uniformité de pression à l'extrémité des artères et au voisinage des tissus auxquels le sang va se distribuer, pouvait être prévue; car un muscle de rat ou de lapin a la même structure, offre des réseaux capillaires disposés de la même façon que ceux du bœuf; pour y assurer une circulation régulière, il est donc nécessaire que la pression périphérique soit à peu près la même chez tous les animaux du même ordre.

Les vaisseaux périphériques, avec leurs parois musculaires contractiles, font l'effet de robinets disposés autour du réservoir central. Lorsque ces muscles se relâchent, les vaisseaux s'ouvrent et les vaisseaux capillaires des tissus sont soumis à tout l'effort de la tension artérielle maxima, pendant la systole ventriculaire.

Tels sont les seuls faits relatifs à la circulation artérielle qui découlent de l'étude que nous venons de faire de la structure des artères. Nous renvoyons, pour de plus amples détails sur les phénomènes vaso-moteurs, aux traités spéciaux de physiologie.

Développement du système artériel. — A. *Du tissu artériel.* — Les artères commencent toujours par avoir la structure des capillaires (voy. *Système capillaire*), c'est-à-dire de vaisseaux avec des parois formées d'une seule couche de cellules épithéliales. Sur ces cellules se déposent successivement les différentes tuniques que nous avons décrites: d'abord les couches de la tunique de Bichat, puis quelques fibres musculaires transversales qui deviennent de plus en plus nombreuses et forment bientôt une couche continue. Le développement du tissu artériel se fait assez tard relativement aux autres; car la circulation ne commence en général dans les tissus qu'à une époque plus ou moins tardive après leur formation.

B. *Du système artériel.* — Le système artériel se développe très-peu de temps après le système veineux, qui est représenté dès le second jour par les deux troncs des veines omphalo-mésentériques. Alors que les deux renflements cardiaques viennent de se souder, et que le cœur est encore sur la ligne médiane, sur des embryons de quarante à quarante-cinq heures d'incubation, on voit partir du renflement supérieur le bulbe aortique : celui-ci se divise immédiatement, au-dessous du renflement supérieur de la corde dorsale, en deux troncs qui se recourbent sous la vésicule cérébrale antérieure.

Là ces deux vaisseaux redescendent en formant deux crosses tournées vers l'extrémité caudale, et marchent parallèlement dans toute la longueur de l'embryon, de chaque côté de la ligne médiane et en avant des protovertèbres. Ce sont les deux aortes. Arrivés à peu près au milieu de la longueur du névraxe, ces vaisseaux se résolvent en un réseau capillaire paraissant d'abord distinct de celui qui correspond aux veines omphalo-mésentériques. Ce réseau semble aussi se former à partir des aortes, c'est-à-dire du centre à la périphérie; car au moment où le cœur est encore exactement sur la ligne médiane, après la soudure de ses deux moitiés, les aortes se terminent brusquement, et l'on ne distingue pas sur l'aire transparente de capillaires qui lui fassent suite. Quand le cœur est déjà dévié sur la droite, le réseau capillaire est déjà assez développé et ne paraît pas s'unir, au moins dans l'aire transparente, avec celui qui va se jeter dans les veines. Il semble donc démontré, par cela même, que le développement du système vasculaire considéré dans son ensemble se fait dans l'ordre suivant : d'abord les capillaires veineux, le cœur veineux, le bulbe aortique, les aortes et les capillaires artériels.

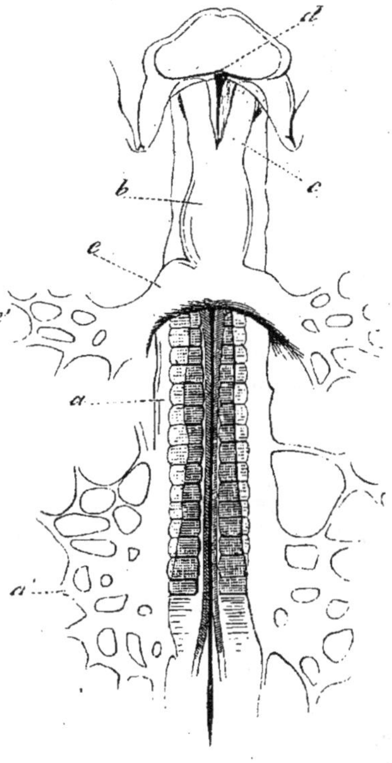

FIG. 191. — Embryon de poulet au début du système artériel. — *a*, aortes; *a'*, réseau capillaire artériel; *e*, division du bulbe aortique; *e*, veines omphalo-mésentériques; *e'*, réseau capillaire veineux; *d*, renflement supérieur de la corde dorsale.

Dans le dessin de la fig. 41, j'ai représenté la division des aortes comme se faisant à une très-grande hauteur, immédiatement au-dessous du capuchon céphalique et par un certain nombre de branches qu'on pouvait distinguer du réseau. Mais je crois avoir dessiné là une anomalie, car j'ai cherché depuis à retrouver cette disposition, et j'ai toujours vu la division des aortes se faire comme je l'ai exposé plus haut. Néanmoins, la différence n'est pas très-grande, et l'on comprend très-bien comment un développement plus rapide du réseau artériel puisse donner les dispositions de la fig. 191.

Bientôt, au niveau du point où les aortes se sont subdivisées en réseau, on ne voit plus que deux branches transversales, une de chaque côté, et naissant perpendiculairement à la direction du tronc principal : ce sont les deux artères omphalo-mésentériques, qui, avec les deux veines du même nom, assurent la circulation dans toute l'aire vasculaire.

Jusqu'ici la circulation artérielle, de même que la circulation veineuse, est entièrement extra-embryonnaire. Mais lorsque le corps de l'embryon aura acquis plus d'importance, on verra des vaisseaux nouveaux se former dans toute son étendue.

Les premiers apparaissent dans l'extrémité céphalique avec les arcs branchiaux. Nous avons vu comment se formaient ces arcs ; à chacun d'eux correspond un rameau artériel plus ou moins volumineux. Ces rameaux naissent du bulbe aortique comme une série d'arcades superposées qui vont toutes se jeter dans les aortes descendantes. Elles occupent le centre du bourgeon branchial qu'elles traversent dans toute sa longueur.

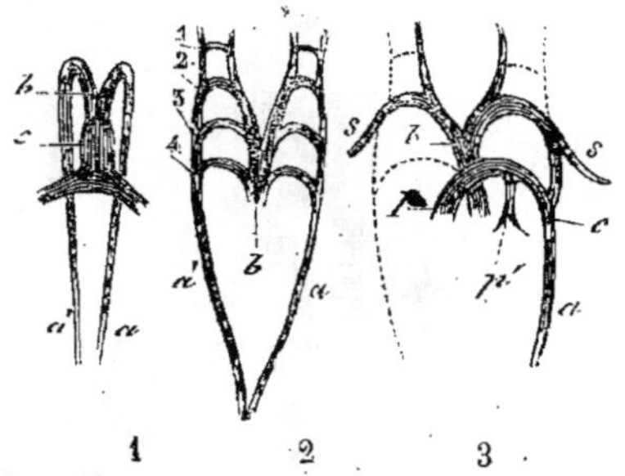

1 2 3

FIG. 192. — Modifications successives des arcs aortiques. — 1. *a*, aorte ; *b*, bulbe aortique ; *c*, cœur. — 2. *a*, *b*, mêmes significations ; 1, 2, 3, 4, 1re, 2e, etc., arcs aortiques. — 3. *a*, aorte ; *b*, crosse aortique ; *c*, anastomose des deux premiers arcs ; *p*, artère pulmonaire ; *p'*, branches du poumon ; *s*, sous-clavière.

Les arcs aortiques se forment donc ainsi les uns au-dessus des autres et au nombre de quatre à cinq.

Parmi les arcs artériels, les uns sont destinés à disparaître, les autres doivent persister pour former l'aorte, les artères pulmonaires et les artères du membre supérieur et du cou.

Dans les séries d'arcs superposés, deux seulement persistent entièrement : ce sont les avant-derniers de droite et de gauche (3, fig. 2). Ils formeront la crosse de l'aorte et les sous-clavières (*a*, *s*).

Des deux derniers (4, fig. 2), celui de gauche persiste seul, en conservant les mêmes rapports avec les précédents ; quant à son congénère, il s'atrophie avec l'aorte *a'* correspondante. Le bulbe aortique se divise alors en deux, d'où résultent deux arcs, *p*, *a* et *b*, *s*, se réunissant en *c*. L'inférieur correspond à l'artère pulmonaire ; il donne, *p'*, une branche destinée au poumon. L'anastomose entre p, c, qui devient l'artère pulmonaire, et b, c, a, qui devient l'aorte, persiste sous la forme du canal artériel.

Altérations des artères. — Les tuniques moyenne et interne des artères ne possédant pas, pour la plupart, de vaisseaux sanguins, se nourrissent aux dépens de ceux de la tunique adventice et évidemment aussi au moyen du sang artériel qui remplit le vaisseau. Le sang veineux n'étant pas propre à la nutrition, on comprend la raison de cette différence de structure entre les artères et les veines.

Ces tuniques non vasculaires n'ont pas les lésions spéciales des tissus doués de vaisseaux, c'est-à-dire les inflammations; mais elles éprouvent, quand la circulation est troublée, quand la nutrition est moins active, des altérations propres à tous les tissus analogues à la cornée, aux cartilages et même à certaines formations pathologiques qui ne sont point parcourues par des réseaux capillaires. Ces troubles de nutrition déterminent ce qu'on a appelé l'athérome artériel.

L'*athérome* est caractérisé par des dépôts de granules graisseux à la face externe de la tunique interne, entre elle et la tunique moyenne. Dans ces dépôts, se forment à la longue des sels calcaires, suivant la loi générale de toutes les productions graisseuses de ce genre : telles sont, par exemple, les altérations des parties centrales des cartilages du larynx chez les vieillards, des tubercules, etc. Ces sels calcaires se déposent peu à peu en formant des plaques sous la tunique interne. Lorsque ces plaques ont atteint des dimensions suffisantes elles embrassent tout le calibre du vaisseau qui perd alors son élasticité. Dans le cas où la crosse de l'aorte, les troncs qui en partent, l'aorte thoracique, sont ainsi envahis par l'athérome, on comprend quelle influence de pareilles lésions peuvent avoir sur la circulation générale.

Les plaques athéromateuses font souvent saillie sous la tunique de Bichat et la déchirent; il en résulte alors, ou bien que le sang traverse l'orifice ainsi formé pour s'insinuer dans la tunique moyenne et adventice et déterminer un anévrysme, ou bien qu'il se dépose des couches stratifiées de fibrine sur le point où la plaque calcaire fait saillie dans la cavité du vaisseau. Mais, comme nous allons le voir, ce second phénomène est de beaucoup plus fréquent que le premier.

Les couches de fibrine s'épaississant peu à peu, arrivent à réduire le calibre de l'artère jusqu'à rendre l'orifice presque imperceptible sur des branches comme la radiale, la tibiale postérieure, etc. L'oblitération se produit dans un espace annulaire d'abord assez limité, mais qui gagne peu à peu dans le sens de l'axe du vaisseau.

Une artère peut ainsi se rétrécir sur une assez grande longueur. Dans ces conditions, la moindre cause déterminante amène la formation d'un caillot et l'oblitération complète du vaisseau. Comme ce dernier phénomène s'achève en général rapidement, il donne des accidents qui font croire à l'embolie ; mais il est facile de reconnaître par les couches concentriques de fibrine, dont les plus anciennes sont à la périphérie, que l'arrêt de la circulation tient à la thrombose qui est l'accident de beaucoup le plus fréquent.

Un autre genre d'athérome est caractérisé non plus par la formation d'une plaque calcaire, mais par une dégénérescence graisseuse, donnant des foyers athéromateux comparables à des abcès entre la tunique interne et la tunique moyenne. Cette altération peut occuper une grande étendue des parois d'une artère, ou seulement une région circonscrite. Elle est due à des troubles nutritifs survenant rapidement, et que, depuis Virchow, on a appelés improprement artérite. Il n'y a pas plus artérite dans ce cas que dans la calcification sénile des artères. Or, si l'on considère comme inflammatoires de tels phénomènes, il n'y a pas de raison pour ne pas désigner du même nom la dégénérescence graisseuse et calcaire des tubercules du poumon.

Quoi qu'il en soit, il est bien évident qu'il existe deux formes d'athéromes : la crétification lente, et la dégénérescence rapide produisant la bouillie athéromateuse des artères et les foyers caséeux circonscrits.

Les auteurs d'anatomie pathologique n'ont pas suffisamment distingué ces deux formes, qui correspondent, l'une à une maladie de tous les âges, l'autre à un état presque physiologique de la vieillesse. Nous allons voir immédiatement, à propos des anévrysmes, la déduction qu'on en peut tirer.

On donne généralement comme étiologie des anévrysmes la rupture de la tunique interne des artères par une plaque athéromateuse. Les anévrysmes, en effet, sont toujours mixtes externes, ce qui semble donner raison à la théorie. Mais si l'on considère l'âge auquel ils se forment, on voit ici une contradiction évidente. Ces tumeurs en effet se développent en général au milieu de la vie, de trente à cinquante ans, c'est-à-dire avant l'âge de l'athérome calcaire; et elles sont rares dans la vieillesse, alors que les artères sont généralement couvertes de plaques calcaires.

Il nous paraît donc bien plus probable que c'est la seconde forme d'altération des artères, celle qui produit des abcès athéromateux, qui est la cause de la rupture des deux tuniques internes de l'artère amenant la formation de la poche anévrysmale.

P.-A. Béclard (*Éléments d'anatomie générale*, p. 336) signale l'athérome comme existant quelquefois chez les jeunes sujets et même dans la première enfance. Nous avions, avec M. Gaucher, cherché des lésions de ce genre sans connaître le fait signalé par Béclard, et nous n'avons pas tardé à rencontrer des plaques athéromateuses manifestes sur l'aorte d'un enfant de cinq ans mort tuberculeux.

L'anévrysme, par conséquent, se rattacherait à une maladie générale du système artériel, maladie fréquente, surtout à l'âge adulte, et bien différente de l'altération sénile. Certains auteurs ont déjà signalé l'alcoolisme comme étiologie des anévrysmes; mais il est probable qu'ils dépendent de conditions multiples. On voit par cet exemple comment la détermination anatomique des caractères spécifiques des lésions nous permet de remonter à leurs causes générales.

Cicatrisation des plaies artérielles. Anévrysmes faux consécutifs. — Dans le cas où une plaie a été faite à la surface d'une artère par un instrument piquant, si le cours du sang est suspendu quelque temps on voit entre les lèvres de la plaie se former un tissu cicatriciel. Alors l'hémorrhagie est indéfiniment arrêtée, mais bientôt ce tissu de nouvelle formation cède sous la pression du sang et se laisse distendre; il en résulte ainsi la formation d'une poche anévrysmale : c'est l'anévrysme faux consécutif.

Les anévrysmes primitifs ne se rencontrent pas seulement sur les gros vaisseaux artériels, mais aussi sur les dernières ramifications. Cette forme est surtout commune sur les petites artères du cerveau, et constitue les anévrysmes miliaires de la substance cérébrale, causes fréquentes d'hémorrhagie, et qui ont été étudiées à ce point de vue par Bouchard (thèse de Paris, 1867).

CHAPITRE XVII

SYSTÈME VEINEUX

§ 95. Le système veineux est représenté par un ensemble de conduits faisant suite aux capillaires, et rapportant au cœur le sang qui a servi à la nutrition des tissus. Nous allons voir successivement la structure de ces canaux, leurs dispositions générales et leurs propriétés d'ordre organique.

Structure des veines. — Les parois des veines sont plus minces, plus souples, que celles des artères ; elles ne se déchirent pas avec autant de facilité sous le fil à ligatures; mais elles offrent moins de résistance à un effort de distension; l'épaisseur des artères les force à rester béantes sur le cadavre une fois vides de sang, tandis que les veines sont affaissées.

Trois tuniques disposées dans le même ordre, et composées des mêmes éléments que celles des artères, forment les parois veineuses ; seulement ces tuniques offrent des caractères de texture qui leur donnent des propriétés spéciales.

Ces différences pourraient paraître peu importantes au premier abord, mais elles établissent néanmoins entre ces deux ordres de vaisseaux une démarcation parfaitement tranchée.

Nous aurons donc à décrire pour les veines trois tuniques, qui sont :

1° La tunique interne, ou tunique de Bichat;

2° La tunique moyenne ou musculaire;

3° La tunique adventice, conjonctive et musculaire.

1° *Tunique de Bichat, membrane commune du système vasculaire, à sang noir.* — Elle offre beaucoup d'analogie avec celle des artères. Bichat l'avait, avec raison, décrite séparément, en tenant compte des altérations pathologiques qui ne sont pas les mêmes sur l'une et sur l'autre ; mais ces différences tiennent à la disposition des vaisseaux sous-jacents et non à la membrane elle-même.

Comme celle des artères, la tunique de Bichat est composée de trois couches :

a. Une couche épithéliale ;

b. Une lame striée remplie de noyaux;
c. Un réseau élastique.

a. La couche épithéliale est constituée par des cellules plates qui ne diffèrent de celles des artères que par leur forme. Les cellules épithéliales artérielles sont allongées dans le sens de l'axe du vaisseau; celles des veines sont plus régulières et à peu près égales dans toutes leurs dimensions. A part cela, ces deux sortes d'éléments sont identiques (voy. *Artères*).

b. La couche striée est formée d'une substance homogène, transparente, parsemée de noyaux et de cellules fusiformes irrégulières, qui, pour Kölliker, seraient musculaires; enfin, de fibres élastiques très-fines.

c. La couche élastique occupe la situation de la lame hyaline que nous avons décrite dans les artères; elle est composée de fibres très-fines et très-nombreuses, formant un réseau serré sur la face adhérente de la tunique interne.

Cette tunique interne des veines peut, comme celle des artères, se séparer par simple dissection comme une pellicule hyaline plus ou moins épaisse; elle paraît plus élastique que celle des artères. Sur la coupe perpendiculaire, à l'axe du vaisseau, on ne la voit pas en effet former des plis ou des festons, comme ceux que nous avons vus sur la tunique correspondante des artères.

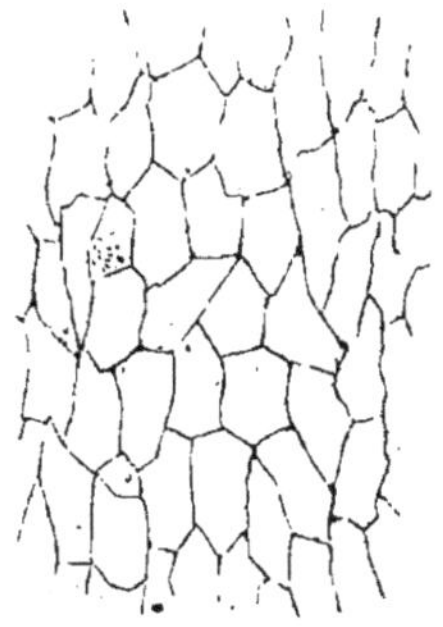

FIG. 193. — Épithélium de la tunique interne des veines.

Les vaisseaux sanguins (*vasa vasorum*) viennent jusque sous la face adhérente de cette tunique; c'est là le caractère différentiel le plus important, car c'est à cette disposition que les veines doivent de n'être point atteintes par l'athérome. Par contre, elles peuvent s'enflammer comme tout tissu vasculaire. Dans ce cas, la membrane interne se dépolit et le sang se coagule à sa surface, en formant des thromboses.

2° *Tunique moyenne des veines*. — Cette tunique est d'une épaisseur très-variable, suivant les vaisseaux que l'on considère. Elle est réduite à des proportions très-faibles sur certaines veines (veines sus-hépatiques, coronaires, utérines). Son épaisseur est, en général, en raison inverse du nombre des faisceaux musculaires qui lui sont superposés et qui appartiennent à la tunique adventice.

Elle est formée principalement de substance élastique disposée, comme dans les parois artérielles, en réseaux ou en lames continues, et perforées de distance en distance. Entre ces lames passent des faisceaux circulaires de fibres musculaires lisses.

Les vaisseaux sanguins, ainsi que nous l'avons remarqué précédemment, traversent complétement cette tunique.

3° *Tunique adventice.* — La tunique adventice est formée, comme celle des artères, de fibres lamineuses et de fibres élastiques très-multipliées, surtout à la surface de la tunique moyenne. Nous avons vu sur les artères qu'il existait aussi, au même niveau, quelques faisceaux isolés de fibres musculaires couchées suivant l'axe du vaisseau.

Sur les veines, ces faisceaux sont très-multipliés, au point que sur certaines d'entre elles (veine porte), ils forment une couche plus épaisse que la tunique moyenne.

C'est à tort que l'on considère ces faisceaux longitudinaux comme représentant une tunique spéciale. Il est bien évident qu'ils appartiennent à la tunique adventice, qu'ils font corps avec elle, et c'est même une raison pour laquelle cette tunique ne se sépare pas par dissection comme celle des artères.

Structure de certaines veines en particulier. — Les veines de la pie-mère, de la dure-mère, des os, de la rétine, du placenta maternel, sont dépourvues de fibres musculaires.

Les sinus de la dure-mère ont des parois formées d'abord par le tissu fibreux de la dure-mère, et ensuite par la tunique interne des veines, ou tunique de Bichat, qui se continue à la face interne de ces cavités et en tapisse toutes les inégalités. Ces sinus sont traversés par des tractus fibreux allant d'une paroi à l'autre, comme des sortes de colonnettes. La tunique interne des veines recouvre aussi ces trabécules.

Valvules des veines. — Les valvules des veines sont des replis demi-circulaires, attachés par l'arc de cercle qui les limite à la paroi interne de la veine. Le grand diamètre du cercle représente le bord libre de la valvule ; leur disposition, par conséquent, est la même que celle des valvules sigmoïdes de l'aorte.

Il arrive souvent, d'après M. Sappey, que les bords libres des valves s'unissent entre eux dans une certaine étendue. Les valvules veineuses sont disposées deux à deux, dans la cavité du vaisseau qu'elles ferment par l'accolement de leurs bords, et de façon qu'il y a alternance entre celles qui sont situées à deux étages consécutifs. Elles siégent en général au-dessous de l'orifice d'une branche collatérale. Ainsi, le sang versé par cette branche ne peut aller que dans la direction du courant principal.

Les valvules sont plus multipliées sur les veines des membres inférieurs, où le sang doit lutter contre l'action de la pesanteur; et dans les veines des muscles, dont la contraction chasse ce liquide en avant, à condition qu'un obstacle empêche tout retour en arrière.

Elles sont rares au contraire dans les azygos, les thyroïdiennes, les veines spermatiques, jugulaires, hémorrhoïdales. Parmi les veines privées de valvules, il faut ranger la veine porte, les veines pulmonaires, la veine cardiaque, la veine cave supérieure, les troncs brachio-céphaliques, les rénales, les utérines, les veines du cerveau, du rachis, etc. (Sappey).

Les valvules des veines ferment complétement ces vaisseaux dans les conditions de circulation normale; mais dans les injections, on peut arriver à surmonter leur résistance en poussant le liquide avec assez de force pour dilater la veine et rendre alors les valvules insuffisantes.

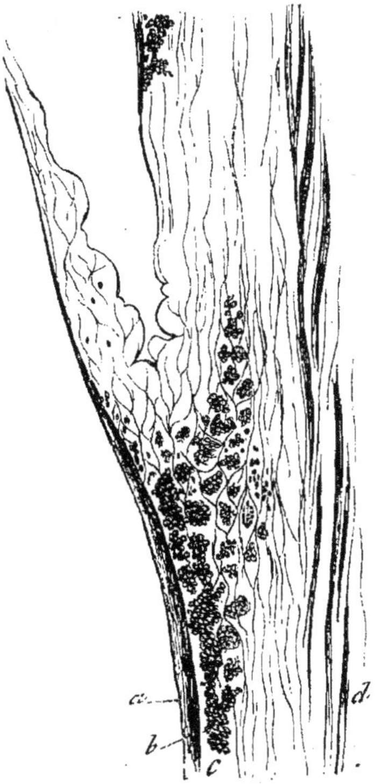

FIG. 194. — Coupe longitudinale d'une veine au niveau d'une valvule. — *a*, couche hyaline de la tunique de Bichat; *b*, couche élastique de la même tunique; *c*, couche musculaire de fibres transversales; *d*, fibres musculaires longitudinales de la tunique adventice.

Structure des valvules. — La tunique interne des veines manque sur la face supérieure de la valvule; elle s'arrête à 1 millimètre environ au-dessus du bord adhérent. Par contre, elle tapisse entièrement la face inférieure. Il résulte de là que les replis valvulaires sont formés seulement de deux couches. Celle qui regarde le cœur est un simple prolongement de la tunique moyenne, qui passe pour ainsi dire au travers de la membrane de Bichat interrompue. La seconde couche est, comme nous l'avons dit, représentée par la tunique interne avec toutes ses parties, mais seulement un peu amincie. Jusqu'au bord libre, on peut retrouver les trois couches de la tunique interne : la couche épithéliale, striée et le réseau élastique.

Ainsi les deux couches de la valvule sont formées : la supérieure, par la tunique moyenne prolongée ; l'inférieure, par la tunique de Bichat. Les éléments musculaires de la tunique moyenne au niveau de la valvule sont disposés d'une façon toute spéciale qui mérite d'être étudiée. Les faisceaux de fibres circulaires cessent au-dessus du bord adhérent de la valvule, un peu au-dessus du point où s'arrête la tunique interne. Sur le bord adhérent lui-même se trouve un épaississement musculaire qui a été décrit par M. Houzé de l'Aulnoit comme épaississement fibreux. Les fibres qui le composent sont circulaires et se continuent avec les fibres de même direction appartenant à la tunique moyenne au-dessous de la valvule.

Ces détails de structure des valvules veineuses ne sont pas indifférents ; car, si nous comparons les dispositions de la couche musculaire et de la membrane interne, avec celles des valvules auriculo-ventriculaires et de l'endocarde, nous voyons qu'elles sont identiques, et par, conséquent, on est autorisé à penser déjà que le cœur pourrait bien être assimilé à un renflement veineux.

De l'endocarde et des valvules du cœur. — L'endocarde est formé de trois couches comme la tunique de Bichat (1) :

1° D'une couche épithéliale de cellules minces, polygonales, régulières, à bords ondulés, et ayant $0^{mm},03$ à $0^{mm},05$ de long sur $0^{mm},02$ à $0^{mm},03$ de large ;

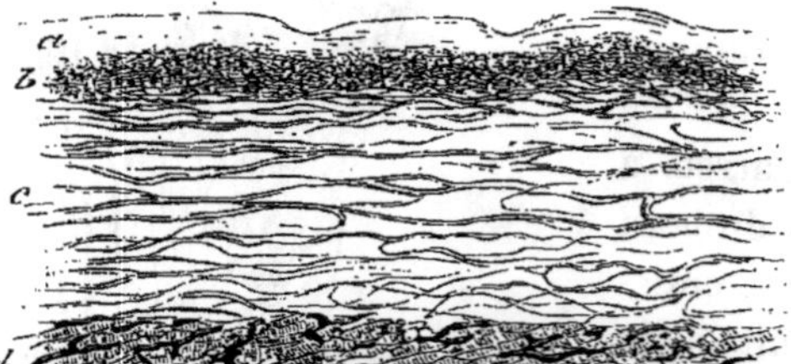

FIG. 195. — Endocarde. — *a*, couche hyaline ; *b*, réseau élastique de fibres fines ; *c*, réseau de fibres larges ; *d*, fibres musculaires avec des vaisseaux sanguins s'arrêtant à la limite de l'endocarde.

2° D'une couche à peu près homogène, hyaline, épaisse de $0^{mm},05$ à $0^{mm},08$, identique sur le cœur droit et le cœur gauche, sauf une plus grande épaisseur dans ce dernier : c'est cette couche qui donne l'aspect poli de l'endocarde ;

3° D'une couche de fibres élastiques très-épaisse relativement. Tous ces éléments élastiques appartiennent aux deux premières variétés, des fibres fines et des fibres

(1) MM. Cornil et Ranvier ont bien figuré la structure de l'endocarde dans leur *Manuel d'histologie pathologique*, ils donnent à la couche sous-jacente à l'épithélium une épaisseur de $0^{mm},006$ à $0^{mm},01$, mais c'est à tort qu'ils la considèrent comme formée de cellules aplaties, séparées par une substance fondamentale lamellaire. C'est donner à ces cellules une trop grande importance, alors qu'elles disparaissent presque entièrement dans la matière amorphe.

dartoïques, mais surtout des fibres fines. Les plus superficielles pénètrent dans la couche hyaline. C'est cette couche élastique qui donne à l'endocarde sa teinte jaune; sur les coupes elle est assez épaisse et serrée pour se présenter comme une large ligne noire. Elle correspond à la partie la plus profonde de la tunique de Bichat. Sur l'endocarde de l'oreillette gauche on voit, au-dessous de cette couche à fibres fines, une autre couche formée de fibres larges et trois ou quatre fois plus épaisse que la précédente.

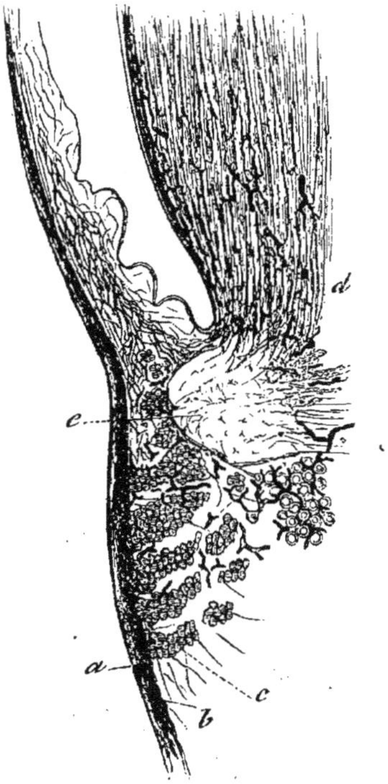

FIG. 196. — Coupe d'une valvule auriculo-ventriculaire. — *a*, couche hyaline de l'endocarde; *b*, couche élastique de l'endocarde; *c*, fibres musculaires de l'oreillette; *d*, fibres musculaires des ventricules; *e*, anneaux fibreux.

Pour rendre l'analogie plus complète entre la tunique interne des veines et l'endocarde, disons encore que les vaisseaux sanguins ne pénètrent jamais dans ces couches élastiques. Ils s'arrêtent dans le tissu conjonctif, ou dans les faisceaux musculaires sous-jacents à l'endocarde. C'est donc exactement la disposition des parois veineuses qui se trouve reproduite ici.

L'endocarde est plus épais dans les oreillettes que dans les ventricules; il atteint son maximum d'épaisseur sur la paroi interne de l'oreillette gauche. L'endocarde du ventricule gauche est aussi plus épais que celui du ventricule droit.

Sur la face interne de l'oreillette, de ce côté, l'endocarde offre un aspect des plus remarquables : c'est une membrane ayant un millimètre d'épaisseur, de teinte jaune, résistante, élastique. On peut la séparer de la couche musculaire sous-jacente, tandis que sur les ventricules elle se déchire aussitôt qu'on veut en arracher un lambeau. Elle offre assez de solidité et en même temps d'élasticité pour permettre à l'oreillette de servir de réservoir sanguin.

Sur des cœurs d'homme et d'animaux, dont tous les réseaux capillaires étaient finement injectés, il ne m'a pas été possible de voir une seule maille vasculaire dans les lambeaux d'endocarde de l'oreillette et des ventricules, que j'ai pu séparer sur une étendue assez grande.

L'endocarde, en quelque point qu'on le considère, ne renferme pas non plus de lymphatiques. Les vaisseaux de cette nature que l'on peut injecter ou mettre en évidence avec le nitrate d'argent, appartiennent au muscle cardiaque. Sur les préparations mêmes de Belajeff, qui décrit des lymphatiques dans les valvules, j'ai pu voir que ces vaisseaux appartenaient aux couches sous-jacentes.

Luschka décrit aussi des vaisseaux sanguins dans l'endocarde, dans les piliers du cœur et même dans les cordages tendineux. Mais ses dessins ne sont pas démonstratifs ; et de mon côté j'ai cherché à injecter les vaisseaux des valvules sans y parvenir : par quelque procédé que ce soit, je n'ai jamais pu en mettre un seul en évidence.

Il me paraît démontré que l'endocarde ne possède pas de vaisseaux, et que dans la couche sous-jacente on ne rencontre absolument que les capillaires des faisceaux musculaires, et des cloisons de tissu conjonctif plus ou moins développées suivant les régions.

Au-dessous de l'endocarde se trouvent des nerfs très-nombreux, disposés en faisceaux volumineux, et enveloppés de gaînes de périnèvre. Nous ne savons pas encore quel est le mode de terminaison de ces nerfs.

Certains d'entre eux peuvent être considérés comme sensitifs, d'après les expériences de Cyon.

L'endocarde des oreillettes se prolonge, ainsi que nous l'avons vu, sur la face supérieure des valvules auriculo-ventriculaires, en s'amincissant peu à peu, mais sans perdre ses caractères spéciaux. Il en résulte que la valvule auriculo-ventriculaire est formée, mais seulement au niveau de sa ligne d'insertion, c'est-à-dire sur l'anneau fibreux ventriculaire, de trois couches : une supérieure épaisse, représentant la continuation de l'endocarde de l'oreillette ; une intermédiaire de tissu conjonctif et une inférieure très-mince, continuant l'endocarde du ventricule.

Cette disposition des valvules auriculo-ventriculaires reproduit donc exactement celle des valvules veineuses. Si nous supposons, en effet, ces deux ordres de replis tournés dans le même sens, par rapport à la direction du courant sanguin, nous voyons, sur l'un et sur l'autre, la membrane interne ou de Bichat se continuer jusqu'au bord libre du côté des capillaires. Tandis que sur l'autre face elle n'existe pas et elle cesse un peu avant le bord adhérent de la valvule ; les autres dispositions sont aussi les mêmes.

Enfin, les veines offrent, au niveau des valvules, un épaississement musculaire qu'il est permis d'assimiler au muscle cardiaque sans trop forcer les comparaisons.

Les vaisseaux de la valvule auriculo-ventriculaire ne s'avancent qu'à une très-petite distance de la ligne d'insertion ; ils ne dépassent pas l'auneau fibreux. Tout le reste de la valvule, y compris les cordages tendineux jusqu'aux piliers, est donc dépourvu de vaisseaux sanguins.

Ainsi le cœur dans son ensemble reproduit amplifiées les dispositions de ces renflements qui correspondent à chaque valvule veineuse. Il y a donc lieu de penser déjà, d'après la structure de la membrane interne du cœur et la structure des valvules, que cet organe est une dépendance du système veineux. En étudiant son développement, nous verrons encore qu'il se présente tout d'abord comme un renflement des veines omphalo-mésentériques, auquel s'ajoute plus tard le bulbe aortique. L'anatomie comparée, de son côté, vient à l'appui de cette opinion ; car le cœur est exclusivement veineux chez les poissons. Il commence à devenir artériel chez les reptiles, et enfin, chez les vertébrés à sang chaud, le cloisonnement des ventricules établit une séparation morphologique, mais qui ne se poursuit pas dans les caractères de structure.

En suivant la série animale, on voit donc que le cœur donne peu à peu des parties artérielles, exactement comme dans le perfectionnement embryogénique. Nous verrons, à propos de la pathologie, quelles déductions nous pourrons tirer des données de l'anatomie.

SYSTÈME VEINEUX.

§ 96. On divise le système veineux en système veineux général et système de la veine porte. D'après ce que nous avons dit plus haut, il faudrait encore ajouter le cœur au système veineux.

Le système veineux général est représenté par des vaisseaux allant directement des capillaires au cœur ; et le système porte, par des vaisseaux dans lesquels le courant sanguin a la même direction que dans les premiers, mais qui se trouvent interposés entre deux réseaux capillaires ; de telle sorte que le sang qui les parcourt, sortant des capillaires, se répand une seconde fois dans des réseaux de même ordre. Telle est la disposition de la veine porte du foie.

Mais cette disposition n'est pas spéciale à cet organe, car chez les reptiles et les poissons, il existe des veines portes rénales, c'est-à-dire des veines qui reçoivent une partie du sang des membres inférieurs, des oviductes ou de la queue, et vont se jeter dans le réseau capillaire du rein.

La veine porte hépatique n'est pas non plus uniquement en rapport avec l'intestin, car chez les batraciens et les sauriens, elle reçoit des vaisseaux de la partie inférieure du corps.

Chez tous les animaux dont les reins présentent ces pelotons vasculaires connus sous le nom de glomérules de Malpighi, le vaisseau efférent de ce glomérule doit être considéré comme une petite veine porte.

Pour comprendre ce qu'en physiologie générale un système porte peut représenter, il faut suivre le sang veineux dans toutes les modifications qu'il subit au milieu des tissus.

On voit, d'après cela, qu'en aucun point la composition de ce sang n'est la même. La veine rénale, par exemple, ramène un sang moins riche en sels organiques et inorganiques, en eau, urée, sucre, etc. Mais plus riche en principes coagulables, et la plasmine qu'elle contient ne donne pas de caillot. La veine sus-hépatique contient un sang plus chaud que celui de tous les autres vaisseaux, ce qui montre l'intensité des réactions chimiques qui se passent dans le foie. Entre autres principes encore indéterminés ce sang renferme du sucre. Celui de la veine splénique est plus riche en albumine, moins riche en globules rouges. De sorte que tous les affluents veineux du cœur droit apportent chacun un sang différent, l'un moins riche en certains sels, l'autre en sucre; autant de tissus différents, autant de modifications spéciales. Enfin, avant le poumon se fait le mélange, et tout le sang envoyé dans cet organe subit la dernière modification qui le rend capable de servir à la nutrition, et devient, en un mot, sang artériel. C'est donc par une série de transformations que le sang arrive à cet état.

La plus importante s'opère dans le poumon, car jusque-là il est si peu apte à nourrir les tissus, qu'il peut se charger des principes les plus toxiques, comme l'hydrogène sulfuré (Nysten, Bernard), sans qu'il en résulte aucun trouble pour l'organisme, ces principes volatils étant éliminés au poumon.

Or, entre cette dernière transformation qu'il subit dans l'appareil respiratoire et celles qui s'opèrent dans certains tissus, alors qu'il reçoit des principes autres que de simples produits de désassimilation, il n'y a de différences que dans la nature de l'agent avec lequel il se met en contact et la disposition des organes. La circulation pulmonaire représente donc une circulation porte (Ch. Robin).

Disposition du système veineux général. — Le système veineux général offre une capacité bien plus considérable que le système artériel. Aussi les rameaux veineux sont plus nombreux que les artériels, et le diamètre des premiers est, en général, supérieur à celui des seconds.

Du ventricule gauche, le sang sort par un seul vaisseau, l'aorte; au contraire, le sang veineux revient, des parties inférieures du corps au cœur droit, par la veine cave inférieure, les azygos, les plexus rachidiens.

Bichat avait remarqué ce fait, que la section de l'artère pulmonaire n'est pas à la somme des sections des veines caves dans le rapport de l'aorte aux veines pulmonaires, et il en donnait pour raison que l'artère pulmonaire avait un trajet très-court; par conséquent le sang pouvait y avoir un cours rapide, puisqu'il rencontrait peu de résistance.

Aux membres, à partir d'une certaine distance, chacune des artères possède deux veines collatérales ; elles commencent au-dessous de la poplitée pour le membre inférieur, et au-dessous de l'axillaire pour le membre supérieur. Mais indépendamment du tronc principal, qui est unique à la racine des membres, se trouvent des veines sous-cutanées nombreuses, formant un large réseau, et des troncs importants comme celui de la saphène interne et la céphalique. Il y a donc aux membres deux ordres de veines, les superficielles et les profondes.

Le long des petites artères, au voisinage des capillaires, on ne trouve la plupart du temps qu'une seule veine collatérale; et lorsque les artères se terminent en réseau, on voit les deux réseaux artériel et veineux juxtaposés.

La capacité du système veineux est donc bien plus considérable que celle du système artériel; ce qui pouvait se prévoir, car la vitesse du courant sanguin est beaucoup moindre dans le premier, et cependant le débit doit être équivalent de part et d'autre.

Dans le système veineux, la faible tension du sang, qui habituellement ne dépasse pas 1 millimètre de mercure dans la jugulaire et 11 dans la veine crurale, qui tombe à zéro et au-dessous de zéro au voisinage du thorax pendant l'inspiration, ne lui permet pas de surmonter les obstacles que les pressions extérieures ou les différents mouvements peuvent lui créer sur son parcours; il en résulte que les anastomoses entre les veines sont beaucoup plus multipliées qu'entre les artères.

Ainsi, ces anastomoses dont nous avons parlé, entre les deux départements veineux des vaisseaux caves supérieurs et inférieurs, établis par l'intermédiaire des azygos et des plexus rachidiens, permettent le retour du courant sanguin, alors même que l'un des deux troncs collecteurs principaux est oblitéré.

La circulation artérielle de l'encéphale est isolée; au contraire, les veines du cerveau, par les rapports que les sinus affectent avec les veines du diploé et les veines extra-crâniennes, possèdent des voies dérivatives très-nombreuses. Là où les artères forment des branches absolument séparées, comme à la rate, les veines s'anastomosent en réseau. Au poumon, les artères des lobules ne s'anastomosent pas ; au contraire, les veines péri-lobulaires établissent des relations d'un lobule à l'autre. Enfin les dernières veines bronchiques s'anastomosent avec les veines pulmonaires. De même, pour le foie, nous voyons à côté de la veine porte principale, des veines portes accessoires correspondant à chacun des replis péritonéaux qui fixent la glande dans sa position : ce sont les cinq ordres de veines portes accessoires décrites par M. Sappey. Ces veines unissent la grande circulation veineuse à la circulation porte.

Toute la masse du sang veineux devant traverser l'appareil respiratoire, il en résulte que le poumon ou les branchies constituent, pour le courant sanguin veineux, un puissant régulateur.

Haller, Bichat, Magendie, ont donné de ce fait différentes explications que nous aurons à étudier à propos du poumon ; mais, quelle que soit la cause, il n'en est pas moins vrai que l'arrêt de la respiration, chez l'homme et les animaux pulmonés, arrête aussi complétement la circulation veineuse. Le cœur continuant à battre, il s'ensuit que les artères et les capillaires se vident presque entièrement dans les veines, qui se dilatent alors et sont soumises à une pression beaucoup plus considérable. Ainsi, d'après les expériences de Gréhant, lorsqu'on empêche l'expiration en maintenant par la respiration artificielle de l'air dans les cavités du poumon, les systèmes veineux et artériel se mettent en équilibre de pression. De mon côté, j'avais constaté le même phénomène d'une façon très-simple, ne connaissant pas alors les expériences de ce physiologiste. On introduit un manomètre dans la jugulaire d'un chien ; puis, après avoir mis un tube dans la trachée, on fait la respiration artificielle. Or, lorsqu'on arrête le soufflet sur une inspiration, on voit aussitôt le mercure monter de deux ou trois centimètres dans le tube manométrique. Ces faits nous expliquent pourquoi le système veineux est aussi développé chez les hippopotames, les phoques, les otaries, les cétacés et les oiseaux plongeurs. Chez l'homme, aussitôt qu'un effort violent s'accomplit, l'air est soumis à une certaine pression dans l'intérieur du poumon ; alors les veines se gonflent, la face se cyanose. Pour que les veines puissent revenir ensuite à leur volume normal et se débarrasser rapidement du sang qu'elles contiennent, il est donc nécessaire qu'elles aient des parois contractiles, car l'élasticité ne serait pas suffisante. On comprend, en outre, avec quelle facilité peuvent se produire des dilatations variqueuses, lorsque la contractilité de ces vaisseaux diminue ou disparaît.

Mais ce n'est pas seulement dans l'effort physiologique qu'on est témoin de ces phénomènes. Il y a antagonisme entre la réplétion du poumon par l'air et le sang, ainsi que nous le verrons à propos de cet organe; et lorsque la pression intra-pulmonaire s'élève, aussitôt le sang s'accumule dans les veines. Or, dans une foule de circonstances pathologiques, l'asthme, les bronchites spasmodiques, l'emphysème et toutes les inflammations du parenchyme pulmonaire, la circulation veineuse est ainsi entravée.

Action des parois veineuses dans la circulation. — Les parois des veines étant musculaires, il y a lieu de se demander à quoi peuvent servir les contractions de ces vaisseaux. Auparavant, nous devons nous poser la question de savoir si réellement ils se contractent. Or, les contractions des veines ont été observées par Wallæus, Stenon, Lower, Lancisi; Spallanzani les a vues sur les veines caves des batraciens, Flourens sur la grenouille, et il a même constaté que ces mouvements ne correspondaient pas à ceux du cœur. Müller et Allison les ont décrits chez les poissons, les batraciens, les reptiles, les oiseaux et les mammifères. On les a vus sur les veines de l'aile de la chauve-souris (W. Jones). On voit, dit Vulpian, des mouvements alternatifs de systole et de diastole dans les terminaisons des veines caves et des veines pulmonaires chez les mammifères.

Or, il est facile de comprendre que ces contractions doivent avoir pour effet de chasser le sang dans la direction du cœur. En effet, la pression intra-vasculaire va toujours en décroissant depuis l'aorte jusqu'aux orifices veineux du cœur. Elle peut être figurée par une courbe très-élevée au point qui correspond au ventricule gauche, et rencontrant la ligne des abcisses au point qui représente les orifices veineux. Si dans ces conditions la veine se contracte sur une partie de son parcours, cette contraction a pour effet de chasser le sang dans les deux sens. Or, en arrière la pression étant plus forte, fait l'effet de valvule et s'oppose au reflux; le sang est donc forcé de marcher dans la direction du courant. On comprend, d'après cela, que la contraction des parois veineuses puisse aider à la progression du sang vers le cœur. Ces vaisseaux n'étant point soumis, aussi directement que les artères, au choc du cœur, il est plus facile d'admettre pour eux l'influence du péristaltisme, pour lequel Legros avait cherché beaucoup de preuves, sans pouvoir cependant mettre sa théorie hors de toute contestation.

Mais, dans tous les cas, que la tunique musculaire des veines agisse d'une façon efficace, en ajoutant sa contraction aux autres causes de la circulation veineuse, ou qu'elle ne serve qu'à maintenir les vaisseaux dans un certain état de dilatation proportionnel à la quantité de sang qui les traverse, il n'en est pas moins vrai que leur relâchement apporte un trouble plus ou moins considérable dans la circulation. Lorsque, sous une influence générale, le système veineux est lésé, les parois de ces vaisseaux perdent de leur contractilité ou de leur tonicité; elles se laissent distendre et il se forme des varices, soit sur les veines des membres, soit sur les veines hémorrhoïdales; et si enfin le système nerveux devient moins excitable sous l'influence d'une fatigue ou d'une cause dépressive quelconque, ces dilatations variqueuses des vaisseaux se laissent distendre encore plus que dans les conditions normales.

Ce sont des faits dont il faut tenir compte dans la séméiologie des affections cardiaques, car le cœur n'est pas toujours la seule partie atteinte. C'est sur lui que les désordres sont les plus apparents et ont le plus d'importance, mais les différents organes premiers du système auquel il appartient sont souvent malades au même titre.

Développement du système veineux. — Le système veineux commence avec les premiers vaisseaux qui partent de l'aire vasculaire, et vont se réunir sur la ligne médiane, en avant du capuchon céphalique, aux deux points nodaux cardiaques qui doivent former le cœur, d'après Dareste. Le cœur est donc primitivement un renflement veineux. Il est fort probable que le système veineux se développe ainsi, en allant de la périphérie vers le centre; car, au moment où le cœur est exactement sur la ligne médiane, on ne voit pas encore les aortes; ce n'est qu'un peu plus tard, alors que cet organe subit une légère inflexion sur le côté droit, qu'on peut distinguer deux troncs artériels descendant en avant des protovertèbres et s'arrêtant brusquement au milieu de la longueur de l'embryon, dans un commencement de réseau capillaire.

Ces faits sont d'accord avec les observations de M. Laborde, desquelles il résulte que les renflements veineux du cœur commencent toujours à battre les premiers.

Les veines qui se réunissent à la base du cœur portent le nom de veines omphalo-mésentériques. A cette époque, il n'existe, ainsi que nous avons eu l'occasion de le dire à propos des artères, qu'une circulation extra-embryonnaire qui se fait tout entière dans l'aire vasculaire.

Ces veines omphalo-mésentériques apportent à l'embryon les matières nutritives du jaune, quand le feuillet interne, par l'intermédiaire duquel ces substances pénètrent dans les réseaux d'origine des veines omphalo-mésentériques, sera transformé en épithélium intestinal; on voit que la veine omphalo-mésentérique aura pris physiologiquement la situation de la veine porte. La circulation nutritive de l'adulte est donc la même que celle de l'aire vasculaire, au début de sa formation.

Mais chez l'homme, les mammifères et les oiseaux, il s'établit pendant une certaine période de la vie embryonnaire une autre circulation : c'est la circulation allantoïdienne. Nous avons décrit la formation de l'allantoïde et celle des artères qui vont à cette vésicule. Pour suivre celle des veines, il faut voir comment se développent les principaux troncs veineux du corps de l'embryon.

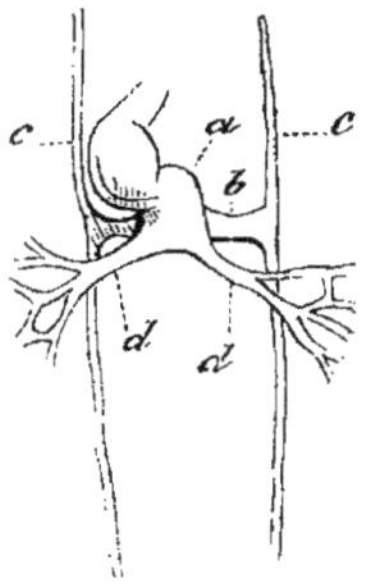

FIG. 197. — Première circulation veineuse. — *a*, cœur; *b*, canaux de Cuvier; *c*, veines cardinales; *d*, veines omphalo-mésentériques.

A la base du cœur, naît de chaque côté un tronc horizontal, qui se divise bientôt en deux branches, dont la direction fait un angle droit avec le premier : ce sont les canaux de Cuvier; quatre branches longitudinales, les veines cardinales, prennent naissance à l'extrémité des canaux de Cuvier. Ces veines cardinales se développent en même temps que les arcs aortiques; elles sont situées de chaque côté de la moelle, en arrière des aortes. Ce sont ces veines qui forment plus tard les azygos. Elles rapportent tout le sang de l'extrémité céphalique et de l'extrémité caudale. Vers le quatrième ou le cinquième jour, chez le poulet, d'après Forster et Balfour, et Kölliker, un nouveau tronc veineux, la veine cave inférieure, apparaît sur la ligne médiane; ce vaisseau part du sinus veineux, au-dessous des aortes, entre elles et les veines cardinales, qui sont situées un peu plus en avant. Il se perd au-dessus des corps de Wolff. Les veines rénales iront bientôt s'y jeter, dès la formation de l'organe correspondant, ainsi que toutes celles de la partie caudale de l'embryon.

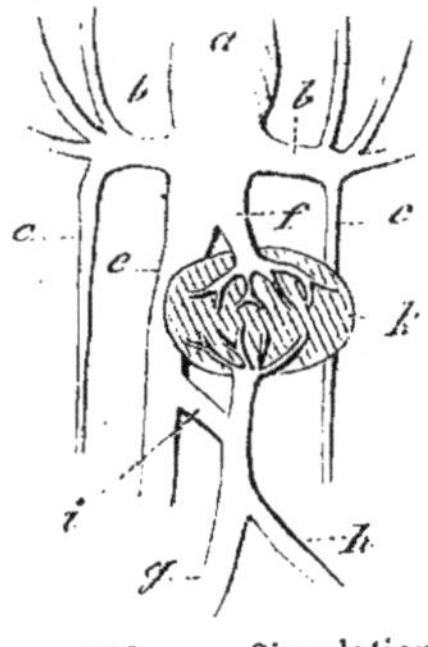

FIG. 198. — Circulation veineuse quand le foie commence à paraître.— *a*, cœur; *b*, canaux de Cuvier; *c*, veines cardinales; *e*, veine cave inférieure; *f*, veines sus-hépatiques; *g*, veine omphalo-mésentérique, devant former plus tard la veine porte; *h*, veine ombilicale; *i*, canal veineux; *k*, foie.

Le foie se développe alors entre le point d'abouchement de ces veines omphalo-mésentériques et le cœur. Dès son apparition, l'une des veines omphalo-mésentériques, celle du côté gauche (car celle du côté droit ne tarde pas à s'atrophier et à disparaître), lui envoie des rameaux qui se subdivisent en capillaires et se reconstituent au-dessus de la glande, pour former des veines sus-hépatiques qui vont se jeter dans la veine cave.

A ce moment apparaît la veine allantoïdienne ou ombilicale, qui se jette aussi dans la veine cave, au-dessous du foie; cette disposition persiste chez l'adulte. Mais avant de s'ouvrir dans la veine cave, elle donne une branche hépatique qui s'unit à celle que la veine omphalo-mésentérique fournissait au foie. Ainsi, la circulation de cet organe, dont le développement est très-précoce, se trouve assurée lorsque la circulation omphalo-mésentérique ne suffira plus. Au moyen de cette anastomose, ce sera la circulation allantoïdienne qui pourra la remplacer. Enfin, la circulation allantoïdienne disparaissant à la naissance, la circulation omphalo-mésentérique, toujours par la même branche de communication, reprendra son cours; ce sera alors la circulation porte.

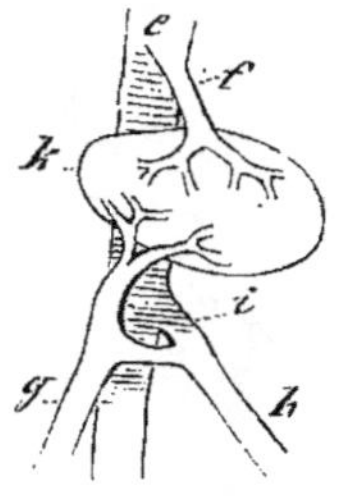

Fig. 199. — Circulation du foie avant la naissance. — *e*, veine cave inférieure; *f*, veine sus-hépatique; *g*, veine porte; *h*, veine ombilicale; *i*, canal veineux; *k*, foie.

Cette anastomose établie, nous avons donc en résumé deux veines : l'une venant de l'aire vasculaire, l'autre de l'allantoïde. Ces deux troncs, avant de se jeter dans la veine cave, envoient dans le foie deux rameaux qui s'unissent en pénétrant dans cet organe.

Bientôt la communication directe de la veine omphalo-mésentérique avec la veine cave est interrompue, et alors nous arrivons à la circulation veineuse, telle qu'elle se présente avant la naissance; c'est-à-dire que la veine omphalo-mésentérique, dont la portion extra-embryonnaire a disparu, est devenue la veine mésentérique ou veine porte. Elle se jette directement dans le foie, mais en envoyant au-dessous de cet organe un large rameau de communication à la veine ombilicale, qui, elle, va directement à la veine cave. Enfin, après la naissance, la veine ombilicale n'a plus de raison d'être; elle s'oblitère, et il reste la circulation porte, qui ne diffère de la première circulation veineuse de l'aire vasculaire que parce qu'elle traverse le foie.

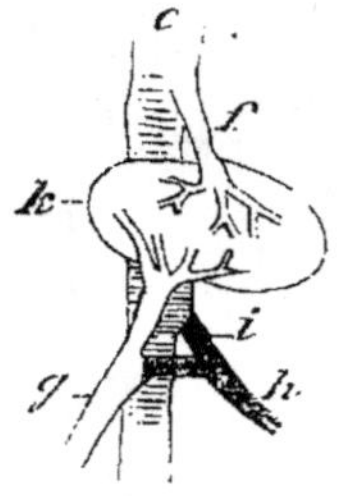

Fig. 200. — Circulation du foie chez l'adulte. — Le canal veineux, *i*, la veine ombilicale, *h*, sont oblitérés; *e*, *f*, *g*, mêmes désignations.

Les veines cardinales postérieures ne suivent pas un développement proportionnel, de sorte qu'elles se trouvent rapidement, vis-à-vis de la veine cave, dans les mêmes rapports qu'affectent chez l'adulte les azygos descendantes. De même le sinus veineux, dont la veine cave semblait une branche, conservant ses dimensions primitives, ne paraît plus que comme un renflement de ce vaisseau.

Le sinus veineux deviendra l'oreillette droite ; de sorte que ce renflement va se trouver, au début, en communication directe avec la veine cave inférieure. Les deux conduits de Cuvier viendront bientôt s'y ouvrir séparément, pour former les deux veines caves supérieures. Cette disposition persiste toute la vie chez les oiseaux ; mais chez les mammifères, il s'établit, d'après Kölliker, une anastomose transversale qui représente le tronc brachio-céphalique veineux, et la portion du canal de Cuvier, situé au-dessous de cette branche de communication, disparaît.

PATHOLOGIE DU SYSTÈME VEINEUX.

§ 97. **Endocardite.** — Nous avons vu quelles étaient les raisons tirées de l'anatomie de structure, de l'anatomie comparée et de l'embryogénie, qui nous autorisaient à considérer le cœur comme une dépendance du système veineux. En étudiant ses lésions que nous rapprochons par conséquent de celles des veines, nous verrons que leur forme anatomique, les conditions générales dans lesquelles elles se manifestent, loin d'être en opposition avec cette théorie, lui fournissent au contraire de nouveaux arguments.

Étant donnée la structure de l'endocarde, telle que nous l'avons exposée, nous voyons que cette membrane élastique, absolument dépourvue de vaisseaux dans toute son étendue, ne peut s'enflammer (voy. *Cartilage*, *Système capillaire*). En admettant même, avec les auteurs allemands, que tout trouble de nutrition caractérisé par une génération active d'éléments soit inflammatoire, nous ne pouvons certainement ici rencontrer des lésions de cet ordre ; car les seuls éléments composant l'endocarde sont des fibres élastiques et une substance amorphe, qui peuvent bien s'altérer d'une façon secondaire, mais sur lesquelles on ne voit jamais les phénomènes de reproduction active caractéristiques des cellules.

L'affection cardiaque désignée du nom d'endocardite n'est donc pas une inflammation de la *séreuse interne* du cœur, comme l'écrivent encore beaucoup d'auteurs, mais une inflammation des parties vasculaires qui lui sont superposées, du muscle et des cloisons de tissu conjonctif. C'est une lésion comparable à la phlébite, ayant sa cause immédiate dans un trouble circulatoire des parois du vaisseau, et s'accompagnant de lésions consécutives sur la membrane interne.

Les faits généraux de la pathologie ne sont pas en opposition avec cette manière de voir. Car le rhumatisme, s'il frappe le cœur si souvent, a néanmoins des manifestations fréquentes sur le système veineux. Il existe des exemples de phlébites aiguës dans le cours du rhumatisme articulaire; et les varices des membres, celles des veines hémorrhoïdales, sont des lésions qu'il faut rapporter à la même cause générale. Dans ces dilatations variqueuses la tunique contractile du vaisseau est lésée, comme l'est le myocarde dans les manifestations cardiaques.

On trouve sur l'endocarde, et presque exclusivement sur les valvules, des lésions de deux ordres : les unes sont athéromateuses, les autres sont des sortes de végétations compliquées d'athérome.

Les premières peuvent être considérées comme étant de deux espèces différentes : 1° l'athérome calcaire sénile; 2° l'athérome rapide aigu avec ramollissement de l'endocarde. Ce sont des lésions analogues que nous avons vues sur les artères. Mais les dispositions anatomiques que nous avons décrites, en nous faisant comprendre comment ces altérations peuvent se produire, nous montrent qu'elles ne doivent pas être spéciales à ce dernier ordre de vaisseaux. Nous verrons en même temps pourquoi les lésions de l'endocarde sont localisées généralement sur les orifices du cœur, en particulier sur les valvules, et pourquoi aussi les orifices gauches sont plus souvent atteints que ceux du côté droit. Sur les artères on rencontre bien ces deux formes d'athéromes qui, nous l'avons vu, n'ont pas été suffisamment différenciées. Mais les lésions athéromateuses sont communes à beaucoup de tissus qui n'ont point de vaisseaux et qui se nourrissent aux dépens des couches vasculaires sous-jacentes. La dégénérescence graisseuse et calcaire des parties centrales des cartilages, des parois artérielles et même de certaines productions pathologiques, appartient à un seul et même ordre de phénomènes. L'endocarde n'étant pas vasculaire n'échappe pas à la loi commune, et ses altérations débutent toujours dans les parties où les matières nutritives du plasma sanguin arrivent avec le plus de difficulté.

En énumérant, par conséquent, dans l'ordre des épaisseurs, les différentes parties de l'endocarde, on donne aussi l'ordre de fréquence des lésions sur les mêmes parties : l'endocarde du ventricule droit est le plus mince, viennent ensuite ceux du ventricule gauche, de l'oreillette droite et enfin de l'oreillette gauche. On devra donc trouver d'abord des altérations sur l'endocarde auriculaire gauche et en second lieu sur l'endocarde auriculaire droit. Or, ce n'est pas en réalité sur la couche qui revêt le muscle, lequel est très-riche en vaisseaux, mais justement sur ces parties où la nutrition doit se faire avec beaucoup de difficulté, c'est-à-dire la face auriculaire des valvules.

Les lésions athéromateuses ne constituent pas un caractère spécifique appartenant en propre au système artériel, et qu'on pourrait invoquer contre cette théorie, que le cœur est une dépendance du système veineux. Ces lésions, en effet, se rencontrent quelquefois dans les parois veineuses. P.-A. Béclard signale même une ossification de la veine cave, et les auteurs d'anatomie pathologique décrivent aussi dans les varices des concrétions calcaires.

On voit donc, en résumé, que le cœur peut être lésé de deux façons différentes : par sa portion veineuse, c'est-à-dire par les oreillettes, les ventricules, les valvules mitrales et tricuspides ; et par sa portion artérielle, c'est-à-dire l'orifice aortique et l'orifice de l'artère pulmonaire. L'artère pulmonaire a, en effet, la structure d'une artère et elle se développe en même temps que l'aorte aux dépens du bulbe aortique. Mais dans tous les cas, le résultat est le même ; c'est toujours, d'une façon générale, l'athérome plus ou moins rapide, c'est-à-dire cette forme de dégénérescence particulière aux tissus privés de vaisseaux.

Phlébite. — La phlébite, ou inflammation des parois veineuses, se rencontre dans une foule de circonstances dont nous n'avons pas à nous occuper ici. Néanmoins nous ferons remarquer que les maladies infectieuses ont aussi quelquefois des manifestations sur le cœur : telle est l'endocardite ulcéreuse. La structure des parois veineuses qui sont vasculaires jusqu'au niveau de la surface de séparation de la tunique interne et de la tunique moyenne, nous permet de comprendre qu'elles puissent être le siége de phénomènes inflammatoires. Nous nous refusons, en effet, absolument à admettre que les troubles de nutrition d'une membrane élastique privée de vaisseaux soient de l'inflammation.

MM. Cornil et Ranvier s'élèvent avec raison contre la doctrine de Virchow qui se refuse à admettre la phlébite primitive des veines, et pensent que la coagulation du sang l'a toujours précédée. Ces auteurs ont, d'ailleurs, signalé les altérations de la tunique externe des veines au voisinage des foyers en suppuration. C'est, disent-ils, une formation nouvelle de cellules embryonnaires (cellules conjonctives) et de globules de pus (leucocytes) entre les faisceaux de cette tunique. Si l'altération va plus loin, empiète sur la tunique moyenne et interne, on conçoit non-seulement que puissent se produire la coagulation du sang, mais encore l'ulcération et la perforation de la veine ; phénomène qui n'est point rare dans les abcès de l'aisselle.

Lorsqu'on examine la paroi interne de la veine au début de la phlébite, on trouve qu'elle a pris un aspect grenu et qu'elle tombe en débris pultacés. Le premier effet de cette altération est de déterminer la coagulation du sang. Il est des cas dans lesquels la formation du caillot est primitive, comme la phlegmatia alba dolens, mais la plupart du temps, en suivant les phlébites qui se produisent sur les varices, par exemple, ou autour de certaines plaies des membres, il est facile de voir que l'inflammation précède la coagulation du sang.

Varices. — Les varices sont formées par une dilatation transversale des veines et une augmentation de leur longueur. Nous n'insisterons pas sur les caractères extérieurs de ces altérations, qui sont décrits dans tous les traités d'anatomie pathologique et dans ceux de pathologie externe.

Dans les varices, les parois des veines sont devenues épaisses et dures, au point que ces vaisseaux restent béants comme des artères lorsqu'on les coupe transversalement. Sur les varices anciennes (Cornil et Ranvier), on observe quelquefois des incrustations calcaires sous forme de plaques, de nodules ou de globes à couches concentriques.

Ces plaques deviennent surtout évidentes sur les veines que l'on fait sécher. L'infiltration calcaire se montre sous forme de phlébolithes proprement dites dans les diverticules variqueux, mais on peut aussi observer une induration calcaire étendue sur une longueur de plusieurs centimètres.

D'après les mêmes auteurs, la tunique interne ne serait pas sensiblement modifiée, toutes les lésions porteraient sur les tuniques externe et moyenne, dans lesquelles se développe une grande quantité de tissu fibreux, qui dissocie, pour ainsi dire, les faisceaux musculaires ; mais il est facile de constater aussi que les faisceaux musculaires sont eux-mêmes hypertrophiés. L'épaisseur de la tunique moyenne peut être de deux à dix fois plus considérable qu'à l'état normal.

Les plaques calcaires des veines se développent dans la couche la plus interne de la tunique moyenne. C'est aussi le siége de l'athérome artériel; la façon dont se disposent les grains calcaires est également la même dans l'un et l'autre cas.

Ainsi sur les veines, les artères et l'endocarde on trouve des plaques calcaires développées dans les mêmes conditions, chaque fois que la circulation est troublée dans les couches vasculaires sous-jacentes, ce qui prouve, comme nous le disions, que la dégénérescence athéromateuse n'est pas un caractère spécifique.

CHAPITRE XVIII

SYSTÈME CAPILLAIRE (1)

§ 98. On doit appeler système capillaire le système des vaisseaux intermédiaires aux artères et aux veines. Il est défini par sa situation entre ces deux ordres de vaisseaux bien plus que par la forme, la dimension et la structure des conduits qui le représentent.

L'expression de capillaire est impropre, et celle de système des vaisseaux intermédiaires serait plus exacte, car il est des capillaires, par exemple ceux du tissu érectile, qui sont plus volumineux que les artères et les veines avec lesquelles ils sont en communication.

Il est important pour la physiologie de savoir au juste où commence le système capillaire; certains auteurs, en effet (Henle, Ch. Robin), lui donnent comme limites les petits vaisseaux munis de fibres musculaires, et par conséquent contractiles, tandis que la plupart des auteurs allemands l'arrêtent à des conduits uniquement formés de cellules épithéliales et ne pouvant agir que passivement dans les phénomènes de la circulation.

Pour bien comprendre sur quoi porte la discussion, supposons que nous suivions un globule rouge dans son trajet à partir d'une petite artère, D'après la manière de concevoir le système capillaire de Henle et Robin, ce globule pourrait, une fois arrivé aux extrêmes limites du système arté-

(1) *Historique.* — Malpighi, le premier, en 1661, observa la circulation capillaire sur le poumon de la grenouille : c'était la consécration la plus remarquable de la théorie de Harvey; après lui, Ruysch et Swammerdam firent les premiers des injections de matières colorées dans les artères, pour mettre en évidence les capillaires. Ils se servaient de cire ou de térébenthine et de poudres colorées très-fines. Actuellement, l'art des injections a atteint presque la perfection depuis la découverte de certaines substances qui présentent au point de vue chimique un haut intérêt : c'est le bleu de Prusse et le carmin; préparés d'une certaine façon, ils sont absolument transparents et traversent les filtres. Néanmoins ils se trouvent à l'état de précipités excessivement fins, au point que sous le microscope même ils paraissent homogènes. Dans les vaisseaux ils se comportent comme le sang; ils ne transsudent pas. Le bleu de Prusse dit soluble n'est pas dialysable, ainsi que je m'en suis assuré. Ce qu'on pourrait appeler le *carmin soluble* très-acide, mais préparé d'une certaine façon, est dans le même cas.

riel, suivre plusieurs voies différentes avant de rentrer dans les veines. Ou bien il passerait successivement par des vaisseaux de plus en plus petits et munis de tuniques de moins en moins épaisses, pour arriver enfin à ceux qui n'ont qu'une couche épithéliale ; de là revenir aux veines en suivant des vaisseaux identiques à ceux qu'il a rencontrés sur la première partie de son parcours ; mais il pourrait encore prendre une voie plus directe, et passer des artères aux veines, sans aller jusqu'aux vaisseaux les plus petits du système capillaire.

En un mot, les seuls vaisseaux servant d'intermédiaires entre les artères et les veines sont-ils uniquement des conduits non contractiles, inertes dans la circulation, et ne servant qu'aux échanges des liquides et des gaz ; ou bien parmi eux trouve-t-on des conduits susceptibles de s'ouvrir et de se fermer sous l'action des vaso-moteurs ?

La question est loin d'être vidée. On voit, en effet, des injections artérielles grossières, comme celles que l'on fait avec du suif et du vermillon, revenir par les veines sans que les *réseaux capillaires* proprement dits de la peau ou des muscles soient injectés. Par contre, dans le cerveau, ainsi que je l'ai fait, afin de trouver ces communications directes, si l'on pousse par les artères des injections très-fines de vermillon, jamais ces injections, qui remplissent complétement les réseaux artériels de la pie-mère, ne reviennent par les sinus de la dure-mère, qui, il est vrai, sont toujours pleins de caillots. Ainsi, tandis qu'aux membres il arrive à chaque instant que les injections faites dans des conditions beaucoup moins bonnes passent facilement dans les veines, au cerveau il faut des poussières beaucoup plus fines pour traverser les vaisseaux intermédiaires. Ces faits prouvent, dans tous les cas, que le système capillaire, de quelque façon qu'on le conçoive, n'est pas identique dans toutes ses parties. Sucquet avait cru voir par simple dissection des vaisseaux anastomotiques atteignant jusqu'à un dixième de millimètre, et unissant directement les artères aux veines ; il les avait décrits dans plusieurs régions des téguments, sur la peau du nez, au niveau des articulations des membres, à la pulpe des doigts, etc. Là où cet anatomiste a décrit des voies collatérales, j'ai rencontré toujours un double réseau artériel et veineux intimement uni. Des injections fines, diversement colorées, m'ont permis de voir dans ces réseaux l'artère et la veine de chacune des mailles étroitement accolées, mais jamais je n'ai encore vu entre elles de branches anastomotiques, et je pense que par simple dissection il est difficile de résoudre la question. M. Vulpian, en montrant que la poudre de lycopode injectée dans les artères ne revenait pas dans les veines chez des animaux, en a conclu à l'absence de voies dérivatives. Mais on sait que des matières même plus fines ont beaucoup de peine à traverser les vaisseaux sur des animaux vivants, ou après la mort, quand les parois artérielles sont encore contractiles.

Ces spores de lycopode, qui ont 0mm,04 de diamètre, sont trop volumineuses pour qu'on puisse déduire de ce fait qu'elles ne passent pas, qu'il n'existe pas de voies capillaires dérivatives plus étroites que celles que Sucquet a décrites et dont l'existence ne me paraît pas démontrée (1).

En présentant à la Société de biologie, il y a deux ans, quelques expériences sur cette question, j'ai soulevé une discussion animée, mais peu concluante. Cependant, à la même époque paraissait dans les Archives de Mac-Schultze un mémoire de Hoyer, dans lequel cet auteur représentait sur les vaisseaux de la muqueuse pituitaire des conduits anastomotiques pourvus de fibres musculaires entre les artères et les veines. J'ai reproduit les injections de Hoyer par plusieurs procédés, chez l'homme, et je n'ai pas retrouvé ce qu'il a décrit.

La démonstration directe de l'existence de ces capillaires ne me paraît pas être acquise définitivement, mais la façon dont se comportent les matières injectées dans les vaisseaux doit tendre à les faire admettre.

En résumé, je n'oserais affirmer que les larges voies dérivatives telles que Sucquet les a décrites doivent exister, mais il est très-probable qu'il y en a d'autres plus étroites et qui correspondent aux capillaires de seconde variété, c'est-à-dire à des vaisseaux munis de tuniques contractiles.

A supposer même que ces voies dérivatives n'existent pas, et que le sang soit toujours forcé de suivre le même parcours, il n'en est pas moins vrai que si le système capillaire doit être considéré comme un réseau destiné à des échanges osmotiques, il est bien difficile de déterminer le point juste où commencent ces échanges et le point où ils cessent de se produire.

Or, quand on examine les réseaux capillaires de la plupart des tissus, on voit, à partir du moment où les artères et les veines se sont séparées, qu'elles se subdivisent les unes et les autres en rameaux anastomosés. Les petits vaisseaux disposés en réseaux, qui leur font suite, appartiennent manifestement tous au système capillaire, et servent évidemment à la nutrition, et non pas seulement au transport du sang. Or, ces réseaux renferment des vaisseaux de calibres différents et à tuniques plus ou moins épaisses.

On peut même reconnaître dans certaines régions l'existence de trois

(1) Voy. Ch. Robin, *Traité du microscope*, 2e édition, p. 1034.

réseaux distincts : d'une part celui des capillaires proprement dits, et en rapport avec lui, d'un côté le réseau *capillaire veineux* et de l'autre le réseau *capillaire artériel*. Ces dispositions, importantes au point de vue de l'interprétation de certains phénomènes pathologiques, sont faciles à constater sur la membrane du tympan. Ajoutons encore que sur les injections de cette membrane, nous n'avons vu nulle part d'anastomoses entre les capillaires artériels et les capillaires veineux. Reste à savoir maintenant si cependant elles n'existent pas dans certains tissus.

Il est plus rationnel d'admettre que tous ces réseaux appartiennent au système des capillaires, que de ranger seulement dans ce système ceux qui ont une structure déterminée et constituent souvent l'exception dans les réseaux de certains tissus.

Nous admettons donc la division des capillaires en trois variétés, avec Henle et Ch. Robin. Ces trois variétés sont les suivantes :

1° *Capillaires de première variété* à une seule tunique non contractile. Leur diamètre est en moyenne de 0mm,007 à 0mm,03.

2° *Capillaires de seconde et troisième variété*, avec parois contractiles. Leur diamètre est pour la seconde variété de 0mm,03 à 0mm,07 et pour la troisième de 0mm,07 à 0mm,1.

Structure des capillaires. — *Capillaires de première variété.* — Les capillaires de première variété sont formés par une seule couche de cellules épithéliales de même nature que celles que nous avons décrites sur la membrane interne des artères et des veines. Sur les vaisseaux nouvellement formés, comme ceux de l'embryon ou des fausses membranes pleurales, il est facile de voir ces cellules. Mais sur les vaisseaux anciens il faut, comme Hoyer, Eberth et Aeby l'ont fait les premiers, employer les injections ou les imprégnations au nitrate d'argent. Par ces moyens on fait apparaître des lignes noires onduleuses, dessinant des polygones irréguliers à la surface du vaisseau. Ce sont les contours des cellules. Leurs dimensions sont à peu près les mêmes que celles des gros vaisseaux ; de

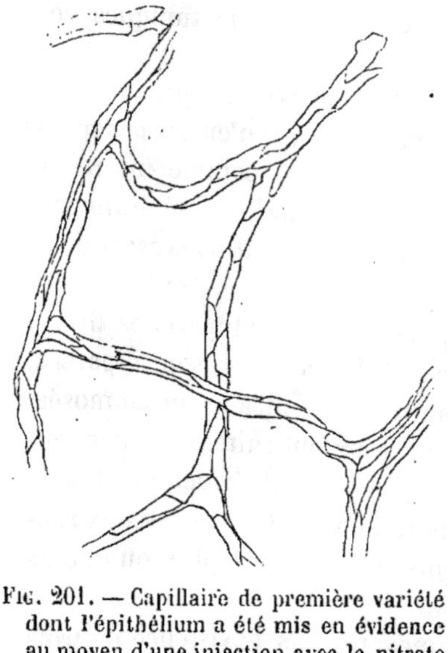

FIG. 201. — Capillaire de première variété dont l'épithélium a été mis en évidence au moyen d'une injection avec le nitrate d'argent.

sorte qu'en certains points on voit une seule cellule pliée en gouttière envelopper presque entièrement le capillaire.

Le noyau de ces cellules est ovoïde de $0^{mm},003$ à $0^{mm},004$; il fait saillie à la face interne du conduit ; dans les préparations au nitrate d'argent il disparaît, mais les matières colorantes, comme l'hématoxyline, la solution d'iode, le mettent de nouveau en évidence. Entre ces cellules il n'existe aucune solution de continuité, aucun vide que l'on puisse comparer à des stomates.

En dehors de ces cellules, y a-t-il une paroi hyaline comparable à la couche la plus superficielle de la tunique de Bichat ; ou ces éléments intimement soudés représentent-ils l'unique paroi vasculaire ? Ce qui tendrait à faire admettre l'existence d'une enveloppe distincte de l'épithélium, c'est que ces cellules épithéliales sont de même nature que celles des gros vaisseaux ; or, celles-ci se détachent aussitôt après la mort. Si les cellules des capillaires n'étaient pas doublées d'une paroi propre, il ne serait possible de faire une injection fine que sur les tissus absolument frais. En outre, les injections au nitrate d'argent ne réussissent que pendant quelques heures après la mort, comme s'il fallait profiter, pour les faire, du moment où les cellules ne sont pas encore tombées. Néanmoins, après un jour ou deux, alors qu'elles ont du se séparer, les injections avec la gélatine et les matières colorantes se font sans difficulté ; il faut donc admettre que la couche épithéliale n'est pas la seule paroi. Kölliker pense qu'une partie des capillaires possèdent une enveloppe, et il la considère même comme une cuticule épithéliale. Mais son analogie, sa continuité avec la tunique de Bichat, nous portent à penser qu'elle est plutôt de nature élastique.

Nous avons vu que dans les séreuses les éléments épithéliaux se renouvelaient et avaient par places des centres de génération. Trouve-t-on la même disposition dans les épithéliums vasculaires ? Jusqu'ici on n'a rien signalé d'analogue. Ces éléments restent peut-être toujours à la même place, sans se renouveler, comme beaucoup d'autres que nous trouverons dans certains tissus et qui forment des parois homogènes en se soudant intimement les uns aux autres.

La loi de continuité qui se montre dans les dispositions de toutes les parties de l'organisme, doit nous faire admettre que la tunique de Bichat des artères et des veines ne commence pas brusquement, et que par conséquent, au moins sur les capillaires les plus gros, la couche épithéliale doit être doublée par une autre enveloppe.

Les vaisseaux du tissu érectile ont la structure que nous venons de décrire (voy. *Système érectile*).

En dehors de ces vaisseaux capillaires, faut-il admettre, chez l'homme et les différents animaux, des conduits dépourvus de parois propres, c'est-à-dire des lacunes faisant suite aux canaux à parois bien définies, de telle sorte que le sang baignerait directement les éléments des tissus? Ce mode de circulation, dite circulation lacunaire, est admis pour la rate (voy. *Rate*) par certains anatomistes, et généralement pour tous les tissus des mollusques et des articulés. Nous reviendrons sur ces faits à propos des attributs physiologiques du système capillaire. Ch. Robin a déjà combattu, en 1851, à propos de la théorie de phlébentérisme de Quatrefages, cette idée de la circulation lacunaire : « Dans quelques poissons (cyclostomes, etc.), les veines générales présentent sur leur trajet des orifices béants communiquant avec de grandes cavités où le sang peut ainsi pénétrer et où plongent divers organes ; disposition qui se trouve chez certains mollusques, mais non chez tous. On a donné le nom de lacune à ces cavités ; mais, d'après Richard Owen, il est démontré qu'une mince tunique ou une couche de substance homogène très-délicate les tapisse toujours.

Legros a fait voir que chez les mollusques les vaisseaux, au moins dans une très-longue partie de leur parcours, étaient tapissés par une couche d'épithélium. Sur ses préparations, nous avons pu encore, avec Ch. Robin, voir des capillaires ayant exactement le même aspect que ceux des mammifères, et qui sous l'influence du nitrate d'argent présentaient les lignes de contour caractéristiques des cellules épithéliales.

Pour pouvoir admettre la circulation lacunaire, il faudrait prouver que dans toutes les parties où le sang peut pénétrer il n'y a pas de revêtement épithélial, montrer que les épithéliums artériel et veineux s'interrompent brusquement à l'entrée des lacunes, ce que les auteurs qui ont admis ce mode de circulation n'ont jamais fait.

En outre, lorsque l'on suit le développement des vaisseaux sanguins chez l'embryon, on voit que la circulation est toujours un phénomène consécutif au développement des capillaires et du sang. La fonction ne préexiste pas aux parois vasculaires, qui se constitueraient peu à peu à la surface des organes et dans des cavités où le sang commencerait par pénétrer avant la formation des vaisseaux. C'est seulement lorsque le vaisseau existe que la circulation s'établit. Là comme partout ailleurs c'est l'appareil circulatoire qui crée la fonction. Il est démontré, en outre, que toute artère et toute veine ont commencé par être à l'état de capillaire ; que le capillaire, par conséquent, représente la forme primitive du vaisseau. Puisque nous trouvons des artères et des capillaires parfaitement définis avec leur épithélium caractéristique chez les mollusques, il faut donc admettre que ces vaisseaux se sont développés, comme chez les mammifères, sous forme d'interstices intercellulaires. La loi générale du développement des vaisseaux, chez ces animaux, étant la même que chez les mammifères, un vaisseau sanguin n'est donc pas primitivement une lacune interorganique sur laquelle la paroi se formerait chez certains êtres et non chez d'autres, mais une cavité produite entre des cellules, lesquelles sont destinées à fournir plus tard l'épithélium du conduit.

Capillaires de seconde variété. — La seconde variété de capillaires est représentée par des vaisseaux qui, nous l'avons vu, ont de $0^{mm},03$ à $0^{mm},07$ de diamètre. Ils possèdent, en dehors de la couche épithéliale, une mince paroi hyaline, première trace de la tunique de Bichat ; puis des fibres musculaires lisses disposées transversalement. Ces fibres sont isolées les unes des autres, ne forment pas encore de faisceaux comme on le voit sur les artères et les veines ; elles sont courtes et décrivent autour du capillaire la moitié ou le tiers d'une circonférence.

La *troisième variété* de capillaires admise par Ch. Robin diffère de la précédente par le volume des conduits, qui atteindraient jusqu'à $0^{mm},1$ et seraient par conséquent visibles à l'œil nu. Les plus volumineux correspondent à ces vaisseaux dits de Sucquet, dont nous avons déjà parlé. Ce sont aussi des capillaires de ce genre qui, d'après Cl. Bernard, représentent les anastomoses directes entre la veine porte et la veine cave inférieure (chez le cheval). Ces capillaires ont, en outre de la couche musculaire un peu épaissie des précédents, une mince tunique adventice formée de fibres élastiques longitudinales.

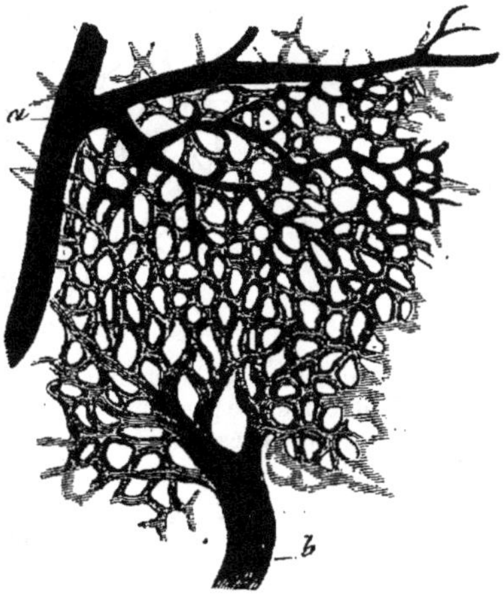

FIG. 202. — Capillaires de la choroïde chez un enfant de quelques mois. — *a*, artère ; *b*, veine.

Dispositions générales du système capillaire. — *Des réseaux.* — Les artères et les veines, à partir du moment où elles se séparent après avoir marché parallèlement jusqu'aux réseaux capillaires, se subdivisent comme les branches d'un arbre dont la direction générale est déterminée par le sens du courant sanguin. Les dernières subdivisions s'anastomosent plus ou moins souvent et se confondent avec le réseau capillaire. Cette disposition est surtout accusée pour les veines, dont les branches d'origine sont plus multipliées que celles des artères. Entre les dernières ramifications des veines, il est facile de voir des réseaux très-fins qui n'ont aucun rapport avec les artères. Ils vont d'une veine à l'autre; ce sont donc bien des capillaires veineux. Des dispositions analogues peuvent se constater sur les artères, mais elles sont moins fréquentes.

Il en résulte que les capillaires peuvent être divisés en capillaires

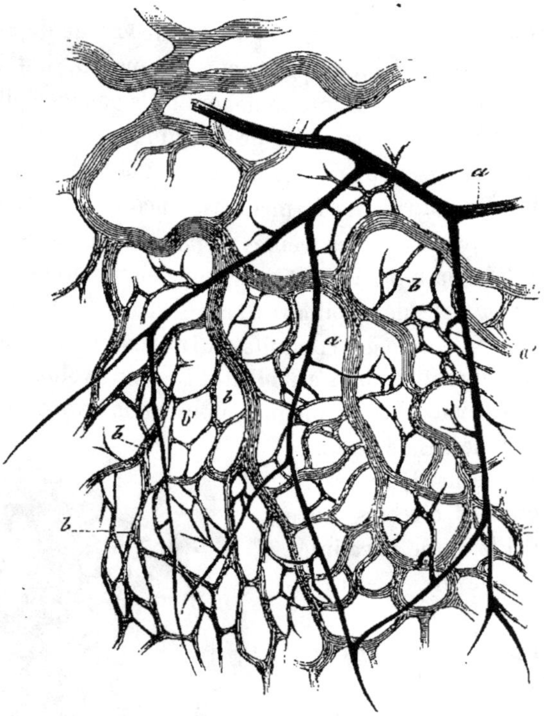

FIG. 203. — Vaisseaux de la membrane du tympan d'un enfant d'un mois, d'après une injection double poussée par les artères et les veines. — *a*, artères; *a'*, capillaires artériels; *b*, veines; *b'*, capillaires veineux unissant deux veines.

artériels, capillaires proprement dits et capillaires veineux. Les capillaires proprement dits forment des réseaux dont le sens n'est déterminé que par la forme des éléments fondamentaux du tissu auquel ces réseaux appartiennent. Les vaisseaux qui les composent sont uniquement des capillaires de première variété. Leur diamètre varie pour chaque tissu, ainsi que la largeur des mailles. Dans les muscles, les nerfs, etc., les mailles sont assez larges; au poumon, à la choroïde, elles sont plus étroites que le diamètre des vaisseaux.

Ces réseaux sont placés dans la profondeur des tissus et en contact intime avec les éléments ; on peut juger, par le diamètre des conduits et par l'étroitesse des mailles, de l'intensité des échanges endosmo-exosmotiques qui s'y produisent, soit pour l'absorption, soit pour les sécrétions. Dans les muscles, les mailles sont allongées et quadrangulaires ; elles entourent les faisceaux primitifs qu'elles ne pénètrent jamais. Dans les tendons, elles ont des dispositions analogues ; mais elles sont beaucoup plus larges ; une seule maille suffit à un faisceau tendineux secondaire, lequel fait suite à plusieurs faisceaux primitifs des muscles.

Là où les réseaux capillaires doivent servir aux échanges avec l'extérieur et à l'absorption, leur situation est tout à fait superficielle. Ainsi, au poumon les réseaux capillaires, dans lesquels passe tout le sang de l'économie, ne sont séparés de l'air que par une couche de $0^{mm},001$ d'épaisseur. Dans l'intestin, ils viennent jusque sous la couche épithéliale des villosités ; aussi, voit-on souvent des hémorrhagies foudroyantes partir de ces réseaux superficiels dans le cas d'altération du sang ou de congestion trop intense.

Ces réseaux capillaires se laissent difficilement pénétrer par les injections. Les liquides poussés par les artères reviennent par les veines correspondantes bien avant que ces capillaires soient remplis, ce qui tend à faire admettre les voies collatérales dont nous avons parlé.

Chacun des tissus entrant dans la composition d'un organe a son réseau propre de capillaires n'offrant que des communications très-limitées avec le réseau voisin ; si bien que les injections fines passent difficilement d'un réseau à l'autre, quand on ne les pousse pas dans le tronc artériel ou veineux qui se distribue à tout l'organe. Il arrive souvent au cœur, par exemple, que si on laisse une branche en dehors du courant de l'injection, tout le département capillaire correspondant à cette branche n'arrive pas à se remplir.

Les artères et les veines s'étendent jusqu'aux réseaux musculaires, nerveux, conjonctifs, etc. ; de sorte que chaque tissu, chaque organe premier possède une circulation nutritive en partie indépendante. Si dans une région du corps plusieurs tissus sont intimement unis, comme un muscle, la peau, une glande cutanée, du tissu conjonctif, néanmoins chacun d'eux a son réseau spécial auquel aboutit le rameau d'une artère : ainsi les réseaux nutritifs cutané, glandulaire, musculaire, etc., sont en contact immédiat les uns avec les autres, mais ils dépendent d'artérioles différentes. Sous l'influence d'une action vaso-motrice, lorsque l'une des branches artérielles laisse passer plus de sang, le réseau correspondant se laisse distendre. Quand c'est la branche musculaire, le muscle éprouve donc une congestion fonctionnelle; quand c'est la branche du tissu conjonctif, il en est de même, et ainsi de suite. De sorte qu'en résumé ce mode d'irrigation sanguine, pour des tissus qui semblent intimement mélangés dans les organes, les isole les uns des autres et en fait des parties se nourrissant séparément et vivant dans un contact intime sans que jamais ce qui appartient à l'une revienne à l'autre.

Il en résulte que le tissu conjonctif peut s'hypertrophier ou s'enflammer à l'exclusion du muscle; que la peau peut se congestionner indépendamment de la glande, et ainsi de suite, etc. La congestion fonctionnelle du muscle amène l'amaigrissement ou l'atrophie du tissu conjonctif; la congestion du tissu conjonctif, son hypertrophie, et en même temps la sclérose des parenchymes, etc. Nous voyons là, par conséquent, une des causes de cette indépendance des systèmes anatomiques qui font que chacun d'eux a ses maladies distinctes. Les propriétés de tissus différents d'une part, les territoires vasculaires de l'autre, contribuent à établir de cette façon les individualités anatomiques de Bichat.

DÉVELOPPEMENT DU SYSTÈME CAPILLAIRE.

§ 99. Le développement des capillaires doit être envisagé dans deux cas : alors qu'il existe déjà des vaisseaux analogues chez l'embryon et chez l'animal complétement développé; en second lieu, chez l'embryon, avant leur apparition première.

Formation des capillaires chez l'embryon. — Les premiers vaisseaux capillaires qui apparaissent pour former l'aire vasculaire se montrent d'abord dans la zone interne de l'aire opaque et dans la partie postérieure de l'aire transparente, ainsi que nous l'avons déjà dit à propos du développement de l'embryon. Ils se forment par conséquent en dehors de lui, et servent tout d'abord à la circulation omphalo-mésentérique. Ils naissent isolément les uns des autres, sous forme d'îlots de teinte rougeâtre, devenant de plus en plus foncés à mesure que des communications s'établissent de l'un à l'autre.

Ces vaisseaux, ainsi qu'on peut en juger facilement sur des coupes, se forment dans le feuillet moyen et dans la lame de ce feuillet qui est adhérente au feuillet intestinal (voy. fig. 71, p. 139).

Ces îlots rouges se présentent comme des amas de cellules sphériques plus ou moins colorées et appliquées contre la paroi des vaisseaux perméables et dans leurs prolongements. Les vaisseaux qui commencent à être perméables se composent d'une paroi formée d'une seule couche de cellules épithéliales, polyédriques, faisant saillie dans la cavité du conduit. Cette paroi est continue avec celle qui tapisse alors la face interne du cœur.

Avant d'avoir cette forme de tubes limités par des cellules, les vaisseaux se présentent comme des tractus pleins qui se creusent consécutivement (Kölliker, Remak, His). Ces tractus, d'après Kölliker, sont exclusivement formés de cellules : les plus superficielles sont d'abord allongées, celles du centre sont rondes. Peu à peu celles de la superficie prennent la disposition d'un épithélium, alors que les autres deviennent des hématies.

On peut observer aussi dans l'aire vasculaire des embryons de mammifères ce même mode de formation des capillaires et de leur contenu.

Reste à savoir maintenant comment se constituent ces tractus pleins. Ils sont précédés de cellules fusiformes, ressemblant assez aux cellules fibro-plastiques. Ces éléments se segmentent, de façon à constituer des amas cellulaires. Les cellules de la partie centrale deviennent, comme nous l'avons dit, des hématies; celles de la surface, l'épithélium vasculaire; de telle sorte que les capillaires seraient primitivement des espaces intercellulaires, selon l'opinion de His, de Kölliker, de Wissosky (*Archives de Mac Schulzie*, 1866), et contrairement à celle de Remak.

Ce sont ces cellules fusiformes précédant les îlots rouges qui ont reçu de différents auteurs les noms de cellules vaso-formatives (Ranvier), ou bien d'hématoblastes, etc., expression qui a servi aussi à désigner certains éléments du sang de l'adulte.

Ces phénomènes se passent d'abord exclusivement dans l'aire vasculaire, l'embryon ne prenant par conséquent aucune part à la formation des éléments du sang.

Formation des capillaires secondaires. — Les capillaires qui se forment plus tard sont représentés tout d'abord par des bourgeons implantés sur les vaisseaux préexistants. Ces bourgeons font corps avec la paroi épithéliale du capillaire; ils sont coniques, très-effilés ou cylindriques, et s'unissent à des renflements fusiformes situés à une certaine distance et établissant des anastomoses entre les différentes branches d'un réseau.

Lorsqu'on observe la formation des vaisseaux sur l'allantoïde, dans le péritoine de jeunes animaux ou sur les fausses membranes de la plèvre chez l'adulte, on aperçoit comme surajoutés au réseau capillaire ces prolongements coniques ou fusiformes : ce sont là les nouveaux vaisseaux.

Dans ces prolongements se passent des phénomènes de même ordre que ceux dont nous avons parlé lors de la formation des premiers vaisseaux chez l'embryon.

Les renflements fusiformes munis de noyaux se segmentent et donnent naissance à des rangées de cellules accolées et placées longitudinalement. Peu à peu ces sortes de colonnettes s'ouvrent à leur base, les cellules qui les forment s'écartent les unes des autres, et le sang avec ses hématies pénètre dans les interstices. Les cellules pariétales deviendront l'épithélium vasculaire du nouveau conduit. Tel est le mode de développement des vaisseaux capillaires et lymphatiques, comme il a été décrit par Kölliker et par Rouget.

Ces bourgeons coniques qui naissent des capillaires sont formés aux dépens de l'épithélium vasculaire ; ce sont des sortes d'excroissances des cellules. Il n'est plus nécessaire de discuter la question de savoir si les premiers capillaires sont des conduits intracellulaires ou intercellulaires. On pourrait supposer, en effet, que plusieurs cellules placées bout à bout se creuseraient d'un canal allant de l'une à l'autre. Mais les dispositions qu'affectent ces cellules dès qu'elles sont unies pour former une paroi de capillaires nous empêchent d'admettre cette théorie, car d'abord leurs noyaux sont alternes. En outre, maintenant que nous connaissons le mode de développement des premiers vaisseaux dans l'aire vasculaire, nous ne pouvons admettre que ceux qui viennent ensuite se forment d'une façon toute différente et ne soient pas des conduits intercellulaires.

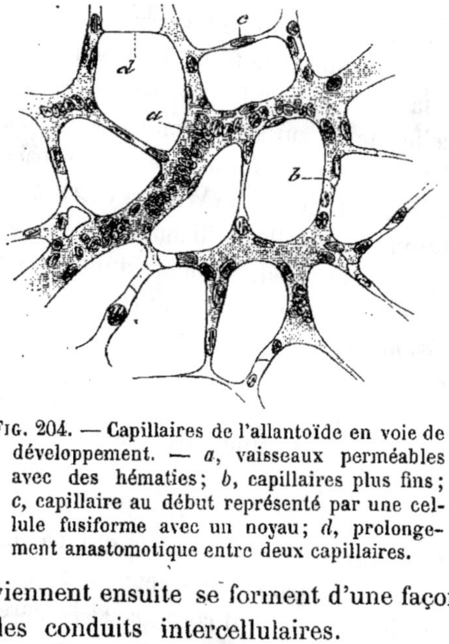

FIG. 204. — Capillaires de l'allantoïde en voie de développement. — *a*, vaisseaux perméables avec des hématies ; *b*, capillaires plus fins ; *c*, capillaire au début représenté par une cellule fusiforme avec un noyau ; *d*, prolongement anastomotique entre deux capillaires.

ATTRIBUTS PHYSIOLOGIQUES DU SYSTÈME CAPILLAIRE.

§ 100. Le volume du système capillaire est considérable, comparé à celui du système artériel. Pour s'en rendre compte, il suffit de voir la quantité de liquide qu'il faut injecter pour remplir les artères seulement, ou, en même temps qu'elles, les réseaux capillaires. Aussi, bien que la pression artérielle se fasse sentir dans ces vaisseaux et puisse atteindre parfois un chiffre très-élevé, car nous avons vu que le système veineux et le système artériel se mettaient quelquefois en équilibre de pression (voy.

Système veineux), la circulation du sang est très-lente dans les capillaires. Les globules dans ces vaisseaux ne progressent en effet que de 0mm,2 à 0mm,5 par seconde. Ces conditions de circulation lente et de pression variable dans les vaisseaux capillaires sont bien faites pour faciliter les échanges entre les fluides extérieurs et le plasma sanguin.

Par le système capillaire, en effet, pénètre la plus grande partie des substances qui servent à l'alimentation ; par lui se fait au poumon l'absorption de l'oxygène, et d'un autre côté il établit des échanges continuels entre les éléments anatomiques et le plasma sanguin.

Ces courants, qui d'une part font pénétrer dans le sang des matières assimilables, de l'autre donnent aux éléments anatomiques les substances nécessaires à leur nutrition, résultent d'un simple phénomène de dialyse. La paroi des capillaires fonctionne exactement comme celle d'un dialyseur. Lorsqu'on plonge dans l'eau un vase fermé par une membrane animale et renfermant de l'albumine en dissolution avec de l'eau, des sels, etc., si la pression est égale de part et d'autre, les substances les plus diffusibles traversent la membrane pour se mêler aux substances qui le sont moins. Ainsi l'eau et les sels dialysent vers la solution d'albumine ; par contre, l'albumine reste dans le vase, à moins qu'on n'augmente la pression. Mais si le liquide renfermé est soumis à une certaine pression, on peut voir passer non-seulement de l'albumine, mais de la graisse en émulsion. Enfin, si l'on fait à la membrane un orifice, quelque petit qu'il soit, les liquides se mélangent et leur composition est bientôt la même de part et d'autre.

Il faut tenir compte de tous ces faits pour comprendre les phénomènes de la circulation capillaire.

C'est, en effet, grâce à cette propriété des albuminoïdes, de ne pas dialyser sous une pression faible que s'opèrent la circulation du sang et les échanges dont nous avons parlé ; la circulation d'un liquide comme l'eau ou une solution saline ne serait pas possible. Lorsqu'on injecte de l'eau dans les vaisseaux, elle transsude immédiatement et produit l'œdème des tissus, comme on le voit quand on pratique l'hydrotomie sur des cadavres. Dans certains états pathologiques, lorsque la composition du sang se modifie, l'eau qu'il renferme passe de la même façon. Par contre, les matières albuminoïdes, dialysables, comme les peptones, peuvent, en contact avec la substance des éléments anatomiques, qui est demi-liquide, et sous l'influence de la pression intravasculaire, traverser la paroi des capillaires ; pendant que les sels dissous dans les tissus, comme l'urée, diffusent vers le plasma sanguin. Ainsi se fait la nutrition des éléments et la rentrée dans le sang des produits de désassimilation. Mais ces phénomènes ont, ainsi que le premier, qui les tient tous sous sa dépendance, comme conditions accessoires, d'abord la présence dans le plasma d'une quantité suffisante d'albuminoïdes, et ensuite la fermeture exacte des réseaux capillaires.

Lorsque la première de ces conditions vient à manquer, que le sang est plus diffusible qu'à l'état normal, et que par conséquent la rentrée des sels et de l'eau ne s'y fait pas avec la même énergie, on voit ces substances demeurer dans les tissus : tels sont les phénomènes de l'œdème, de l'albuminurie et des différents états cachectiques.

Quand la seconde condition n'est pas remplie, que les conduits vasculaires ne sont point fermés, on a purement et simplement une hémorrhagie, comme dans le purpura. On peut encore imaginer des orifices trop étroits pour laisser passer les hématies et se laissant traverser seulement par le plasma. Mais alors on se retrouve dans le cas d'un dialyseur dont on a percé la membrane : il y a mélange des liquides, et par conséquent suppression du courant nutritif. Ces faits sont de toute évidence pour quiconque a les notions les plus élémentaires de physique et de physiologie. Aussi n'avons-nous pas besoin d'aller chercher d'autres preuves pour réfuter les auteurs qui ont décrit des stomates dans les parois des capillaires. Toute la physiologie végétale et animale repose sur la théorie de l'osmose de Dutrochet. Or elle ne peut se concilier avec l'existence des stomates. Reste à savoir lequel doit céder le pas : ou de la physiologie tout entière, ou d'un petit détail difficile à prouver d'histologie microscopique.

« On a voulu, dit Ch. Robin (*Traité du microscope*, p. 1005), expliquer » le passage des éléments du sang à travers les parois vasculaires par des » modifications momentanées que ces éléments subissent dans leur con» figuration. Ces variations dans la forme, que l'on a comparées aux » mouvements des amibes, existent réellement, mais on leur accorde » trop d'importance à cet égard. S'il y a destruction cadavérique de l'épi» thélium, il est possible qne les hématies qui s'étirent aisément ou les » leucocytes ramollis traversent la substance demi-molle des parois des » capillaires. Mais tant que le revêtement épithélial est conservé, les » corps solides ne peuvent franchir les parois. On s'explique de cette » façon pourquoi une injection assez fine, faite immédiatement après la » mort, n'infiltre pas les tissus. Mais que l'on attende un ou deux jours, » et surtout que l'on fasse préalablement passer un courant d'eau dans » le système vasculaire, l'épithélium, très-altérable, sera partiellement » entraîné, et l'on aura presque à coup sûr des infiltrations. »

La pénétration des graisses est plus difficile à expliquer, et nous renvoyons à la *Physiologie* de Longet, qui cite à ce sujet une foule d'expériences intéressantes sur les conditions dans lesquelles s'opère le passage de ces matières à travers les membranes. Des couches bien plus épaisses que les parois des capillaires, et sans orifices, se laissent traverser par les graisses. Mais ces couches ne sont point homogènes ; elles sont toutes plus ou moins comparables à un réseau, à un réticulum fin que l'on aurait plongé dans de la gélatine. Une pareille membrane peut servir de dialyseur ; la graisse même la traverse, sans produire de déchirures.

Or, sur les animaux vivants les membranes ont à peu près les propriétés d'un réseau artificiel de ce genre : les éléments anatomiques étant pour la plupart formés de substance molle, presque liquide, maintenue par des parois cellulaires, des fibres plus résistantes. Ce n'est qu'après la mort que les éléments prennent une consistance solide.

Les faits que nous venons d'exposer sont en opposition avec la théorie de la circulation lacunaire des mollusques et des articulés ; car nous voyons que le sang ne peut servir d'intermédiaire entre le milieu extérieur et les éléments anatomiques de l'animal, qu'à la condition d'être dans un ensemble de conduits fermés. Il faudrait donc, pour admettre la circulation lacunaire, que les éléments des invertébrés fussent tout différents de ceux des vertébrés, qu'ils fussent tous munis de parois isolant leur corps cellulaire du plasma sanguin. Or nous avons vu, au contraire, que ces éléments avaient la même structure; leur nutrition doit se faire, par conséquent, dans les mêmes conditions. Ainsi l'anatomie, l'embryogénie, la physiologie, s'accordent à repousser cette théorie de la circulation lacunaire.

PATHOLOGIE DU SYSTÈME CAPILLAIRE.

§ 101. **Inflammation.** — L'inflammation est un ensemble de phénomènes propres aux tissus vasculaires et qui ont comme cause première un trouble circulatoire dans les réseaux capillaires. Elle débute par une congestion active, une circulation capillaire plus rapide ; puis, une fois que ces vaisseaux se sont laissé distendre, ils se gorgent de sang et la circulation s'arrête : c'est là ce que Ch. Robin appelle l'inflammation confirmée. L'inflammation commence toujours par la congestion active ; il importe donc de définir ce phénomène.

Congestion fonctionnelle et congestion pathologique active. — Les réseaux capillaires peuvent se laisser distendre par le sang dans deux conditions différentes, ainsi que les expériences sur les nerfs vaso-moteurs l'ont démontré :

1° Lorsque les nerfs dits vaso-dilatateurs, comme la corde du tympan, l'auriculo-temporal, les nerfs érecteurs, les nerfs splanchniques, etc., sont excités, soit directement, soit par une action réflexe (1);

2° Lorsque les vaso-constricteurs sont paralysés.

La paralysie des vaso-constricteurs n'agit pas comme l'excitation des premiers nerfs ou vaso-dilatateurs; elle produit une simple dilatation des capillaires, sans activer la circulation et sans augmenter les sécrétions.

Quand le sympathique est paralysé, qu'il est sectionné, et que par conséquent il cesse d'agir sur la glande sous-maxillaire, on n'obtient pas une congestion fonctionnelle avec une circulation plus active. Les veines se laissent seulement distendre : le sang qui revient de la glande est noir, et la salive ne s'écoule pas plus abondamment. Ces phénomènes, que l'on observe après la section du sympathique, ne sont pas rares dans les états pathologiques ; ce sont les phénomènes de *congestion passive*, consécutifs aux lésions graves du système nerveux : congestions passives des hémiplégiques, des paraplégiques, des fièvres graves. Chez ces malades, la paralysie vaso-motrice ne produit pas l'inflammation ni cette suractivité de la nutrition que nous avons vues dans la congestion active ; mais des modifications de tissu sans gonflement, sans douleur et presque sans réaction.

Congestion active. — L'excitation des nerfs appelés vaso-dilatateurs détermine une circulation très-rapide dans les tissus. Le sang des veines est rouge, la nutrition est activée, les sécrétions se font en abondance, quand on électrise la corde du tympan.

La congestion qui précède l'inflammation confirmée produit des phénomènes du même ordre. En effet, d'après les expériences de MM. Estor et Saint-Pierre, le sang qui revient des parties enflammées est rutilant comme le sang artériel, et si l'on détermine artificiellement une inflammation sur le mésentère d'un animal, sur la langue, la membrane interdigitale de la grenouille, on aperçoit tout d'abord une circulation tellement rapide dans les capillaires qu'on peut à peine suivre les globules. Cette congestion active s'accompagne d'un gonflement des tissus, d'une exsudation de matière amorphe et d'une formation nouvelle d'éléments du tissu conjonctif; en un mot, de phénomènes qui prouvent que la nutrition est augmentée.

L'expérimentation physiologique peut donc reproduire tous les phénomènes de la congestion active.

Les différents modes de réplétion des réseaux capillaires, suivant que

(1) Voyez les expériences de Bernard, Schiff, Von Bezold, Ludwiq, Cyon, Vulpian, etc.

les nerfs vaso-moteurs sont paralysés ou excités, peuvent s'observer chez l'homme dans les cas pathologiques : tantôt ce sont des troubles paralytiques du système nerveux, tantôt des troubles résultant de son excitation.

Dans la congestion pathologique ainsi que dans la congestion fonctionnelle, le système nerveux agit par ses vaso-dilatateurs ; il détermine un afflux sanguin considérable ; mais en même temps il le règle, le modère, et ne laisse pas distendre les vaisseaux au delà d'une certaine limite. C'est pourquoi beaucoup de congestions morbides ne dépassent jamais la limite des congestions fonctionnelles ; elles sont passagères comme celles que produit un trouble léger du système nerveux. Dans les régions congestionnées la circulation est rapide, mais régulière ; et si les vaso-moteurs reprennent leur action normale, la congestion disparaît comme disparaissent ces rougeurs passagères de l'érythème papuleux, de l'urticaire et de toutes ces congestions arthritiques dont il faut certainement chercher la cause première dans un trouble de l'innervation vaso-motrice.

Nous avons vu deux formes de simple congestion ; étudions maintenant les phénomènes qui se produisent, lorsque le sang, par suite d'un afflux exagéré, s'arrête entièrement dans les vaisseaux.

Arrêt du sang par paralysie des vaso-moteurs. — Lorsque la congestion passive, dont nous avons parlé tout d'abord, dépasse certaines limites, les capillaires se laissent distendre par places ; le sang y séjourne et finit par s'y arrêter tout à fait. C'est alors qu'on voit ces plaques violacées qui précèdent la formation des eschares. Le sang étant arrêté dans les capillaires oblitérés, l'hématose des tissus ne se fait pas, il y a mortification ou sphacèle. Ces phénomènes sont faciles à suivre sur les sujets dont la moelle ou le cerveau portent de graves lésions.

Arrêt du sang par excès de congestion. — La congestion active, lorsqu'elle est poussée trop loin, peut amener au même résultat par une réplétion trop énergique résultant d'une action vaso-motrice irrégulière. Les capillaires deviennent alors variqueux, ainsi qu'on peut le vérifier en déterminant sur les animaux des inflammations artificielles. Dans ces dilatations, se déposent des globules qui s'entassent les uns sur les autres et finissent par oblitérer le vaisseau. De place en place on voit des capillaires où la circulation a complétement cessé, à côté d'autres à moitié remplis dans lesquels la colonne sanguine oscille tantôt dans un sens, tantôt dans l'autre, jusqu'à l'arrêt définitif des globules. A ce moment, alors que dans une partie des réseaux le sang ne circule plus, les tissus prennent une teinte violacée comme au milieu de l'anthrax ou dans les zones centrales des phlegmons.

Dans les parties où la circulation est ainsi arrêtée, on a ce que Ch. Robin a appelé l'inflammation confirmée. Les phénomènes qui s'y produisent sont, d'après cet auteur, tout différents de ceux que nous avons vus dans la congestion. Celle-ci amenait plus de sang, activait la nutrition, déterminait la formation d'éléments nouveaux. Mais là où siége l'inflammation confirmée, on constate, au contraire, l'arrêt complet de tous les phénomènes qui sont sous la dépendance de la circulation; c'est la mort par conséquent. Ainsi le résultat produit par la paralysie des vaso-moteurs est obtenu ici par leur excitation poussée trop loin. Seulement, dans le premier cas, autour du point où s'était produit un arrêt du sang la circulation périphérique était lente, tandis qu'ici une zone de congestion intense entoure celle de l'inflammation confirmée. L'inflammation confirmée n'existe pas seule, la congestion active la précède et l'enveloppe. Dans l'anthrax, dans le phlegmon diffus, on suit tous ces degrés. Au centre, ce sont des parties sphacélées; autour de celles-ci, des zones violacées où le sang n'arrive qu'à grand'peine; plus loin, des zones rouges, tuméfiées, où la congestion est intense, où les nerfs sensitifs sont comprimés entre les tissus gorgés de liquides et sont soumis comme eux à des oxydations énergiques. Dans ces régions périphériques la nutrition est intense; les éléments nouveaux se forment avec rapidité; les vaso-moteurs, excités, ouvrent les artérioles largement, et l'effort entier de la pression artérielle s'exerce dans toute l'étendue du réseau capillaire. Le cœur redouble ces battements qui se font sentir jusque dans les veines, véritable soufflet de forge dont chaque mouvement animerait un brasier. Chaque pulsation s'accompagne d'une sensation de chaleur, d'un battement douloureux, qui diminuent quand on modère le courant sanguin. Telle est l'inflammation active.

Ces phénomènes pathologiques sont bien définis, car ils ne ressemblent à aucun autre et l'on peut à volonté en reproduire toutes les phases. L'excitation des nerfs vaso-moteurs donne presque tous les effets, tous les degrés des altérations qu'on observe dans les inflammations spontanées. Cependant certains auteurs vont chercher pour l'inflammation une autre définition qu'un trouble vaso-moteur.

En quoi cependant ces accidents à évolution rapide, cet ensemble de phénomènes dont les principaux agents sont les vaisseaux et les nerfs, ont-ils quelque rapport avec ces troubles de nutrition qui mettent des années à se produire et qui ne s'accompagnent ni de douleur, ni de chaleur, ni de rougeur? Comment des altérations de tissu qui n'ont d'autre cause que le ralentissement de tous les phénomènes vitaux chez le vieillard, comme ces lésions sourdes du cartilage articulaire et l'athérome artériel, ont-elles pu être classées avec le phlegmon? Quel est le médecin qui, s'en rapportant à la seule observation, surtout après avoir ressenti les douleurs du panaris, songerait à ranger dans une même classification nosologique l'inflammation véritable et ces lentes altérations de tissu qui passent inaperçues pendant une longue période de temps et ne s'accompagnent d'aucune réaction vasculaire?

Nous n'avons pas à rappeler ici les règles de la logique qui servent à établir des classifications; cependant, quand on voit que des caractères accessoires, insignifiants même, ont pu être préférés, pour classer des maladies, à ceux qui étaient aussi évidents que les troubles vaso-moteurs que nous venons de décrire, nous ne pouvons nous empêcher de comparer les médecins qui ont donné ces singulières définitions de l'inflammation, à des zoologistes qui, renonçant aux divisions de Cuvier et des anatomistes qui l'ont suivi, voudraient classer les animaux d'après les aspects variables de leurs téguments.

Ainsi, par ce seul fait que des éléments nouveaux se forment dans l'inflammation, on prend ce phénomène comme le trait essentiel et caractéristique. Plutôt que de faire une étude complète des propriétés de chaque tissu et des altérations correspondantes, beaucoup de médecins se laissent séduire par des mots sur lesquels ils font reposer, non des démonstrations, mais de simples explications qu'une analyse attentive a bientôt renversées.

Définir toutes les altérations de tissu par les mots d'irritabilité et d'inflammation, c'est admettre implicitement que tous les tissus ont les mêmes attributs physiologiques. Les maladies, en effet, ne leur font pas créer des propriétés nouvelles, mais éveillent seulement celles qui existent à l'état normal. Chaque système a ses lésions propres, comme il a ses éléments et ses propriétés. Les tissus vasculaires ont l'inflammation comme les nerfs ont la douleur, comme les muscles ont les contractures : parce que le caractère physiologique fondamental des premiers est d'être soumis aux actions vaso-motrices, que les seconds possèdent la sensibilité, les autres la contractilité.

Chercher l'inflammation dans les cartilages, la cornée, les parois artérielles, est donc une idée aussi déplacée que de chercher la douleur dans des tissus privés d'éléments nerveux.

L'inflammation n'est pas non plus « la série des phénomènes observés dans les tissus ou les *organes*, analogues à ceux produits artificiellement sur les mêmes parties par l'action d'un agent irritant physique ou chimique » (Cornil et Ranvier, p. 71).

Cette définition revient à dire que lorsqu'on met en contact avec les tissus *quels qu'ils soient* des agents irritants *physiques* ou chimiques, on a de l'inflammation. Ainsi, on met de l'alcool sur la peau ; la peau rougit : c'est de l'inflammation ! On met un acide ou un alcali sur du cartilage ; le cartilage se nécrose : inflammation ! On excite la corde du tympan par l'électricité (agent physique) ; la glande sous-maxillaire se congestionne et sécrète : inflammation ! Un aliment *excitant* introduit dans l'estomac fait congestionner la muqueuse : inflammation ! Ainsi, d'après cette définition, toutes les congestions physiologiques seraient de l'inflammation. Mais ces auteurs admettent, en outre, l'irritabilité des éléments et comme conséquence l'inflammation des tissus privés de vaisseaux.

En résumé, la définition de Galien basée sur les simples caractères extérieurs et dans laquelle rentrent ces quatres termes : gonflement, rougeur, chaleur et douleur, doit être absolument conservée. Elle est inattaquable au point de vue physiologique, et elle correspond en clinique à des types de lésions parfaitement déterminés. S'il y a certains phénomènes pathologiques pour lesquels l'analyse est parfois difficile et qu'on à de la peine à classer, ici il n'en est point de même, généralement l'inflammation est bien définie. Mais en tous cas les classifications ne doivent pas commencer par les êtres hybrides, mais d'abord par les individus dans toute la plénitude de leur développement et de leurs facultés.

Les quatre termes donnés par Galien pour définir l'inflammation peuvent être interprétés aisément au moyen de l'observation histologique.

L'inflammation, en effet, est toujours un phénomène complexe, et c'est pourquoi les définitions qu'on en veut faire par un seul mot sont très-mauvaises. En mathématique même, les définitions de ce genre ne peuvent être usitées que lorsqu'on a suivi tous les théorèmes intermédiaires. Si l'on voulait, du premier coup, définir une courbe du second degré il faudrait dix pages d'explications. A plus forte raison en physiologie les définitions ne peuvent que ressortir naturellement de l'exposé des phénomènes.

Voyons donc ces quatre termes : rougeur, gonflement, chaleur, douleur.

La *rougeur* tient à la congestion active qui accompagne l'inflammation confirmée.

Le *gonflement*, à la congestion, à l'exsudation du plasma sanguin en dehors des vaisseaux, à la formation de matière amorphe dans laquelle se développent des leucocytes et des cellules fibro-plastiques.

La *chaleur*, à la congestion active périphérique.

La douleur, à la compression et à l'excitation des nerfs.

Les teintes violacées et la mortification du tissu, à l'arrêt du sang dans les capillaires; enfin, dans l'inflammation qui atteint certaines limites se produit la suppuration.

L'origine des leucocytes du pus n'est pas déterminée; mais il est bien certain qu'ils se forment sur place. On ne saura de quelles cellules ils proviennent que lorsque l'on connaîtra exactement le mode de développement des éléments du sang. Nous avons vu que les premières hématies apparaissent, chez l'embryon, dans le feuillet moyen et aux dépens de cellules de ce feuillet. Or, il existe des rapports généalogiques incontestables entre les leucocytes et les hématies. Le même élément peut, en évoluant dans deux sens différents, donner l'un ou l'autre; mais bien qu'on n'ait pas encore déterminé les rapports de cet élément originel avec les cellules du feuillet moyen, il est fort probable que le leucocyte se forme aux dépens des cellules de ce feuillet, non-seulement chez l'embryon, mais encore chez l'adulte et dans les mêmes conditions. C'est-à-dire qu'un certain élément pourrait, en se développant normalement, donner des vaisseaux capillaires et des hématies; placé par l'inflammation dans un milieu spécial, il évoluerait dans un autre sens, et donnerait des leucocytes. Malheureusement ce sont là de simples hypothèses.

Mais elles sont plus scientifiques que la théorie donnée par Cohnheim d'après laquelle les leucocytes du pus proviendraient de ceux qui circulent dans les vaisseaux sanguins. Cet histologiste se fonde sur ce qu'il a observé, en déterminant des inflammations artificielles sur le mésentère de la grenouille ou de certains mammifères, le passage des leucocytes à travers la paroi des capillaires. Or, ses expériences ont été interprétées de bien des façons différentes par les histologistes qui depuis se sont occupés de cette question.

Il est certain qu'en observant pendant un temps très-long, douze ou vingt-quatre heures, un mésentère de grenouille enflammé, on aperçoit quelques leucocytes sortir des vaisseaux; mais en même temps on voit sortir des hématies. Les leucocytes, en effet, n'ont évidemment pas des propriétés spéciales qui leur permettent de traverser des parois beaucoup plus résistantes que leur corps cellulaire. Legros, Ch. Robin, Feltz, Picot, Duval, ont repris ces expériences, et ont vu toujours : 1° que là où des leucocytes avaient passé, les hématies étaient sorties en même temps ; 2° que le nombre des leucocytes qui apparaissaient en dehors des vaisseaux est toujours supérieur à celui de ces éléments qui circulent pendant le même temps dans ces mêmes vaisseaux.

Enfin, cette théorie peut-elle expliquer les quantités considérables de pus des plaies d'amputation, des brûlures étendues, etc. ? Le sang ne renfermerait jamais assez de leucocytes pour fournir tous ceux qui se produisent dans ces conditions. Elle n'explique pas la formation des leucocytes dans les tissus non vasculaires, comme la cornée, et au centre de certaines cellules.

Altérations des capillaires. — Les dépôts de granules graisseux que nous avons décrits dans les artères se font aussi dans les parois des capillaires et en particulier de ceux du cerveau. Ils constituent, le long des capillaires des diverses variétés, des plaques plus ou moins larges et parfois sur une très-grande étendue du réseau.

Cette altération doit influer sur les actes endosmo-exosmotiques nécessaires à la nutrition, aux sécrétions, etc., ou déterminer des lésions attribuées trop souvent à des embolies, et qui résultent simplement de l'obstacle apporté aux échanges nutritifs.

Il arrive aussi que les capillaires, dont une partie des parois ont perdu leur élasticité normale, se laissent distendre par places et passent à l'état variqueux. Il en résulte alors des bosselures, de petits anévrysmes, dits anévrysmes miliaires, auxquels Bouchard, exagérant peut-être un peu trop leur influence, a attribué la pathogénie des hémorrhagies cérébrales. Bien souvent, en effet, autour des foyers hémorrhagiques, on retrouve des capillaires dont les parois ont subi cette dégénérescence graisseuse dont nous parlons, mais sans donner de dilatations anévrysmales. Ces capillaires se rompent et déterminent ainsi des hémorrhagies. Quelquefois on rencontre autour des foyers de petits épanchements dans les gaînes lymphatiques, formant des sortes d'anévrysmes disséquants qu'à un examen superficiel on peut confondre avec les dilatations anévrysmales véritables.

Tumeurs érectiles. — Les tumeurs érectiles sont produites par des anomalies de développement du système capillaire. Elles présentent deux formes : les tumeurs érectiles veineuses et les tumeurs érectiles artérielles.

Ces tumeurs sont formées par des réseaux de conduits ayant la structure des capillaires. Mais chaque vaisseau a pris un développement considérable, de sorte que ces tumeurs reproduisent à peu près les dispositions du tissu érectile normal. Néanmoins, c'est à tort qu'on les assimilerait à ce tissu, car il leur manque, ainsi que Ch. Robin le fait observer avec raison, les trabécules musculaires indispensables au phénomène de l'érection (voy. *Tissu érectile*).

Dans les intervalles que laissent ces vaisseaux dilatés, le tissu conjonctif s'hypertrophie et prend une consistance fibreuse.

Pour comprendre comment certaines de ces tumeurs peuvent être les unes artérielles, les autres veineuses, il suffit de se reporter à la description des réseaux capillaires, telle que nous l'avons donnée. Nous avons vu, en effet, qu'il existait des capillaires veineux et des capillaires artériels, les uns et les autres anastomosés en réseaux.

A supposer que les canaux appartenant à l'un ou l'autre de ces réseaux veineux et artériels se dilatent, on a une tumeur érectile de l'une ou l'autre de ces variétés. Mais d'après les dispositions des réseaux on comprend tout de suite que les tumeurs veineuses doivent être plus fréquentes.

Une autre subdivision pourrait être établie dans les tumeurs érectiles ; elle serait basée sur leur mode de développement.

Il en est qui sont formées par de simples dilatations variqueuses des capillaires ; d'autres par une génération nouvelle de vaisseaux de cet ordre. De même que nous verrons les glandes et d'autres tissus engendrer des tumeurs par la multiplication d'organes premiers, les réseaux capillaires peuvent aussi être le point de départ de nouveaux capillaires qui suivent dans leur développement les mêmes phases que chez l'embryon. Il en résulte des tumeurs envahissantes débutant par des bourgeons épithéliaux qui se creusent de cavités centrales et croissent souvent avec rapidité. Elles se développent en général chez l'enfant, et représentent une sorte d'exagération du travail physiologique, caractérisant la formation des réseaux capillaires.

CHAPITRE XIX

SYSTÈME LYMPHATIQUE

§ 102. *Aperçu historique.* — Aselli, le premier, découvrit, en 1622, les chylifères de l'intestin : il pensait que ces vaisseaux se rendaient au foie ; Pecquet, en 1649, trouva le canal thoracique et la citerne à laquelle on a donné son nom et qui représente leur véritable embouchure ; Olaüs Rudbeck (1651), les lymphatiques généraux ; Ruysh, Albinus, Lieberkuhn, Monro, Cruikshank, Sœmmering, étudièrent les lymphatiques au moyen des injections au mercure ; Mascagni (1787) les injecta par les vaisseaux sanguins et en fit une description générale excellente ; Panizza et Cruveilhier, en 1830, injectèrent les réseaux par piqûres et en montrèrent ainsi les véritables origines. A partir de Breschet (thèse de concours, 1836), commence la série des hypothèses sur les origines et la nature du système lymphatique. Ce dernier admet sans aucune preuve l'origine de ces vaisseaux dans le tissu cellulaire, hypothèse déjà mise en avant par Mascagni et soutenue par la théorie des absorbants de Bichat, mais un peu oubliée usqu'à cette époque. En 1860, les auteurs allemands, parmi lesquels Virchow, Ludwig, Recklinghausen, font un corps de doctrine de toutes les hypothèses qui ont cours dans la science sur la nature du tissu conjonctif et des lymphatiques. Ces théories sont généralement admises en France, malgré les protestations et les preuves contraires données par MM. Ch. Robin et Sappey. M. Ranvier, un peu plus tard, ajoute les séreuses au système lymphatique. En 1876, M. Sappey donne des lymphatiques une nouvelle description et met en évidence de très-petits conduits (lacunes et capillicules). Il montre des réseaux plus fins que ceux que l'on décrit généralement. Ces réseaux, pour lui, communiquent avec les capillaires sanguins et lymphatiques par des capillicules.

DESCRIPTION DU SYSTEME LYMPHATIQUE.

Un ensemble de canaux commençant à la périphérie par des réseaux capillaires *fermés*, se continuant par des troncs collecteurs qui vont se jeter, après avoir traversé des *ganglions*, dans le système veineux, représente le système lymphatique.

Chez l'homme, tous les lymphatiques aboutissent à deux troncs collecteurs situés le long de la colonne vertébrale et en arrière de l'œsophage. Pour le côté droit, c'est la grande veine lymphatique, et pour le côté gauche, le canal thoracique (voyez, pour la description de ces canaux, les *traités d'anatomie descriptive*). Le canal thoracique reçoit les lymphatiques des membres inférieurs, du tube digestif, des poumons, du cœur, du membre supérieur gauche, de la région cervicale et faciale, ainsi que de la paroi thoracique du même côté. La grande veine lymphatique reçoit seulement les lymphatiques du membre supérieur droit, de la moitié correspondante du thorax et de la tête, des vaisseaux du poumon droit et ceux de la moitié droite du diaphragme.

Les lymphatiques des membres sont disposés sur deux plans; aussi peut-on les diviser en superficiels et profonds. Les premiers sont dans la couche du *fascia superficialis*, avec les veines sous-cutanées; les autres accompagnent les artères. Ces deux ordres de vaisseaux convergent vers la racine des membres, où ils se jettent les uns et les autres dans des ganglions nombreux; au-dessus de ces ganglions se trouvent d'autres troncs collecteurs qui vont aboutir au canal thoracique ou à la grande veine lymphatique.

Les *réseaux d'origine* sont représentés par des canaux parfaitement délimités, et dont nous verrons plus loin la structure. Ils sont tout à fait comparables aux réseaux capillaires sanguins. Ce ne sont ni des lacunes ni des interstices entre les éléments; mais des conduits très-bien définis. Ces réseaux sont plus ou moins serrés, suivant les régions. Leur développement est proportionnel, en général, à celui des capillaires sanguins; ainsi ils sont très-nombreux et très-fins à la pulpe des doigts, sur les lèvres, les ouvertures des narines, etc., et d'autres régions des téguments, pour lesquelles une étude détaillée est faite dans les traités d'anatomie descriptive (voy. Sappey, 3e volume). Non-seulement les tissus riches en vaisseaux sanguins le sont aussi en lymphatiques, mais encore ces deux ordres de vaisseaux suivent souvent un trajet parallèle et sont accolés les uns aux autres. Cette disposition est surtout accusée chez les batraciens, dont presque toutes les artérioles et les capillaires sont enveloppés par un conduit lymphatique. Elle se retrouve chez l'homme dans certaines régions. Dans quelques parties il y a simple accolement, dans d'autres engaînement. Il faut tenir compte de ces faits pour expliquer le passage des liquides et des substances non dissoutes, des graisses, etc., du sang, dans la lymphe. Sur toute la superficie des téguments on retrouve des réseaux lymphatiques, mais beaucoup moins serrés que dans les régions dont nous venons de parler. Dans certaines muqueuses, les lymphatiques sont très-abondants : sur la langue, le voile du palais, l'intestin, l'estomac, la pituitaire, etc. Dans la trame des membranes séreuses, ils sont très-peu développés ; M. Sappey nie même leur existence. Mais j'en ai injecté dans la tunique vaginale, et sur les coupes de la surface de l'utérus, il est facile de voir que quelques-uns de ces vaisseaux occupent l'épaisseur de la séreuse.

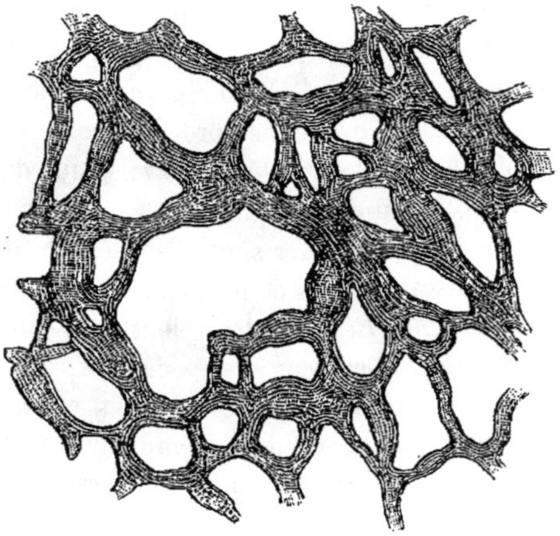

FIG. 205. — Réseau lymphatique de la face profonde de la muqueuse de l'estomac. — Grossiss. 1/40.

Les synoviales n'en possèdent pas. Les parois internes des artères, des veines, l'endocarde, en sont aussi dépourvues. Certaines membranes fibreuses, comme la tunique albuginée du testicule, le péricarde fibreux, sont riches en lymphatiques.

On les trouve aussi en abondance dans les parenchymes : le rein, le foie, le poumon. Ils existent dans les muscles, et si l'on n'a pu encore injecter ceux des muscles des membres, il a été possible du moins de suivre des conduits volumineux jusqu'à eux. En tous cas, le diaphragme est très-riche en lymphatiques. Il en est de même des muscles lisses, qui en renferment un très-grand nombre et de très-fins. Ainsi la tunique musculaire de l'intestin est excessivement riche en vaisseaux lymphatiques ; il en est de même des parois musculaires du cœur. On n'a pas encore pu les voir dans les os et dans certaines membranes, comme la choroïde et la rétine. Dans le système nerveux central, leur existence n'est pas prouvée d'une manière bien évidente. Nous verrons, en étudiant le cerveau, quels sont les conduits qui peuvent passer pour des lymphatiques ; mais il reste à montrer encore où se fait l'abouchement de ces vaisseaux dans le système veineux.

Nous renvoyons aux articles *séreuses*, *muqueuses*, *système nerveux*, *muscles*, etc., pour la description des lymphatiques correspondant à chacun de ces tissus.

Système lymphatique dans la série animale. — Chez l'homme, le système lymphatique ne s'ouvre que par deux conduits dans le système veineux ; mais il n'en est pas de même pour tous les animaux. Déjà chez les mammifères il existe probablement d'autres communications. Chez les oiseaux elles sont nombreuses; mais chez les reptiles, et surtout les poissons, elles sont bien plus multipliées. Au niveau de l'abdomen il existe des anastomoses fréquentes entre les deux systèmes.

Ce système de vaisseaux se montre chez tous les mammifères avec des dispositions qui diffèrent peu de celles qu'il offre chez l'homme; mais chez les autres vertébrés les différences sont déjà très-accusées. A mesure qu'on s'éloigne des vertébrés supérieurs, les canaux lymphatiques sont de plus en plus volumineux, mais les ganglions disparaissent. Chez les oiseaux, ces glandes sont réduites à un très-petit volume; chez les reptiles, on n'en voit plus que quelques traces, et seulement chez les crocodiliens.

Chez les batraciens, on trouve de vastes renflements sur les conduits, formant ce qu'on appelle les sacs lymphatiques. Ce sont de véritables canaux munis de parois propres sur lesquelles on peut mettre en évidence l'épithélium caractéristique, et non de simples lacunes ou interstices entre les tissus. Ces sacs peuvent envelopper des organes volumineux, comme l'aorte, l'œsophage. En même temps la plupart des vaisseaux sanguins périphériques sont engaînés pour ainsi dire par des vaisseaux lymphatiques. Ces animaux possèdent en outre des cœurs lymphatiques.

Les anguilles ont des cœurs lymphatiques avec des fibres musculaires striées. Les batraciens en présentent quatre : deux antérieurs sur les apophyses transverses de la troisième vertèbre, au-dessous de l'extrémité postérieure des omoplates; ils communiquent avec des veines qui se jettent dans les veines jugulaires; les deux postérieurs, qui existent aussi chez les salamandres, les lézards, les ophidiens, les chéloniens et les crocodiles, sont sous-cutanés, dans la région sciatique et derrière les os iliaques. Les plagiostomes ont des lymphatiques très-développés, avec peu de valvules, et ces canaux offrent des communications multipliées avec les veines (1).

(1) Chez les raies, il existe, d'après M. Sappey, des sortes de cœurs lymphatiques très-nombreux le long des réseaux de l'estomac.

Chez les vertébrés inférieurs, nous avons vu que l'appareil circulatoire sanguin était moins complet que chez les mammifères ; il tend à s'amoindrir aux dépens surtout du système artériel. Existe-t-il une corrélation entre la diminution de ce système et l'augmentation du volume des canaux lymphatiques ? Inversement, chez les invertébrés, où le système circulatoire sanguin se simplifie au contraire aux dépens des veines, y aurait-il un rapport inverse ? Le système lymphatique perdrait-il de son importance en même temps que le système veineux? Ce sont là des questions à étudier ; mais, en tous cas, il n'est pas permis de dire *à priori*, avec certains auteurs, que le système lymphatique est un système circulatoire fondamental, et que le système des vaisseaux sanguins n'est qu'un système de perfectionnement. On n'est pas autorisé à affirmer, avec M. Ranvier, que les invertébrés n'ont qu'un système lymphatique, en partant de cette idée que la lymphe est le liquide nourricier par excellence des éléments. Ce n'est pas parce que le sang des invertébrés est incolore qu'on doit l'assimiler à la lymphe.

Les vaisseaux sanguins des invertébrés ne sont nullement comparables aux lymphatiques des vertébrés. En effet, partout où ils existent, ces vaisseaux se rendent à un appareil respiratoire branchial ou pulmonaire. Le liquide qu'ils renferment est donc apte à subir l'hématose, comme le sang des vertébrés. Or, la lymphe, chez ces derniers, ne vient au poumon que mélangée au sang, et c'est ce liquide seulement qui possède les éléments destinés à l'absorption de l'oxygène. D'ailleurs, chez les invertébrés on trouve de l'hémoglobine dissoute dans le plasma. Cette substance, qui représente le véritable agent de l'hématose, n'a jamais été signalée dans la lymphe. Ce qui fait qu'un liquide doit être considéré comme du sang et qu'il peut en posséder les attributs physiologiques, c'est qu'il absorbe l'oxygène. Or, les rapports entre l'appareil respiratoire et l'appareil des vaisseaux sanguins qui existent chez les invertébrés prouvent manifestement que leur sang possède des propriétés spéciales que jusqu'ici personne n'a démontré appartenir à la lymphe. Ainsi, chez les gastéropodes pulmonés, le sang se rend à un véritable poumon. Ce liquide offre donc, physiologiquement et anatomiquement, les mêmes rapports avec l'organe de la respiration que chez les mammifères. Chez les crustacés, le sang se distribue à des branchies ; chez les insectes, il se met en rapport avec l'air des trachées : c'est donc bien du sang et non de la lymphe. Ainsi, cette hypothèse est une simple vue de l'esprit et ne repose sur aucune preuve anatomique.

Des réseaux d'origine. — Les réseaux d'origine des lymphatiques sont formés, en général, par des conduits plus volumineux et disposés en mailles plus larges que ceux des capillaires sanguins.

Ces conduits sont irréguliers dans leurs dimensions et leurs formes. Les uns sont cylindriques, les autres variqueux, bosselés; aucun d'eux n'est muni de valvules.

Dans certains tissus, il est difficile de voir au juste où commencent les réseaux d'origine : car après les troncs rectilignes munis de valvules, on trouve souvent des réseaux irréguliers formés aussi par des vaisseaux déjà assez fins et possédant encore des replis valvulaires. Plus loin encore on arrive à des rameaux d'une finesse extrême, et qu'il est difficile d'injecter entièrement (voy. fig. 207).

Les capillaires lymphatiques sont formés, comme les capillaires sanguins, par une seule couche de cellules épithéliales aplaties (voy. fig. 206). Ce sont des éléments allongés dont les bords très-irréguliers sont découpés en festons, leur donnant un aspect qui rappelle un peu celui d'une feuille de chêne. C'est ainsi qu'ils se présentent dans les préparations au nitrate d'argent. Leurs dimensions varient de $0^{mm},06$ à $0^{mm},04$ de long sur $0^{mm},008$ à $0^{mm},02$ de large. En dehors de la simple couche de cellules épithéliales, il y a encore lieu de se demander s'il n'existe pas une paroi propre, comme pour les capillaires sanguins. Cette hypothèse est d'autant plus admissible que ces réseaux supportent dans les injections au mercure de très-fortes pressions sans se rompre (voy. dans l'*Anatomie* de Sappey et dans le *Traité du microscope* de Ch. Robin, les *procédés d'injection des lymphatiques*).

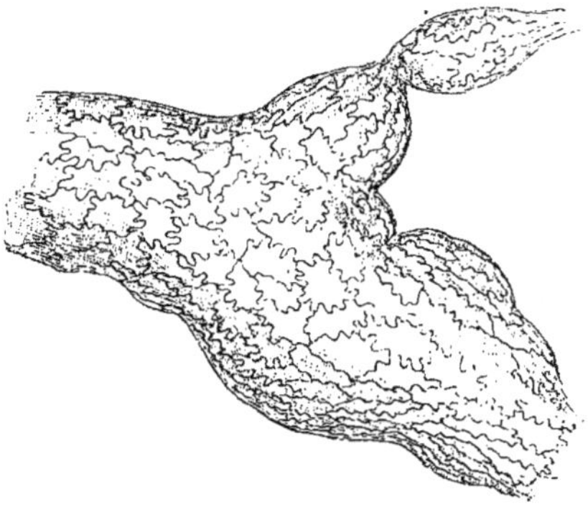

FIG. 206. — Épithélium d'un conduit lymphatique du péricarde.

La forme des cellules épithéliales des lymphatiques est très-caractéristique; elle se retrouve dans toute l'étendue de ces vaisseaux. Elle peut servir, la plupart du temps, à déterminer la nature d'un conduit que l'on supposerait être sanguin ou lymphatique. Néanmoins, dans certains canaux, l'épithélium se rapproche par sa forme de celui des vaisseaux sanguins. Dans les gaînes lymphatiques des batraciens les cellules de l'épithélium ne sont pas découpées en festons; il en est de même chez certains poissons osseux.

En dehors de ces réseaux, il est certain qu'il existe dans beaucoup de régions des conduits plus fins et disposés à peu près de la même façon. Sur les injections au mercure de la peau, on voit de distance en distance, au-dessus d'un réticulum à mailles assez larges, des sortes d'arborescences excessivement fines : ce sont les réseaux des papilles que le mercure ne

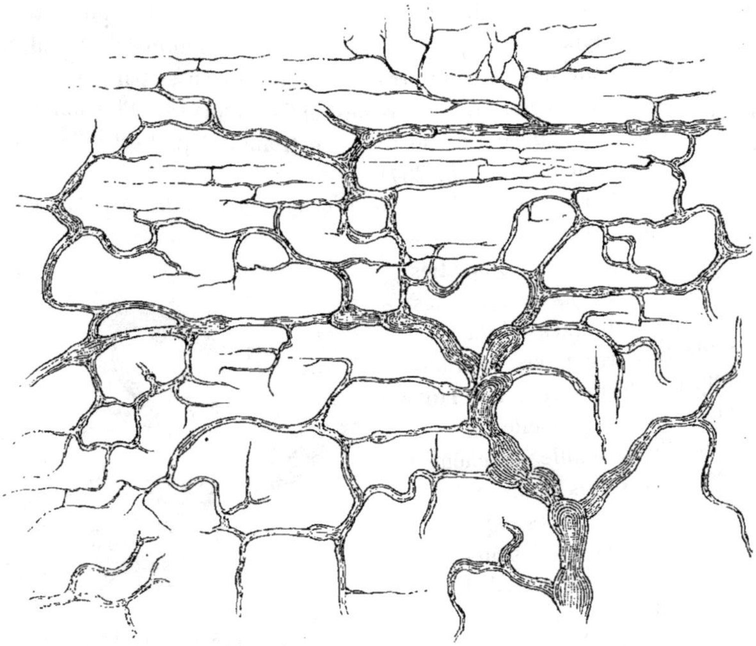

Fig. 207. — Vaisseaux lymphatiques de la couche musculaire de l'intestin. Les réseaux lymphatiques sont très-fins et les troncs collecteurs présentent de nombreuses valvules.

pénètre pas toujours. Ces vaisseaux ont été vus par M. Sappey avec d'autres procédés que les injections, il les a décrits sous le nom de *lacunes* et de *capillicules*. Deux anatomistes anglais, en 1877, M. et Mme Hoggan, ont préparé ces mêmes vaisseaux au moyen du nitrate d'argent ; et sur leurs préparations on reconnaît toujours l'épithélium caractéristique des lymphatiques. Ils n'ont point vu les communications avec les vaisseaux sanguins dont parle M. Sappey.

Il est probable que dans beaucoup de tissus on pourrait démontrer l'existence de lymphatiques plus fins que ceux qu'on injecte habituellement, mais il résulte de toutes les recherches faites sur ces vaisseaux qu'ils se présentent toujours, quelque fins qu'ils soient, comme des conduits fermés avec un revêtement épithélial parfaitement déterminé. Par contre, les auteurs qui ont parlé de ces larges communications des lymphatiques avec le tissu conjonctif, n'ont jamais pu démontrer l'existence d'un épithélium analogue dans les prétendues cavités de ce tissu ; et jamais ils n'ont pu fournir un dessin représentant un capillaire lymphatique venant s'y aboucher. Si les injections ont souvent de la peine à atteindre les réseaux à cause des valvules des petits conduits collecteurs, les préparations au nitrate d'argent les mettent facilement en évidence dans la plupart des membranes. Or, sur ces préparations les capillaires lymphatiques se présentent toujours comme des réseaux parfaitement continus et bien fermés.

Vaisseaux collecteurs. — Les vaisseaux collecteurs se reconnaissent facilement à leur direction rectiligne, à leur volume et aux valvules nombreuses qui les cloisonnent de distance en distance. Ils sont plus régulièrement cylindriques que les capillaires des réseaux, sauf les dilatations qu'ils présentent au niveau des valvules.

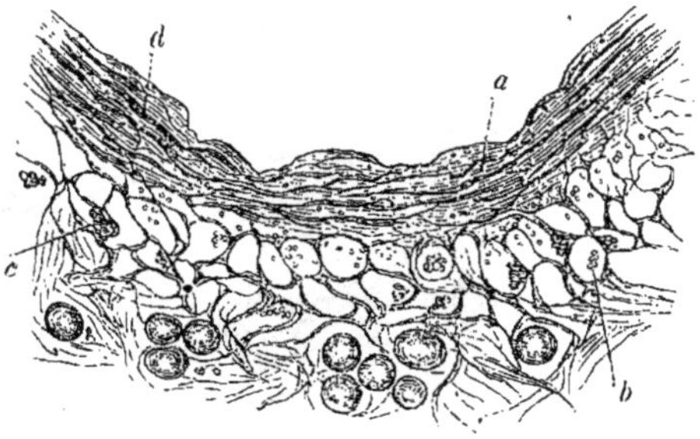

FIG. 208. — Coupe du canal thoracique du cheval. — *a*, tunique interne ; *d*, fibres musculaires de la tunique interne ; *c*, fibres musculaires longitudinales de la tunique adventice ; *b*, fibres élastiques de la tunique adventice.

Les valvules sont disposées par paires, comme celles des veines, mais elles se succèdent dans le même ordre sans alterner d'un niveau à l'autre comme dans ces dernières.

La paroi des conduits collecteurs est très-résistante, mais leur structure n'a pas encore été complétement étudiée. Sur les plus fins, à part l'épithélium qui est toujours le même dans toute l'étendue du système, on trouverait, d'après les auteurs, quelques fibres musculaires et des fibres élastiques abondantes. Les plus volumineux, comme ceux qui sont situés dans la couche sous-cutanée de l'avant-bras, de la cuisse, ont, en outre, une tunique adventice de fibres lamineuses et des vasa-vasorum. Aussi peuvent-ils être le siége d'inflammations en tous points comparables à la phlébite. Dans un cas d'érysipèle j'ai vu en effet les vaisseaux collecteurs du membre inférieur, depuis la jambe jusqu'au triangle de Scarpa, gros comme une plume d'oie, remplis de pus et couverts d'arborisations vasculaires visibles à l'œil nu.

Le canal thoracique est formé d'une seule tunique homogène, élastique, traversée par des fibres élastiques qui forment un réseau serré sur la face externe. Chez le chien je n'ai pas vu de fibres musculaires; mais chez le cheval il existe quelques faisceaux transversaux qui parcourent la tunique interne. Dans la tunique externe, entre les fibres élastiques, on voit aussi des fibres longitudinales, mais nulle part on ne rencontre de véritable tunique musculaire comparable à celle des vaisseaux sanguins. Chez cet animal, on peut reconnaître deux tuniques au canal thoracique : l'interne, analogue à la tunique de Bichat des veines; l'externe ou adventice, formée surtout de fibres élastiques transversales et longitudinales.

Structure des ganglions. — Les ganglions lymphatiques peuvent être considérés, d'une façon générale, comme des réseaux de capillaires lymphatiques dans les mailles desquels seraient accumulés des éléments spéciaux de nature épithéliale. Il en résulte par conséquent que les ganglions offrent, par rapport aux vaisseaux lymphatiques, les dispo-

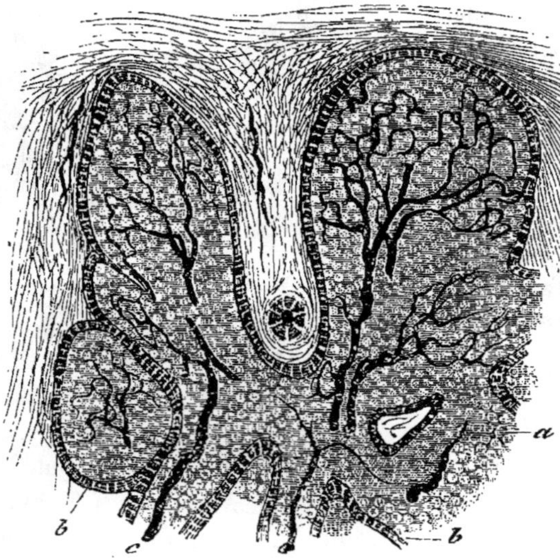

Fig. 209. — Coupe d'un ganglion lymphatique (figure demi-schématique). — *a*, Masses glandulaires formant les follicules et s'anastomosant en réseau dans la portion médullaire; *b*, sinus lymphatiques entourant les amas glandulaires; *c*, vaisseaux sanguins.

sitions générales qu'ont les glandes vasculaires sanguines, relativement aux vaisseaux sanguins.

Les ganglions examinés sur le cadavre dans les conditions normales ont tout au plus le volume d'un gros pois; un grand nombre sont beaucoup plus petits. Il est probable même qu'en dehors des glandes visibles à l'œil nu, il s'en trouve beaucoup de microscopiques, comme ceux des muqueuses intestinale et stomacale. Dans certaines régions du corps, etc., on voit en effet, lors des lymphangites des membres, se former, sur le trajet des vaisseaux lymphatiques, des indurations qui ont tout à fait la consistance, le volume, la forme des ganglions, et dans des régions où jusqu'ici la dissection n'a pas montré de glandes de cette espèce. Il est donc probable que ce sont des ganglions très-petits, disséminés sous la peau et qui s'hypertrophient par le fait de l'inflammation.

La couleur du ganglion est gris rougeâtre. Sur la coupe à l'état frais, on peut lui distinguer une sorte d'enveloppe fibreuse, les prolongements intérieurs de cette coque et une portion glandulaire.

Les éléments fondamentaux du ganglion sont des cellules sphériques de $0^{mm},005$ à $0^{mm},007$ de diamètre, sans nucléole, pâles, transparentes, à contours bien arrêtés, et faciles à distinguer des leucocytes avec lesquels on les a souvent confondues. Ces éléments dont nous avons donné la description (page 152) sont désignés souvent sous le nom de cellules lymphoïdes, ou cellules du tissu lymphatique.

Ces dénominations ne sont pas acceptables, en ce sens qu'il n'y a pas de tissu lymphatique à proprement parler.

En étudiant comparativement la structure de toutes les glandes vasculaires sanguines, comme la thyroïde, le thymus, les capsules surrénales, les amygdales, on verra que les ganglions offrent des analogies évidentes avec ces différents organes; seulement les éléments vasculaires sont représentés dans les ganglions par des réseaux lymphatiques, et dans les glandes par des réseaux sanguins. Il est donc très-probable que les amas de cellules interposées à ces réseaux agissent sur les liquides qui les parcourent, à peu près de la même façon chez les uns et les autres, et que, par conséquent, ces cellules des glandes vasculaires sanguines et celles des ganglions appartiennent à la même famille. Or, il est incontestable que les éléments de la thyroïde, des capsules surrénales, des amygdales, d'après leurs formes, leurs réactions, leur mode de développement, sont des épithéliums.

Quant à assimiler les cellules des ganglions à des leucocytes, c'est une hypothèse qui n'a aucun fondement (voy. page 152).

Les parties accessoires des ganglions sont : les vaisseaux sanguins et lymphatiques, disposés sous forme de *sinus*, des fibres lamineuses, des corps fibro-plastiques et des fibres musculaires lisses.

La texture d'un ganglion peut être représentée schématiquement d'une façon très-simple. Supposons, en effet, un lymphatique afférent pénétrant dans le ganglion par la surface externe. Ce lymphatique se renfle tout à coup en ampoule, après quoi il reprend sa forme et ses dimensions primitives pour former le vaisseau efférent.

Au centre de l'ampoule, supposons encore une masse glandulaire suspendue par de fines trabécules qui la retiennent à la surface de l'enveloppe; enfin, de distance en distance, des vaisseaux sanguins traversant cette sorte de sinus enveloppant et se distribuant à la masse glandulaire centrale.

Ainsi se trouve représentée une des parties constituantes du ganglion. Mais toutes ces masses glandulaires se prolongent vers le centre, avec les sinus qui les entourent, et elles s'envoient des sortes d'anastomoses, d'où résulte un réseau de sinus lymphatiques s'abouchant avec les troncs collecteurs. Telle est la structure générale d'un ganglion lymphatique; étudions en détail les dispositions de chaque partie.

Le tissu du ganglion présente à étudier :

La partie glandulaire, les sinus lymphatiques, les vaisseaux sanguins, la trame de tissu conjonctif.

Les *parties glandulaires* se présentent sur les coupes de ganglions frais avec l'aspect de la substance cérébrale. Elles sont disposées en amas piriformes, dont la grosse extrémité est tournée vers la surface convexe, l'extrémité effilée vers le hile.

Lorsqu'on examine une coupe fine, on aperçoit par conséquent, à côté les unes des autres, et séparées par du tissu conjonctif, des masses renflées, tournées en dehors et envoyant vers la partie centrale des prolongements qui s'unissent les uns aux autres.

Ces renflements portent le nom de *follicules*. Leur dimension varie de $0^{mm},2$ à 2 millimètres. Ils sont formés par une trame spéciale et par les éléments épithéliaux dont nous avons parlé en commençant.

La *trame* est représentée par un réseau très-élégant de cellules fibro-plastiques fusiformes ou étoilées, anastomosées par leurs prolongements. Sur les limites du follicule, cette trame se condense de plus en plus, de façon à former une sorte de membrane limitante, qui représente la paroi folliculaire des sinus lymphatiques; car ces amas glandulaires sont toujours, ainsi que nous l'avons dit en commençant, complétement suspendus au centre de la dilatation du sinus lymphatique.

Dans les mailles du réticulum sont entassées sans ordre déterminé les cellules épithéliales. Elles sont assez nombreuses pour que celui-ci soit masqué complétement, et il faut des artifices de préparation pour l'apercevoir. Il est nécessaire, lorsqu'on a fait une coupe de ganglion, de chasser avec un pinceau toutes les cellules comprises dans le réticulum.

L'ensemble de ce réticulun et de ces cellules constitue ce que Kölliker et His ont appelé le tissu cytogène, réticulum lymphatique, ou substance adénoïde. Ce tissu n'est pas spécial aux ganglions; il se retrouve dans certaines glandes vasculaires sanguines. Néanmoins il offre, au point de vue anatomique, des caractères bien déterminés, mais à la condition que

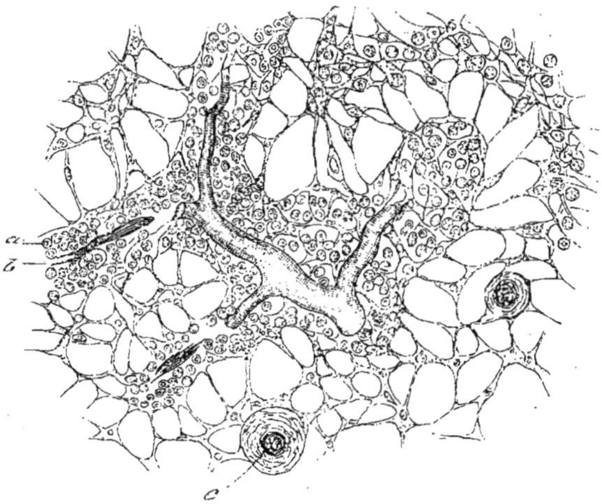

FIG. 210. — Coupe d'un ganglion lymphatique au niveau de la partie médullaire. — *a*, masses glandulaires disposées en réseau et entourées par les sinus lymphatiques; *b*, vaisseaux sanguins; *c*, artérioles traversant les sinus lymphatiques.

ces deux éléments constitutifs, le réticulum et surtout les cellules incluses, s'y présentent réunis.

Les follicules glandulaires se prolongent vers la partie centrale, et, arrivés à peu près au niveau de la moitié de l'épaisseur du ganglion, se partagent en plusieurs branches qui vont de l'un à l'autre et forment ainsi une sorte de large réseau glandulaire. Mais ces dispositions n'ont rien d'absolument régulier.

Sinus lymphatiques. — Les sinus lymphatiques se présentent sur les coupes comme des espaces vides, réguliers, entourant la partie renflée des follicules et leurs prolongements dans la substance médullaire. Là où ces prolongements s'anastomosent, les sinus lymphatiques communiquent aussi d'un follicule à l'autre. Ainsi la partie médullaire du ganglion est formée par un double réseau de sinus et de masses glandulaires, les premiers renfermant les secondes la plupart du temps.

La hauteur des sinus autour des follicules est de $0^{mm},01$ à $0^{mm},02$. Ils reçoivent, au niveau des parties renflées des follicules, les lymphatiques afférents qui pénètrent, ainsi qu'on le sait, par la face convexe du ganglion et s'abouchent, par l'intermédiaire du réseau central, avec les lymphatiques efférents qui sortent au niveau du hile.

Les parois des sinus lymphatiques sont formées de deux couches :

1° Une couche de tissu conjonctif;

2° Une couche épithéliale.

La couche de tissu conjonctif est formée, sur la face externe, par la trame conjonctive intermédiaire aux follicules ; sur la face interne, par le réticulum épaissi, qui, nous l'avons vu, limite du côté du sinus la masse glandulaire.

Mais, en outre, le sinus est traversé de distance en distance par de nombreuses colonnettes unissant les parois opposées et se continuant en dedans avec le réticulum : ce sont des corps fibro-plastiques disposés aussi en trabécules et identiques à ceux qui forment la charpente des follicules.

La couche épithéliale est la même que celle de tous les canaux lymphatiques ; elle tapisse toute la surface des sinus et les colonnettes qui traversent sa cavité.

Vaisseaux sanguins. — Les vaisseaux sanguins vont se distribuer presque exclusivement à la substance folliculaire. Ils traversent la cavité des sinus, soit au niveau des prolongements de la partie centrale, soit sur les faces convexes des renflements corticaux. De telle sorte que lorsqu'on étudie la disposition des vaisseaux sanguins des ganglions, en quelque point que ce soit, on les trouve toujours au centre d'un sinus lymphatique qui les accompagne jusqu'au follicule, ou au centre d'un amas de substance glandulaire. Les vaisseaux pénètrent dans le ganglion par le hile et par la capsule. Dans les cloisons conjonctives interfolliculaires ils s'anastomosent entre eux. La substance glandulaire elle-même n'est pas très-vasculaire. En cela les ganglions lymphatiques diffèrent essentiellement des amygdales, des follicules clos de la base de la langue ; car dans ces organes on trouve, au contraire, des capillaires extrêmement nombreux et très-larges. Ici, par contre, les mailles des capillaires sont grandes et mesurent quatre à cinq fois le diamètre des vaisseaux limitants.

Enveloppe des ganglions. — La capsule du ganglion est formée de tissu conjonctif plus ou moins serré, renfermant des corps fibro-plastiques, des fibres élastiques et des vésicules adipeuses à la périphérie. Cette capsule se prolonge dans l'intérieur du ganglion sous forme de cloisons qui passent en dehors des sinus et arrivent jusqu'au hile. Les cloisons ont la même texture que la capsule. On y rencontre des fibres musculaires lisses, d'après His, mais seulement dans les ganglions inguinaux, axillaires et mésentériques du bœuf.

En résumé, on voit que les ganglions lymphatiques, d'après leur constitution, pourraient être appelés glandes vasculaires lymphatiques; à supposer, en effet, que la lymphe fût remplacée par du sang dans les sinus, on aurait presque la disposition des glandes vasculaires sanguines. Si l'on peut arriver à démontrer que ces dernières fabriquent des principes immédiats qui sont versés dans le sang et qu'elles travaillent ainsi à la constitution du plasma, on devra accorder le même rôle aux ganglions lymphatiques.

Il faut remarquer encore ce fait qui démontre assez que la lymphe n'est pas un liquide nourricier, comme le disent certains auteurs : c'est que dans les ganglions, malgré le développement considérable des sinus lymphatiques, la lymphe suffit si peu à la nutrition des éléments, qu'il existe encore un réseau assez riche de capillaires sanguins au milieu de la substance glandulaire.

On doit considérer comme ganglions lymphatiques les plaques de Peyer, les follicules isolés de l'intestin grêle, de l'estomac et du gros intestin, les glomérules de Malpighi, de la rate.

Mais les follicules de la base de la langue, des amygdales, de l'arrière-cavité des fosses nasales, de la trompe d'Eustache, ne sont point des ganglions lymphatiques ; ce sont des glandes vasculaires sanguines, de même que la rate, les capsules surrénales, etc. Les injections n'ont jamais pu y démontrer un réseau lymphatique comparable à celui des ganglions.

Sur les injections de lymphatiques de la langue, du voile du palais, etc., qui se font avec la plus grande facilité, on voit des vaisseaux très-gros et très-nombreux passer autour des follicules de la base de la langue et des amygdales, sans les pénétrer. M. Sappey n'a jamais pu y faire entrer le mercure, soit en injectant les réseaux périphériques, soit par piqûre directe. Or, dans ces conditions les ganglions véritables s'injectent très-facilement. Mais, par contre, dans toute cette région du pharynx si riche en follicules microscopiques, il existe chez certains carnassiers et tout au moins chez le chien des glandes vasculaires sanguines, offrant les mêmes éléments épithéliaux et extrêmement vasculaires (voy. *Glandes vasculaires sanguines*).

Développement des ganglions. — Lauth (Strasbourg, 1824) et Engel en 1850, avaient vu que les ganglions lymphatiques débutaient par des réseaux de capillaires lymphatiques, au milieu desquels se forment les amas glandulaires. Teichmann, en 1863, est arrivé à des résultats peu différents de ceux de ces auteurs.

Ces réseaux se forment sur le trajet même d'un vaisseau lymphatique. Celui-ci se partage sur son parcours en deux, trois, jusqu'à six au sept conduits, qui eux-mêmes se subdivisent en rameaux plus fins, s'anastomosant entre eux et formant un réseau dont les branches ont $0^{mm},01$ à $0^{mm},02$ de diamètre. Plus loin, le réseau se reconstitue peu à peu et donne le lymphatique efférent qui sort à l'extrémité opposée. C'est à ce moment qu'on voit apparaître les épithéliums du ganglion, sans qu'on puisse dire encore quel est leur mode de développement et quels sont les éléments dont ils dérivent.

Les vaisseaux lymphatiques se développent, d'après Kölliker, à qui l'on doit les premières observations sur ce sujet, à peu près de la même façon que les capillaires sanguins. Rouget est arrivé aux mêmes résultats. Les vaisseaux lymphatiques, d'après ces auteurs, se formeraient dans l'épaisseur du feuillet moyen aux dépens de cellules fusiformes semblables à celles qui précèdent les capillaires sanguins.

Il est certain que dans un cas comme dans l'autre la cavité du vaisseau n'est pas une cavité intra-cellulaire, mais un vide laissé entre plusieurs cellules résultant de la segmentation de la première cellule fusiforme.

Les premiers conduits une fois formés, les autres se développent par bourgeons, comme les branches qui mettent en rapport le réseau de l'aire vasculaire avec le corps même de l'embryon.

Attributs physiologiques du système lymphatique. — « Le système lymphatique réalise en quelque sorte dans l'économie les dispositions d'un endosmomètre, tel que l'a imaginé Dutrochet ; et c'est par le mécanisme de l'endosmose que pénètrent et montent dans ce système anatomique des liquides dont la progression n'est qu'aidée accessoirement par l'élasticité et la contractilité des tubes d'ascension. » (Ch. Robin, *Dict. encyclopédique*.)

La membrane endosmométrique est représentée par la paroi des vaisseaux capillaires, le tube d'ascension par les troncs collecteurs.

On sait que la condition nécessaire pour que le passage des liquides puisse se faire à travers une paroi endosmométrique, est que la composition chimique soit différente de part et d'autre de la membrane ; quand il y a identité, que le liquide intérieur et le liquide extérieur communiquent l'un avec l'autre, il y a mélange et l'endosmomètre cesse de fonctionner.

L'hypothèse des ouvertures des conduits lymphatiques dans les tissus est donc contraire à la physiologie et à la physique. Car il est impossible d'imaginer que deux liquides soient séparés par une membrane perforée de distance en distance, laissant même passer des corps solides, sans admettre que les liquides aient une composition identique.

Nous renvoyons aux traités de physiologie pour les considérations spéciales sur la composition de la lymphe (voy. *Traité des humeurs* de Ch. Robin; Béclard, *Traité de physiologie*, etc.).

Le courant lymphatique, sans être aussi rapide que le courant sanguin, possède cependant une vitesse suffisante pour que, chez le bœuf, le canal thoracique puisse débiter de 60 à 100 litres de lymphe en vingt-quatre heures.

La circulation lymphatique n'est pourtant déterminée, chez l'homme et les mammifères, que par la réplétion des conduits, l'élasticité de leurs parois et l'aspiration thoracique qui s'exerce jusque dans les veines sous-clavières.

Cependant dans les fistules lymphatiques portant au voisinage de l'embouchure du canal thoracique, cette cause adjuvante est supprimée. Les chiffres que nous avons cités sont donc au-dessous de la réalité pour exprimer la vitesse du cours de la lymphe et la rapidité avec laquelle se fait l'absorption. Il ne faut point faire entrer en ligne de compte la contractilité des vaisseaux, chez les animaux qui n'ont point de cœurs lymphatiques, car nous avons vu que le canal thoracique ne renfermait que très-peu d'éléments musculaires.

Le fait fondamental dans la physiologie de ce système, est la pénétration de la lymphe dans les réseaux capillaires. Or, lorsqu'on examine les liquides du tissu cellulaire dans quelque condition que ce soit, jamais ils ne renferment une proportion notable d'albumine.

Ce n'est donc pas par l'intermédiaire de ce tissu que se fait l'absorption de la lymphe. Mais comme les matières qui composent ce liquide proviennent presque entièrement du sang, il faut admettre que le passage du plasma des capillaires sanguins aux lymphatiques se fait dans l'intimité de chaque tissu et avec une rapidité extrême. Aussi ne reste-t-il jamais dans les tissus un excès de liquide, bien qu'il règne un courant continuel et rapide des matières non dialysables du plasma vers les lymphatiques.

On comprend, d'après cela, la nécessité de ce système. Les substances albuminoïdes, en effet, ne traversent les parois des capillaires sanguins que grâce à un excès de pression intra-vasculaire. Or, la cause qui les a fait sortir les empêchant naturellement d'y rentrer, elles s'accumuleraient dans les tissus s'il n'y avait point des vaisseaux supplémentaires.

Celles qui sont en excès sur la quantité nécessaire à la nutrition des éléments, rentrent donc dans les vaisseaux lymphatiques, grâce à des conditions particulières qui ne sont pas bien connues ; mais, nous l'avons déjà dit, le problème à résoudre est un problème de physique autant que d'anatomie microscopique.

Il est certain que les lymphatiques se prêtent d'une façon remarquable à la pénétration de toutes les substances introduites dans les tissus : que ce soient des liquides diffusibles, des matières non dialysables comme l'albumine ; ou même des poussières, comme les grains de tatouage ; des graisses en émulsion ou même des éléments anatomiques, comme les cellules des tumeurs cancéreuses et mélaniques, on voit toutes ces parties solides ou ces liquides non diffusibles traverser les parois des lymphatiques et suivre le courant de la lymphe.

Dans les cas de congestion intense des capillaires sanguins, alors que de petites hémorrhagies se font dans les tissus, des hématies reviennent même par les vaisseaux lymphatiques.

Dans les injections artificielles faites sur le cadavre, on voit les mêmes phénomènes se produire : tous ces corps solides relativement, qui traversent les parois des lymphatiques, cheminent dans les tissus, grâce à la fluidité des substances amorphes interposées aux éléments, sans qu'il y ait nulle part d'orifices préexistants.

Des gouttes de graisse elles-mêmes pénètrent de la même façon, et le chemin que suivent toutes ces particules est marqué par les points qui offrent le moins de résistance. Lorsqu'elles rencontrent une cavité toute préparée, comme celle des conduits lymphatiques, elles s'y accumulent, et si le courant est assez rapide, elles arrivent jusqu'aux ganglions.

Dans l'état physiologique, le système lymphatique emporte l'excès de liquide exsudé et une partie des principes de désassimilation : son action s'ajoute donc à celle des veines. C'est donc un système de perfectionnement ; et le liquide que renferme ses canaux ne pouvant porter l'oxygène aux éléments, est impropre à la nutrition.

Dire par conséquent, avec certains auteurs, que les éléments des autres systèmes sont *baignés par la lymphe*, qu'ils se nourrissent aux dépens de cette lymphe, considérée comme synonyme de matière amorphe, c'est faire une série d'hypothèses qui ne s'appuient que sur des erreurs physiologiques et anatomiques.

Le premier phénomène étant accompli, celui de la pénétration des liquides dans les lymphatiques, leur progression est facile à comprendre. Ils montent sur le vivant comme la sève dans les plantes ; ils circulent encore sur le cadavre en vertu de la même force qui pousse le liquide dans l'endosmomètre de Dutrochet ; c'est pourquoi ils se vident entièrement après la mort. Bichat aussi avait remarqué que les lymphatiques devenaient faciles à voir sur les pièces plongées quelques jours dans l'eau, ce qui est dû certainement à un simple phénomène d'endosmose.

Tel est le rôle et le fonctionnement du système lymphatique dans l'économie. En dehors des faits positifs que nous venons d'exposer, toutes ces théories, qui ne sont qu'une suite des premières hypothèses faites par Mascagni sur les origines des lymphatiques dans le tissu cellulaire, de la théorie des exhalants et des absorbants de Bichat, dont nous avons déjà montré l'erreur à propos du système conjonctif, ne reposent absolument sur aucune donnée sérieuse ; la physiologie générale, l'anatomie, la physique, tout les condamne. Faute de connaître les propriétés générales des tissus, le mode de développement et de nutrition des éléments, beaucoup d'auteurs veulent trouver l'explication de tout ce qu'ils ne comprennent pas, dans un système anatomique qui, à cause même des difficultés de son étude, a pu ne pas se présenter à leurs yeux avec des caractères bien nets, mais qui, en réalité, n'offre rien de plus mystérieux que le système artériel ou veineux.

MALADIES DU SYSTÈME LYMPHATIQUE.

§ 103. Nous avons vu en étudiant les séreuses qu'elles étaient le siége de prédilection des manifestations du rhumatisme. Par contre, dans la scrofule, le système lymphatique est le premier atteint avec le système des muqueuses dermo-papillaires. Mais, de même que le rhumatisme a ses formes et ses périodes, la scrofule a les siennes encore plus accusées : ainsi les hypertrophies ganglionnaires ne se montrent pas en même temps que les altérations profondes de la peau, comme les lupus et celles du système osseux.

Ainsi, bien que le lupus soit une manifestation des plus graves de cette maladie, elle respecte les ganglions, qui, par contre, s'engorgent immédiatement avec la moindre pustule d'impétigo.

Ces lésions ganglionnaires sont consécutives à des affections cutanées, mais elles sont bien plus souvent primitives. Velpeau, qui a voulu faire des gonflements ganglionnaires une lésion accessoire et secondaire, s'est mépris sur la nature de la maladie. Il n'a point vu qu'il n'y avait aucune corrélation entre les lésions cutanées et les adénites de la scrofule, qui s'adressaient tantôt aux ganglions cervicaux, tantôt aux ganglions du médiastin ou du mésentère.

L'hypertrophie ganglionnaire, localisée ou généralisée, se montrant au cou, sur les ganglions bronchiques, est donc une maladie primitive du système lymphatique. Quant aux autres parties du système, aucune étude anatomique n'a encore pu démontrer qu'elles étaient lésées en même temps. L'altération des ganglions dans la scrofule a des caractères qui permettent de la distinguer de celle des tumeurs dites lymphadénômes. C'est une hypertrophie régulière de toutes les parties constituantes des ganglions ; les masses glandulaires augmentent régulièrement de volume, ainsi que les travées de la capsule et la capsule elle-même. Les éléments de la glande se multiplient, leur volume augmente, mais ils n'ont aucune tendance à former des bourgeonnements, en dehors de la trame et dans les tissus voisins. Il en résulte que les hypertrophies ganglionnaires de la scrofule restent circonscrites, quel que soit leur volume, et que la coque du ganglion forme une barrière comparable à la paroi propre des involutions épithéliales dans les adénomes. Le ganglion est mobile dans le tissu conjonctif, il roule sous le doigt et s'enlève facilement. Ce sont là des caractères anatomiques essentiels ; ils sont la conséquence d'une manière d'être spéciale des éléments.

Lorsque les ganglions n'ont pas dépassé le volume d'une amande à peu près, leur teinte est grisâtre. Plus tard, la partie centrale devient jaune et se ramollit.

On trouve dans ces ganglions hypertrophiés, à la première période, les épithéliums nucléaires que nous avons décrits ; seulement un certain nombre, d'après Ch. Robin, ont acquis plusieurs noyaux. Ils ont alors véritablement l'aspect des cellules épithéliales des autres glandes (voy. fig. 76). Les corps fibro-plastiques du réticulum se sont aussi multipliés et sont devenus plus volumineux.

Peu à peu, dans les éléments de la partie centrale des masses glandulaires, se déposent des gouttes de graisse, et ainsi se forment ces masses jaunes graisseuses qui marquent la dégénérescence dite caséeuse des ganglions. Cette altération n'implique nullement la tuberculose.

Lymphadénome. — Ce mot a été employé par beaucoup d'auteurs pour désigner une foule de tumeurs qui n'ont entre elles aucun rapport, et dont la plupart n'appartiennent pas au système lymphatique. Partout, en effet, où l'on a rencontré des corps fibro-plastiques anastomosés, certains auteurs ont vu là des lymphadénomes. Or, ces éléments sont accessoires ; ce qui est fondamental, c'est le caractère des éléments inclus dans le réticulum.

Le lymphadénome est une altération des ganglions lymphatiques de même nature que le cancer épithélial des glandes en général. Il est caractérisé par une multiplication des éléments nucléaires épithéliaux (quelque nom qu'on veuille leur donner), formant des involutions, avec des bourgeons envahissants dans l'intérieur des tissus périphériques. Aussi ces tumeurs sont-elles adhérentes aux parties périphériques par une foule de prolongements ; elles pénètrent les muscles, la peau, les os, etc.

Les éléments qui les constituent, ont identiquement la forme et les caractères des cellules normales du ganglion ; le réticulum des corps fibroplastiques s'y retrouve aussi plus ou moins développé.

Ces tumeurs se forment dans les régions où normalement il existe des ganglions, ou bien dans certaines régions où les seuls ganglions qui peuvent se rencontrer sont microscopiques. Elles sont la plupart du temps d'une malignité exceptionnelle, et à ce sujet je pourrais rappeler un fait bien remarquable dont j'ai été témoin.

Une tumeur de ce genre avait été enlevée sur la face antérieure de la cuisse, par le professeur Gosselin, chez une jeune fille de dix-neuf ans, qui, en dehors de cela, avait tous les attributs d'une belle constitution. Un fragment de cette tumeur fut soumis à mon regretté ami Ch. Legros. Il y trouva les éléments spéciaux et la trame des ganglions ; ce tissu de formation nouvelle était infiltré dans les muscles. De cet examen il conclut à une tumeur très-maligne, ce qui semblait en contradiction avec l'observation clinique. Or, quinze jours après la malade mourut, et il existait des productions de ce genre dans tous les organes.

Mais la malignité n'est pas absolument liée à une forme anatomique pas plus qu'elle n'est liée à certaines maladies, qu'elles s'appellent cancer, fièvre typhoïde, ou variole.

Altérations des plaques de Peyer et des follicules de l'intestin. — On rencontre dans trois maladies principales un gonflement hypertrophique considérable des follicules de la muqueuse intestinale. Au premier aspect ces altérations peuvent présenter des analogies ; mais elles diffèrent au fond les unes des autres par les modifications histologiques des follicules.

Dans la *fièvre typhoïde*, ces petits ganglions sont le siége d'une congestion périphérique intense, ce qui détermine la formation d'un grand nombre de noyaux du tissu conjonctif ; dans certains cas ces éléments étant même très-multipliés on pourrait confondre cette altération avec celle de la tuberculose.

Mais ce qui caractérise surtout la lésion propre à la fièvre typhoïde, c'est une exsudation de matière amorphe considérable, donnant à l'ensemble du ganglion un aspect grisâtre et granuleux. Quand il a, par suite de son hypertrophie, dépassé la surface de la muqueuse, cette matière amorphe se désagrége et tombe. Le ganglion se vide alors, et il reste une ulcération proportionnelle au volume que celui-ci occupait primitivement.

Dans la tuberculose, la lésion est caractérisée essentiellement par la génération d'un nombre considérable de noyaux du tissu conjonctif, formant des amas qui se détruisent peu à peu, suivant le processus que nous avons exposé à propos du tubercule (voy. *Tissu lamineux*). Ces noyaux se développent surtout dans le follicule, mais on en trouve aussi un grand nombre en dehors de lui, dans la couche sous-muqueuse, sur la séreuse; et souvent des traînées de noyaux unissent le follicule à la granulation qui siége en dehors des tuniques de l'intestin. Il est certain qu'il peut être difficile de distinguer quelquefois ces lésions de celles de la fièvre typhoïde, où, nous l'avons vu, des noyaux analogues peuvent se former aussi en grand nombre dans les plaques de Peyer ulcérées; mais dans cette dernière maladie, les noyaux ne constituent jamais de *granulations tuberculeuses*, c'est-à-dire ces amas subissant la dégénérescence graisseuse dans leur partie centrale dès qu'ils ont atteint un certain volume.

Dans les cas les plus complexes en apparence, il existe encore des caractères différentiels. Aussi faut-il se mettre en garde et ne pas accepter *à priori*, avec certains auteurs, cette idée que les deux maladies évoluant parallèlement peuvent se manifester par une lésion commune. Lorsque deux maladies coexistent sur le même sujet, leurs manifestations n'empruntent pas leurs caractères anatomiques à l'une et à l'autre. C'est là une loi générale de la pathologie, suffisamment prouvée par la seule expérience, pour qu'on hésite à admettre le contraire sans preuves absolument positives.

(Voy., pour les lésions de la leucocythémie, à l'article *Leucocyte*).

FIN DU TOME PREMIER

TABLE DES MATIÈRES

DU TOME PREMIER

SYSTÈMES ANATOMIQUES.

FIN DE LA TABLE DES MATIÈRES DU TOME PREMIER.

PARIS. — IMPRIMERIE E. MARTINET, RUE MIGNON, 2.

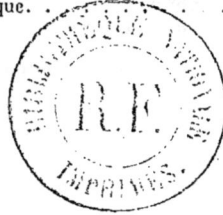

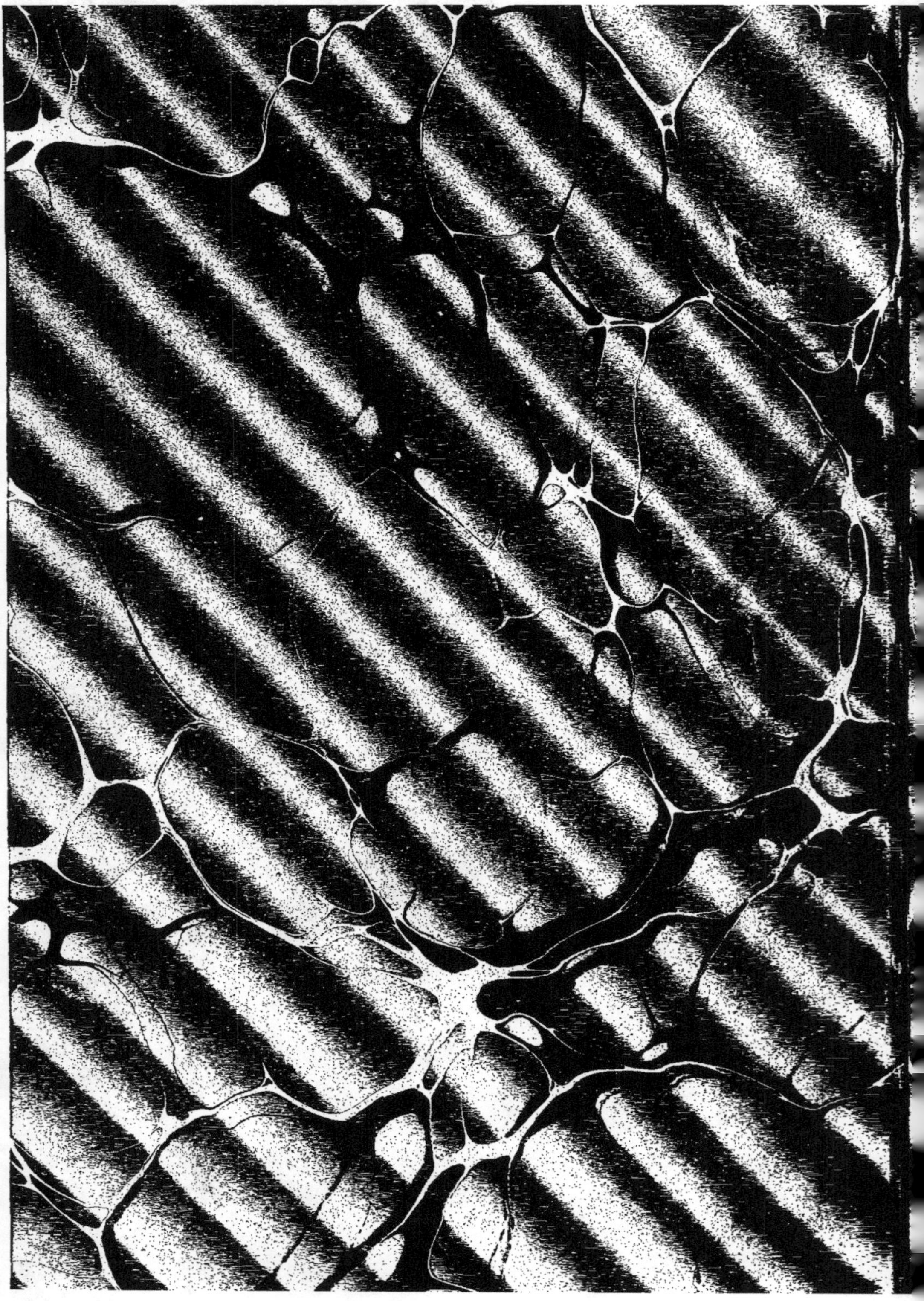

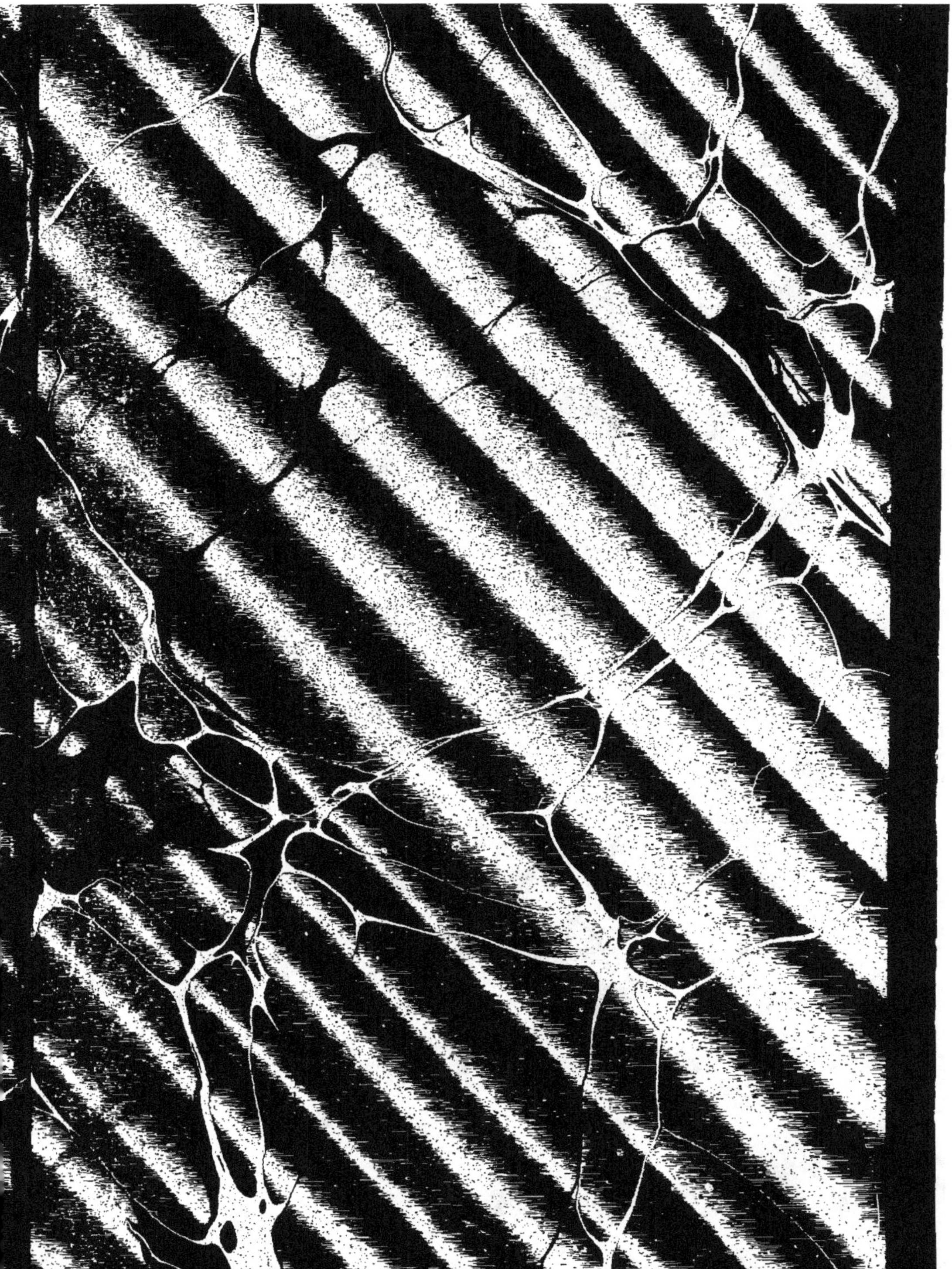

www.ingramcontent.com/pod-product-compliance
Lightning Source LLC
Chambersburg PA
CBHW060905220326
41599CB00020B/2851
* 9 7 8 2 0 1 3 5 1 4 1 9 4 *